FUNDAMENTOS DE CLÍNICA FENOMENOLÓGICA

FUNDAMENTOS DE CLÍNICA FENOMENOLÓGICA

EDITORES
Melissa Tamelini
Guilherme Messas

manole
editora

Capa: Iuri Guião
Imagem da capa: istockphoto.com
Projeto gráfico: Departamento Editorial da Editora Manole
Editoração eletrônica: Formato
Ilustrações: Formato e Freepik

CIP-BRASIL. CATALOGAÇÃO NA PUBLICAÇÃO
SINDICATO NACIONAL DOS EDITORES DE LIVROS, RJ

F977

Fundamentos de clínica fenomenológica / editores Guilherme Messas, Melissa Tamelini. - 1. ed. - Santana de Parnaíba [SP] : Manole, 2022.
23 cm.

Inclui bibliografia e índice
ISBN 978-65-5576-429-1

1. Fenomenologia. 2. Psicopatologia. 3. Psicologia fenomenológica. 4. Doenças mentais - Diagnóstico. I. Messas, Guilherme. II. Tamelini, Melissa.

21-74852 CDD: 142.7
CDU: 165.62:159.9.07

Camila Donis Hartmann - Bibliotecária - CRB-7/6472

Editora Manole Ltda.
Alameda América, 876
Tamboré – Santana de Parnaíba – SP – Brasil
CEP: 06543-315
Fone: (11) 4196-6000
www.manole.com.br | https://atendimento.manole.com.br/

Impresso no Brasil | *Printed in Brazil*

Editores

Melissa Tamelini

Médica pela Faculdade de Medicina da Universidade de São Paulo (FMUSP). Psiquiatra pelo Instituto de Psiquiatria do Hospital das Clínicas da FMUSP (IPq-HCFMUSP). Médica assistente da Enfermaria de Agudos do IPq-HCFMUSP entre 2008 e 2020. Docente do curso de Pós-graduação em Psicopatologia Fenomenológica pela Faculdade de Ciências Médicas da Santa Casa de São Paulo. Membro fundador da Sociedade Brasileira de Psicopatologia Fenômeno-Estrutural (SBPFE).

Guilherme Messas

Doutor em Psiquiatria pela Faculdade de Medicina da Universidade de São Paulo. Professor da Faculdade de Ciências Médicas da Santa Casa de São Paulo. Coordenador da Especialização em Psicopatologia Fenomenológica da Faculdade de Ciências Médicas da Santa Casa de São Paulo. Coordenador da Especialização em Psicopatologia e Saúde Pública da Faculdade de Ciências Médicas da Santa Casa de São Paulo.

Autores

Adrian Nicholas Spremberg

Psicólogo (UniFMU de São Paulo). Mestre em Filosofia pela Durham University, Inglaterra. Doutor em Ciências (Saúde Mental) pela Universidade Estadual de Campinas (Unicamp). Seus principais interesses de pesquisa são Psicopatologia Fenomenológica, Ciências da Cognição e Psicologia Clínica.

Adriano Furtado Holanda

Professor Associado, PPG-Psicologia e PPG-Educação (Universidade Federal do Paraná, Laboratório de Fenomenologia e Subjetividade. Editor-Chefe de revista Phenomenology, Humanities and Sciences. Coordenador do Grupo de Trabalho "Fenomenologia, Saúde e Processos Psicológicos" (ANPEPP).

Andrés Eduardo Aguirre Antúnez

Coordenador do Escritório de Saúde Mental da Pró-Reitoria de Graduação da Universidade de São Paulo (USP). Professor Livre-Docente pelo Departamento de Psicologia Clínica do Instituto de Psicologia da USP (IPUSP). Especialista em Psicologia da Saúde. Mestre em Saúde Mental. Doutor em Ciências. Pós-Doutorado pelo Departamento de Psiquiatria e Psicologia Médica da Escola Paulista de Medicina da Universidade Federal de São Paulo.

Antonia Elvira Tonus

Psiquiatra. Mestre em Psiquiatria pelo Hospital do Servidor Público Estadual de São Paulo (HSPE-SP). Doutoranda pela Faculdade de Ciências Médicas da Santa Casa de São Paulo. Chefe da Seção de Psiquiatria do HSPE-SP. Coordenadora da Disciplina de Psicopatologia do Programa de Residência Médica do HSPE-SP.

Caio Borba Casella

Formado em Medicina pela Universidade de São Paulo (USP). Residência médica em Psiquiatria Geral e Psiquiatria da Infância e Adolescência pelo Instituto de Psiquiatria do Hospital das Clínicas da Faculdade de Medicina da USP (IPq-HCFMUSP). Coordenador da Equipe Médica do Hospital Dia Infantil do IPq-HCFMUSP. Psiquiatra do Instituto da Criança e do Adolescente do HCFMUSP.

Camila Souza

Psicóloga e Psicoterapeuta com formação clínica em Psicoterapia Humanista Fenomenológica. Doutora em Psicologia pela Universidade de Fortaleza (UNIFOR) com bolsa de pesquisa CAPES. Pesquisadora do Laboratório de Psicopatologia e Clínica Humanista-Fenomenológica (APHETO). Professora do curso de Psicologia da Universidade de Fortaleza (UNIFOR).

Carolina Ribeiro Colombo

Médica pela Faculdade de Medicina da Universidade de São Paulo (FMUSP). Psiquiatra pelo Instituto de Psiquiatria do Hospital das Clínicas da FMUSP (IPq-HCFMUSP). Pós-graduada em Psicopatologia Fenomenológica da Faculdade de Medicina da Santa Casa. Membro da Sociedade Brasileira de Psicopatologia Fenômeno-Estrutural (SBPFE). Colaboradora do The Collaborating Centre for Values-based Practice – St Catherine's College, Oxford.

Claudio E. M. Banzato

Formado em Medicina pela Universidade Estadual de Campinas (Unicamp), com Residência Médica em Psiquiatria (Unicamp). Mestre em Lógica e Filosofia da Ciência (Unicamp). Doutor em Filosofia (Unicamp). Pós-doutorado em psiquiatria (Mt. Sinai School of Medicine). Professor visitante (Mt. Sinai School of Medicine). Livre-docente em psicopatologia (Unicamp). Professor Titular de Psicopatologia do Departamento de Psiquiatria da Faculdade de Ciências Médicas da Universidade Estadual de Campinas. Atua na área de psiquiatria clínica, supervisionando o atendimento de pacientes com transtornos mentais graves. Estuda a interface entre psicopatologia, nosologia e filosofia da psiquiatria.

Daniel Victor Barbosa Magalhães

Graduação em Medicina pela Universidade Federal do Piauí. Residência médica em psiquiatria pelo Instituto de Psiquiatria do Hospital das Clínicas da Faculdade de Medicina da Universidade de São Paulo (IPq-HCFMUSP). Psiquiatra do Centro de Referência de Álcool, Tabaco e Outras Drogas (CRATOD).

Daniela Ceron-Litvoc

Médica formada pela Faculdade de Medicina da Universidade de São Paulo (FMUSP). Psiquiatra pelo Instituto de Psiquiatria do Hospital das Clínicas da FMUSP (IPq-HCFMUSP). Docente do curso de Pós-graduação em Psicopatologia

Fenomenológica pela Faculdade de Ciências Médicas da Santa Casa de São Paulo. Doutorado em Ciências Médicas pela Faculdade de Ciências Médicas da Santa Casa de São Paulo. Presidente da Sociedade Brasileira de Psicopatologia Fenômeno-Estrutural (SBPFE). Editora-Chefe da Revista de Psicopatologia Fenomenológica Contemporânea.

Daniela Ribeiro Schneider

Professora Titular do Departamento de Psicologia da Universidade Federal de Santa Catarina (UFSC). Psicóloga, Mestre em Educação (UFSC). Doutora em Psicologia Clínica pela Pontifícia Universidade Católica de São Paulo (PUC-SP). Pós-doutora em Ciência da Prevenção (Universidade de Valencia – Espanha). Autora do livro *Sartre e a Psicologia Clínica* (Ed. EDUFSC). Co-organizadora do livro *J. P. Sartre e os desafios à psicologia contemporânea* (Ed. Via Veritas). Autora de dezenas de capítulos e artigos científicos sobre psicologia fenomenológica existencialista, saúde mental, atenção psicossocial, prevenção e problemas relacionados ao uso de álcool e outras drogas.

Érika Fernandes Costa Pellegrino

Docente na Faculdade de Medicina da Universidade Federal do Pará, campus Altamira. Membro da Sociedade Brasileira de Psicopatologia Fenômeno-estrutural. Médica pela Universidade Estadual de Campinas (Unicamp). Residência em Psiquiatria pelo Hospital das Clínicas da Faculdade de Medicina da Universidade de São Paulo (HCFMUSP). Mestranda em Sustentabilidade Junto a Povos e Territórios Tradicionais na Universidade de Brasília (UnB).

Fabíola Langaro

Psicóloga clínica e hospitalar. Mestre e Doutora em Psicologia pela Universidade Federal de Santa Catarina (UFSC). Especialização em Psicologia da Saúde e Hospitalar pelas Faculdades Pequeno Príncipe. Título de Especialista em Psicologia Hospitalar pelo Conselho Regional de Psicologia e Especialista em Psicologia Existencialista Sartreana pela Unisul. Docente do Curso de Psicologia na Universidade do Sul de Santa Catarina.

Fabíola Pozuto Josgrilberg

Pós-doutoranda pela Faculdade de Ciências Médicas da Santa Casa de São Paulo. Doutora em Psicologia pela Universidade de São Paulo. Mestre em Psicologia pela Pontifícia Universidade Católica de São Paulo (PUC-SP). Graduada em Psicologia pela Universidade Metodista de São Paulo (UMESP), é membro SOBRAPHE e psicóloga clínica.

Flávio Guimarães-Fernandes

Médico formado pela Faculdade de Medicina da Universidade de São Paulo (FMUSP). Psiquiatra pelo Instituto de Psiquiatria do Hospital das Clínicas da

Faculdade de Medicina da Universidade de São Paulo (IPq-HCFMUSP). Docente em Psicopatologia Fenomenológica pela Faculdade de Ciências Médicas da Santa Casa de São Paulo. Coordenador do curso de Psicopatologia e Entrevista da Residência em Psiquiatria do IPq-HCFMUSP. Médico assistente do Hospital Dia e da Enfermaria de Agudos do IPq-HCFMUSP. Editor-chefe da *Revista Psicopatologia Fenomenológica-Contemporânea*.

Flavio Mitio Takahagui

Coordenador médico do setor de Saúde mental e Vice-Diretor Clínico do Hospital Municipal Dr. Moysés Deutsch - M´Boi Mirim. Médico psiquiatra e psicoterapeuta, graduação e residência pelo Hospital das Clínicas da Faculdade de Medicina da Universidade de São Paulo (HCFMUSP). Membro da Sociedade Brasileira de Psicopatologia Fenômeno-estrutural. Graduando em Filosofia pela Faculdade de Filosofia, Letras e Ciências Humanas da USP (FFLCH-USP).

Gabriel Engel Becher

Médico pela Faculdade de Medicina da Universidade de São Paulo (FMUSP). Psiquiatra e psicoterapeuta pelo Instituto de Psiquiatria do Hospital das Clínicas da Faculdade de Medicina da Universidade de São Paulo (IPq-HCFMUSP). Filósofo pela Faculdade de Filosofia, Letras e Ciências Humanas da Universidade de São Paulo (FFLCH-USP). Membro da Sociedade Brasileira de Psicopatologia Fenômeno-estrutural (SBPFE). Supervisor do ambulatório didático do Grupo de Estudos em Sexualidade Humana (PROSEX) do IPq-HCFMUSP. Coordenador do Departamento de Parafilias da Associação Brasileira de Estudos em Medicina e Saúde Sexual (ABEMSS).

Guilherme Ludovice Funaro

Médico psiquiatra formado pela Universidade de São Paulo (USP). Bacharel em Filosofia pela USP. Membro da Sociedade Brasileira de Psicopatologia Fenômeno--Estrutural.

Guilherme Messas

Doutor em Psiquiatria pela Faculdade de Medicina da Universidade de São Paulo. Professor da Faculdade de Ciências Médicas da Santa Casa de São Paulo. Coordenador da Especialização em Psicopatologia Fenomenológica da Faculdade de Ciências Médicas da Santa Casa de São Paulo. Coordenador da Especialização em Psicopatologia e Saúde Pública da Faculdade de Ciências Médicas da Santa Casa de São Paulo

Gustavo Bonini Castellana

Psiquiatra com Especialização em Psiquiatria Forense pela Faculdade de Medicina da Universidade de São Paulo (FMUSP). Mestre e Doutor em Ciências pela FMUSP. Coordenador da Pós-graduação em Psiquiatria Forense da FMUSP.

Ida Elizabeth Cardinalli

Psicóloga clínica. Professora e orientadora do Curso de Graduação em Psicologia e do Curso de Pós-graduação em Psicologia Clínica da Pontifícia Universidade Católica de São Paulo (PUC-SP). Departamento: Teoria de Práticas Clínicas. Mestrado e Doutorado em Psicologia Clínica pela PUC-SP. Membro efetivo da Associação Brasileira de Daseinsanalyse (ABD). Autora dos livros *Daseinsanalyse e esquizofrenia* e *Transtorno de estresse pós-traumático: uma compreensão fenomenológico-existencial da violência urbana* e de vários artigos.

Israel Montefusco Florindo

Graduação em Medicina pela Universidade de São Paulo. Residência médica em Psiquiatria pelo Instituto de Psiquiatria do Hospital das Clínicas da Faculdade de Medicina da Universidade de São Paulo.

João Rema

Hospital Universitário de Lisboa Norte – Hospital Santa Maria. Faculdade de Medicina da Universidade de Lisboa.

José Tomás Ossa Acharán

Psicólogo. Professor Universitário pela USCS. Responsável Técnico no Centro Terapêutico Lapidar. Mestre em Psicologia Clínica pelo ISPA (Lisboa, Portugal). Doutor em Psicologia Clínica pelo Instituto de Psicologia da Universidade de São Paulo.

Josefina Daniel Piccino

Mestre em Psicologia pela Pontifícia Universidade Católica de São Paulo (PUC-SP. Graduada em Filosofia pela PUC-SP e Psicologia pela Universidade Metodista de São Paulo (UMESP). Analista Existencial e presidente da Associalção Brasileira de Fenomenologia Hermenêutica e Análise do Existir (SOBRAPHE).

Leandro Augusto Pinto Benedito

Psiquiatra. Médico Colaborador do Instituto de Psiquiatria do Hospital das Clínicas da Faculdade de Medicina da Universidade de São Paulo (IPq-HCFMUSP). Membro da Sociedade Brasileira de Psicopatologia Fenômeno-Estrutural (SBPFE).

Leonardo Peroni de Jesus

Médico Psiquiatra pela Faculdade de Medicina da Universidade de São Paulo (FMUSP). Membro da Sociedade Brasileira de Psicopatologia Fenômeno-Estrutural (SBPFE). Médico Psiquiatra do Serviço de Psiquiatria do Hospital Estadual Mario Covas/FMABC e do Grupo de Psicoses do LIM-27 do Hospital das Clínicas da FMUSP (HCFMUSP).

Lívia Emy Fukuda

Graduação em Medicina pela Faculdade de Medicina da Universidade de São Paulo (FMUSP). Residência em Psiquiatria pelo Instituto de Psiquiatria do Hospital das Clínicas da FMUSP (IPq-HCFMUSP). Membro da Sociedade Brasileira de Psicopatologia Fenômeno-Estrutural (SBPFE).

Luara Nagata Otoch

Psiquiatra Geral e Psiquiatra da Infância e Adolescência pelo Instituto de Psiquiatria do Hospital das Clínicas da Faculdade de Medicina da Universidade de São Paulo (IPq-HCFMUSP). Colaboradora do Serviço de Psiquiatria da Infância e Adolescência do IPq-HCFMUSP.

Lucas de Oliveira Serra Hortêncio

Médico formado pela Faculdade de Medicina da Universidade de São Paulo (FMUSP). Residência em Psiquiatria pelo Instituto de Psiquiatria do Hospital das Clínicas da FMUSP (IPq-HCFMUSP). Preceptor na residência médica em rede em Psiquiatria da Secretaria Municipal de Saúde de São Paulo e Psiquiatra do CAPS II Perdizes em São Paulo. Ex-preceptor da graduação da FMUSP.

Lucas Tokeshi

Graduação em Medicina pela Faculdade de Medicina da Universidade de São Paulo (FMUSP). Residência em Psiquiatria pelo Instituto de Psiquiatria do Hospital das Clínicas da FMUSP (IPq-HCFMUSP). Membro da Sociedade Brasileira de Psicopatologia Fenômeno-Estrutural (SBPFE).

Luciano de Menezes Sanchez

Médico Psiquiatra pela Universidade de São Paulo. Colaborador do Grupo de Pesquisa LIM27 – Ambulatório de Psicoses (Faculdade de Medicina da Universidade de São Paulo).

Luis Antonio Bozutti

Psiquiatra. Pós-graduação em Psicopatologia Fenomenológica, membro da Sociedade Brasileira de Psicopatologia Fenômeno-estrutural (SBPFE) e colaborador do PROJEPSI do Instituto de Psiquiatria do Hospital das Clínicas da Faculdade de Medicina da Universidade de São Paulo (IPq-HCFMUSP).

Marcos Oliveira Carvalho Alves

Graduado em Medicina pela Universidade Federal da Bahia (UFBA). Residência médica em Psiquiatria pelo Instituto de Psiquiatria do Hospital das Clínicas da Faculdade de Medicina da Universidade de São Paulo (IPq-HCFMUSP). Médico colaborador do Grupo de Trauma do IPq-HCFMUSP.

Mariana Bonini Pampanelli

Graduada em Medicina pela Universidade Estadual de Campinas (Unicamp).

Mariana Cardoso Puchivailo

Doutora em Psicologia, Professora de Psicologia (FAE Centro Universitário). Editora-chefe da Revista Psicofae: Pluralidades em Saúde Mental. Grupo de Extensão "PEQUI-Primeiras Crises" (http://pequi-primeirascrises.com.br/).

Maurício Viotti Daker

Psiquiatra e psicopatólogo. Professor aposentado do Departamento de Saúde Mental da FM-UFMG. Doutor em Medicina/Psiquiatria pela Universidade de Heidelberg (CAPES/DAAD). Postgraduate Award em Filosofia da Mente e Saúde Mental pela Universidade de Warwick.

Melissa Tamelini

Médica pela Faculdade de Medicina da Universidade de São Paulo (FMUSP). Psiquiatra pelo Instituto de Psiquiatria do Hospital das Clínicas da FMUSP (IPq- -HCFMUSP). Médico assistente da Enfermaria de Agudos do IPq-HCFMUSP entre 2008 e 2020. Docente do curso de Pós-graduação em Psicopatologia Fenomenológica pela Faculdade de Ciências Médicas da Santa Casa de São Paulo. Membro fundador da Sociedade Brasileira de Psicopatologia Fenômeno-Estrutural (SBPFE).

Paulo Germano Marmorato

Médico Pesquisador do Serviço de Psiquiatria da Infância e da Adolescência do Instituto de Psiquiatria do Hospital das Clínicas da Faculdade de Medicina da Universidade de São Paulo (IPq-HCFMUSP).

Pedro Fukuti

Médico formado na Faculdade de Medicina da USP. (FMUSP). Residência Médica em Psiquiatria no Instituto de Psiquiatria do Hospital das Clínicas da FMUSP (IPq-HCFMUSP). Preceptor da Graduação 2019-2020 FMUSP. Preceptor da Residência Médica 2020-2021 IPq-HCFMUSP. Preceptor Senior Graduação 2021 FMUSP. Professor de Psiquiatria Faculdade de Medicina UNIMAX.

Rafaela T. Zorzanelli

Professora Associada do Instituto de Medicina Social Hésio Cordeiro. Psicóloga, Mestre em Psicologia pela Universidade Federal Fluminente. Doutora em Saúde Coletiva pelo Instituto de Medicina Social da Universidade do Estado do Rio de Janeiro (UERJ). Principais assuntos de interesse: estudos sobre o conceito de medicalização; experiências de pessoas que usam substâncias psicotrópicas prescritas; epistemologia da psiquiatria, categorias classificatórias e psicopatologia. Coordena o projeto Drug trajectories, cujo site é drugtrajectories.org.

Raphael Felice Neto

Psiquiatra geral e psiquiatra da infância e adolescência pelo Instituto de Psiquiatria do Hospital das Clínicas da Faculdade de Medicina da Universidade de São Paulo (IPq-HCFMUSP). Colaborador do Serviço de Psiquiatria da Infância e Adolescência do IPq-HCFMUSP.

Tânia Cavaco

Serviço de Psiquiatria e Saúde Mental – Departamento de Neurociências – Centro Hospitalar Universitário Lisboa Norte.

Virginia Moreira

Psicoterapeuta, Pesquisadora CNPq PQ-1. Professora Titular do Programa de Pós-graduação em Psicologia da Universidade de Fortaleza (UNIFOR). Doutora em Psicologia Clínica pela Pontifícia Universidade Católica de São Paulo (PUC-SP). Pós-Doutora em Antropologia Médica pela Harvard Medical School, USA. Coordenadora do Laboratório de Psicopatologia e Clínica Humanista-Fenomenológica (APHETO).

Vitor Augusto Petrilli Mazon

Graduado em Medicina pela Faculdade de Ciências Médicas da Santa Casa de São Paulo (FCMSCSP). Residência médica em Psiquiatria pelo Instituto de Psiquiatria do Hospital das Clínicas da Faculdade de Medicina da Universidade de São Paulo (IPq-HCFMUSP). Médico colaborador do Grupo de Trauma do IPq-HCFMUSP.

William Isao Miyamoto

Psiquiatra pelo Instituto de Psiquiatria do Hospital das Clínicas da Faculdade de Medicina da Universidade de São Paulo (IPq-HCFMUSP). Membro da Sociedade Brasileira de Psicopatologia Fenômeno-Estrutural (SBPFE).

Sumário

SEÇÃO III VARIANTES PSICOTERAPÊUTICAS

SEÇÃO IV INTERFACES DA PSICOPATOLOGIA E DA FENOMENOLOGIA

Apresentação

Este livro está sendo lançado neste ano não casualmente. Dois mil e vinte e dois marca uma efeméride especial para a comunidade fenomenológica. Em 25 de novembro de 1922, durante a 63ª Sessão da Sociedade Suíça de Psiquiatria, um pequeno grupo de psiquiatras intelectuais lançaria as bases do que, após muitas mudanças, agregações e inovações, viria a ser chamado nos dias atuais de Clínica Fenomenológica, nome que dá título a essa coletânea que ora apresentamos. Os fundadores desse movimento – gigantes como Eugène Minkowski e Ludwig Binswanger – procuraram enfrentar uma debilidade da psiquiatria de então que, com poucas modificações substanciais, continua a ser atual: a inconsistência da apreensão científica da realidade mental. Apoiando-se em novos conceitos filosóficos que julgavam pertinentes para seu trabalho de elucidação das experiências psicopatológicas, esses autores construíram pontes para que toda uma tradição vindoura de investigação pudesse ser instituída e desenvolvida ao longo dos cem anos que se seguiram. É a essa tradição que queremos dar voz nesse centenário, reunindo representantes das diferentes gerações e interpretações desse movimento.

Movimento cuja denominação de maneira alguma é simples ou unívoca. Um pouco de história nos bastaria para apontarmos as dificuldades na denominação dessa linha de compreensão da saúde mental. No campo da psicopatologia, a noção de fenomenologia foi incorporada em 1913 por Karl Jaspers, inspirado pelas primeiras obras filosóficas de Husserl. Jaspers emprega a fenomenologia em uma acepção ainda incipiente do método, restrita à descrição imparcial e sem pressupostos das vivências psíquicas anormais. Apenas gradualmente a noção de psicopatologia fenomenológica foi sendo utilizada como termo organizador dessa tendência algo diversa de apoiar a compreensão dos vividos humanos em inspirações filosóficas. Foi no decorrer do século XX que conceitos centrais da filosofia fenomenológica passaram a centralizar as discussões psicopatológicas.

A fenomenologia é um dos maiores desenvolvimentos filosóficos e, em seu sentido corrente, remete à tradição inaugurada por Edmund Husserl (1859-1938). Em oposição crítica aos pressupostos de linhas como o psicologismo e o positivismo, Husserl dedicou-se à elaboração dos fundamentos de uma atitude filosófica não dogmática na investigação dos fenômenos da consciência e originou um movimento de grande amplitude e escopo que congrega autores como Heidegger, Merleau-Ponty e Sartre. A tarefa da fenomenologia consiste em clarificar o essencial de um dado fenômeno, sem o qual tal fenômeno não seria aquele fenômeno. A originalidade da abordagem husserliana no exame dos fenômenos da consciência consiste em deixar a própria experiência informar e guiar o investigador ("retorno às coisas mesmas"), buscando minimizar ao máximo a influência de preconcepções teóricas e preconceitos metafísicos sobre o campo da experiência. Tal postura metodológica permite que a exploração fenomenológica acesse os fundamentos da subjetividade humana e revele a relação fundamental da consciência com o mundo.

As ideias de Husserl pautaram a discussão filosófica de grande parte do século passado, fomentando distintos pensamentos e desenvolvimentos históricos que extrapolaram o campo da própria filosofia. Dentre as disciplinas nas quais a fenomenologia exerceu forte influência ou, mais precisamente, com as quais estabeleceu um intercâmbio aberto de contribuições recíprocas, destacam-se a psicopatologia, a psiquiatria e a psicologia. Embora exista uma variabilidade relevante de perspectivas e termos ao longo da história da psicopatologia fenomenológica, é possível identificar uma concepção de objeto psíquico que constitui o elemento agregador da produção científica da disciplina posterior a 1922. Essa concepção distingue-se pelo exame da experiência subjetiva e de suas eventuais alterações em sua dimensão constitutiva, ou seja, caracteriza-se pela investigação das estruturas fundamentais da consciência que são as condições de possibilidade da manifestação e identificação da experiência em questão. Em outras palavras, a metodologia fenomenológica ilumina os constituintes apriorísticos da consciência, como temporalidade, espacialidade, corporeidade e intersubjetividade que permitem apreender a vida mental como uma totalidade estruturada e, assim, compreender intrinsecamente o mundo vivido do paciente.

Nestes cem anos da gradual e consistente incorporação da fenomenologia aos campos da psicopatologia, psiquiatria e psicologia, produziu-se um sólido corpo de conhecimentos a partir dos caminhos abertos por sua posição metodológica *sui generis* da qual brotam as bases de seu projeto de clínica. Mas, à semelhança da filosofia fenomenológica, isso não equivale a um desenvolvimento intelectual linear, homogêneo ou fechado em limites teóricos. Antes, a clínica fenomenológica emerge de um campo vivo de conhecimentos esculpido no seio das relações dialéticas entre uma ciência fenomenológica (filosofia) e seus desdobramentos empíricos, navegando entre a universalidade de essências antropológicas e psicopatológicas e a particularidade iniludível do caso clínico.

No universo da saúde mental contemporânea, a expressiva revalorização da fenomenologia deve-se sobretudo à força com que ela oferece soluções personalizadas para as necessidades clínicas do século XXI. Pode-se dizer que, ao longo da sua história, aquele movimento que se iniciou com reflexões de natureza psicopatológica, às vezes um tanto ensaísticas e prolixas, culminou numa rigorosa ferramenta de ação prática em saúde mental, enriquecendo tanto a psicologia clínica, a psiquiatria, a enfermagem em saúde mental e demais especialidades. E, em um cenário de ceticismo diante das falácias do modelo vigente, a clínica fenomenológica constitui-se como uma alternativa epistemológica com fundamentos robustos. É em nome de enfatizar essa força criativa atual da fenomenologia que decidimos colocar a clínica como fio condutor dessa coletânea. A reunião de contribuições que aqui apresentamos visa, portanto, à oferta das melhores práticas de saúde mental baseadas nas ciências fenomenológicas.

O esforço conjunto dos autores aqui reunidos convergiu no intuito de publicar uma obra introdutória em língua portuguesa que apresentasse ao leitor iniciante, ou nem tanto, um apanhado geral das principais categorias diagnósticas e de variantes terapêuticas que constituem a noção bastante dilatada de clínica fenomenológica. Como previsto, o leitor não encontrará um corpo coeso de referências, já que tal seria antagônico à liberdade concedida por um método ainda que rigoroso no exame do fenômeno mental. As assunções metodológicas e os diálogos estabelecidos tanto com a filosofia fenomenológica quanto com a literatura clássica da psicopatologia fenomenológica variam consideravelmente entre capítulos, fornecendo um panorama rico do movimento no Brasil, que tem se posicionado como um novo núcleo global, com a publicação de obras originais e o interesse crescente de jovens clínicos. Os propósitos das contribuições também são diversos e vão desde a compilação de conceitos e visões clássicas já bem estabelecidas, passando pelo desenvolvimento original de concepções até a explicitação de posições autorais de terapêutica.

O livro *Fundamentos de Clínica Fenomenológica* é dividido em quatro seções:

- A primeira seção "Introdução" traz uma breve contextualização do campo histórico e das categorias da psicopatologia e um ensaio original sobre a *Fenomenologia da Percepção* de Merleau-Ponty.
- A segunda seção "Diagnóstico" apresenta as grandes categorias diagnósticas da psicopatologia fenomenológica, como esquizofrenia, obsessão, mania, melancolia e outras, textos dedicados a tópicos da psicopatologia da infância e juventude e outros temas correlatos, como a noção de comorbidades e as distinções entre uma abordagem estática e dinâmica em psicopatologia. Alguns capítulos desta seção não apenas oferecem um apanhado geral da literatura fenomenológica a respeito de uma dada categoria diagnóstica, mas propõem um debate contemporâneo e, por vezes, inédito, oferecendo uma rara abordagem a respeito de temas ainda pouco representados no âmbito fenomenológico.
- A terceira seção "Variantes psicoterapêuticas" enfatiza a fenomenologia como possibilidade norteadora da abordagem psicoterapêutica e os seus quatro capítulos bem exemplificam a latitude do método em acepções distintas de psicoterapia fenomenológica.
- A quarta e última seção "Interfaces da psicopatologia e da fenomenologia" propõe um diálogo do método fenomenológico em novas frentes, que incluem a interlocução com a nosografia, com o campo das entrevistas estruturadas e escalas diagnósticas em fenomenologia (EAWE) e, por fim, uma crítica das relações entre fenomenologia e clínica.

Acreditamos que a clínica fenomenológica seja uma decorrência direta do posicionamento e relevância ímpar do método fenomenológico, capaz de ser o elemento norteador de uma prática clínica que restaura a importância da subjetividade do paciente, esquiva-se de simplificações sem validade e convida a repensar os seus fundamentos e atos diagnósticos-terapêuticos em bases sólidas. Esperamos que esta obra tenha êxito na apresentação da posição singular da clínica fenomenológica desenvolvida no Brasil, bem como na ilustração dos desafios contemporâneos para a ampliação da perspectiva fenomenológica na clínica psiquiátrica e psicológica. Que este livro seja recebido como uma homenagem ao centenário da clínica fenomenológica e um convite à sua perene revitalização e invenção.

Os Editores

SEÇÃO I

INTRODUÇÃO

1
Os fundamentos de uma clínica fenomenológica

Melissa Tamelini
Guilherme Messas

A pluralidade de propostas metodológicas na psicopatologia, psiquiatria e psicologia são o resultado das diversas concepções sobre o ser humano[1]. Ao longo do tempo, visões distintas do adoecimento psíquico oscilaram em termos de preponderância cultural. O campo da psiquiatria e da psicologia foi marcado nas últimas décadas pela presença marcante do modelo neopositivista neurobiológico, pautando a orientação de pesquisas e a determinação de parâmetros clínico-terapêuticos. Entretanto, dado o amplo leque de fragilidades de tal paradigma, que incluem questões de validade, confiabilidade e reducionismos, nota-se uma incredulidade crescente nas últimas décadas a respeito de sua autoridade de fato na fundamentação da prática clínica.

A crise do modelo constituiu uma oportunidade para o reposicionamento de alternativas epistemológicas nos campos psiquiátrico e psicológico e, *pari passu*, para a renovação do interesse por uma psicopatologia mais robusta, capaz de lidar com os desafios de fundamentação da prática clínica sem prescindir de um sentido antropológico do sofrimento mental como possibilidade humana intrínseca[2]. A psicopatologia fenomenológica, revés do pragmatismo neopositivista, ocupa uma posição única no campo psiquiátrico[3] e o fundamento de tal distinção é a competência para contribuir em discussões tanto de natureza conceitual quanto diagnóstica e terapêutica. Assim, em razão de tal afinidade, esta vertente de psicopatologia tem ganhado destaque para além de restritos círculos acadêmicos. E, como existe uma relação de determinação mútua entre psicopatologia e práticas psiquiátrica e psicológica, uma vez que essas exigem um aparato conceitual e metodológico a priori para acessar a vida psíquica e as suas modalidades de sofrimento e adoecimento mental, essa escolha epistemológica será o alicerce de todas as posições que sustentam os atos clínicos.

A edificação do projeto fenomenológico da psicopatologia não é fato recente e teve início na década de 1920. De modo espontâneo e em focos heterogêneos, o propósito metodológico de Husserl de "retorno às coisas mesmas", apoiado na suspensão de pressupostos teóricos, foi incorporado por diversas disciplinas, dentre as quais a psicopatologia. A fenomenologia filosófica em seus primeiros desdobramentos já havia despertado interesse em Jaspers e é dele o crédito em 1913 de haver assinalado em termos explícitos a posição singular da experiência psicopatológica, que, por não ter análogos na medicina somática, requereria um método adequado às suas particularidades, a fenomenologia[3]. A despeito de tal originalidade, Jaspers visava nomeadamente na *Psicopatologia geral*[4] estabelecer uma ordenação metodológica em psicopatologia e o emprego da fenomenologia se dá em um sentido restrito, limitado a propósitos de caráter descritivo.

Somente a partir de 1922, a fenomenologia será incorporada em uma acepção mais ampla como método central para uma vertente de psicopatologia, dita fenomenológica, que deve ser compreendida no curso evolutivo da disciplina para além da agenda descritiva[5]. Considera-se seu nascimento a apresentação simultânea de Minkowski e Binswanger em um Simpósio em Zurique[6] de dois trabalhos que se valem da extensão do método fenomenológico para examinar as estruturas essenciais da consciência humana

Desde então, a psicopatologia fenomenológica distingue-se pela busca das condições de possibilidade fundamentais de uma determinada experiência psíquica, sem as quais dada experiência não seria aquela experiência. O escopo de seus estudos guarda relações com o campo heterogêneo da filosofia fenomenológica, que congrega autores como Husserl, Heidegger e Merleau-Ponty. Apesar da pluralidade de desenvolvimentos filosóficos, uma questão fundamental da fenomenologia é o exame da consciência e de sua contribuição epistêmica em qualquer investigação subsequente, uma vez que essa tem a consciência como pivô e condição[3]. Por meio de procedimentos metodológicos como a redução fenomenológica e eidética que visam as estruturas constituintes da consciência, a fenomenologia permite a discriminação de características essenciais e acidentais de um dado fenômeno. Da mesma maneira, no terreno das experiências patológicas, a metodologia fenomenológica atenderá às aspirações de uma psicopatologia que busca encontrar as propriedades essenciais e invariantes que permitem a compreensão e distinção das entidades nosológicas.

Entretanto, a psicopatologia fenomenológica não é propriamente um campo subordinado à filosofia fenomenológica, uma vez que o vínculo da primeira com a última é mais da ordem de implicação do que aplicação[6]. No campo das relações entre as duas disciplinas, nota-se uma disposição espectral que inclui, em uma ponta, autores que estabelecem um diálogo mais estreito e a importação direta de conceitos filosóficos para a psicopatologia (como Binswanger) e, na outra ponta, autores que tem relações heurísticas mais abertas e criativas com a sua filiação filosófica declarada (como Minkowski e Blankenburg)[7].

Ao longo deste século de sua história, a psicopatologia fenomenológica constituiu um rico campo de conhecimentos, que segue se renovando para responder às aspirações do século XXI[8]. Como dito, o aporte do método fenomenológico permitiu a imersão nos domínios pré-reflexivos da consciência, estabelecendo um plano original para a dissecção dos fenômenos psíquicos e psicopatológicos e inaugurando uma etapa de maior maturidade da psicopatologia enquanto ciência[9]. Na perspectiva fenomenológica, o psiquismo é concebido não como uma somatória de funções atomísticas isoladas, mas como uma totalidade estruturada constituída por determinantes básicos, como temporalidade, espacialidade, intersubjetividade e corporeidade. Em condições alteradas, essa estrutura apriorística da consciência apresenta modificações típicas nestes constituintes básicos que serão justamente a chave de elucidação dos quadros patológicos. Em outras palavras, são as adulterações estruturais prototípicas que respondem pelo surgimento e diferenciação entre entidades clínicas como esquizofrenia, mania e obsessão. Em grande parte de seus esforços, a psicopatologia fenomenológica dedicou-se ao desvelamento da multiplicidade de fenômenos psicopatológicos enquanto essências típicas, que permite a diferenciação de quadros clínicos que, apesar de compartilharem uma sobreposição semiológica, caso da melancolia e da depressão reativa, são radicalmente distintos do ponto de vista estrutural[10]. Desta forma, a fenomenologia concedeu à psicopatologia um estatuto científico rigoroso fora dos domínios das ciências naturais, inapropriada aos propósitos de estudo do seu objeto[11], tornando-se, assim, uma ferramenta metodológica definitiva para a investigação psicopatológica.

Coerentemente com o seu procedimento diagnóstico, a clínica fenomenológica proporá estratégias de intervenção baseadas nas premissas e achados de sua investigação. Será em termos das estruturas fundamentais da consciência que a clínica fenomenológica contemplará a terapia farmacológica e psicológica. Trata-se de uma concepção distinta de tratamento que, sobretudo no campo da psicofarmacologia, ainda carece de representação na literatura, apesar da adoção corriqueira dos pressupostos fenomenológicos na prática clínica, ainda que de forma implícita ou não deliberada[12,13].

Assim, é fundamental que esta variante tácita de práxis fenomenológica possa se tornar cada vez mais explícita na clínica psiquiátrica e psicológica, a fim de não se subestimar o seu estatuto científico[10]. A psicopatologia fenomenológica é o resultado de um século de um exercício sofisticado de reflexão conceitual sobre as experiências psicopatológicas que podem ser a pedra basilar para uma prática clínica psiquiátrica e psicológica mais aprofundada e reflexiva, com aspirações humanistas de promoção de saúde mental.

REFERÊNCIAS BIBLIOGRÁFICAS

1. Tellenbach H. Estudios sobre la patogénesis de las perturbaciones psíquicas. México: FCE; 1969.
2. Minkowski E. Le temps vécu. Études phénoménologiques et psychopathologiques. Paris: PUF; 2005.
3. Parnas J, Zahavi D. The role of phenomenology in psychiatric classification and diagnosis. In: Maj M, Gaebel W, Lopez-Ibor JJ, Sartorius N (eds.). Psychiatric diagnosis and classification. World Psychiatric Association Series. Chichester: John Wiley and Sons; 2002. pp. 137-162
4. Jaspers K. Psicopatologia geral. São Paulo: Atheneu; 2000.
5. Tamelini MG, Messas GP. On the phenomenology of delusion: the revelation of its aprioristic structures and the consequences for clinical practice. Psicopatologia Fenomenológica Contemporânea. 2016;5(1):1-21.
6. Tatossian A. A fenomenologia das psicoses. São Paulo: Escuta; 2006.
7. Messas G, Tamelini M. The pragmatic value of notions of dialectics and essence in phenomenological psychiatry and psychopathology. Thaumàzein. Rivista di Filosofia. 2018;6:93-115.
8. Messas G, Fulford B. Three dialectics of disorder: refocusing phenomenology for 21st century psychiatry. Lancet Psychiatry. 2021;10:855-7.
9. Stanghellini G. The meanings of psychopathology. Curr Op Psychiatry. 2009;22(6):559-64.
10. Tamelini MG, Messas GP. Phenomenological psychopathology in contemporary psychiatry: interfaces and perspectives. Revista latinoamericana de Psicopatologia Fundamental. 2017;20:165-80.
11. Binswanger L. Sobre fenomenologia. Artículos y conferencias escogidas. Madrid: Editorial Gredos; 1973.
12. Parnas J, Sass L, Zahavi D. Phenomenology and psychopathology. Philosophy, Psychiatry, & Psychology. 2011;18(1):37-9.
13. Tamelini MG, Messas GP. Pharmacological treatment of schizophrenia in light of phenomenology. Philosophy, Psychiatry, & Psychology. 2019;26(2):133-42.
14. Messas G. Psicose e embriaguez. Psicopatologia fenomenológica da temporalidade. São Paulo: Intermeios; 2014.

2

Entre o início e o fim: um ensaio filosófico-fenomenológico sobre o prefácio de *Fenomenologia da percepção*

Gabriel Engel Becher
Flávio Mitio Takahagui

"Eu sou o início, o fim e o meio."
Raul Seixas

INTRODUÇÃO

"O que é a fenomenologia?". Com essa pergunta – é mais no perguntar que no responder que a filosofia aparece –, Merleau-Ponty inaugura o prefácio de sua *Fenomenologia da percepção*. Os autores deste capítulo pensam ser caminho fecundo para a concepção de um ensaio simultaneamente introdutório e filosófico sobre a fenomenologia o olhar sobre um texto autoral, preambular e histórico, engendrado na origem de uma obra celebrada na tradição fenomenológica, como é essa que foi lançada em 1945 pelo filósofo francês. É do interesse de Merleau-Ponty em seu denso prefácio, como é de interesse dos autores nesta reflexão escrita, apresentar os alicerces notáveis para uma fenomenologia rigorosa, bem como de fazer progredir o movimento fenomenológico enquanto encadeamento inacabável.

Este texto estará, portanto, atento aos modos pelos quais Merleau-Ponty simultaneamente resgata alguns dos tópicos consagrados da história da fenomenologia e nos apresenta sua maneira de pensar sobre o assunto e fazer filosofia fenomenológica no prefácio da *Fenomenologia da percepção*. Buscar-se-á, aqui, por meio de um olhar atento sobre esse prefácio, apresentar as noções que acompanharam a narrativa transcendental pelo seu tripé de sustentação conceitual – Husserl, Heidegger e Merleau-Ponty –, bem como o percurso dos conceitos, basilares para uma filosofia fenomenológica, da essência e da existência (que de algum modo contêm – e transbordam – a linhagem fenomenológica por excelência). Não sem antes, e em respeito a um modelo fenomenológico-hermenêutico, mencionar alguns traços mais gerais do que é um prefácio enquanto artifício literário e textual, com vistas a caracterizar dado conteúdo em seu relevo. E este será não mais que um prólogo para a tarefa filosófica de efetivar a infinita continuidade do desenvolvimento essencialmente fenomenológico.

SOBRE O PREFÁCIO DE *FENOMENOLOGIA DA PERCEPÇÃO*

O todo: o prefácio de *Fenomenologia da percepção* em sentido mais geral

Segundo Gérard Genette, em sua reputada obra *Paratextos editoriais*, o texto, enquanto conjunto verbal de significações, em maior ou menor extensão, costuma se enriquecer de um aparato que o "completa e protege". Tal aparato, que está para muito além de ordinária rebarba textual, tem como propósito "apresentar o texto para *torná-lo presente*, para garantir sua presença no mundo"[1]. Nesse sentido, o teórico literário intitula tudo aquilo que se põe ao redor do texto – e que com ele se intercambia – como *paratexto*. É nesse lugar, que está para o texto como está para uma galeria o "vestíbulo"*, que se depara com o prefácio. O paratexto, logo também intrinsecamente o prefácio, compõe com o texto uma relação de interioridade, de exterioridade e de fronteira; a analogia biológica que bem conjuga o encadeamento é a de uma membrana permeável. Em outros termos, o paratexto situa-se rente ao texto em uma zona de transição e de transação – como enuncia o próprio Genette: "No mais das vezes, portanto, o paratexto é um texto: se ainda não é *o* texto, pelo menos já é *texto*"[1].

Como análise formal e funcional de tudo aquilo que é abarcado pelas redomas de uma obra literária, *Paratextos editoriais* está também interessado em classificar o prefácio segundo suas características *essenciais* (espaciais, temporais, substanciais, pragmáticas e, principalmente, funcionais). Ora, o interesse é elencar que há certa categoria de instâncias prefaciais que são os prefácios por excelência: reivindicados pelo autor real do texto, são os ditos prefácios autorais autênticos – ou prefácios originais. As páginas introdutórias de Merleau-Ponty em sua *Fenomenologia da percepção* espraiam-se sob esse guarda-chuva, e são nobres não só por seu conteúdo filosófico – objeto de escrutínio nas linhas deste ensaio – mas também por seu valor literário.

---

* Na atribuição dada pelo escritor Jorge Luis Borges.

É do querer dos prefácios originais, segundo Genette, garantir ao texto uma boa leitura. A formulação é menos ingênua do que aparenta ser. Ela doa ao prefácio original suas duas missões mais caras: 1) guarnecer o texto de alguma leitura, uma vereda de análise que interessa ao autor que seu leitor tenha, em contraste com todas as outras pelas quais ele preferiria não ser lido; e 2) assegurar ao mesmo autor que a leitura será generosa e, no mínimo, semelhante ao campo de significação que cuida em atribuir aos seus pensamentos traduzidos em escrita.

A parte: o caso particular do prefácio de *Fenomenologia da percepção*

"Pode parecer estranho que se precise colocar essa questão meio século depois dos primeiros trabalhos de Husserl. Todavia, ela está longe de estar resolvida"[2]. Merleau-Ponty assim enuncia, em uma combinação engenhosa entre cautela e assertividade, a intenção de avançar sobre um problema filosófico, debruçando-se sobre a fenomenologia iniciada por Husserl, primeiro fenomenólogo, e levada a cabo ao longo das décadas que os separam. O autor francês se vale de um procedimento comum à arte dos prefácios: entre a tradição e a novidade, situa seu ideário em um lugar de importância – para o leitor e para a filosofia.

Ao adotar o recurso sintático do "é (...), mas é também (...)" para o desígnio da fenomenologia (em referência à alternância que se estabelece entre a fenomenologia transcendental de Husserl e a analítica existencial de Heidegger, movimento este que será cuidadosamente tematizado no transcorrer deste capítulo), desvela o modo pelo qual transitará, em atitude autoral, em uma filosofia fenomenológica. Merleau-Ponty aqui ilumina seu programa conciliatório entre "as fenomenologias" que o antecederam, em um certo encadeamento ordenado de conceitos pré-existentes em Husserl e Heidegger – mas que não se resumirá ao comentário dialógico isento entre eles.

Merleau-Ponty quer ser lido pelo prisma da filosofia, em senso rigoroso, e convida seu leitor a fazê-lo com critério: a leitura filosófica não é apressada, e requer certa atitude filosófica, que adiante será retomada como admiração em relação ao mundo[†]. Para tanto, delimita um método, e um campo de sentido que será inicialmente negativo (tudo aquilo que a fenomenologia não é) para depois ser positivo (tudo aquilo que a fenomenologia é) – um procedimento corrente na filosofia enquanto construção exponencial.

---

† Em referência ao comentário de Eugen Fink, discípulo de Husserl, conforme citado por Merleau-Ponty em *Fenomenologia da percepção*, 2011, p. 10.

Em linhas gerais, é possível situar o projeto merleau-pontyano em seu prefácio original – e, claro, na travessia completa da *Fenomenologia da percepção* – como um intento de redefinir a fenomenologia transcendental não sem reconhecer sua paternidade, conferindo-lhe o estatuto de algo com desdobramento infinito, e não restrito a uma zona de conhecimento. Valer-se-á de seis blocos textuais para tal (separação essa que será adotada em igualdade de condições neste capítulo), inspirados por uma sequência desenhada pelos conceitos preestabelecidos dos sistemas fenomenológicos de Husserl e de Heidegger (e pelas pontes entre eles).

UM TRAJETO POSSÍVEL PELA FENOMENOLOGIA DE HUSSERL, HEIDEGGER E MERLEAU-PONTY

História da fenomenologia e método fenomenológico

Finda a consideração sobre o prefácio como antessala textual a uma dada ordem de significação, bem como sobre as formalizações pelas quais Merleau-Ponty transita para atingir esse propósito em sua *Fenomenologia da percepção*, deve-se então encaminhar o argumento ao cômodo principal da filosofia fenomenológica. Trata-se aqui, pois, de lançar luz sobre os principais tópicos da fenomenologia de Husserl, Heidegger e do próprio Merleau-Ponty – o tripé que a alicerça –, conforme são apresentados no percurso mesmo deste prefácio que aqui concerne.

Cabe antes enunciar algo sobre o recorte por meio do qual passa a ser pertinente um olhar à história da filosofia, zona que tangencia mas não esgota o método propriamente filosófico, para uma abordagem fenomenológica como esta. Será enunciado assim: a que interessa um capítulo sobre história da fenomenologia no interior de uma análise efetivamente filosófica? Mais que concatenar referências e citações provenientes dos autores consagrados (e não se furtará de realizar sumariamente essa tarefa), trata-se de adentrar os modos pelos quais apareceram o sujeito e o mundo àqueles que não os tomaram como garantidos. Assim, uma linha do tempo dos conceitos da fenomenologia exprime os modos pelos quais já se pôde historicamente perceber e interpretar as vinculações do sujeito ao mundo. Note-se que essa história será contada fora de ordenação cronológica, já que a trajetória se mostra mais assertiva pelo encadeamento dos sentidos dos conceitos.

Heidegger é focal ao tecer algumas considerações a esse respeito. Em *As questões fundamentais da Filosofia*, dá significado à ideia de "historiologia", que desemboca nas ditas considerações historiológicas, como certa "sondagem do passado a partir do campo de visão do presente". Assertivamente, enuncia que "a consideração historiológica não esgota a relação possível com a história; e isso a tal ponto que ela até mesmo impede e inviabiliza tal relação"[3]. Por sua vez, para o filósofo, há estrato essencialmente distinto, que é o da meditação histórica. Por ela, intui-se a busca pelo sentido de um acontecimento (aqui tomado como um modo de ser, portanto concernente ao ser humano – o ser humano, e apenas ele, é um ente histórico), com vistas a integrá-lo ao porvir, ao ir-à-frente, ao que se lança com arrojo. A meditação histórica, ocupada do início dos movimentos, é a célula deflagradora de toda revolução. O presente ensaio, portanto, será tanto mais bem-sucedido quanto mais puder se aproximar de uma história da fenomenologia pela via de uma meditação histórica.

De maneira a se aproximar das renomadas questões da fenomenologia até então enunciadas, Merleau-Ponty as apresenta, logo no primeiro parágrafo do prefácio em análise, como contradições que de fato aparentam ser: estudo das essências e/ou da existência[‡], filosofia transcendental e/ou calcada em um mundo cuja presença já está sempre "ali", ciência em sentido estrito e/ou relato do tempo, espaço e mundo vividos, descrição da experiência como ela é e/ou interessada na gênese ao redor das explicações causais que o cientista a partir da experiência poderia produzir. "Desejar-se-ia remover essas contradições distinguindo entre a fenomenologia de Husserl e a de Heidegger?"[2]; é o que interroga o filósofo ao passo que já encaminha uma solução negativa a essa pergunta, vetor a uma superação das disputas preexistentes.

Merleau-Ponty apresenta a fenomenologia, ao cabo de sua introdução rotular a uma vertente filosófica rigorosa, como maneira ou como estilo, podendo-se dela presumir um movimento que ainda não atingiu uma inteira consciência filosófica. Ao mesmo tempo, a fenomenologia é para nós, de tal maneira que os temas fenomenológicos se ligam espontaneamente à vida, e se veiculam na história da filosofia não só como originais, mas como acessos e reacessos a um material de algum modo já conhecido. Da fenomenologia, assim, depreende-se um método fenomenológico. Conclui o autor, com vistas a evidenciar, nos blocos que se seguem, seu próprio direcionamento filosófico à pergunta sobre a fenomenologia: "Talvez compreendamos então por que a fenomenologia permaneceu por tanto tempo em estado de começo, de problema e de promessa"[2].

‡ Trata-se do mesmo movimento de alternância entre a fenomenologia proposta por Husserl, em alguma medida eidética, e a proposta por Heidegger, mais existenciária.

Ciência, existência e percepção

O estatuto primeiro da fenomenologia é o de "descrever, não explicar nem analisar". Essa diretriz combina com a proposta husserliana de "retorno às coisas mesmas" que, como visto adiante, se traduzirá no conceito de *epoché* (termo grego que significa "colocar entre parênteses" e, nesse contexto, pode ser tomado como suspensão do juízo ou da atitude natural). O espaço no qual Husserl concebe toda operação da consciência, em direção unívoca às coisas mesmas, é o do *Lebenswelt* (mais bem traduzido como "mundo da vida", e tido por Merleau-Ponty como o tema primeiro da fenomenologia – concebido no fim da vida de Husserl).

É proveitoso conduzir na sequência, já que aqui se versa sobre as fundações da fenomenologia, qual será o vetor da existência na analítica do *Dasein* de Heidegger (que, em algumas traduções, consta como ser-aí ou presença). Ela é diferente do que o próprio autor chama, no fundante *Ser e tempo*, de *existentia*. Enquanto a última pertence ao universo do "ser simplesmente dado", a primeira é ontologicamente mais robusta, posto que detém a essência do ente que se expressa em *Dasein*. É tarefa da ontologia, completa Heidegger, encontrar o ser do ente. Avança o filósofo, no âmago da existência e no desenrolar da mesma obra, quando enseja que há duas possibilidades entre os caracteres ontológicos: os entes, outrora chamados de categorias na medida em que não têm o modo de ser do *Dasein*; e os existenciais, dos quais é dita a essencialidade.

"Tudo aquilo que sei do mundo, eu o sei a partir de uma visão minha"[2] – é assim que Merleau-Ponty abarca a possibilidade da ciência, algo que interessa particularmente neste ponto, já que se estabeleceu a descrição mais que a explicação e que a análise como etiqueta da fenomenologia. Segue o autor, de forma a radicalizar a noção da descrição da experiência como recurso uno do conhecimento: "eu sou a fonte absoluta". Assemelha-se a essa concepção a de Heidegger em *Ser e tempo*, quando enfatiza que "o ser, que está em jogo no ser deste ente, é sempre meu"[4]. Isto posto, as ciências são a expressão segunda da experiência do mundo, inclusive porque, para Heidegger, estão restritas a uma "ontologia de princípio"[4]. O filósofo, em outro momento, contesta o conhecimento enquanto produto da relação entre sujeito e objeto – "que se mostra tão 'verdadeira' quanto vazia"; sujeito e objeto não coincidem, porém, com ser-aí e mundo[4]. Essa relação, por sua vez, situa-se ao redor do conhecimento enquanto modo ontológico do ser-no-mundo, porquanto pressupõe certa escassez na situação do ser atrelado ao mundo.

Nessa lógica, é interessante encorpar a tese merleau-pontyana da ciência enlaçada com a experiência pelo resgate de sua obra *A estrutura do comportamento*, publicada em 1942 – alguns anos antes da *Fenomenologia da percepção*, portanto. Ali, Merleau-Ponty estava interessado nas relações entre a consciência e a natureza (definida como os acontecimentos exteriores ligados por uma causalidade) orgânica, psicológica ou social. Para o autor, já que "nada existe no mundo que seja estranho ao espírito"[5], não se pode reduzir a experiência - portanto a ciência - à causalidade exterior. Redefinir o "comportamento" originário da psicologia, na obra, tornar-se-á parte fundante desse procedimento, e dará origem à formulação da consciência como estrutura. Dado que a experiência científica possui fundo ontológico, como assinala Alphonse de Waelhens em seu prólogo a *A estrutura do comportamento*, ela tem seu lugar na filosofia transcendental. É nessa direção que *A estrutura do comportamento* está subordinada à *Fenomenologia da percepção*, na mesma medida em que a atitude científica se subordina à atitude natural: "Retornar às coisas mesmas é retornar a este mundo anterior ao conhecimento do qual o conhecimento sempre *fala*"[2].

É precisamente neste átimo que é cabível introduzir a relação que Heidegger fornece em *Ser e tempo* para caracterizar o ser-aí no mundo - "A presença é um sendo, que em seu ser relaciona-se com esse ser numa compreensão. Com isso, indica-se o conceito formal de existência. A presença existe. A presença é ademais um sendo, que sempre eu mesmo sou"[4], que é ser-no-mundo. Deve-se lembrar ainda que esse mundo, reiteradamente tematizado em Heidegger, se trata de algo no qual o ser enquanto ente sempre esteve, e que o mundo, em sua mundanidade, está sempre aí e prediz todo encontro.

Na sequência, e de modo a introduzir o célebre comentário acerca da relação entre a fenomenologia e a filosofia moderna, Merleau-Ponty anuncia que o movimento do retorno às coisas mesmas é distinto do retorno idealista à consciência (como propuseram, cada qual a seu modo, Descartes e Kant). Nessa operação moderna, enseja-se o desligamento do sujeito ou da consciência, visto que se impõe, junto ao *Cogito*[§], a certeza de mim para mim, da ordem do solipsismo filosófico. No idealismo moderno, e em nítido contraste em relação à fenomenologia, as relações entre sujeito e mundo não são rigorosamente bilaterais. A subjetividade, logo, seria invulnerável e desacoplada das suas condições calcárias no ser e no tempo.

É nesse ínterim, da realidade que se acessa pela descrição, que Merleau-Ponty introduz a *percepção* em todo seu relevo. É importante reiterar que essa percepção não é da ordem do juízo cognitivo, dos atos deliberados ou da predicação por uma divindade. A "percepção do que é conhecido não é o retorno

§ Do latim *cogito ergo sum*, emblema de Descartes cuja melhor formulação aparece na meditação segunda de suas *Meditações metafísicas* (1641), traduzida como "eu sou, eu existo".

para o casulo da consciência com uma presa na mão"[4]; ela é, portanto, "o fundo sobre o qual todos os atos se destacam e ela é pressuposta por eles"[2,¶]. Sujeito essencialmente perceptivo, o ser humano está no mundo, e é no mundo que ele se conhece.

Redução fenomenológica e transcendental

No bloco prefacial seguinte, é apresentada a redução fenomenológica, primeira etapa metodológica da suspensão da atitude objetiva; o procedimento tem como alcance o retorno a uma consciência transcendental, diante da qual o mundo se desdobra em transparência absoluta. É notável que esse processo, tomado pelo enfoque da percepção, foge ao idealismo transcendental à proporção que se descola da sensação como apreensão de uma certa *hylé* (termo grego que significa matéria e que, em Husserl, significa a matéria tomada como dado e obtida por uma sensação, e não em sentido intencional), enquanto significação de um suposto fenômeno de grau superior. O mundo, por esse prisma, configuraria uma unidade de valor indiviso, à qual pretensamente se poderia atribuir, em termos absolutos, uma verdade.

É certo que a análise reflexiva ignora o problema do mundo e também o problema do outro, como se não houvesse, refere Merleau-Ponty, "nenhuma paisagem para mim inacessível". A questão filosófica da alteridade é enfrentada em chave fenomenológica por Husserl, como se pode observar no conteúdo de suas *Meditações cartesianas*, mais especificamente na Quinta, aquela que acessa a intersubjetividade transcendental. Nela, Husserl afirma que a alteridade só se pode assimilar a partir da formulação de um *ego* constituinte dada na transcendência primordial (note-se que se tem aí uma inscrição originária da "fenomenologia genética"); ou seja, o *ego* primordial executa uma operação de abstração de sua condição objetiva e, como ego transcendental, mundaniza-se, em um desenrolar arraigado no tempo do presente, das retenções que supõe (passado) e das protensões que antecipa (futuro). Do sujeito da imanência transcendental ao alter ego, a operação secundária é a da analogia, explicitada pelo emparelhamento de corpos, no estrato do corpo vivido (*Leib*). Dado que eu tenho um corpo que pode se movimentar no espaço, e dado que se movimenta no espaço um outro corpo que não é o meu, deve existir no mundo

---

¶ A fenomenologia de Merleau-Ponty concede alguma importância às noções conjugadas de *figura* e de *fundo*, de tal forma que esses elementos estão em relação, assim como se relacionam o particular e o geral na formulação de um todo – e, nesse caso, tem-se que a percepção pode ser lida como o acesso pelo qual uma figura se destaca sobre um fundo, e no qual ambos se determinam.

um sujeito que não sou eu. Rumando à objetividade, é nítido que se atingiu a compreensão do corpo empírico (*Körper*), de tal modo a se alcançar a vivência do alheio por um tom harmônico entre as experiências. O mundo objetivo está constituído intersubjetivamente e na intersubjetividade.

Há interesse em olhar mais atentamente para a nuance do corpo, que será profundamente acessada na *Fenomenologia da percepção*. Afirma o filósofo: "Preciso que eu seja meu exterior, e que o corpo do outro seja ele mesmo"[2]. Tal apontamento dará margem ao conceito seriamente merleau-pontyano de carne, a ser amadurecido em obras consecutivas. Como consciência encarnada em uma natureza, o sujeito habita o mundo, e a fenomenologia revoluciona o estatuto da (inter)subjetividade. O verdadeiro *Cogito* é, enfim, ser-no-mundo.

A suspensão ativa da vinculação ao mundo, como recusa de nossa cumplicidade a ele, funciona como distensão dos fios intencionais que nos ligam a esse mundo, de tal modo a fazê-los aparecer – ou, nos termos do mesmo autor, "ver brotar as transcendências". Está-se na esfera do transcendental, como antecipado pela reflexão sobre a meditação husserliana. Merleau-Ponty avança ainda uma casa rumo à sua acepção original de uma fenomenologia e afirma que o maior ensinamento da redução é a impossibilidade intrínseca de uma redução completa, já que somos sempre mundo em alguma medida – "não existe pensamento que abarque todo o nosso pensamento"[2]. Concisamente ilumina o autor, ao justapor o *Dasein* de Heidegger** ao campo da suspensão: "o ser-no-mundo só se manifesta sobre o fundo da redução fenomenológica"[2].

Redução eidética

Toda redução transcendental é ao mesmo tempo eidética. A redução eidética (atrelada à apreensão do *eidos*, termo grego que deriva de *idea* e que, como se verá adiante, estará imbricado às noções de essência dos filósofos gregos aos contemporâneos) permite experienciar a coisa enquanto coisa, logo, permite intuir os objetos do mundo ao mesmo tempo que os (e nos) constituímos. Faz-se notar que a redução se dá em camadas. Camadas essas simultâneas – não diacrônicas, senão situadas em estratos distintos e complementares do ser. Daí que a redução fenomenológica, com vistas a ser transcendental, também sempre ruma às essências.

** Aqui, pode-se imergir de maneira comensurada no conceito heideggeriano de ser-no-mundo: ao mesmo tempo que pressupõe certa unidade, fomenta uma tríplice visualização – composta pelas estruturas do "em-um-mundo", que revela a mundanidade do mundo, do "ente", o "quem" que se apresenta na cotidianidade, e do "ser-em", que exalta o peso ontológico do "em" enquanto existencial que supera o senso trivial de espaço.

Aqui se fala das essências como fala Husserl quando faz referência a certa estabilidade que permite caracterizar uma coisa como a coisa que ela é. Ora, no interior de uma fenomenologia própria, Merleau-Ponty resgata Husserl ao dizer que a percepção do mundo, ao olhar filosófico e na chave da redução eidética, deve ser vista como união à "tese do mundo" – aquela segundo a qual todos estão conjugados a um mundo sensível.

A essência, entretanto, não é nem pode ser a meta, senão um meio. O que significa dizer que a filosofia não deve tomá-la por objeto, mas sim que "nossa existência está presa ao mundo de maneira demasiado estreita para conhecer-se enquanto tal no momento em que se lança nele, e ela precisa para conhecer e conquistar sua facticidade"[2]. Como em um mergulho em direção à densidade ontológica do ser, deve-se concretizar a passagem do fato da existência à natureza da existência. Primeiramente, sobre a existência em primeira pessoa em *Ser e tempo*, tem-se que o ser do ente que somos é sempre e a cada vez meu; nesse ente, o ser está sempre em jogo. Daí que a essência desse nosso ente, segundo Heidegger, é sempre ter de ser – a essência desse ente há de se conceber a partir de sua existência.

Nessa ocasião, Merleau-Ponty incorpora a reflexão sobre a linguagem, que será vital ao desenrolar de sua fenomenologia. Em suma, as palavras que antecipam a significação e a expressão dizem algo na medida em que vêm da consciência. As essências linguísticas são destacáveis já que aparentam ser separadas – e o são apenas em aparência, visto que a consciência está conformada naquilo que as palavras e mais, as coisas, querem dizer. Portanto, a consciência se conforma na relação dialogal com o mundo. Na e pela linguagem, os atos de denominação e expressão organizam-se através desse núcleo primário de significação. A linguagem interessa à fenomenologia merleau-pontyana, pois desnuda e explicita os laços relacionais entre a consciência e o mundo, naquilo que se permite conceber o sujeito enquanto partícipe e prenúncio do mesmo mundo.

Procurar a essência da consciência não configura, entretanto, fuga da existência – a fenomenologia eidética e transcendental de Husserl não se desprende da analítica existencial de Heidegger uma vez mais. Trata-se de "reencontrar a presença efetiva de mim a mim", o próprio mote do que é a consciência. Segundo Merleau-Ponty, ao salientar a redução eidética como uma arcada da fenomenologia, "buscar a essência do mundo não é buscar aquilo que ele é em ideia [...], mas buscar aquilo que de fato ele é [...] antes de qualquer retorno sobre nós mesmos"[2].

Linhas adiante, Merleau-Ponty adentra as interpolações entre a percepção do mundo e a verdade; ao filósofo, interessa descrever a percepção do mundo como aquilo que funda para sempre a já referida ideia da verdade. Nesse sentido, em relação ao abandono fenomenológico do senso de que há uma verdade anterior à percepção, tem-se o anúncio de que "o mundo é aquilo que nós percebemos". Atesta-se isso na proposta de que se está na verdade, e a evidência é a "experiência da verdade"[6]. No escopo de uma empreitada eidética conforme enunciada no prefácio da *Fenomenologia da percepção*, "buscar a essência da percepção é declarar que a percepção é não presumidamente verdadeira, mas definida por nós como acesso à verdade"[2]. A verdade se dá na abrangência do fenômeno, e é do próprio fenômeno que deriva o *logos* (termo grego que se adapta à retórica, portanto que é da ordem do discurso, mas que também é utilizado para fazer referência à lógica, ao pensamento e à razão) – e não o contrário.

Ao fim e ao cabo, essa etapa da redução propicia alegar que "o mundo é aquilo que eu vivo" – ontologicamente determinado por Heidegger pela existencial mundanidade, que abarca o caráter próprio do ser. Encerra Merleau-Ponty: "O método eidético é o de um positivismo fenomenológico que funda o possível no real"[2].

Intencionalidade

Encaminha-se então à intencionalidade como noção filosófica que, a Merleau-Ponty, só pode ser compreendida quando devidamente esclarecida a redução em suas camadas fenomenológica, eidética e transcendental. Isso porque ela é suposta na recém-obtida unidade do mundo. Da intencionalidade – e da sua inequívoca amarração ao mundo –, pode-se dizer que esteja junto à "consciência como projeto do mundo, destinada a um mundo ao qual ela não abarca nem possui, mas em direção ao qual ela não cessa de se dirigir – e o mundo como esse indivíduo pré-objetivo cuja unidade imperiosa prescreve à consciência sua meta"[2].

Com efeito, torna-se pertinente averiguar que há mais fôlego na intencionalidade do que na mera intenção. Transportando o debate aos termos husserlianos, pode-se discernir entre a "intencionalidade de ato" (mais próxima ao verbete "intenção", pelo qual se diz do juízo enquanto reflexão segunda e da voluntariedade enquanto derivação resultante à deliberação) e "intencionalidade operante" (casada à intencionalidade em sentido forte, que por sua vez se antepõe e alicerça o mundo e a consciência que em relação ao mundo se situa). Merleau-Ponty diz da intencionalidade que "fornece o texto do qual nossos conhecimentos procuram ser a tradução em linguagem exata"[2].

A partir da intencionalidade em leitura expandida, pode-se separar também a compreensão fenomenológica da intelecção clássica. O conhecimento intencionalmente determinado é em si mais fundante que o conhecimento cognitivamente formulado – esse uma elaboração secundária do mundo já objetivado e reduzido a um objeto que não se desvencilha de um sujeito de extrema potência. A intencionalidade, pois, acena à Ideia hegeliana (que no mais das vezes é dita Tese, elemento originário de um sistema dialético e propulsor da própria História)[††], e define, aqui, "forma de um comportamento único em relação ao outro, à natureza, ao tempo e à morte, certa maneira de por fôrma no mundo"[2].

Não seria prudente não mencionar a questão da história em *Ser e tempo*. Lá, a historicidade está formulada como modo de ser temporal do *Dasein*. Ou, em termos mais decisivos, a historicidade versa sobre a constituição de ser do "acontecer". A título de exemplo, não fortuito na justa medida em que Heidegger está interessado em erguer uma ontologia própria com sua analítica do *Dasein*, o filósofo diz: "A ontologia grega e sua história, que ainda hoje determina o aparato conceitual da filosofia, através de muitas filiações e distorções, é uma prova de que a presença se compreende a si mesma e o ser em geral a partir do mundo"[4].

As ações, então, não podem ser fortuitas, e é preciso que sentenciem certa maneira de tomar posição em relação à situação. A compreensão nunca deve ser unidirecional, excludente em comparação a todas as outras possibilidades de compreensão coexistentes, senão já se pressuporia alguma verdade universal. A compreensão são sempre todas as acepções simultâneas, que se reúnem sob a tutela de um sentido, e que antecipam quando juntas, como diz Merleau-Ponty, a "estrutura de ser".

Avança-se brevemente pelo enredo merleau-pontyano da condenação ao sentido. Condenação, aqui, não poderia ser mais bem referida do que na menção a *O mito de Sísifo* (1941), de Albert Camus, narrativa pela qual um homem sofre de miserável punição por ter desafiado os deuses e deve, todos os dias, empurrar ao alto de uma montanha uma pedra que rolará de volta à sua base ao fim do período. Não que haja um sentido nessa condenação, e é justamente essa a moral do enredo: a falta de sentido lógico – como razão, justificativa ou propósito.

Deve-se, então, refinar a ideia de "sentido". Encontrar-se-á o senso do movimento, de um vetor em referência direcional ao tempo, esse encadeamento que é pressuposto em tudo que há. Trata-se, em Merleau-Ponty, do mesmo sentido que encaminha a História – no mesmo entrelaçamento que está supra-

†† Cabe mencionar que Merleau-Ponty escreveu textos sobre fenomenologia da história e contendo sua própria interpretação do marxismo em matriz hegeliana. Pode-se citar aqui, por exemplo, a obra *Sentido e não sentido* (1948).

mencionado como historicidade. O sentido também dialoga com o senso heideggeriano de abertura, de tal forma que apenas ao ser – e não ao ente – pode ser atribuído ou não sentido, e que esse sentido flutua sobre a possibilidade da compreensão[‡‡]. Inexoravelmente, o ser-aí é contínuo ser-para-a-morte.

O sentido da fenomenologia

Por último, permite-se uma formulação mais completa do substrato da fenomenologia que Merleau-Ponty endereça:

> "O mundo fenomenológico é não o ser puro, mas o sentido que transparece na intersecção de minhas experiências, e na intersecção de minhas experiências com aquelas do outro, pela engrenagem de umas nas outras; ele é portanto inseparável da subjetividade e da intersubjetividade que formam sua unidade pela retomada de minhas experiências passadas em minhas experiências presentes, da experiência do outro na minha."[2]

Este mundo, portanto, é a fundação do ser. Já que a filosofia pode ser definida como modo de se reaprender a ver o mundo – na volta à objetividade que se segue à efetivação da suspensão –, pode-se dizer que "a fenomenologia funda-se a si mesma"[2]. Ela é oficiosa como é a arte, comunica-se com os disparadores do pensamento moderno, e se desdobrará infinitamente.

AS ORIGENS FILOSÓFICAS DA ESSÊNCIA E DA EXISTÊNCIA

Terminada a retomada do prefácio da *Fenomenologia da percepção* em análise rente ao texto, permeada por digressões consecutivas às alamedas por onde a fenomenologia se deslocou, cabe arrematar os propósitos deste ensaio com algumas considerações históricas sobre a inauguração das noções de essência e existência. Não configura excesso de zelo rememorar que remontar a certas origens filosóficas nos derradeiros momentos deste texto em nada o prejudicam, senão o edificam, já que a fenomenologia se constrói em espiral.

---

‡‡ "Esse círculo do compreender não é um cerco em que se movimenta qualquer tipo de conhecimento. Ele exprime a estrutura prévia existencial, própria da presença".[4]

A essência

Segue-se junto a Heidegger, que concebe a aurora do termo "essência" na filosofia grega – em Aristóteles e em sua *Metafísica*. Heidegger está interessado, em *As questões fundamentais da Filosofia*, na busca pelo fundamento da verdade como "correção do enunciado". Para o autor, conseguir determinar de forma mais detalhada a essência em sentido geral tornará possível perseguir mais exatamente a essência de algo.

Para Heidegger, são quatro as caracterizações da essencialidade da essência em Aristóteles – que, posteriormente, não irão vigorar enquanto solução do problema da essência de maneira contundente, segundo o próprio Heidegger. A primeira, e também a que mais perdurou, é a mais rasa delas, uma vez que o caráter de universalidade é meramente uma consequência da essência; o essencial da essência tem de ser, em verdade, aquilo que admite que a essência seja válida para muitos particulares. Em segundo lugar, a essência seria "aquilo a partir do que cada coisa, naquilo que ela é enquanto tal, possui a proveniência, aquilo de que ela se deriva". Já a terceira caracterização da essência refere-se àquilo que algo já era antes de se tornar o que ele é como particular; Heidegger exemplifica: "uma casa particular não é primeiramente casa como algo particular. Ao contrário, aquilo que ela é como esse particular – a saber, casa – já era. [...] Dessa determinação depende aquela que permanece corrente no pensamento ocidental subsequente e obtém, sobretudo na filosofia kantiana, uma cunhagem particular: a essência como aquilo que, segundo a coisa mesma, é anterior, provém do anterior: o *a priori*". E, na quarta caracterização, observa-se que "em todas essas determinações, a essência é sempre aquilo que reside acima ou antes do particular, como aquilo que subjaz enquanto o seu fundamento"[3], sendo a essência o subjacente.

Em seguida, Heidegger afirmará que, na condução grega, a essência é aquilo que algo é – o *ente*, sendo ela determinada pelo elemento que é visto de antemão. Frequentemente, esse elemento é tido como o aspecto que algo oferece, seu *eidos*, mas não de modo expresso. Para além do que cultivavam os gregos, tal ente, com vistas ao seu ser como presença, tem como sua essência algo mais do que o mero "ser-o-que", mas um ser que se abre e se mostra constantemente presente e que é determinado em si mesmo. Essa essência é equivalente à entidade do ente, a *ousia* (termo grego para substância), e interpretada como *idea*, ou seja, "o aspecto que algo oferece em seu *quid*, que ele apresenta por si"[3], seu aspecto predominante. Importante ressaltar que o "ser-o-que" é caracterizado como o visto, e só pode ser determinado como o modo pelo qual o apreendemos e como ele vem ao nosso encontro, e não como ele é nele mesmo.

Dessa forma, para Heidegger, houve certo déficit na concepção grega do "ente enquanto tal" que se tornou habitual, indeterminado, comum com vistas ao particular, principalmente com a tradução para o romano, no qual a *idea* deixa de ser concebida a partir do ente e de seu caráter fundamental de presença e passa a ser entendida como o resultado de uma concepção e de uma representação determinadas.

Em contrapartida, os gregos já afirmavam que o ente não é exatamente o "aqui e agora, de tal e tal modo", o ente a cada vez particular, mas, sim, o que a cada vez o particular singular é, e o que é visto de antemão, a ideia – tendo a sua essência afetada precisamente por sua realização. Na medida em que a essência é realizada em algo, ela se torna restrita, deixando de ocorrer de forma plena ou em todas as suas possibilidades e modulações. E quando esse algo se torna efetivamente real, aqui e agora, diz-se que ele é, que ele "existe", enquanto ser-presente-à-vista, o que não pertence à entidade do ente. Assim, na apreensão da essência, ocorre uma abstração dos respectivos entes particulares, de tal modo, do aqui e agora.

Tendo-se a concepção grega como ponto de partida, faz-se necessário que a essência seja "trazida-à-tona", posta à luz, já que não se manifesta em prol da apreensão imediata. É preciso, portanto, que se alcance um certo ver intencional, que pode ver o que precisa ser visto. O ente enquanto tal, por sua vez, é visto de antemão desvelado, isto é, em abertura; trata-se, em suma, de um acontecimento – segundo a já citada conceituação da meditação histórica – no qual o ente se torna mais essente. Nesse contexto, esse mesmo ente se mostra, a cada vez, como preso e fundado em si, na luz de uma clareira, cujo interior acaba por não poder ser visto.

A existência

A existência, em sentido etimológico estrito, foi tema distinto da Metafísica Antiga, mas não sob tal nomenclatura. Desse modo, remonta-se à existência como produto filosófico contemporâneo, calcado no existencialismo – uma filosofia própria da existência, mas ainda ineficaz – e na própria fenomenologia. Não houve filósofo que tenha considerado a existência (aqui tomada como o termo centrífugo *ek-sistência*) tão decisiva para uma ontologia propriamente dita, correlata a uma filosofia eidética, como Heidegger. Em *Ser e tempo*, assim a define:

> "Chamamos existência ao próprio ser com o qual a presença pode relacionar-se dessa ou daquela maneira e com o qual ela sempre se relaciona de alguma maneira. Como a determinação essencial desse ente não pode ser efetuada mediante a

indicação de um conteúdo quiditativo, já que sua essência reside, ao contrário, em sempre ter de possuir o próprio ser como seu, escolheu-se o termo *presença* para designá-lo enquanto pura expressão de ser."[4] (grifo nosso)

Para Heidegger, ainda, a questão da existência é a paráfrase ôntica do ser. A existencialidade, o conjunto das estruturas ontológicas que alicerçam a existência. A análise da existencialidade, portanto, pauta-se por uma compreensão validamente existencial – em sentido forte. Tem-se, então, que o ser-aí é dotado de um primado ôntico-ontológico que o leva a ser sempre o "primeiro interrogado", o que confere à analítica existencial seu caráter eminentemente filosófico – tal como desse estatuto compartilham uma fenomenologia intersubjetiva e transcendental.

CONSIDERAÇÕES FINAIS

Objetivou-se, neste ensaio, retomar os temas filosóficos da fenomenologia clássica a partir da sequência argumentativa do prefácio da *Fenomenologia da percepção*, de Merleau-Ponty. *Grosso modo*, pode-se conceber aqui a percepção como solução à essência na existência, em uma via de dupla mão (ou, dito em outros termos, a fenomenologia à maneira merleau-pontyana é uma "doutrina da consciência engajada"[7]). Neste trajeto adotou-se como ponto de partida, da ordem de um exercício fenomenológico propriamente dito, uma reflexão sobre o prefácio mesmo como veículo para a leitura da íntegra do texto – e de seu contexto. A linha de chegada é a origem histórica e rigorosamente filosófica dos termos "essência" e "existência", conforme leitura da filosofia grega proposta por Heidegger. Leitura esta que se configura como pontapé inicial para uma fenomenologia metódica, tal qual construída por Merleau-Ponty (e por este ensaio), ao alinhar tradição e novidade. Aqui, na análise literária, e na fenomenologia que se desdobra em trânsito infinito e inacabado, o início pode ser o fim; e o fim, o início.

REFERÊNCIAS BIBLIOGRÁFICAS

1. Genette G. Paratextos editoriais. Traduzido por Álvaro Faleiros. Cotia: Ateliê; 2009.
2. Merleau-Ponty M. Fenomenologia da percepção. Traduzido por Carlos Alberto Ribeiro de Moura. São Paulo: Martins Fontes; 2011.
3. Heidegger M. As questões fundamentais da Filosofia. Traduzido por Marco Antônio Casanova. São Paulo: WMF Martins Fontes; 2017.
4. Heidegger M. Ser e tempo. Tradução revisada por Márcia Sá Cavalcante. Petrópolis: Vozes; 2015.
5. Merleau-Ponty M. A estrutura do comportamento. Traduzido por Márcia Valéria Martinez de Aguiar. São Paulo: Martins Fontes; 2006.

6. Husserl E. Prolegômenos à lógica pura. In: Investigações lógicas. Rio de Janeiro: Forense Universitária; 2014.
7. De Waelhens A. Uma filosofia da ambiguidade. In: Merleau-Ponty M. A estrutura do comportamento. São Paulo: Martins Fontes; 2006.
8. Camus A. O mito de Sísifo. Rio de Janeiro: Record; 2018.
9. Husserl E. Meditações cartesianas e conferências de Paris. Traduzido por Pedro M. S. Alves. Rio de Janeiro: Forense Universitária; 2012.

SEÇÃO II

DIAGNÓSTICO

3

Contribuições da psicopatologia fenomenológica para a noção de comorbidade e duplo diagnóstico em psiquiatria

Lívia Emy Fukuda
Melissa Tamelini
Guilherme Messas

Comorbidade corresponde a qualquer entidade ou condição clínica adicional distinta (patológica ou não) que existiu ou pode ocorrer durante o curso clínico de um paciente que tem a doença índice em estudo. Trata-se de um conceito originalmente descrito na Epidemiologia, buscando elucidar de modo mais amplo as complexidades das apresentações clínicas. O conceito de comorbidade encontrou terreno fértil na Psiquiatria, especialmente com o predomínio do diagnóstico criteriológico. Especificamente, a associação de um transtorno por uso de substância psicoativa com outro transtorno mental ganhou a denominação de duplo diagnóstico. Neste capítulo, pretende-se levantar as contribuições da psicopatologia fenomenológica para as noções de comorbidade e duplo diagnóstico.

COMORBIDADE: HISTÓRICO E DEFINIÇÕES NA MEDICINA GERAL

O conceito de comorbidade foi originalmente descrito pelo epidemiologista Alvan Feinstein na década de 1970 no contexto da medicina interna. Segundo esse autor, o termo se refere a qualquer entidade ou condição clínica adicional distinta (patológica ou não) que existiu ou pode acontecer durante o curso clínico de um paciente que tem a doença índice em estudo. Na ocasião, Feinstein cunhou o termo a fim de destacar que negligenciar comorbidades teria efeitos deletérios nas estatísticas gerais de doenças e consequências clínicas espúrias durante o esforço de planejar e avaliar tratamentos[1]. O estudo das comorbidades e a preocupação com efeitos confundidores ganharam maior relevância quando a medicina se moveu da investigação de doenças infecciosas, das causalidades unidirecionais simples, das intervenções terapêuticas agudas curativas em direção à abordagem das doenças crônicas, às causalidades probabilísticas, à ênfase em medidas preventivas e à tendência de valorização da especialização, uma vez que a co-ocorrência de diferentes condições são amplificadas nestes contextos em relação àqueles, com acréscimo de complexidade.

Comorbidades tornaram-se cada vez mais prevalentes[2] e atualmente não são vistas como fenômenos raros; são regra ao invés de serem exceção[3]. Houve mudanças conceituais qualitativas e quantitativas na sua concepção e as definições e as interpretações de comorbidade e suas posteriores classificações e tipificações passaram a ser utilizadas de forma mais ampla, vaga e, ocasionalmente, até contraditória. Há falta de consenso sobre como definir e medir comorbidades[2,4-10]. O que todas as definições compartilham é um acréscimo de complexidade associada à relação temporal e ao tipo de influência que se estabelece entre duas ou mais condições (independentes ou associadas entre si; relacionadas ou não em relação a sua natureza, etiologia ou fisiopatologia). Quando não é possível determinar qual das condições coexistentes é a entidade índice, denominam-se multimorbidades. A falta de clareza sobre o conceito – deixando-o com significados e conotações diversos e tornando-o multi-interpretável, não cristalizado e não consistente[2,11] – é fonte de controvérsias e conflitos. Disso resulta, por exemplo, indistinção e incompatibilidade de resultados empíricos para clínicos e pesquisadores[2,11]. A prevalência de comorbidades varia dependendo do nível conceitual (definição do que se considera uma entidade nosológica e de que conceito de comorbidade ou multimorbidade se utiliza), da escolha da janela temporal (corte transversal *vs.* longitudinal; concorrente, sucessiva, simultânea, durante a vida), do instrumento de acesso utilizado (procedimentos diagnósticos e classificatórios; método de coleta e de avaliação dos dados), da unidade de análise utilizada[3,10-13], entre outras variáveis. Em decorrência de questões ontológicas e epistemológicas, a forma dos estudos de co-ocorrência de doenças varia enormemente, produzindo resultados, por vezes, inconclusivos. Assim, a análise comparativa entre os estudos se torna tão difícil[2]. Quanto mais complexo um sistema se torna, menos cognoscível ele é[14].

De fato, estudos que fornecem diagnóstico em nível populacional sobre comorbidades contribuem para o conhecimento mais detalhado e complexo sobre os fatores de risco, a promoção, o estabelecimento, a manutenção e a terapêutica das doenças[10]. Contudo, desfechos diferentes podem não ser distinguíveis entre efeitos da intervenção ou decorrentes de uma disparidade no prognóstico inicial. Há grande dificuldade na estruturação dos estudos epidemiológicos para controlar similaridades e excluir diferenças nos grupos de pacientes avaliados. As associações encontradas podem ser explicadas pelo compartilhamento de causas fisiopatológicas (vulnerabilidade genética; substratos neurais e circuitos subjacentes comuns) ou fatores de risco (estresse traumático; ambiente; estilo de vida). Por outro lado, também se destaca que o rigor nos critérios de inclusão e exclusão para homogeneizar a amostra populacional leva a uma circunstância "purificada" que não pode ser extrapolada para o mundo heterogêneo da realidade clínica[1]. Isso então comprometeria a validade ecológica e teria limitada generalizabilidade[15]. É essa complexidade que fora posta em questão por Feinstein quando propôs o conceito. O conhecimento das relações entre as entidades ou condições é visto como essencial para entendimento da complexidade clínica[16]. Mesmo com desenvolvimento de instrumentos estatísticos avançados e que visam à melhor apreensão de múltiplas relações[17], os estudos epidemiológicos frequentemente envolvem medidas que são remotas dos mecanismos causais que provavelmente serão relevantes e, dessa maneira, apenas geram hipóteses (levantam informações importantes sobre padrões cronológicos de entidades clínicas associadas, tanto do ponto de vista clínico quanto científico) que necessitarão ser investigadas por cientistas básicos, e quando possível, em ensaios clínicos experimentais de menor escala em humanos[7,18]. O diagnóstico do panorama populacional permanece distante da realidade do caso singular.

Além de sua incontestável importância na estruturação e no controle dos estudos epidemiológicos, a valorização das situações comórbidas teve e tem repercussões clínicas bastante relevantes, como já destacados por Feinstein. A presença de comorbidades é reconhecidamente associada a piores prognósticos (pior controle, não adesão, recaídas, mortalidade), manejos clínicos mais complexos, piores respostas aos tratamentos, maiores gastos em saúde pública[19]. Mas não seria isso tautológico? Por refletirem situações complexas, seu manejo é também complexo, exigindo estratégias terapêuticas mais sofisticadas.

Impulsionados pelos avanços tecnocientíficos, houve uma grande expectativa e um desenfreado investimento em estudos sobre outros critérios de causalidades probabilísticas, a plausibilidade e a coerência biológicas. Contudo, concomitantemente não houve atenção e cuidado com a possibilidade de um reducionismo míope. O extremismo dessa posição é representado pela perspectiva microrreducionista que reduz os transtornos mentais às explicações no nível epistêmico fundamental de genes e neurotransmissores, sob a forma de fundamentalismo genético-molecular[20]. A biologia não é um bastião de estabilidade[21] e de certeza que a fé cega na objetividade científica tenta convencer como verdade. Conhecimentos epidemiológicos e biológicos, especialmente quando construídos sem um fundamento metodológico rigorosamente válido, permanecerão distantes do sentido individual e singular dos processos patológicos complexos como é a questão das comorbidades.

Voltar o olhar sistematicamente ao estudo e à investigação das comorbidades pode representar um dos caminhos para converter o diagnóstico centrado na doença no diagnóstico clínico holístico centrado na pessoa[7,22], atentando-se às questões ontológicas e epistemológicas subjacentes. As comorbidades multiplicam-se, realçando a complexidade clínica de proporcionar uma compreensão mais abrangente dos casos. Conforme já afirmava William Osler[23], é muito mais importante saber que tipo de paciente tem a doença do que que tipos de doenças o paciente tem. Destarte, a medicina integrativa é um imperativo na prática. Dirigir-se às necessidades individuais enquanto se integram várias perspectivas da doença é a raiz da prática geral e determina sua eficácia[22]. Contudo, a noção de pessoa não parece ser muito heurística na resolução do enigma conceitual psiquiátrico[24]. Esta abarca a articulação de todas as possibilidades da existência, não apenas as condições estruturais de possibilidade como o conjunto das experiências valorativas e racionais[25]. Nesse sentido, tem-se orientado a conjunção do diagnóstico e tratamento centrado na pessoa e seus valores com diagnóstico e tratamento baseados em evidências[26].

O fenômeno comorbidade é um desafio ontológico, epistemológico, clínico e científico para a medicina e a psiquiatria contemporâneas[22,27].

COMORBIDADE EM PSIQUIATRIA: A NECESSIDADE DE SE VALORIZAR A COMPLEXIDADE

A ideia de comorbidade encontrou terreno fértil na Psiquiatria, principalmente pelo seu valor heurístico. No entanto, assim como nas outras áreas médicas, o conceito também é alvo de múltiplas críticas, sendo, inclusive, denominado artefato dos sistemas classificatórios criteriológicos[3,28-30]. Algumas autoridades pensam que o salto da aplicação de tal conceito da medicina geral para a psiquiatria foi um grande erro[31], provocando mais confusão do que esclarecimento[32]. Ou, conforme afirma Maj[29], embora o termo tenha se tornando moda em psiquiatria, o seu uso para indicar a concomitância de dois ou mais diagnósticos psiquiátricos é incorreto, porque na maioria dos casos não é claro se os diagnósticos concomitantes de fato refletem a presença de entidades clínicas distintas ou se referem a múltiplas manifestações de uma entidade clínica única.

O conceito de comorbidade é um enigma[8,33] de grande importância, porque traz à luz questões muito caras à psiquiatria. Destacam-se algumas delas: i. o estatuto ontológico de doença mental (construto/conceito ou entidade natural real); ii. a fronteira entre normal e patológico (entidades nosológicas discretas ou contínuas; diagnóstico categorial ou dimensional/espectral); iii. a possibilidade de certa arbitrariedade e outras questões sobre os diagnósticos e sistemas classificatórios (níveis, metodologias, limites, hierarquias, validade *vs.* confiabilidade); iv. diferentemente da medicina somática, há maior dificuldade de aplicação do conceito de causalidade de forma não reducionista e não linear, principalmente pela ausência de evidências anatômicas, laboratoriais ou neurobiológicas concretas mensuráveis e pela grande relevância do contexto histórico-socioeconômico-cultural-ambiental nas afecções psíquicas; enfim, a natureza complexa do seu objeto de estudo e os desafios epistemológicos da psiquiatria.

Os conceitos de comorbidade e multimorbidade são caracterizados por Jakovljević e Crncević[27] como inadequados para compreender toda a complexidade dos fenômenos psicopatológicos. Da mesma forma, conforme conclui Maj[29], a co-ocorrência de múltiplos distúrbios poderia ser repensada como a complexidade de muitas condições, pois as comorbidades estariam fortemente relacionadas à própria natureza da psicopatologia – intrinsecamente composta e mutável.

Segundo Bonavita e De Simone[7], essa complexidade precisa ser avaliada, compreendida e formulada para subsidiar adequadamente o desenvolvimento de ferramentas clínicas cruciais, como um modelo de diagnóstico efetivo. A complexidade clínica é multifacetada e mercurial. Ela engloba vários níveis e domínios: todos os distúrbios e condições experimentados por uma pessoa ao longo de contextos transversais e longitudinais, a diversidade de graus de gravidade e cursos de condições clínicas e também a pluralidade de valores das pessoas com problemas de saúde que buscam ajuda[7]. Em seguida, serão apresentadas duas possibilidades de apreensão de uma realidade complexa, como são as comorbidades em psiquiatria: fragmentação e justaposição de unidades nosológicas como ocorre nos diagnósticos criteriológicos ou reunião dos fenômenos a uma essência que se implanta de modo particular em uma existência.

COMORBIDADE SEGUNDO O DIAGNÓSTICO CRITERIOLÓGICO E O DIAGNÓSTICO PSICOPATOLÓGICO ESSENCIAL-DIALÉTICO

Aqui não será considerada doença mental através da perspectiva ontológica do nominalismo estrito, na qual doença mental não existiria na natureza e seria meramente um constructo arbitrário determinado pelo classificador, visando à confiabilidade[25,34]. Partindo do pressuposto de que doença mental corresponde a uma entidade natural real complexa, considerar-se-ão duas perspectivas investigativas para iluminar como, a partir delas, pode variar o entendimento sobre comorbidade.

Uma primeira possibilidade é aproximar-se da realidade de um sistema complexo fragmentando-o em suas múltiplas partes (partindo da assunção de uma separação primordial). Esse método está inserido no pensamento cientificista neopositivista e é utilizado quando se opera, por exemplo, o diagnóstico criteriológico. Não se questiona a doença mental, apenas se destaca que há uma fenda intransponível entre realidade e conhecimento. Assim, tal realidade seria somente conhecida iluminando setores da totalidade, nesse caso, pela ótica pragmática, instrumental. Nesse paradigma, as unidades nosológicas são definidas através de um *checklist* de critérios no nível semiológico (sinais e sintomas) que são pré-definidos de forma praticamente arbitrária, isolados de seus contextos e reunidos sem distinção de relevância ou hierarquia. Trata-se de um nominalismo instrumental. O método enfatiza a confiabilidade, privilegiando o consenso entre pares, ou seja, a força do nome escolhido para um fenômeno, à custa da desvalorização do valor essencial deste – no fundo qualquer arranjo semiológico que seja facilmente transformado em linguagem compreensível com facilidade serve ao nominalismo. Nele não se valoriza acurácia na apropriação da realidade. O sujeito que examina é pouco relevante na assunção da correlação entre experiência subjetiva do examinado e a categoria diagnóstica, podendo em casos extremos ser substituído por algoritmos computadorizados. As categorias têm valor heurístico, apartadas do mundo idiossincrático, da particularidade e do individual. Tudo o que pode por em dúvida a confiabilidade é eliminada por golpes de caneta. Determinam-se fronteiras arbitrárias, delimitam-se categorias puras e eliminam-se os sujeitos examinadores. É nesse contexto de uma tentativa por estabilizar algo que ontologicamente se transforma incessantemente – utilizando-se de um recorte metodológico restrito – que proliferam as comorbidades[29,35,36,37].

Os diagnósticos fundamentados no DSM são substancialmente criticados pela sobreposição[27], pela inespecificidade e heterogeneidade[38], pela perda de claros limites entre normalidade e doença[24,27,39], pela falta de estabilidade diagnóstica ao longo do tempo[38,39], pela falta de um pensamento sindrômico sistêmico integrativo e hierarquizado e pelo tímido destaque à perspectiva longitudinal para descrever as entidades patológicas[40]. É justamente nas situações em que há dificuldade de lidar com zonas de indeterminação ou transição que as comorbidades são convocadas. Existem indeterminações – não factuais – próprias das doações de temporalidade da vida humana que, consequentemente, também estarão presentes nas suas expressões patológicas. A vagueza semântica para denominar essas zonas refletem uma vagueza epistemológica e ontológica[41]. A eliminação de zonas vagas e indeterminadas – visando a uma pureza diagnóstica* – com a simples justaposição de unidades nosológicas, como ocorre com as comorbidades no diagnóstico criteriológico, dá a falsa impressão de que realmente se conhece a totalidade das apresentações clínicas. Na verdade, eliminam-se os elementos que trazem à luz as interconexões dos fenômenos.

Conclui-se que o simples fracionamento de um sistema complexo, sem se atentar às relações entre as suas partes, não parece ser a forma ideal para apreendê-lo. Com os múltiplos diagnósticos, não se provê uma apreciação adequada da complexidade da apresentação clínica do paciente, e isso tem consequências não desprezíveis para planejar tratamentos eficazes[42]. Quanto mais inefável o objeto, menor a viabilidade de recortes[25].

A proposta de Jaspers sobre o pluralismo metodológico pode ser considerada um passo a mais para o entendimento da complexidade das doenças mentais e para a apreensão da totalidade, mas ainda restrito. A capacidade de analisar objetos psiquiátricos em sua inteireza ainda não é alcançada[43]. Pluralizam-se as concepções sobre o ser humano[44] e, consequentemente, as formas de abordá-lo e conhecê-lo.

Dentro de um contexto que criticava a limitação da fragmentação cientificista em elementos e leis, desenvolve-se o paradigma da complexidade, cujo maior expoente foi Edgar Morin. Nessa mesma direção, em Psiquiatria, o paradigma das enfermidades mentais plurais entra em crise e propõe-se o paradigma das grandes estruturas psicopatológicas, retornando à ideia de unidade[45]. Ocorreu uma migração da atitude analítico-reducionista para a dialético-sintética[46], com inspiração na fenomenologia filosófica, na hermenêutica e na antropologia.

Segue-se assim à segunda possibilidade para se aproximar da realidade complexa da doença mental: a perspectiva ontológica denominada realismo moderado, situada entre o nominalismo e o realismo[25,34]. Diferentemente do realismo universal platônico, não presume a existência de essências puras (mundo das ideias). Também não se assemelha ao realismo formal abstrato (como da geometria), pois não prescinde da realidade factual para obter validade[25]. Utiliza-se de conceitos e ideias não arbitrariamente, mas fundamentados no seu modo de manifestação empírica. Considera a doença mental como uma entidade real de natureza complexa autônoma – uma transformação de toda existência –, cuja apreensão e reconhecimento dependem da experiência intersubjetiva[47].

---

* A realidade frequentemente desafia as classificações simples. A natureza é indiferente às classificações[75].

A partir da doação integral do examinado (da existência) em estudo à consciência do examinador, o diagnóstico psicopatológico na perspectiva dialético-essencialista possibilita a intuição categorial de essências sempre instanciadas na existência de forma direta e atual, revelando o máximo grau de evidência epistemológica. Nessa abordagem, a ênfase é colocada na validade diagnóstica, isto é, na capacidade de tocar a realidade de modo mais aprofundadamente possível. A essência de cada experiência psicopatológica é uma desproporção típica de dimensões antropológicas, das condições de possibilidades dadas pela estrutura apriorística da consciência. A emergência da essência psicopatológica é diretamente ligada à perda de dinamismo da dialética existencial, pois é no momento em que essa desproporção se fixa suficientemente que se pode reconhecer a essência que caracteriza determinada entidade patológica. Quanto maior a fixação, maior a gravidade e maior a clareza do diagnóstico essencial. As essências psicopatológicas são das e nas existências. O fim do momento essencialista no procedimento fenomenológico anuncia o início do procedimento dialético. À medida que o devir existencial é retomado, a formação essencial se dissolve e a perspectiva do observador não estará mais voltada a identificar a essência, mas as proporções que constituem a estrutura[48].

Deve-se avançar além das formas gerais e identificar como elas se inserem na particularidade estrutural. Este é o limite da psicopatologia como ciência. A ciência termina na revelação das modalidades de implantação da generalidade na particularidade (a penetrância da essência psicopatológica na estrutura e a dispersão histórica existencial). A pessoa vai além do científico. Toda psicopatologia que se aplica à estrutura transcende a ciência.

Assim, observa-se nessa perspectiva essencial-dialética um profundo respeito pela complexidade ao contemplar caraterísticas próprias das experiências humanas, patológicas ou não, que, no caso do diagnóstico criteriológico, busca-se a todo momento eliminar, como indeterminação, vagueza, transitoriedade, longitudinalidade, variabilidade, incerteza, mobilidade, instabilidade, *tacitness* (tacitude). Segundo Rovaletti[49], a psicopatologia fenomenológica é a mais consistente tentativa de iluminar os fundamentos ontológicos da psiquiatria. Esse paradigma leva em consideração tanto a questão da restrição metodológica de conhecimento absoluto de uma realidade (já que a redução completa de um fenômeno nunca pode ser alcançada; indeterminação epistêmica)[†] quanto a indeterminação ontológica própria da existência humana que é movimento imanente variável e múltiplo.

---

† Não se refere a um conhecimento científico ainda não alcançado.

> "O psicopatologista fenomenológico, estudioso da alma humana, sabe que, quanto mais se aproxima de seu objeto, mais ele se distancia; quanto mais apreende com as mãos a essência de seus fenômenos, mas ela escorrega-lhe pelas bordas. O conhecimento humano é assim: só é crível e válido se não se distanciar em demasia da ligação umbilical com o mundo; mas pelo fato de proceder dessa proximidade íntima com as coisas, não consegue o conforto seguro que apenas as abstrações podem oferecer."[25]

Dessa maneira, o nome que se dá a quaisquer uns dos estados transitórios é menos relevante nessa vertente, já que ela se interessa por movimentos dialéticos e não se identifica com uma necessidade nosográfica, embora forneça elementos para ela[25]. Não se excluem as zonas de indeterminação da investigação; pelo contrário, há maior interesse por elas nessa perspectiva. A complexidade geral que, na maior parte das vezes, não pode ser capturada pela linguagem formal é destacada. Operar em um grau incômodo de incerteza, através do conhecimento tácito e da movimentação dialógica dialética, não equivale a operar no campo da mera especulação, do subjetivismo ou da imprecisão diagnóstica[25].

Dito isso, pode-se compreender o porquê de o termo comorbidade ser raramente empregado dentro do corpo de conhecimentos da psicopatologia fenomenológica. Seu objeto de investigação é a existência em sua totalidade transformada e não funções psíquicas isoladas ou aspectos parciais reunidos sobre uma etiqueta nominal. Essa abordagem evita reducionismos e reificações. Esse paradigma possibilita o estudo de movimentos como fluxo contínuo único e não como estados fragmentários justapostos. O processo (ou sentido) com o qual uma essência reconhecida como patológica se implanta em uma determinada existência possui seu estilo constitutivo típico. O estado transitório e a nova configuração resultante podem, semiologicamente, apresentar-se de formas muito diversas e, consequentemente, ser classificados como entidades nosográficas distintas, mas no plano estrutural podem representar o fluir de um distúrbio básico gerador (no sentido de Minkowski[50]). A microscopia dessas entranhas estruturais e seus rearranjos permite identificar padrões, configurações e inter-relações psicopatológicas específicas que auxiliarão na construção do projeto terapêutico, mas sempre instanciados em cada particularidade.

DUPLO DIAGNÓSTICO: A COMORBIDADE DE ABUSO DE SUBSTÂNCIAS COM OUTRO TRANSTORNO PSIQUIÁTRICO

A comorbidade de transtornos de adicção e outros transtornos psiquiátricos é muito comum[36,51-54], e uma extensa literatura foi acumulada demonstrando que existe entre esses transtornos forte associação, porém sem um detalhamento profundo sobre essa relação. Em decorrência da grande frequência com que tal associação é observada, numerosos termos foram aplicados para se referir a essa vasta população de pacientes nos quais coincidem um transtorno associado ao uso de substâncias psicoativas e um outro transtorno mental: comorbidade, duplo diagnóstico, duplo transtorno, abusadores químicos mentalmente doentes, transtorno co-ocorrente, transtorno comórbido[55]. Duplo diagnóstico foi o termo escolhido pela World Psychiatric Association para referir-se especificamente a essa comorbidade ou multimorbidade. Contudo, ressalta-se que concomitantemente existe a crítica sobre o uso de um termo único para designar um amplo espectro de problemas de saúde mental, não só em relação às possibilidades de expressões psiquiátricas (variabilidade individual), mas à variabilidade de substâncias psicoativas a serem consideradas que podem, inclusive, ser utilizadas simultaneamente.

Sem dúvida, cunhar o termo "duplo diagnóstico" nesse campo foi importante para destacar a mudança de um paradigma orientado apenas para a substância psicoativa para um outro orientado também para a vulnerabilidade individual, com grandes repercussões em relação ao diagnóstico, ao prognóstico e à terapêutica. Nos Estados Unidos[56] e no Brasil, por exemplo, existe clara cisão entre equipamentos de saúde que tratam apenas transtornos relacionados ao uso de substâncias e equipamentos que focam os outros transtornos mentais, ditos "puros". Conforme Di Petta[57] captura perspicazmente, duplo diagnóstico se caracterizaria como "terra de ninguém", designando um campo científico não ocupado, sob contínua disputa entre partes que não a ocupam por medo ou incerteza. Pensar em duplo diagnóstico implica a necessidade de tratamento integrado centrado no paciente e não no transtorno em si. Mas como possibilitar o entendimento mais profundo desse fenômeno comórbido?

A natureza da relação entre o transtorno por uso de substâncias psicoativas e outro transtorno mental é complexa. Acredita-se que os possíveis mecanismos incluem: doença psiquiátrica primária precipitando ou levando ao uso indevido de substâncias; uso abusivo de substância piorando ou alterando o curso de uma doença psiquiátrica; intoxicação e/ou dependência de substância levando a sintomas psíquicos; uso indevido de substância e/ou abstinência levando a sintomas ou doenças psiquiátricas. As síndromes mencionadas interagem entre si e sobrepõem-se, o que significa que uma mesma pessoa pode apresentar mais do que uma dessas perturbações, para além daquelas associadas ao consumo de drogas[54,58]. Sabe-se, no entanto, que há uma grande dificuldade para, na realidade clínica prática, fazer essa distinção. Apenas um furor classificatório neoiluminista, injustificado e tardio, poderia almejar a constituição de uma tabela classificatória das chamadas alterações patológicas ligadas à embriaguez, definidas formalmente, ou seja, desligadas da consciência típica ou particular nas quais ocorre[59].

Mesmo no caso específico da co-ocorrência no mesmo indivíduo de um transtorno mental por uso de substâncias psicoativas e outra perturbação psiquiátrica - que aparentemente há o elemento externo (a substância) e o desencadeamento temporal bem delimitado -, é extremamente difícil determinar qual é a entidade nosológica índice, especialmente se ela é definida pelo diagnóstico criteriológico. Ambos os transtornos podem apresentar pesos semelhantes, ou a relevância de um ou de outro pode variar a depender do caso, do foco do pesquisador e do período considerado. Também nem sempre é possível o esclarecimento da sequência cronológica, da direção causal ou da predominância ou gravidade de sintomas[16]. Funcionalmente, ambos podem afetar o curso clínico do paciente em questão e podem apresentar manifestações congêneres. Evidencia-se, desse modo, quão problemático é também estabelecer qual entidade é primária ou secundária ou classificar o acometimento de acordo com um dualismo endógeno ou exógeno[60]. Então, resolve-se essa dificuldade extinguindo essa discussão dos diagnósticos criteriológicos, pois eles se denominam a-teóricos e não incorporam na sua concepção mecanismos fisiopatológicos explicativos.

Em epidemiologia, para o estudo de fatores de risco e causação, o padrão-ouro são os ensaios clínicos randomizados. No entanto, esse tipo de estudo intervencional envolve questões éticas, principalmente em se tratando de pesquisa sobre o uso de substâncias psicoativas. Desse modo, a segunda escolha para o estudo de exposição e incidência longitudinalmente são os estudos observacionais de coorte prospectivos. Cabe ressaltar que a maioria desses estudos se utiliza metodologicamente do diagnóstico criteriológico, já iniciando suas investigações com esse importante viés que traz implícita uma noção de doença e um recorte metodológico específico. Estudos epidemiológicos prospectivos não corroboraram a hipótese de que comorbidade de uso ou dependência de substâncias com outras doenças psiquiátricas era primariamente uma consequência do abuso de substância, já que nem todos os usuários de substâncias evoluem para uma síndrome psiquiátrica, mas apenas aqueles que apresentam alguma vulnerabilidade. Esta poderia então ser justificada biológica e ambientalmente. Transtornos relacionados ao uso de substâncias psicoativas e outros transtornos psiquiátricos podem ser atribuídos a uma disfunção em uma mesma área cerebral e estar implicados em um mesmo circuito neurobiológico. Ambos também podem compartilhar os mesmos fatores de risco ou desencadeadores, como condições socioambientais, desarranjos de ordem familiar, traumas específicos, entre outros[61]. Constata-se que existe pertinência nos estudos epidemiológicos sobre as comorbidades em termos sociológicos e no desenvolvimento de políticas públicas, mas com restrição no sentido de pautar uma compreensão mais aprofundada das complexidades da experiência humana patológica associadas ao uso de substâncias psicoativas[60].

Dadas as limitações metodológicas inerentes aos estudos epidemiológicos, ao invés de se atentar para o sentido existencial individual das intoxicações, observa-se um salto para a busca pela identificação do substrato neurobiológico responsável pela vulnerabilidade individual. A própria WPA, em relatório sobre *Dual Disorders*, destacou a necessidade de um esforço no aumento da compreensão etiológica para o entendimento da complexa relação[55]. Assim, investiu e investe-se muito na abordagem multidisciplinar que inclui pesquisa neurobiológica dos mecanismos da associação – genética, farmacogenética, estimulação cerebral e estudos de neuroimagem – a fim de colmatar lacunas de conhecimento e catalisar a exploração futura de estratégias de intervenção[62]. Todavia, o grande investimento no modelo de adicção como doença do cérebro ainda não resultou em tratamentos mais efetivos para dependência, e seu impacto em políticas públicas tem sido modesto[63]. Evidências econômicas, epidemiológicas e sociocientíficas mostraram que a neurobiologia da adicção não deve ser o fator primordial quando se formulam políticas para uso de drogas[64]. Assim, não se deve adotar uma perspectiva limitada que mine o enorme impacto das circunstâncias e escolhas pessoais nos comportamentos aditivos e dos seus contextos social, cultural, político, legal e ambiental[63]. Será a psicopatologia fenomenológica a prover uma compreensão alternativa à complexidade representada pelo termo duplo diagnóstico, elucidando tanto conformações quanto os modos de transformação e inter-relação de um estado para outro da estrutura individual[25].

Nesse paradigma, a estrutura – sentido ou lógica interna de cada existência – precede suas partes constituintes, as quais são suas manifestações externas. É essa lógica habitual, com um estilo constitutivo típico, que dá significado às experiências subjetivas e que configura suas próprias causalidades eficientes[60]. Os transtornos mentais não permitem explicações lineares, biunívocas[65]. A noção de causalidade, se tomada tão rigorosamente quanto uma mecânica previsível exige, é uma abstração falaciosa[60]. Não existe um efeito geral, para cada substância, que seja indistinto em todos os indivíduos e definido apenas pela tipicidade da substância (droga psicotrópica como fator isolado). Embora haja algumas tendências em direção aos efeitos, não há nada que se possa afirmar com precisão além disso, dada a multiplicidade de ambas as estruturas individuais e heterogeneidades de suas temporalidades[25,60]. Estritamente falando, uma relação linear pura para estabelecer uma conexão exógena-causal nunca será totalmente alcançada durante um ato de intoxicação. A embriaguez participa como instrumento de um modo pessoal de relação com o mundo e consigo mesmo[66]. Toda mudança intoxicante que emerge na consciência é dotada de um sentido e é recebida de uma maneira que é subjugada à estrutura primordial dos valores e significados naquela existência singular[25,60].

A partir disso, Messas[67] propõe a definição de endogeneidade e exogeneidade a partir da interioridade da estrutura. O diálogo das patologias endógenas é com a temporalização da estrutura, ao passo que o das patologias exógenas (*delirium* e intoxicação aguda por drogas) é com o pré-sentido inerente à existência[25]. A psicose endógena é a perda do sentido; a demência e os quadros orgânicos são uma alteração da encarnação do sentido, podendo este estar ou não preservado; e podendo ou não ser avaliado na vigência da alteração do pré-sentido. Evidentemente, as duas formas podem se imbricar[25]. Não cabe mais a dicotomia exógeno ou endógeno, mas sim em que proporção um fenômeno é exógeno e em que medida é endógeno.

Em relação à temporalidade, a essência da embriaguez é caracterizada por um arrebatamento desagregador, confluindo para sua própria extinção na atemporalidade e com notável capacidade de imantação assimiladora das outras dimensões temporais[68]. A embriaguez agiria como o deflagrador de um movimento estrutural sobre uma estrutura basal (a consciência implantada no mundo). Quanto menos estável essa condição inicial, mais ela fica disponível para uma ação oriunda de fora. Segue-se então um estado alterado de consciência com estabilidade transitória, dependente dos graus de penetrabilidade e dispersão da essência da embriaguez ou intoxicação nos interstícios estruturais. Embora o estado transitório possa preencher totalmente o campo vivencial em um determinado momento, seu posicionamento sobre a globalidade apenas adquire sentido em diálogo essencial com o estado pretérito estável que lhe subjaz. Não há embriaguez sem uma dialética entre uma estrutura relativamente estável de consciência e uma vivência alterada gravitando em torno dela. Com a saída da embriaguez, estabelece-se nova configuração estrutural, que passa a ser incorporada à estrutura prévia[68].

Diferentemente, por exemplo, de um paciente com quadro catatônico não orgânico grave, no qual a essência esquizofrênica penetra nas profundezas de sua estrutura, fratura-a nesse nível mais fundamental e a fixa, tornando clara a expressão da tipicidade, nas adicções (exceto nas crônicas graves) observam-se, por excelência, movimentos que dificultam e, ocasionalmente, até impossibilitam essa claridade na identificação de essências gerais. Em suma, por sua própria natureza, a psicopatologia das adicções é complexa e mutante[25].

A contribuição da psicopatologia fenomenológica para o entendimento das relações complexas do duplo diagnóstico se dá não somente pela compreensão de dois estados sucessivos[‡], mas também dos movimentos de transição ou de indeterminação nos quais há um rearranjo das coordenadas estruturais, temporalidade, espacialidade, interpessoalidade, corporeidade. Assim, mais do que apenas descrever a expressão semiológica dos estados que se sucedem em dois cortes transversais estáticos e denominá-los como entidades nosográficas distintas, no estudo do duplo diagnóstico deve centrar-se na investigação dos modos e sentidos gerais pelos quais a essência da embriaguez desfigura gradualmente a estrutura da consciência em cada caso particular[25]. Deve-se realizar uma investigação dialética entre aspectos estáticos e aspectos móveis da existência.

REFERÊNCIAS BIBLIOGRÁFICAS

1. Feinstein AR. The pre-therapeutic classification of co-morbity in chronic disease. J Chronic Dis. 1970;23(7):455-68.
2. van den Akker M. Comorbidity or multimorbidity: what's in a name? Eur J Gen Pract. 1996;2:65--70.
3. Wittchen HU. What is comorbidity: fact or artefact? Br J Psychiatry Suppl. 1996;(30):7-8.
4. van Praag HM. Comorbidity (psycho) analysed. Br J Psychiatry Suppl. 1996;(30):129-34.
5. Vella G, Aragona M, Alliani D. The complexity of psychiatric comorbidity: a conceptual and methodological discussion. Psychopathology. 2000;33:25-30.
6. Krueger RF, Markon KE. Reinterpreting comorbidity: a model-based approach to understanding and classifying psychopathology. Annu Rev Clin Psychol. 2006;2:111-33.
7. Bonavita V, De Simone R. Towards a definition of comorbidity in the light of clinical complexity. Neurol Sci. 2008;29(Suppl 1):S99-102.
8. Aragona M. The role of comorbidity in the crisis of the current psychiatric classification system. Philosophy, Psychiatry, & Psychology. 2009;16(1):1-11.
9. Valderas JM, Starfield B, Sibbald B, Salisbury C, Roland M. Defining comorbidity: implications for understanding health and health services. Ann Fam Med. 2009;7(4):357-63.
10. Jakovljević M, Ostojić L. Comorbidity and multimorbidity in medicine today: challenges and opportunities for bringing separated branches of medicine closer to each other. Psychiatr Danub. 2013;25(Suppl 1):18-28.
11. Kraemer HC. Statistical issues in assessing comorbidity. Stat Med. 1995;14(8):721-33.
12. Frances A, Widiger T, Fyer MR. The influence of classification methods on comorbidity. In: Maser JD, Cloninger CR, editores. Comorbidity of Mood and Anxiety Disorders. American Psychiatric Press; 1990. p. 41-59.
13. Taylor AW, Price K, Gill TK, Adams R, Pilkington R, Carrangis N, et al. Multimorbidity – not just an older person's issue. Result from an Australian biomedical study. BMC Public Health. 2010;10:718.
14. Perrow C. A framework for the comparative analysis of organization. Am Sociol Rev. 1967;32(2):194--208.
15. Charlson ME, Pompei P, Ales KL, MacKenzie CR. A new method of classifying prognostic comorbidity in longitudinal studies: development and validation. J Chronic Dis. 1987;40(5):373-83.

‡ Independentemente se o estado basal corresponde a uma essência psicopatológica implantada ou não.

16. Keezer MR, Sander JW. Comorbidity as an epidemiological construct. Lancet Neurol. 2016;15(1):32.
17. Sarfati D. How do we measure comorbidity? In: Koczwara B. Cancer and Chronic Conditions. Singapore: Springer; 2016. p. 35-70.
18. Lewis G. Introduction to epidemiologic research methods. In: Tsuang MT, Tohen M, Jones PB. Textbook of psychiatric epidemiology. 3. ed. John Wiley & Sons; 2011.
19. Fried EI, van Borkulo CD, Cramer AO, Boschloo L, Schoevers RA, Borsboom D. Mental disorders as networks of problems: a review of recent insights. Soc Psychiatry Psychiatr Epidemiol. 2017;52(1):1-10.
20. Sirgiovanni E. The mechanistic approach to psychiatric classification. Dial Phil Ment Neuro Sci. 2009;2(2):45-9.
21. Keil G. Introduction: vagueness and ontology. Metaphysics. 2013;14:149.
22. van Weel C, Schellevis FG. Comorbidity and guidelines: conflicting interests. Lancet. 2006;367(9510):550-1.
23. Osler W. The principles and practice of medicine. New York: D. Appleton; 1895.
24. Kecmanović D. Why the mental disorder concept matters Dialogues in Philosophy, Mental and Neuro Sciences. 2011;4(1):1-9.
25. Messas G. The existential structure of substance misuse. Switzerland: Springer; 2021.
26. Messas G, Fulford KW, Stanghellini G. The contribution of human sciences to the challenges of contemporary psychiatry. Trends Psychiatry Psychother. 2017;39(4):229-31.
27. Jakovljević M, Crncević Z. Comorbidity as an epistemological challenge to modern psychiatry. Dial Phil Ment Neuro Sci. 2012;5(1):1-13.
28. Caron C, Rutter M. Comorbidity in child psychopathology: concepts, issues and research strategies. J Child Psychol Psychiatry. 1991;32(7):1063-80.
29. Maj M. Psychiatric comorbidity': an artefact of current diagnostic systems? Br J Psychiatry. 2005;186:182-4.
30. van Loo HM, Romeijn JW. Psychiatric comorbidity: fact or artifact? Theor Med Bioeth. 2015;36(1):41-60.
31. Frenz DA. Diagnostic Comorbidity in DSM-5: Origins, Current Status, and Potential Solutions. Online at PsychCentral. 2013.
32. Lilienfield SO, Waldman I, Israel AC. A critical examination of the use of the term and concept of comorbidity in psychopathology research. Clinical Psychology Science and Practice. 1994;1(1):71--83.
33. Borsboom D, Cramer AOJ, Schmittmann VD, Epskamp S, Waldorp LJ. The small world of psychopathology. PLoS One. 2011;6(11):e27407.
34. Oulis P. Ontological assumptions of psychiatric taxonomy: main rival positions and their critical assessment. Psychopathology. 2008;41:135-40
35. Batstra L, Bos EH, Neeleman J. Quantifying psychiatric comorbidity--lessions from chronic disease epidemiology. Soc Psychiatry Psychiatr Epidemiol. 2002;37(3):105-11.
36. Kessler RC, Chiu WT, Demler O, Merikangas KR, Walters EE. Prevalence, severity, and comorbidity of 12-month DSMIV disorders in the National Comorbidity Survey Replication. Arch Gen Psychiatry. 2005;62(6):617-27.
37. Narrow WE. Diagnostic classification in the United States: a commentary on the progression from DSM-III to the development of DSM-5. Eur Psychiatry. 2011;26:25-9.
38. Stanghellini G, Aragona M. Phenomenological psychopathology: toward a person-centered hermeneutic approach in the clinical encounter. In: An Experiential Approach to Psychopathology. Switzerland: Springer International Publishing; 2016.
39. Zimmerman M. A critique of the proposed prototype rating system for personality disorders in DSM-5. Journal of Personality Disorders. 2011;25(2), 206-221.

40. Zorumski CF. Looking forward. In: North CS, Yutzy SH, editores. Goodwin & Guze's psychiatric diagnosis. New York: Oxford University Press; 2010. XXV-XXXII.
41. Hauswald R, Keil G, Keuck L. Vagueness in psychiatry. Oxford: Oxford University Press; 2017.
42. Maj M. Is it true that mental disorders are so common, and so commonly co-occur? In: Millon T, Kueger FR, Simonsen E. Contemporary direction in psychopathology. Chapter 13. New York: Guilford; 2010.
43. Marková IS, Berrios GE. Epistemology of psychiatry. Psychopathology. 2012;45(4):220-7.
44. Tellenbach H. Estudios sobre la patogénesis de las perturbaciones psíquicas. México: FCE; 1969.
45. Lanteri-Laura G. Ensayo sobre los paradigmas de la psiquiatria moderna. Madrid: Tricastela; 2000.
46. Dörr-Zegers O, Pelegrina-Cetrán H. Karl Jaspers' General Psychopathology in the framework of clinical practice. In: Stanghellini G, Fuchs T. One Century of Karl Jaspers' General Psychopathology. Oxford (Reino Unido): Oxford University Press; 2013. p. 57-75.
47. Tamelini MG, Messas GP. Phenomenological psychopathology in contemporary psychiatry: interfaces and perspectives. Rev Latinoam Psicopatol Fundam. 2017;20(1):165-80.
48. Messas GP, Tamelini MG. The Pragmatic Value of Notions of Dialectics and Essence in Phenomenological Psychiatry and Psychopathology. Thaumàzein – Rivista di Filosofia. 2018;6:93-115.
49. Rovaletti ML. ¿Cómo pensar una clínica fenomenológica? VERTEX Rev Arg de Psiquiat. 2016;XXVII:47-55.
50. Minkowski E. Le Temps vécu. Paris: Presses Universitaires de France; 1995.
51. Adamson SJ, Todd FC, Sellman JD, Huriwai T, Porter J. Co-existing psychiatric disorders in a New Zealand outpatients alcohol and other drug clinical population. Aust NZ J Psychiatry. 2006;40:164--70.
52. Baldacchino A, Blair H, Scherbaum N, Grosse-Vehne E, Riglietta M, Tidone L, et al. Drugs and Psychosis Project: a multi-centre European study on comorbidity. Drug Alcohol Rev. 2009;28(4):379-89.
53. Hasin D, Fenton MC, Skodol A, Krueger R, Keyes K, Geier T, et al. Personality disorders and the 3-year course of alcohol, drug, and nicotine use disorders. Arch Gen Psychiatry. 2011;68:1158-67.
54. European Monitoring Centre for Drugs and Drug Addiction (EMCDDA). Comorbidity of substance use and mental health disorders in Europe; 2016. Disponível em: emcdda.europa.eu/topics/pods/comorbidity-substance-use-mental-disorders-europe.
55. World Psychiatry Association (WPA). 10 basic points on dual pathology: addiction and other mental illness. WPA section on dual disorders/pathology. 2014 [acesso em 5 ago. 2015]. Disponível em: http://www.wpanet.org/detail.php?section_ id=11&content_ id=1206.
56. National Insitute on Drug Abuse (NIDA). Research report series. Comorbidity: addiction and other mental illness. 2010.
57. Di Petta G. Nella terra di nessuno. Doppia diagnosi e trattamento integrato. L'approccio fenomenologico. Rome: Edizioni Univ. Romane; 2009.
58. European Monitoring Centre for Drugs and Drug Addiction (EMCDDA), 2004. Co-morbilidade: o consumo de drogas e as perturbações mentais. Drogas em destaque. 3. ed. 2004.
59. Messas GP. Álcool e drogas: uma visão fenômeno-estrutural. 1. ed. São Paulo: Casa do Psicólogo; 2011.
60. Messas GP. The association between substance use/abuse and psychosis: a phenomenological viewpoint. Comprendre. 2016;25-26:51-266.
61. Kendler KS, Prescott CA, Myers J, Neale MC. The structure of genetic and environmental risk factors for common psychiatric and substance use disorders in men and women. Arch Gen Psychiatry. 2003;60(9):929-37.
62. Goodman M, George T. Is there a link between cannabis and mental illness? In: George T, Vaccarino F, editores. Substance abuse in Canada: the effects of cannabis use during adolescence. Ottawa: Canadian Centre on Substance Abuse; 2015.

63. Hall W, Carter A, Forlini C. The brain disease model of addiction: is it supported by the evidence and has it delivered on its promises? Lancet Psychiatry. 2015;2(1):105-10.
64. Carter A, Hall WD, Iles J. Addiction neuroethics: the promises and perils of neuroscience research on addiction. London: Cambridge University Press; 2012.
65. Araújo LFSC. Causas e modelos causais em Psiquiatria [dissertação]. Campinas: Faculdade de Ciências Médicas da Universidade de Campinas; 2013.
66. Messas GP. As psicoses e o significado da embriaguez: uma contribuição fenômeno-estrutural. Casos Clin Psiquiatria. 2008;10:1-15.
67. Messas G. Sentido e limites do diagnóstico diferencial entre psicoses endógenas e exógenas. Psicopatologia Fenomenológica Contemporânea. 2013;2(1):2-15.
68. Messas GP. Psicose e embriaguez – psicopatologia fenomenológica da temporalidade. 1. ed. São Paulo: Intermeios; 2014.
69. Binswanger L. Función vital e historia vital interior. In: Obras escogidas. RBA Coleccionables; 2006. p.83-112.
70. Messas G. A phenomenological contribution to the approach of biological psychiatry. J Phenomenological Psychology. 2010;41:180-200.
71. Messas G. On the essence of drug intoxication and the pathway to addiction: a phenomenological contribution. J Addict Behav Ther Rehabil. 2014;3:2.
72. Messas GP. A noção de estrutura na psicopatologia/psicologia fenomenológica. Uma perspectiva epistemológica. In: Rodrigues A, Streb L, Daker M, Serpa O, editores. Psicopatologia conceitual. São Paulo: Roca; 2012.
73. Messas GP. Ensaio sobre a estrutura vivida – Psicopatologia fenomenológica comparada. 1. ed. São Paulo: Rocca; 2010.
74. Messas GP. Psicopatologia e transformação: um esboço fenômeno-estrutural. 1. ed. São Paulo: Casa do Psicólogo; 2004.
75. Phillips J, Frances A, Cerullo MA, Chardavoyne J, Decker HS, First MB, et al. The six most essential questions in psychiatric diagnosis: a pluralogue part 1: conceptual and definitional issues in psychiatric diagnosis. Philos Ethics Humanit Med. 2012;7:3.

4

Abordagens estática e dinâmica em psicopatologia e a experiência humana

Maurício Viotti Daker

INTRODUÇÃO

Conforme menciona Kraus[1], a psicopatologia fenomenológico-antropológica atinge nível em que não se trata de uma abordagem estática, mas de algo a ser entendido como um processo de acontecimentos. Ainda que não se dedique exclusivamente à psicopatologia fenomenológica neste capítulo, será elaborado ensaio sobre as abordagens estática e dinâmica que envolve a psicopatologia geral, focando na abordagem dinâmica e em consequências ou possibilidades dela decorrentes, chegando à questão da experiência humana.

O cérebro racional ou neocórtex possibilitou discriminar objetos, tanto por meio de conceitos concretos, ou seja, relacionados a objetos físicos ou materiais, quanto por meio de conceitos abstratos. Esse comportamento de triagem ou *screening* se desenvolveu ao longo da evolução do organismo humano em meio ao ambiente, ambos cada vez mais complexos em suas relações. Esse organismo já não se limita a mecanismos biológicos de reações quase automáticas a estímulos, mas requer estratégias de sobrevivência que vão além desses mecanismos instintivos, envolvendo a sociedade e transmitidos pela cultura; requerem consciência, deliberação fundamentada e força de vontade, intermediados por emoções e sentimentos[2]. Originalmente as sensações eram difusas ou indefinidas e ao longo da evolução sobressai a capacidade de discriminação ou categorização.

Por questão de sobrevivência e adaptação ao meio, portanto, é preciso discriminar ou fragmentar a natureza e a realidade. Com isso, porém, não se deve necessariamente depreender que a realidade ou a natureza se constitua em categorias estanques. Ou seja, o poder de discriminação pode conferir a ilusão de que o mundo seja assim desagregado. Por exemplo, costuma-se categorizar ou discriminar as funções cerebrais, como a própria subdivisão em termos neurofisiológicos do neocórtex em relação ao córtex reptiliano e ao límbico no dito cérebro trino[3]. Pensar em funções segregadas, que apenas se somam, limita a concepção da mente e da psicopatologia. Em realidade, uma parte do cérebro sempre se desenvolveu unida em íntima interação com a anterior, resultando em um cérebro que atua como um todo, em funções intimamente integradas. Aspectos "primitivos", em parte instintivos, intuitivos, afetivos, subconscientes ou prerreflexivos, interatuam com as capacidades discriminadoras do neocórtex.

Na base mesma da realidade não existiria um mundo segregado, mas sim contínuo-holístico. Não se está afirmando propriamente que o mundo segregado por meio do neocórtex não exista, mas que continuidades fundamentais subjazem às descontinuidades. Segundo a filosofia do processo, por exemplo, até um bloco de mármore não seria uma entidade ou substância imutável e duradoura como o conceito mais arraigado de realidade faz enxergar, pois é algo que se transforma ao longo do tempo (no caso, relativamente muito tempo), ou seja, trata-se de evento passageiro derivado de um processo contínuo de transformação a que é submetido e do qual emerge[4]. Tal continuidade ou inter-relação existente na natureza seria captada dispersamente pelas sensações, cabendo às instâncias afetiva e especialmente cognitiva filtrá-las ou elaborá-las de modo a discriminá-las em conceitos apropriados ao conhecimento acumulado histórica e culturalmente, conferindo sentido às coisas.

Uma analogia disso com a música é interessante, em termos da transição dos meros estímulos sensórios auditivos aos elementos musicais. Essa transição contém componente de delimitação e semântica, que distancia o ouvinte para além das restrições do vínculo sensorial. Nesse distanciamento, o indivíduo se baseia em rótulos ou categorias discretas em vez de no processamento contínuo do desenvolvimento sonoro ao longo do tempo, algo análogo à distinção entre explorar e observar, que é analógico-contínuo, e rotular e identificar, que é digital-discreto. O primeiro é mais sensível, pois funciona fora das restrições dos limites fixos. É também mais próximo ao mundo real, que não é segmentado, mas que se apresenta em extensões e transições contínuas. O último restringe o mundo real de um conjunto de valores relativamente grande ou contínuo a um conjunto relativamente pequeno de valores discretos e quantizados, que têm a vantagem de distinção e comunicabilidade. Há uma economia nessa abstração, em sistema proposicional semelhante à linguagem. Natureza e vida, na verdade, são contínuas em vez de discretas, elas invocam interações epistemológicas a fim de serem criadas distinções observáveis[5].

Notam-se nessa discussão traços dos primórdios da filosofia, nas alegadas disputas entre o pensamento de Parmênides e o de Heráclito. Para o primeiro, "o que é é, e o que não é não pode ser", significando que a realidade é uma, imutável, atemporal e uniforme. Trata-se de visão mais estática do mundo baseada em formas definitivas, em substâncias perenes ou em um atomismo. Já para Heráclito, "ninguém jamais entra no mesmo rio duas vezes". Isso significa que o mundo não é constituído por coisas estáveis, mas por forças fundamentais e as variações e atividades oscilantes que essas forças manifestam; significa que se deve evitar pensar em uma natureza composta basicamente por substâncias estáveis, pois uma natureza puramente materializada seria uma falácia[6].

SPLITTERS E *LUMPERS*

O que foi até aqui abordado certamente envolve pensamentos e discussões infindáveis em filosofia, física, matemática, etc. O objetivo neste caso é simplesmente incluir nesse rico bojo duas vertentes tradicionais na psiquiatria quanto aos transtornos mentais: a dos *splitters* e a dos *lumpers*. Em outras palavras, a vertente que tende a categorizar, dividir ou delimitar especificamente os transtornos mentais e a que tende a uni-los ou sintetizá-los em um todo mais abrangente, por exemplo, em espectros. Termos tradicionais referem-se à classificação e diagnóstico categoriais *versus* dimensionais. No presente trabalho, "dimensional" refere-se não apenas à medição de objetos concretos ou tipos naturais no espaço e no tempo, mas também engloba a gradação de objetos abstratos. Em outras palavras, "dimensional" abrange aqui manifestações psicopatológicas híbridas, que segundo Marková e Berrios[7] são proporções de objetos concretos e abstratos.

Outro termo tradicional que se emprega em psiquiatria para uma visão mais dimensional ou em contínuo dos transtornos mentais, em especial na psicopatologia alemã, é o de psicose unitária (*Einheitspsychose*). Os transtornos mentais no âmbito de uma psicose unitária não são tidos como unidades discretas que simplesmente se associam em mosaico, mas como componentes inter-relacionados de um todo. "Inter-relacionados" ou internamente relacionados implica contínuo entre os transtornos ou entre as partes de um todo, partes estas que se manifestam mais caracteristicamente em dado momento ao longo do tempo, mas que estariam, ao menos potencialmente, sempre presentes. Digno de nota, as relações internas, em oposição às relações externas de substâncias isoladas, são importantes na metafísica do processo, em que as denominadas "*actual occasions*" se dão em processo contínuo mediante relações internas[8]. A filosofia do processo também estaria relacionada com a teoria dos sistemas[9,10], em que se notam convergências com a concepção dinâmica de tendência holística da psicose unitária.

Em uma psicose unitária predomina, por conseguinte, visão dinâmica dos transtornos nela considerados. O limite desse todo é variável conforme as diversas concepções unitárias de seus autores, desde abranger um núcleo em torno da psicose esquizoafetiva até todos os transtornos mentais, inclusive os de condição médica geral e, por vezes, também os transtornos de personalidade[11,12].

A concepção unitária inicial em psiquiatria, da época de Guislain, Griesinger e outros (até certo ponto também Conrad e Ey, já mais recentes), compreendia um contínuo em etapas hierárquicas de quadros afetivos até a demência. Mas há variações desse modelo, a ponto de se considerar sistemas não lineares complexos (teoria dos sistemas), como a concepção afeto-lógica de Ciompi[13].

Tomando-se Griesinger[14] como exemplo das concepções unitárias pioneiras, vê-se que ele adotou o princípio de que os transtornos mentais evoluiriam em certo padrão, conforme defendera Guislain. Haveria inicialmente acometimento afetivo, o que inclusive condiz com a impressão já existente dos médicos da época, de que certos afetos ou paixões (estresse no linguajar atual) seriam prejudiciais à saúde. Instala-se a melancolia (menos frequentemente o transtorno se inicia pela mania) em seus vários quadros: hipocondria, melancolia em senso estrito, melancolia estuporosa, melancolia com impulsos destrutivos, melancolia agitada (sintomas psicóticos eram comuns em muitos desses quadros). Da melancolia agitada, como é fácil de perceber, já se nota aproximação à mania, em suas formas básicas de agitação ou irritação e de exaltação com delírios de grandeza. Na verdade, essas subdivisões da melancolia e da mania representavam os quadros mais típicos, assim descritos por serem didáticos, mas todos os transtornos mentais evoluiriam em um contínuo, predominando estados mistos, aqueles que acalentariam as discussões diagnósticas. Dessa fase afetiva primária haveria retorno possível à normalidade. Porém, caso o transtorno evoluísse para acometimento crônico da razão ou da inteligência, dificilmente esse retorno à sanidade ocorreria. Eram os quadros típicos de loucura agitada, enfraquecimento psíquico, loucura parcial (monomanias) e loucura geral. Estes poderiam, isso sim, evoluir para a demência ou aniquilação da mente.

Mas Griesinger não apenas divulgou claramente esse padrão evolutivo bastante aceito à época, ele o explicou ou respaldou com base em teoria neuropsicofisiológica. O cérebro não seria mais do que uma prolongação mais complexa da medula espinal. Nesta, a sensibilidade seria carregada na medula, resultando em tônus responsável pelo tônus muscular, seguindo o fluxo fisiológico para a motricidade. Já no cérebro, em analogia à medula espinal, há as sensações aferentes dos órgãos dos sentidos que, em nível central, são carregadas em um tônus, agora psíquico. O tônus psíquico é responsável pela associação de ideias, sendo a maior parte delas inconsciente (surgem na consciência as mais importantes a cada momento). Dali, eferente ou centripetamente, seguindo o fluxo fisiológico, vêm as aspirações: voluntárias, responsáveis pela liberdade de ação, e impulsivas. Um fluxo psicofisiológico mais lento seria, até certo ponto, ainda normal, como no caso da reflexão, em que se concentra em certos pensamentos antes de se partir para a ação ou aspiração. Porém, a redução exacerbada desse fluxo leva a represamento da sensibilidade, resultando em hipersensibilidade dolorosa – dor psíquica – aos estímulos aferentes, lentidão do pensamento e falta de ação, ou seja, resultando na melancolia. O contrário, como em uma convulsão motora na medula espinal, é a aceleração exacerbada do fluxo, resultando em reação imediata aos estímulos e pronta vazão destes em ação ou agitação, enérgica e no mais das vezes prazerosa: a mania. O reequilíbrio e retorno à normalidade, como dito, são plenamente possíveis. No entanto, havendo desgaste nesse processo fisiológico – imagine-se um elástico que se afrouxa e estica, até que perde a elasticidade ou tonicidade –, decorre perda do tônus psíquico, em que as ideias já não se associam com a naturalidade usual, estão frouxas, sem nexo, o que lembra o quadro esquizofrênico conforme descrito atualmente. São os transtornos mentais secundários e crônicos.

Eis, portanto, uma abordagem dos transtornos mentais, inclusive com hipotético substrato neurofisiológico (simultaneamente psicológico), que relaciona uns transtornos aos outros em um todo contínuo dinâmico. Abordagem esta que foi predominante na psiquiatria daquela época.

No entanto, a medicina evoluía em seus achados anatomofisiológicos e doenças específicas eram descritas. Aquele modelo unitário, portanto, seria inconveniente caso a psiquiatria almejasse acompanhar os avanços da medicina e descrever ou descobrir doenças específicas. A gota d'água para a mudança dessa concepção unitária para a concepção de entidades de doenças foi a consideração por vários autores que a paranoia, um transtorno delirante parcial ou loucura fixa que seria secundário pelos parâmetros daquela teoria unitária, não passaria antes por uma condição ou estágio primário afetivo. Com isso, o próprio Griesinger reconhece, no final de sua vida, que sua teoria psicofisiológica era questionável.

Mais uma vez, como ocorrera na época de Pinel, e agora já direcionados a doenças específicas em sentido estrito, assumem a vanguarda os *splitters*. Em duas vertentes: a neuropsiquiátrica, baseada na neuroanatomia, e a psiquiatria clínica, baseada na descrição minuciosa da sintomatologia e evolução. Westphal, Meynert, Hitzig, Wernicke, Pick, Nissl e Alzheimer pertenciam à primeira vertente. Muito contribuíram para a neurologia e neuroanatomia. No que diz respeito propriamente à psiquiatria, como se sabe, o resultado foi no geral pífio: correlações anatomopatológicas específicas não foram encontradas para a grande maioria dos transtornos mentais. Assim previra outra corrente de psiquiatras, pois as doenças psiquiátricas ainda não teriam sido adequadamente descritas e definidas para que se pudesse chegar a tal correlação. Essa outra vertente, da alçada de Falret, Kahlbaum e Kraepelin, argumentava que a psiquiatria deveria primeiramente fazer seu dever de casa - descrever as doenças mentais detalhadamente e suas evoluções ou cursos naturais, como se fazia na medicina - antes de recorrer a outros conhecimentos ou métodos, como à neuropatologia, à fisiologia ou a laboratórios. E explicações por demais ousadas e falaciosas das doenças mentais, referidas como mitologias cerebrais, deveriam ser evitadas. Assim procederam, instituindo as bases da classificação dos transtornos mentais até hoje vigente. Pode-se dizer que Krepelin foi menos *splitter*, ou algo mais *lumper*, do que Kahlbaum e outros (da linha de Kleist e Leonhard), pois sintetizou em seus dois grandes círculos endógenos, a demência precoce e a psicose maníaco-depressiva, uma série de quadros descritos separadamente por outros autores[15].

Mudou-se Kraepelin de Heidelberg para Munique, onde se instalou avançado centro de pesquisas para, agora sim, investigar as causas das doenças mentais que tão minuciosamente descrevera. Porém, contrariamente a seu pensamento de contornos positivistas e propenso à ideia de uma causalidade linear - defendia a correspondência estrita entre causa, achado anatomopatológico e manifestação clínica (manifestação esta que estaria então já bem fundamentada e delimitada em doenças) –, mais uma vez não se encontrou respaldo anatomofisiológico, um marcador biológico, para as pretensas entidades de doenças psiquiátricas. Dizia-se que a esquizofrenia era o túmulo da neuropatologia.

E os tempos tinham mudado, era a crise do século XX[16], em que conhecimentos da física abalaram certezas científicas preexistentes, em que o movimento fenomenológico retomou questionamentos sobre a consciência e a abordagem da realidade, emergia a psicanálise, as artes se transformavam. Kraepelin[17] chegou a considerar, no fim de sua vida, assim como o fizera Griesinger quanto a sua concepção, que colocara a questão das doenças mentais de forma errônea, concedendo agora a possibilidade de que as formas afetivas e esquizofrênicas de manifestação de insanidade não representassem em si mesmas a expressão de determinados processos de doença, mas que apenas mostrariam as "áreas de nossa personalidade" em que elas se passam. Chegou a mencionar Guislain e descreve três grupos antropogenéticos contínuos de complexos de sintomas, inespecíficos quanto às possíveis doenças mentais, apresentados hierarquicamente no sentido de uma involução filogenética (transparece o pensamento de Hughlings Jackson), também considerando o grau de comprometimento orgânico conforme os conhecimentos à época: (1)

delirante (*delirium* em termos atuais: turvação da consciência e semelhança com os sonhos), formas de manifestação paranoica, afetiva, histérica e impulsiva; (2) formas esquizofrênicas e talvez alucinatórias auditivas; (3) formas encefalopáticas, oligofrênicas e espasmódicas.

Falava-se de complexos de sintomas de forma mais distante ou neutra em relação ao conceito de entidade de doença. Segundo Hoche[18], melancolia, mania, paranoia, etc. seriam complexos de sintomas pré-formados na normalidade psíquica. Em circunstâncias tanto constitucionais quanto de acometimento orgânico ou psicogênico, esses complexos se manifestariam clinicamente. Ou seja, entre uma possível causa e a manifestação clínica do transtorno mental, interpõe-se esse constituinte intermediário manifesto por meio de disposição, atrelada à pessoa, aos complexos de sintomas.

Ora, falar de unidades ou entidades de doenças isoladas e falar de "áreas de nossa personalidade" implicam concepções paradigmaticamente diversas. Kraepelin prenunciava a psiquiatria que então predominaria, a de Kretschmer[19]. Esse autor estudou profundamente a personalidade, a ponto de traçar relações constitucionais com os tipos físicos. O longilíneo ou leptossômico (tipo Dom Quixote) teria a tendência à personalidade esquizotípica, já o brevilíneo ou pícnico, à ciclotímica (Sancho Pança). Em graus mais acentuados, seriam os transtornos de personalidade esquizoide e cicloide. Tais personalidades, ante qualquer fator causal, é que de fato determinariam, respectivamente, a manifestação esquizofrênica e a maníaco-depressiva. Por seu trabalho, Kretschmer chegou a ter seu nome indicado em 1929 ao Prêmio Nobel. Kretschmer foi quem propôs o diagnóstico multidimencional, procurando valorizar a personalidade, além do componente endógeno e dos aspectos físicos ou orgânicos.

As concepções fenomenológicas de então também muito valorizavam a personalidade. Minkowski[20] dizia que ao se deparar com as manifestações psíquicas tende-se a concebê-las como uma unidade, que as síndromes mentais não seriam concebíveis como simples associações de sintomas, mas como a expressão de uma modificação profunda e característica da totalidade da pessoa humana. Para nós, há sempre a totalidade da personalidade viva, falava. Ey[21] viria a considerar esse aspecto da totalidade na psiquiatria – no sentido de uma patologia da consciência ou uma patologia da personalidade, que implica a organização geral do ser-no-mundo – para sua diferenciação da neurologia, que seria o instrumento com sua claviatura de funções locais básicas isoladas.

Carl Schneider[22] enfatizou a investigação de complexos de sintomas na psiquiatria, investigou empiricamente complexos na esquizofrenia e dizia, note-se bem, que correspondiam diretamente a complexos de funções mentais normais. Isso somente seria concebível mediante visão dinâmica desses complexos, contrariamente à visão estática ou analítico-discriminativa de partes isoladas. Para Schneider, é importante não considerar as associações identificadas, tanto de sintomas quanto de funções, como construções estáticas no sentido de uma categorização rígida, mas como expressões de um processo de vida sempre fluido, com efeitos dinâmicos e responsividade variável. Schneider empregou amplo conceito científico de "biológico", um conceito geral de vida que compreende o "psicobiológico" e o "somatobiológico" (mente e corpo), cujas leis vão além das de ambos tomados isoladamente. A concepção de Schneider aproxima-se à de uma continuidade dos complexos de sintomas ou à tradição da psicose unitária. Jaspers[23] dedica boas páginas em sua Psicopatologia Geral a esse trabalho de Carl Schneider sobre complexos de sintomas.

Enfim, uma visão dinâmica holístico-contínua permite fazer relações entre os transtornos e entre estes e a normalidade psíquica, relações tais que seriam impossíveis em um pensamento estático de entidades segregadas, enquanto doença em sentido estrito. Como dizia Kendel[24], "aqueles que se interessam primariamente na natureza da relação entre diferentes síndromes e entre transtorno e normalidade provavelmente preferirão pensar em termos dimensionais". Possibilita-se estabelecer relações internas contínuas em vez de simples somatório em termos de comorbidades.

A EXPERIÊNCIA HUMANA

Com base em investigação de período histórico em que preponderaram as abordagens acima dos complexos de sintomas, entre o início do século XX e a Segunda Guerra Mundial, é considerada a possibilidade de que os complexos de sintomas sejam manifestações de funções constituintes da mente e que poderiam auxiliar a melhor entender como se procede a experiência humana[25,26].

Em breve apanhado fenomenológico concernente à experiência humana, pode-se iniciar dizendo que, enquanto objeto de experiência, toda entidade mundana (*cogitatum*) é experimentada ou dada a agentes que experienciam (*cogito*) e no âmbito de uma intersubjetividade. Husserl teve o *insight* de que a objetividade mesma é uma objetividade experienciada. Há um campo de experiência como tema da descrição fenomenológica e da análise das estruturas envolvidas. Em seu método de redução (ou métodos de redução inter-relacionados: *epoché* das ciências naturais, *epoché* da atitude natural, também associada à redução fenomenológica psicológica, redução transcendental e redução eidética), Husserl aproxima-se do polo subjetivo ou da consciência, distanciando-se da aparente obviedade da atitude natural ou do mundo exterior tido como independente de um agente que experiencia. Em outras palavras, a fenomenologia reconstrói a maneira pela qual o mundo como é experienciado ou vivenciado na atitude natural ocorre para o agente que experiencia. Do ponto de vista da atitude natural, o sujeito pode ser visto como um objeto no mundo como tantos outros, mas após a redução ele se revela como o sujeito transcendental, ou seja, como a esfera de experiência na qual o mundo se constitui. A redução leva o mundo de volta à sua constituição na vida dinâmica da consciência. Tal redução, como observa Merleau-Ponty, não pode ser completa, pois implicaria sermos espíritos desencarnados. Isso remete a uma dificuldade em Husserl, qual seja a tendência a adotar um ego ideal ou uma subjetividade transcendental que seria abstrata ou muito teórica. Inclusive, tal subjetividade transcendental independeria do ser humano, pois poderia se manifestar da mesma forma em outros entes. Já Heidegger parece tentar corrigir isso, orientando-se ao polo oposto da praticidade factual existencial, do *Dasein* no mundo. Husserl contra-argumentará que essa existência se dá na atitude natural que, sem a participação do agente que experiencia (o mundo e a consciência, por meio da intencionalidade, são correlatos), seria ela sim, a pura praticidade factual existencial, uma abstração. Diria Husserl que há uma concretude transcendental, que compreende dada facticidade como uma possibilidade realizada do universo de potencialidades egoicas transcendentais. Para Husserl, a hermenêutica da facticidade de Heidegger tentou construir uma casa sem antes estabelecer suas fundações, que se encontrariam na consciência constituinte do mundo. Não obstante, permaneceu a impressão, consoante Heidegger, que Husserl seguiu o caminho certo ao enquadrar a subjetividade em termos de intencionalidade, mas parou em estágio prematuro no tocante à consciência, sem passar à questão do ser da consciência. De qualquer forma, todos os filósofos fenomenológicos concordam com as premissas husserlianas de restringir preconceitos ou pré-entendimentos e de alcançar abertura para acessar a esfera da experiência vivida, de que a pesquisa científica tradicional se esquiva. E Husserl teria percebido a séria crítica no tocante à abstração de sua "subjetividade transcendental", passando a acentuar uma transcendência corporizada e, o que parece de peculiar importância, chegou a falar, no fim de sua vida, de "pessoa transcendental" em vez de "subjetividade transcendental", o que serviria a prestar certa concretude a essa transcendência[27-30].

O que aqueles psicopatólogos acima citados diziam parece conferir certa sincronia ou pontos em comum com os desses filosóficos, no que diz respeito a aspectos constituintes da personalidade ou da pessoa. Minkowski[20] já dizia que as considerações filosóficas fenomenológicas, por vezes muito abstratas, se tornavam mais tangíveis como resultado de suas aplicações na psicopatologia. Além desse caráter clínico-prático emprestado pela psicopatologia à fenomenologia, os médicos psicopatólogos, como seria de se esperar, costumam considerar componentes anatomofisiológicos ou biológicos enraizados (ainda que em termos hipotéticos), o que não é usual por parte dos filósofos. De modo que, se Husserl e Heidegger chegaram a se acusar de abstratos, ainda que isso tenha sido abordado aqui de forma muito superficial, é plausível especular que aquela vertente médico-psiquiátrica contemporânea a eles pudesse contribuir para prestar mais concretude ao conhecimento da experiência humana. A questão que se impõe: pode a psicopatologia, no que tange à concepção acima mencionada dos complexos de sintomas, contribuir com esses aspectos tão profundos e fundamentais da filosofia (e vice-versa)? Uma visão dinâmica dos transtornos mentais que envolve o psiquismo normal (nada obstando a utilidade e necessidade prática na clínica de uma diferenciação entre o patológico e o normal) parece indicar que a questão acima é pertinente e digna de investigação.

Colocado o preconceito ou pré-entendimento da doença mental entre parênteses, que vem atrelado à abordagem eminentemente estática analítico-discriminativa, o aspecto peculiar no presente trabalho é o entendimento de que os complexos de sintomas mentais, em uma visão dinâmica, fazem parte de um todo que engloba a normalidade psíquica e que, portanto, devem ser investigados não apenas na procura e definição de transtornos, mas também na investigação de funcionalidades com as quais os complexos estariam intimamente relacionados. Não é novidade que aspectos avançados da filosofia, em especial da fenomenologia, em conjunto com as neurociências, trazem concepções reveladoras sobre a constituição da mente e suas relações com o corpo, o cérebro e o mundo, por exemplo na neurofenomenologia[31]. O diferencial no presente trabalho seria, portanto, a consideração das formas de manifestações mentais desviantes de modo neutro em relação a doenças e transtornos, com vistas a possíveis funcionalidades que prestariam mais concretude às concepções da experiência ou da mente humana.

A ideia seria a de um sistema integrado de funções atinentes aos complexos de sintomas, em relações internas em um todo, ao feitio de uma psicose unitária ou de um sistema dinâmico complexo. Nessa concepção, os transtornos mentais seriam manifestações de partes ou de desequilíbrios de um todo ou de um sistema, que se expõem de forma mais condensada, como refere Schneider[18] no tocante aos complexos de sintomas (as funções normais estariam mais diluídas e difusas, portanto mais difíceis de se investigar). Tal manifestação ou exposição se daria constitucionalmente ou por acometimentos orgânicos e psicológicos, por meio de variações ou desproporções no âmbito do que seria uma matriz antropológica inerente ao ser humano, no caso endógena[26]. Esse todo se constituiria, portanto, em disposição endógena ("pré-formados", segundo Hoche), em maleabilidade epigenética a interagir intimamente com os aspectos vivenciais corporais, ambientais, históricos e culturais provedores de sentido. Tal matriz ou estrutura antropológica contemplaria o que se tem denominado em genética de transdução de sinais sociais[32]. Assim como existem pré-entendimentos históricos sedimentados, há componentes endógenos filogenéticos pré-formados, uns acoplados aos outros. Dar-se-ia, portanto, junção ou sintonia mútua – "*structural coupling*"[33] – de aspectos biologicamente enraizados até os histórico-culturais e situacionais-existenciais em que a filosofia se debruça, uns não se realizando ou concretizando sem os demais.

De modo evidente, não se trata aqui de reducionismo biológico, pois as bases genéticas endógenas não possuem em si sentido e não constituirão por si mente alguma, o que remete ao conhecido experimento mental do cérebro em uma cuba sem a participação do meio, em que a epigênese ou expressão genética estaria absolutamente comprometida. Por outro lado, a ideia de um ego puro transcendental ou mesmo a de um *Dasein* mais prático na condição de entidade de compreensão, geradores ou interpretadores de sentido, soa abstrata ao médico-psiquiatra, caso não se considere a participação de tal matriz antropológica endógena desenvolvida precipuamente para compor ou possibilitar o que seria a pessoa transcendental ou o *Dasein*, possibilitar a experiência e a mente.

Note-se que, para a filosofia do processo, existe na natureza em geral um pan-experiencialismo, ou mesmo um pansubjetivismo. Porém, não um panpsiquismo propriamente, pois este requer um sistema nervoso avançado[8].

Difícil, sem dúvida, saber ao certo em que se constitui exatamente tal estrutura ou matriz dinâmica de que os complexos de sintomas mentais fariam parte. Pensar em sua possibilidade, por ora, já torna este trabalho válido. Talvez a *Urdoxa* ou crença original da atitude natural tenha relação com a paranoia, o que também mostraria por que é difícil se afastar dela e adotar a atitude fenomenológica que, segundo Husserl, requer completa transformação pessoal, comparável no início a uma conversão religiosa[29]. Talvez a autenticidade e o distanciamento ou a desconexão esquizofrênicos se relacionem à nossa abstração e criatividade, algo de originalidade fora do senso comum[34]. Já o colorido anímico-afetivo prestaria sintonia a nossas ideias e crenças. A depressão manifesta caráter hipernômico[35] em contraste com a desconexão esquizofrênica[36]. Esses e outros complexos sintomáticos/funcionais, como obsessões e dissociações, atuariam conjuntamente, por assim dizer, como acordes na sinfonia mental e imaginação humanas.

CONSIDERAÇÕES FINAIS

A psiquiatria é rica em concepções que, por questões muitas vezes alheias a seu saber, deixam o foco de investigação. Isso parece ter ocorrido com aquelas concepções dos complexos de sintomas abordados de forma mais neutra em relação a doenças. Essas concepções eram contemporâneas às profundas reflexões filosóficas da época, como as da fenomenologia e, pode-se dizer também, da filosofia do processo. Inseriam-se naquele *Zeitgeist*. Infelizmente, muitos daqueles psicopatólogos se envolveram de alguma forma com a ideologia nazista. Finda a guerra, entraram em ostracismo. Sobreveio, como seria de se esperar, reação humanista na psiquiatria em que despontaram as psiquiatrias fenomenológico-antropológica e psicodinâmica (psicanálise), relegada a vertente biológica, naquele momento pós-guerra, a uma mea-culpa constrangedora. Porém, no tocante à teoria dos complexos de sintomas propriamente, não parece ter havido influência ideológica que a desvirtuasse de seus objetivos científicos. Antes pelo contrário, pois mais se prestaria a combater os danosos estigmas ou preconceitos no tocante à doença mental do que o oposto, haja vista a íntima relação dos complexos de sintomas com o psiquismo normal. Sucedeu infeliz dissociação entre aspectos humanistas da psiquiatria e os biológicos, que de certa forma reverbera até os dias atuais. Logo sobreveio, de fato, a psiquiatria biológica e o neokrapelineanismo consubstanciado no DSM-III, porém um "neo" à moda antiga com relação à visão do próprio Kraepelin, aquela voltada a unidades de doenças em sentido mais estrito. Mas a ciência em seu processo de mudança e de abertura ao conhecimento vem dando fortes indícios de preocupação humanista, holística e ecológica. Que surja abordagem capaz de abranger a riqueza da psicopatologia. Talvez o resgate daquela teoria dos complexos de sintomas possa contribuir para isso.

REFERÊNCIAS BIBLIOGRÁFICAS

1. Kraus A. Schizophrenic delusion and hallucination as the expression and consequence of an alteration of the existential a prioris. In: Chung MC, Fulford KWM, Graham G, editores. Reconceiving schizophrenia. Oxford: Oxford University Press; 2007. p. 97-111.
2. Damasio A. Descartes' error: emotion, reason, and the human brain. New York: Harper Collins; 1994. 312 p.
3. MacLean PD. The triune brain in evolution. Role in paleocerebral functions. New York: Plenum; 1990. 672 p.
4. Seibt J. Process philosophy [Internet]. Stanford: The Stanford Encyclopedia of Philosophy; 2018. Disponível em: https://plato.stanford.edu/archives/win2018/entries/process-philosophy/.
5. Reybrouck M. From sound to music: an evolutionary approach to musical semantics. Biosemiotics. 2013;6:585-606.
6. Rescher N. Process philosophy. A survey of basic issues. Pittsburgh: University of Pittsburgh Press; 2000. 144 p.
7. Marková I, Berrios G. Epistemology of psychiatry. Psychopathology. 2012;45:220-7.
8. Daker MV. Dimensional approach in psychiatry and process philosophy: preliminary notes. Psicopatologia Fenomenológica Contemporânea. 2019;8(2):23-34.
9. Gare A. Systems theory and complexity introduction. Democracy & Nature. 2000;6(3):327-39.
10. Ferrari FM. From science to philosophy: Alfred North Whithead and the notion of process. In: Pisano R, Capecchi D, Lukešová A, editores. Physics, astronomy and engineering. Critical problems in the history of science. Proceedings of the 32th International Congress of the Italian Society of Historians of Physics and Astronomy. Šiauliai: The Scientia Socialis Press; 2013. p. 1-9.

11. Angst J. Historical aspects of the dichotomy between manic-depressive disorders and schizophrenia. Schizophrenia Research. 2002;57:5-13.
12. Kumbier E, Herpertz SC. Helmut Rennert's universal genesis of endogenous psychosis: the historical concept and its significance for today's discussion on unitary psychosis. Psychopathology. 2010;43:335-44.
13. Ciompi L. The concept of affect logic: an integrative psycho-socio-biological approach to understanding and treatment of schizophrenia. Psychiatry. 1997;60:158-70.
14. Griesinger W. Die Pathologie und Therapie der psychischen Krankheiten. 4. ed. Braunschweig: Friedrich Wreden; 1876. 538 p.
15. Daker MV. História da neuropsiquiatria. In: Teixeira AL, Kümmer A, editores. Neuropsiquiatria clínica. Rio de Janeiro: Rubio; 2012. p. 13-9.
16. Melo ALN. Psiquiatria. 3. ed. v. 1. Rio de Janeiro: Guanabara Koogan; 1981. 589 p.
17. Kraepelin E. Die Erscheinungsformen des Irreseins. Zeitschrift für die gesamte Neurologie und Psychiatrie. 1920;62:1-29.
18. Hoche AE. The significance of symptom complexes in psychiatry [Classic Text No. 7]. Introduction and translation by Dening TR, Berrios GE. History of Psychiatry. 1991;2:334-43.
19. Kretschmer E. Körperbau und Charakter. Berlin: Julius Springer; 1921. 214 p.
20. Minkowski E. Lived time: phenomenological and psychopathological studies. Translation Metzel N. Evanston: Northwestern University Press; 1970. 455 p.
21. Ey H. Grundlagen einer organo-dynamischen Auffassung der Psychiatrie. Fortschritte der Neurologie-Psychiatrie. 1952;20(5):195-209.
22. Schneider C. Die schizophrenen Symptomverbände. Berlin: Springer-Verlag; 1942. 252 p.
23. Jaspers K. Allgemeine psychopathologie. 4. ed. Berlin and Heidelberg: Springer; 1946. 748 p.
24. Kendell RE. The role of diagnosis in psychiatry. Oxford: Blackwell Scientific Publications; 1975. 176 p.
25. Daker MV. Seeing beyond diseases and disorders: symptom complexes as manifestations of mental constituents. Frontiers in Psychiatry. 2018; 6 p.
26. Daker MV. The theory of symptom complexes, mind and madness. History of Psychiatry. 2019;30(2):227-39.
27. Luft S. Husserl's concept of the 'transcendental person': another look at the Husserl-Heidegger relationship. Int J Philosophical Studies. 2005;13(2):141-77.
28. Luft S. Husserl's method of reduction. Philosophy Faculty Research and Publications. 2011:199.
29. Finlay L. A dance between the reduction and reflexivity: explicating the "phenomenological psychological attitude." Journal of Phenomenological Psychology. 2008;39:1-32.
30. Casanova MA. Mundo e historicidade. Leitura fenomenológica de ser e tempo. Rio de Janeiro: Via Verita; 2017. 302 p.
31. Varela FJ, Thompson E, Rosch E. The embodied mind: cognitive science and human experience. Cambridge: MIT Press; 1991. 308 p.
32. Slavich GM, Cole SW. The emerging field of human social genomics. Clin Psychol Sci. 2013;1(3):331--48.
33. Maturana H. Autopoiesis. Structural coupling and cognition: a history of these and other notions in the biology of cognition. Cybernet Hum Knowing. 2002;9:5-34.
34. Kyaga S, Landén M, Boman M, Hultman CM, Långström N, Lichtenstein P. Mental illness, suicide and creativity: 40-year prospective total population study. J Psychiatr Res. 2013;47:83-90.
35. Kraus A. Antinomische Struktur des Daseins und „Gehäuse" im Sinne von Karl Jaspers mit Hinblick auf Melancholie und Manie. In: Engelhardt D, Kick HA, editores. Lebenslinien – Lebensziele – Lebenskunst. Berlin: LIT Verlag; 2014. p. 117-33.
36. Cutting J. The psychiatric concept of causation: philosophical and semiotic contributions. Appraisal. 2013;9(3):13-32.

5
Fenomenologia da esquizofrenia

Melissa Tamelini
Leandro Augusto Pinto Benedito
Guilherme Ludovice Funaro

INTRODUÇÃO

A esquizofrenia é o objeto *par excellence* da psicopatologia e a evolução histórica do conceito ilustra, em uma espécie de metonímia pródiga, o próprio percurso da disciplina. Entretanto, o exame apressado das origens e da progressão do que hoje reconhecemos clinicamente como esquizofrenia pode incorrer na falsa premissa tanto de uma continuidade linear no curso evolutivo do conceito quanto de um consenso unívoco a respeito de si. Antes, a história da psiquiatria e da psicopatologia parecem ser melhor compreendidas como conjuntos históricos descontínuos, cada qual definido por uma codificação própria e diferencial do antes e depois[1] e o que chamamos hoje de esquizofrenia não é o resultado de uma teleologia a partir de uma origem conceitual de menor elaboração, mas sim a depuração histórica de sucessivas transformações em uma fixação sempre de caráter provisório. Adicionalmente, a aparente trivialidade de qualquer definição de esquizofrenia traz de maneira implícita uma escolha epistemológica[2] e a diversidade de alternativas e modelos revela a multiplicidade de vozes dentro da psicopatologia, bem como a impossibilidade de uma observação definitiva e integral dessa condição[3].

Dadas tais ressalvas, compreende-se que a eleição de um certo recorte conceitual, passo necessário para o seu escrutínio pela lente metodológica da fenomenologia, apoia-se em uma aporia fundamental: é necessário receber esse conceito por parte da psiquiatria preexistente, ou seja, "aceitar como dado adquirido [...] de uma disciplina empírica e provisória" (p. 560)[4]. Logo, a dissecção fenomenológica deve buscar fora dos domínios da fenomenologia uma formulação de esquizofrenia, que longe de ser aquela própria de um tipo natural fechado, é uma escolha imersa na problemática dos fundamentos epistemológicos e metodológicos da psicopatologia descritiva e clínica. Porém, ainda que o conceito de esquizofrenia seja não pacificado em relação à abrangência de seu contexto semântico e epistêmico, não parece haver litígio na clínica a respeito da existência de indivíduos que apresentam uma alteração profunda e anômala do seu sentido de presença e existência no mundo, uma forma de psicose maior que os impacta nos mais diversos domínios da existência[5].

O ponto de partida das investigações fenomenológicas sobre a esquizofrenia é a formulação conceitual preponderante a respeito de tal apresentação psicótica na década de 1920, ocasião do início da agenda fenomenológica em psicopatologia. O neologismo "esquizofrenia", recém-proposto por Eugen Bleuler (1911), com uma significativa sobreposição ao conceito de *Dementia Praecox* de Kraepelin, que por sua vez também incorporava desenvolvimentos prévios, como aqueles de Kahlbaum e Hecker, é adotado de forma preferencial pelo meio psiquiátrico, marcando uma ruptura substancial com a orientação psicopatológica anterior. Na concepção de Bleuler, guiada por uma teoria subjacente, não importa tanto uma taxonomia descritiva (as descrições de Kraepelin são fundamentalmente empíricas), mas sim o estudo do que seriam os mecanismos esquizofrênicos. Para ele, é capital a ideia de um processo de clivagem psíquica (*Spaltung*), que geraria uma dissociação das associações, da afetividade e da personalidade como um todo. Dentre os sintomas considerados fundamentais para o diagnóstico, Bleuler enfatiza sobretudo os processos associativos, entretanto, o autismo que será arbitrado como ponto de partida da fenomenologia da esquizofrenia[6].

Quase um século depois, os elementos clínicos que consubstanciam o diagnóstico de esquizofrenia não mudaram muito. A hipótese de trabalho da psicopatologia fenomenológica ainda se apoia em um amálgama de concepções eminentemente clínicas, em sua maioria advindas de obras da tríade Kraepelin, Bleuler e Schneider. Esses e outros autores buscaram prover caracterizações descritivas ricas e pormenorizadas do vasto repertório de experiências esquizofrênicas, a fim de lidar com a natureza elusiva do conceito. Tais desenvolvimentos encontrarão na fenomenologia uma possibilidade de validação categorial *a posteriori*, para além de uma objetivação estrita ou teórica. A psicopatologia fenomenológica, em uma clara progressão da agenda de investigações psicopatológicas, dirigirá suas pesquisas para o mundo vivido esquizofrênico, desafiando o paradigma jaspersiano de incompreensividade e buscando apreender de forma holística o vasto repertório de manifestações clínicas a partir de um núcleo prototípico da condição esquizofrênica.

Trata-se da reconstrução da alienação esquizofrênica, a partir de seus elementos mais íntimos e essenciais, que encontrará interpretações diversas na literatura. O abrangente território fenomenológico da esquizofrenia pode ser ilustrado por meio de uma breve síntese de concepções de quatro psicopatólogos de peso na tradição: Minkowski, Binswanger, Blankenburg, e Bin Kimura. As suas obras fazem contribuições de imenso valor para a compreensão do mundo esquizofrênico e encontram alguma convergência sintética no modelo contemporâneo de alteração da ipseidade[7]. Com ênfases distintas, esses autores se dedicam em certo momento de suas investigações fenomenológicas a examinar um núcleo estrutural esquizofrênico em suas dimensões básicas constitutivas (ipseidade, corporeidade, temporalidade e intersubjetividade), numa observação clínica *pari passu* com manifestações clínicas típicas da patologia, como o autismo, alterações de realidade ou senso comum e hiper-reflexividade. Outros trabalhos, de semelhante e indiscutível importância no campo da psicopatologia fenomenológica da esquizofrenia, como os magistrais cinco casos de Binswanger, bem como seus desenvolvimentos a respeito das formas antropológicas da existência malograda e do delírio não serão abordados, dado o escopo sintético e introdutório deste capítulo.

EUGENE MINKOWSKI

Eugene Minkowski (1885-1972), um dos grandes nomes da psicopatologia francesa e da psicopatologia fenomenológica, teve como objeto de seus primeiros estudos a esquizofrenia. Em diálogo com seu momento histórico, recusará apreensões psicanalíticas e organicistas na gênese dos sintomas e adotará um ponto de vista estrutural na exploração do problema da esquizofrenia. A ênfase na noção de estrutura aponta para um *modus operandi* na exploração psicopatológica, que busca estabelecer ligações internas entre aspectos diversos da experiência do paciente, integrando-os em uma relação de mútua reciprocidade[8] e estabelecendo uma equivalência qualitativa entre o consequente e o antecedente do campo experiencial. Tal perspectiva estrutural, de certa forma, já estava presente em Bleuler quando ele suplanta os limites do que seria a patologia manifesta e envereda pelo domínio dos temperamentos anormais, dando o nome de "esquizofrenia latente" ao que considerava uma forma atenuada da doença, que não evoluiria de forma degenerativa e progressiva, próximo à noção de esquizoidia de Kretschmer.

Minkowski, que foi aluno de Bleuler, descarta o problema central da esquizofrenia como um relaxamento das associações e detém-se na concepção de autismo do mestre para propor a alteração fundamental da esquizofrenia como perda do contato vital com a realidade. Esta noção estava, em certa medida, incipiente na exposição bleuleriana dos sintomas cardinais da esquizofrenia, que remetem a um distúrbio profundo das relações do esquizofrênico com o mundo circundante. Mas, como dito, Bleuler defenderá sua teoria associacionista e, ainda que enfatize o autismo, esse não é tratado como marco primordial na doença esquizofrênica que subordinaria a alteração de outras funções psíquicas. Já o autismo elaborado fenomenologicamente seria a expressão clínico-fenomênica desta perturbação central, marcada por um distúrbio na sintonização pré-reflexiva com o mundo, uma diminuição do dinamismo temporal e por tentativas de compensar tais alterações por meio de uma hipertrofia dos elementos racionais que resultam em pensamentos e atitudes rígidas, hiperlógicas e frequentemente inadequadas em relação ao contexto. Para desenvolver conceitualmente a perda do contato vital com a realidade, Minkowski dialogará com a formulação de esquizoidia e sintonia, com a filosofia de Bergson e com a distinção clínica entre processo psíquico e processo orgânico.

O contato vital com a realidade

Quando se retira a ênfase quanto aos aspectos sintomatológicos, inconstantes e mutáveis, faz-se necessário fundamentar o que seria o processo mórbido subjacente que agregaria manifestações aparentemente díspares e que daria verdadeira coesão nosológica. Diversos autores, anteriores a Minkowski e fora dos domínios fenomenológicos, colocaram a questão do elemento nuclear da patologia e, ao se esquivarem de situá-lo em uma função psíquica, apontaram-no como um problema na articulação de tais funções, numa "desarmonia intrapsíquica" (Urstein) ou "perda da unidade interior" (Kraepelin). A pergunta, no entanto, permanece: quais fatores, num estado dito normal, garantiriam a harmonia dessas funções?

Minkowski[9] acreditava que a esquizofrenia não se reduzia a uma mera lista de sinais e sintomas e que a sua alteração fundamental não estava em nenhum deles, mas em um outro plano. Ele recorre a Bergson, que contrapunha dois princípios vitais na formação do todo harmônico na existência: o intelecto (pensamento abstrato, modalidades espaciais ou geométricas da experiência) e a intuição (sincronismo vital, dinamismo temporal da experiência) para propor uma alteração seletiva no dualismo bergsoniano própria desta patologia[10]. Na esquizofrenia, a perturbação dos aspectos intuitivos dinâmicos que atravessam todo o âmbito psíquico foi nomeada de "perda do contato vital com a realidade". A compreensão da perturbação geradora assim estabelecida estaria além da mecanicidade sensoperceptiva das ciências naturais, exigindo o exame do "élan vital", essa vertente irracional da existência, não mediada e inapreensível pelo discurso, bem como o reconhecimento da consequente hipertrofia dos fenômenos intelectuais estáticos ou espaciais.

Com a noção de perda do contato vital com a realidade, Minkowski inaugura a possibilidade de um diagnóstico "gestáltico"[11], marcante dentro da visada fenomenológica. O declínio desta capacidade dinâmica de sintonização e ressonância recíproca com o mundo e com os outros pode ser expresso de forma pura, sem intermediários nas apresentações do autismo pobre ou ainda a partir de mecanismos de compensação fenomenológica instalados, como no autismo rico. Assim, a compreensão ampla da esquizofrenia em Minkowski implicaria uma modificação nuclear, que não se traduz necessariamente em puro déficit, podendo incorrer tanto numa organização do psiquismo consequente a essa modificação, quanto numa capacidade de compensar fenomenologicamente o vazio deixado pela ruptura central.

Autismo pobre e autismo rico (compensação fenomenológica)

O autismo pobre é a expressão direta da modificação no psiquismo, que advém da perturbação no contato vital com a realidade, ou seja, é a forma clínica que explicita a perturbação esquizofrênica de modo mais "puro". Trata-se da bem reconhecida restrição do perímetro experiencial, do empobrecimento do raio de ação e de perturbações afetivas que caracterizam as formas oligossintomáticas ou ditas "deficitárias" da esquizofrenia.

Já ao autismo rico correspondem formas clínicas marcadas pelo mecanismo da compensação fenomenológica, de cunho distinto de uma compensação afetiva ou psicogênica. Trata-se de uma reordenação formal decorrente da alteração estrutural (no caso, a ruptura do contato vital com a realidade): "o indivíduo procura preencher a lacuna que se forma nele, agarrando-se aos fenômenos que ainda dispõe; ensaia, assim, salvaguardar seu aspecto humano" (p. 257)[12]. É um modo de buscar reestabelecer algum mínimo contato com o mundo, ainda que de modo caracteristicamente próprio à condição de base para a qual constitui uma resposta. Dentre tais fenômenos estão o racionalismo mórbido, as atitudes esquizofrênicas (atitudes esquizofrênicas, devaneio, pesar) e o delírio (ainda que Minkowski ressalte que o estilo de experiência inaugurada pelo delírio parece ser mais do que uma mera decorrência do esvaziamento autista).

Espacialidade esquizofrênica: racionalismo e geometrismo mórbido

Como mencionado acima, a esquizofrenia apresenta um declínio dos aspectos dinâmico-temporais, com um consequente exagero das capacidades espaciais, estáticas e intelectuais.

A propósito desses elementos irracionais, que regem a vida na concepção bergsoniana, o contato com o ambiente circundante faz-se por meio de um sentimento harmônico, impossível de ser mensurado. O abalo nesse contato harmônico com a realidade é de tal monta, no esquizofrênico, que suas atitudes transpareceriam não mais nuances, mas sim a dita "atitude antitética", caracterizada pela dicotomia: sim e não, permitido, proibido etc. Consequentemente, sua vida torna-se regida desproporcionalmente segundo ideias lógicas, doutrinárias e rígidas. Em outras palavras, quando há o enfraquecimento do dinamismo vital, o psiquismo torna-se impregnado por fatores espaciais, em uma espécie de práxis matemática, que encabeça o pragmatismo da vida diária e negligencia o senso comum.

Em um exemplo clínico dado por Minkowski, um paciente impõe-se a nada mais ler, na expectativa de que tais ideias externas não lhe influenciassem (caso que Binswanger retomará sob a ótica da excentricidade). Esquemática e racionalmente, o intento faz sentido, porém sua aplicação faz dele bizarro, afinal trata-se de uma apreensão maniqueísta, que ignora uma fronteira com o ambiente, que de fato é rica e nuançada. Não raro, tal atmosfera degenera para a sensação de detenção e subjugação, quanto a tudo que vem de fora, conduzindo a uma sensação de alienação e estranheza. O escopo da racionalidade pura o afasta do entorno, das questões de natureza interpessoal e o lança a questionamentos aparentemente grandiosos, abstratos e distantes.

Outra característica do predomínio de tais vivências espaciais na esquizofrenia é o revestimento por ideias de simetria, paralelismo e regularidade. Quaisquer experiências não passíveis de demonstração, ou que não se regulem por uma teorização particular do indivíduo são prontamente rechaçadas. Não raro conduzem a conclusões bizarras, como quando um paciente se dispõe a refletir sobre o efeito que o corpo da mulher produz no homem, concluindo então que tal se reduziria à geometria, lançando a questão se o mais alto grau de beleza não seria associado à esfera pura, pois é a forma perfeita.

Trata-se de um pensamento espacial puro, sem a influência da intuição, conferindo-lhe uma conotação de imobilidade e estabilidade. Alguns podem se revestir de uma roupagem obsessiva, como que lhe faltando uma capacidade sintética em meio a uma hipertrofia na análise de detalhes ínfimos. A noção de uma espacialidade ampliada vem em detrimento da noção de temporalidade, que usualmente traduz fluidez às vivências e, por vezes, até a linguagem do paciente se apresenta permeada por termos de valor topográfico, em detrimento de expressões de cunho temporal.

Processo esquizofrênico e processo orgânico demencial

Minkowski aponta que a alteração no dinamismo vital (função do Eu-aqui-agora, que denomina uma união íntima entre o eu no seu espaço e tempo) é típica do esquizofrênico. Este perde o senso de pertencimento pré-reflexivo ao mundo, expresso na forma da perplexidade esquizofrênica, e não somente preserva os elementos cognitivos objetivos, mas se torna impregnado por eles. Em contrapartida, o paciente com quadro demencial orgânico mostrar-se-ia desorientado no tempo e espaço e com perda de conhecimentos objetivos, ainda que conserve o seu dinamismo vital.

LUDWIG BINSWANGER

Ludwig Binswanger (1881-1966) é considerado, assim como Minkowski, um dos fundadores da psicopatologia fenomenológica. Aborda o tema da esquizofrenia em diversos escritos, como nas *Três formas da existência malograda*[13], na sua obra final *Délire*[14] e na obra *Schizophrenie*, publicada em 1958 (inédita em português)[15]. Nesta última, Binswanger reúne cinco biografias de pacientes esquizofrênicos: Ellen West (1944-1945), Ilse (1945), Jürg Zünd (1946-1947), Lola Voss (1949) e Suzanne Urban (1952-1953). Os casos oferecem uma dissecção psicopatológica refinada de apresentações muito distintas entre si de quadros esquizofrênicos, analisadas sob a ótica da Daseinanálise e de conceitos heideggerianos. Apesar da indiscutível riqueza dos cinco casos para a compreensão da problemática da esquizofrenia, é na introdução da obra, escrita por ocasião da reunião deles no livro, que o autor busca, nas suas palavras, "ganhar *insight* na ordem estrutural e dinâmica da existência humana que é designada na clínica psiquiátrica como esquizofrenia" (p. 249)[16].

A ordem que Binswanger diz buscar, para interpretar os casos, é de natureza fenomenológica. Ela irá revelar modos particulares de existência na esquizofrenia, caracterizados por alterações específicas do Dasein e modos de preenchimento das lacunas delas decorrentes. Como conceito básico para o entendimento da esquizofrenia, Binswanger aponta a quebra da consistência da experiência natural. Esta última refere-se à experiência na qual a existência se movimenta segundo a presunção da manutenção do estilo constitutivo da realidade (Husserl), ou seja, de modo suave, não reflexivo e não problemático (o que implicaria o caráter de autoevidência e objetividade do mundo).

Diante da inconsistência da experiência, o *Dasein* buscaria restabelecer alguma ordem e teria para si uma cisão em duas alternativas. A primeira alternativa, não efetiva, que adia, mas acaba por culminar na segunda, é a formação de um ideal extravagante. Há aqui uma aparente reordenação do padrão experiencial e o *Dasein* luta por retomar a teia da consistência natural, que já está rompida, no entanto. Por essa razão, as "camuflagens" envolvidas na preservação do ideal extravagante são, por natureza, não efetivas, acabam por desgastar a existência e, em algum momento, a "culminação das tensões antinômicas" forçam o *Dasein* à resignação sob a forma de delírio (caso Suzanne Urban), do retraimento autista (caso Jürg Zünd) ou ainda do suicídio (caso Ellen West).

Assim, diz Binswanger, a "biografia do esquizofrênico em sua estrutura eidética é traçada por antecipação, mesmo que ela seja disso a realização empírica, sobre a base da perda da experiência natural" (p 249-65)[16].

WOLFGANG BLANKENBURG

Pertencente a uma segunda geração de psicopatologistas fenomenólogos, Blankenburg (1928-2002) faz contribuições de peso à fenomenologia da esquizofrenia, prosseguindo análises de autores da primeira geração, como Minkowski e Binswanger, a respeito da essência esquizofrênica. Sua principal obra, *A perda da evidência natural: uma contribuição à psicopatologia da esquizofrenia oligossintomática* (tradução livre)[17], publicada originalmente em 1971, apresenta um estudo de caso clínico individual, estabelecendo um sofisticado diálogo entre psiquiatria clínica e filosofia fenomenológica, sobretudo de Husserl e Heidegger. Neste trabalho, Blankenburg aprofunda e amplia questões que já estavam sumariamente postas em um artigo de 1969, que aborda a psicopatologia do senso comum[18].

Por senso comum, compreende-se um julgamento sem reflexão e não um conjunto de conhecimentos objetivos, mas a "atitude natural com que a maior parte dos homens observa e vive o mundo" (p. 81)[19]. Isso implica o conhecimento tácito das "regras do jogo", que regem as atividades humanas. São os "axiomas da cotidianidade"[20], que englobam a correlação necessária e unitária entre subjetividade e mundo, a presença de relações intersubjetivas desde os domínios mais básicos da consciência e a assunção de regras implícitas, que definem o fundamento da interação social[21]. É um tipo de harmonia entre o indivíduo e seu mundo, apoiada em um conhecimento social tácito e intuitivo, que auxilia na vida corriqueira, mas que nunca é problematizado enquanto tal[19]. Aproxima-se da atitude natural de Husserl, compreendida aqui como "uma complexa constelação de atitudes, que apresentam o mundo como "dado de antemão" e simplesmente "ali" para mim, disperso no espaço e tempo"(p. 277)[22] e também do conceito de contato vital com a realidade, de Minkowski.

Blankenburg aponta na esquizofrenia uma perturbação do senso comum, domínio que até então não havia sido objeto de atenção da psicopatologia e é especialmente relevante quando investigamos as assunções "aparentemente banais" da vida cotidiana e a constituição intersubjetiva do mundo. A perturbação do senso comum pode ser expressa por um declínio sutil, ainda que notável, em seus domínios, e não raro antecede a emergência de sintomas psicóticos mais evidentes[18,23]. Esta crise do senso comum será descrita como "perda da evidência natural", expressão que Blankenburg empresta da paciente Anne, e os fenômenos psicopatológicos dela decorrentes expressariam modificações de possibilidades humanas intrínsecas, configurando uma oportunidade de compreensão destas estruturas fundamentais da existência.

A esquizofrenia oligossintomática

Blankenburg escolhe um caso de esquizofrenia simples, o caso Anne, distante da exuberância sintomática própria das formas produtivo-paranoides, como exemplar paradigmático para um estudo fenomenológico desta patologia. A justificativa de tal escolha se daria no fato de que a "pobreza" de sintomas, de ordem mais qualitativa do que quantitativa, teria uma maior proximidade hierárquica ao problema basal da esquizofrenia. Ou seja, as manifestações produtivas poderiam "ocultar" o núcleo prototípico da patologia, ao passo que as formas pauci-sintomáticas permitiriam um acesso mais direto e sem matizes na identificação daquele que seria o fundamento das mais variadas formas clínicas esquizofrênicas. Além disso, a paciente Anne mostra uma capacidade ímpar e muito privilegiada de refletir sobre sua própria experiência e, desta forma, fornece inúmeras descrições pormenorizadas de sua condição.

A perda da evidência natural e o senso comum

Anne, uma jovem refugiada da R.D.A, apresenta por volta dos 20 anos alterações de comportamento, labilidade e puerilidade afetiva, uma tentativa de suicídio pouco motivada e, de modo marcante, enreda-se em monólogos incessantes, nos quais frequentemente se lastima da "perda da evidência natural".

Assim a paciente exprime a sua situação:

> "O que é isso que está faltando? É algo tão pequeno, mas estranho, é algo tão importante. É impossível de viver sem isso. Eu descobri que não tenho mais os pés sobre o mundo. Eu perdi uma confiança em relação ao mais simples, às coisas do dia a dia. Parece faltar um entendimento natural que é tão óbvio para os outros." (p. 108-9)[17]

Anne já não consegue mais compreender as "regras do jogo", o que lhe gera uma falta de tato e uma dificuldade de reconhecer o que é adequado e esperado para determinada situação. Ela apresenta dificuldades na realização das atividades do cotidiano e precisa sempre fazer perguntas em uma atitude de "perplexidade desesperada": qual vestido usar, em qual ocasião e por quê, como as pessoas sabiam o que tinham que fazer, por que uma qualidade era melhor do que a outra, por que isto ou aquilo se faz de determinada maneira. Apesar das respostas que recebia a propósito de suas indagações, as suas dúvidas e apontamentos não se encerravam. O próprio anseio da paciente em manifestar sua posição existencial é o reflexo da incapacidade da linguagem coloquial em acessar um domínio, que também é seu próprio fundamento. Esse âmbito não é o de um corpo de conhecimentos específicos, mas o de um pano de fundo não problemático e auto evidente da vida cotidiana, garantia de um sentido de familiaridade com a realidade, que permitiria a mais elementar compreensão e pragmatismo.

Blankenburg parte da perda da evidência natural não como um sintoma, mas como um fio condutor para adentrar as estruturas fundamentais da consciência e as modificações próprias da esquizofrenia. Apoiado no conceito de proporções antropológicas de Binswanger, apresenta tal alteração não como um déficit quantitativo estático, descrito de modo normativo, mas como uma desproporção dialética. Evidência e não evidência são ambas igualmente constitutivas do *Dasein*, e a relação entre elas, como proporção antropológica, determina o posicionamento do indivíduo no mundo. A evidência promove um "acordo tácito" entre o senso comum e seu sentido de obviedade, estando em constante tensão com a dúvida e o sobressalto quanto aos seus próprios fundamentos. O "rompimento da dialética evidência/não evidência, com predomínio da última" (p. 145)[17], não encerra uma especificidade nosológica, mas se realiza de forma mais estável e caricatural nas síndromes esquizofrênicas. É a perda deste apoio apriorístico, transcendental que está na fundação de qualquer experiência de cotidianidade que fará a paciente buscar ativamente, por meio de apoios linguísticos e não linguísticos, sua ancoragem no mundo.

Segundo Blankenburg[17,18], a sanidade é mantida por meio de uma "resistência" à perda de ancoragem nas evidências da vida cotidiana. Tal resistência assemelha-se ao que o fenomenólogo tenta "colocar entre parênteses", ao buscar realizar a redução fenomenológica ou *epoché*. Porém, se no fenomenólogo esta suspensão é fruto de uma posição metodológica e de um esforço volitivo contra uma "inclinação natural à vida", no esquizofrênico ela decorre de uma alteração das sínteses passivas da consciência, como bem ilustra Anne, a fim de não perder totalmente este apoio pré-reflexivo da experiência.

A constituição desta evidência é intersubjetiva, erigindo-se como um solo comum. A alteração deste caráter intersubjetivo do mundo da vida leva à "perda da capacidade de se conectar aos outros de uma maneira encarnada em um mundo compartilhado" (p. 320)[24] e é um dos momentos essenciais, característicos da modificação esquizofrênica. A desestruturação da organização transcendental da consciência implicará ainda perturbações da temporalidade vivida, perda do momento fundador da continuidade da existência, da experiência de habitualidade e cotidianidade. É a manutenção coesa do fundamento desta organização, que possibilita ao indivíduo estar existencialmente voltado para o devir. Sem o anteparo desta estrutura, nota-se um borramento dos limites entre o *a priori* e o *a posteriori*, que afetará diretamente a possibilidade de um autêntico desenrolar histórico.

Uma vez que as evidências da vida cotidiana tornam-se problematizáveis, aquilo que deveria ter um caráter apriorístico é reificado como tema vital. Em Anne, a ocupação constante da tarefa de tentar constituir o solo da experiência e a incapacidade ôntica de sentir confiança, ter certeza de como as coisas devem ser feitas, classificadas estão associadas à hiper-reflexividade e à tentativa exaustiva de sanar, via reflexão, sua instabilidade transcendental. O fracasso do Eu transcendental, como instância fundacional, convoca o Eu empírico a assumir a tarefa de tentar garantir um eu-mesmo, às custas de um esforço quase físico, que, ao se debruçar no corpo, consome quase todas suas reservas, sem, no entanto, conseguir lograr. Essa mudança da relação entre o Eu empírico e Eu transcendental caracteriza, para Blankenburg, a raiz do autismo esquizofrênico.

BIN KIMURA

Bin Kimura (1931-)[25], sob forte influência de autores alemães, tem escritos de grande originalidade, que combinam concepções fenomenológicas com conceitos do zen budismo e da língua e cultura japonesas. O foco principal de sua investigação sobre esquizofrenia está também na identificação de uma perturbação básica, que, para ele, estaria nas estruturas da constituição do Si-mesmo. A constituição da subjetividade, que longe de ser um domínio seguro, mas uma conquista incessante[26], estaria em xeque na patologia. Além disso, sua obra também aborda de modo criterioso a presença marcante de experiências reflexivas na esquizofrenia.

Alteridade

O autor explora o papel do "Outro" no campo da experiência delirante do esquizofrênico. A explicação é um tanto complexa, no entanto, em linhas gerais, a dialética que nasce da interação de uma dada consciência com tudo aquilo que não é ela, produz um processo reflexivo, no qual a consciência do objeto transmuta-se em consciência de si. No esquizofrênico esse processo é alterado de tal forma que a duplicação a que a própria consciência procede faz com que seus próprios conteúdos guardem a marca do não Eu. Trata-se de uma premissa importante, para compreensão do processo esquizofrênico, a de que a constituição do Si-mesmo é problemática e tal repercutirá na forma como suas vivências temporais se estruturarão.

Temporalidade das experiências esquizofrênicas

Bin Kimura se utilizará dos termos *post festum* e *ante festum* como eixos de referência temporal, mas também antropológicos, pois eles se referem a uma articulação fenomênico-temporal de suma importância, a fim de fundamentar uma integralidade na experiência do Eu. O que se propõe é que o eixo reflexivo de retorno sobre si depende de um arco íntegro da constituição temporal fenomenológica, a fim de constituir-se como uno.

O que se passa com a estrutura temporal do indivíduo esquizofrênico é uma desarticulação. Bin Kimura descreve o estilo de temporalização dos esquizofrênicos como *ante festum*, literalmente "antes da festa". Sua caracterização é uma estrutura marcadamente antecipatória do futuro. Tal constituição temporal evoca uma disposição antropológica cujos conteúdos abarcam repertórios metafísicos, transcendentes, subjetivos, por vezes fortemente aderidos a uma dada ideologia, marcadamente futurizados. Como índice desta desarticulação, tem-se um porvir esvaziado, por vezes sem um atrito com o real.

Em contraste com a estrutura *post festum*, que privilegia uma constituição histórica na formação do si-mesmo, no esquizofrênico a crise que acomete a arquitetura da consciência remete a uma estrutura futurizada. Não por outro motivo o contato interpessoal na clínica da esquizofrenia evoca muito pouco de anteparo biográfico. O que se sucede a esta configuração temporal de um futuro desancorado, é, por vezes, uma experiência de marcada angústia, uma vez que está colocada a afirmação ou não de ser si mesmo ou a expectativa de reintegração de uma unidade esfacelada. Expressões como "eu não sou mais eu mesmo", "eu não posso mais ter minha própria vontade", são exemplos dessa possibilidade de alienação esquizofrênica.

Reflexão

Bin Kimura analisa com ênfase o excesso de reflexão que ocorre em pacientes esquizofrênicos. Para tal propósito, o autor cita, a partir de escritos de Nagai Mari, dois fenômenos distintos: o aumento quantitativo da reflexão pós um dado evento, por isso chamado subsequente e outro caracterizado por uma reflexão simultânea, uma auto-observação.

A reflexão subsequente em nada se distingue do processo de autocrítica que o homem são procede, excetuado um elemento quantitativo no esquizofrênico. O que se processa é um desdobramento entre um eu que reflete e um eu refletido, como numa bipartição sujeito-objeto ("Eu penso que eu não deveria ter feito dada coisa", por exemplo). Apesar desta cisão, a experiência psicológica é de unidade destes eus.

A reflexão simultânea raramente é vivida pelo homem são, ao contrário da anterior. Ela demanda um esforço ativo, pois dá-se de forma tácita, numa experiência normal. Trata-se de uma vivência cujo aspecto central é um desdobramento do eu, numa auto-observação constante. O aspecto temporal aqui é fundamental, pois se na reflexão subsequente há um retorno sobre si na forma de um resgate de uma unidade desses múltiplos eus, será na simultânea que incidirá o risco de uma cisão dessa experiência de um eu e si-mesmo.

Um exemplo de reflexão simultânea de um paciente, é dado pelo autor no seguinte relato: "Eu me observo constantemente. Mesmo quando interajo com alguém, sou obrigado ao mesmo tempo em ocupar-me a observar-me continuamente, o que me impede frequentemente em compreender corretamente suas palavras (p. 118)[25]. É nesta experiência que haveria o risco de desintegração desta perspectiva dialética de integração de um observado e um observante numa experiência psicológica de unidade. A própria experiência de simultaneidade e seu aspecto pouco natural, evocam uma fragilidade dessa costura de um eixo temporal uno e singular, de tal monta que uma distância vai se instaurando entre sujeito e objeto, observante e observado, a um tal paroxismo alienante, que o que se passaria seria, de fato, como se tal experiência de integração se convertesse numa experiência intersubjetiva. Haveria uma alienação do aspecto próprio das experiências, uma radical cisão entre eu e si-mesmo.

Tome-se um exemplo de reflexão simultânea, ao estilo: "Eu me observo vendo tal casa". Em uma experiência dita normal, apesar de diferentes eus, o que se tem é a integração deles numa experiência psicológica una. Muitas línguas são sagazes para descrever tal, ocultando o outro eu, implícito por meio do gerúndio. O fato é que tal desdobramento reflexivo sobre si, numa experiência esquizofrênica, fragmenta essa unidade. Tem-se que "Eu observo que eu vejo a casa". A não coincidência desses eus, para Bin Kimura, pode suscitar fenômenos de "estrangeirização" (*Fremdheit*). Se tal "alterização"(*Verfremdung*) ocorre neste eu que reflete (o "Eu observo..." do exemplo), tem-se uma experiência de um delírio de observação. Se, por sua vez, é o eu refletido, que é estrangeirizado, tem-se um delírio de influência.

Todo ato de consciência é acessível a uma reflexão simultânea, no sentido de que é possível conceber um "eu", por detrás de um "eu penso, eu faço", muito embora, na maior parte do tempo, o que impere seja uma espécie de "esquecimento de si". É justamente pelo fato de que esse processo seja tácito, que é possível engajar na vida pragmática, no polo dos objetos. Não preciso continuamente conceber que eu faço algo, para atribuir-me autoria de tais pensamentos e ações. No entanto, a premissa básica para que se faça tal processo simultâneo é a aquisição de uma língua, daí porque acreditar-se que as psicoses esquizofrênicas sejam exclusivamente humanas. Kimura sugere que a reflexão simultânea, mais do que vista sob o aspecto reducionista de um sintoma, como que um signo, cujo significado reside fora de si, tratar-se-ia de uma "tentativa de reestabelecer a subjetividade de si ameaçada de desaparecer", como uma compensação, numa espécie de curto-circuito desesperado para reestabelecer a integralidade desse eu ameaçado pela alienação.

Por fim, a propósito da gênese da consciência-de-si, Bin Kimura cita a dialética hegeliana senhor-escravo, figurando um embate entre duas formas de consciência, que clamam para si reconhecimento. Trata-se aqui da formação de uma consciência social, em oposição ao modelo cartesiano, encerrando em seu processo de formação a introjeção da alteridade[27]. É daí que Hegel pode afirmar que "consciência de si é consciência dos outros"[28]. A alusão à obra hegeliana é oportuna, pois uma leitura possível é a de que a consciência esquizofrênica, em sua gênese, não promoveria um processo dialético pleno, de incorporação desta alteridade, coexistindo com uma porção de si alienada[29].

MODELO CONTEMPORÂNEO DE ALTERAÇÃO DA IPSEIDADE

A partir dos desenvolvimentos prévios da psicopatologia descritiva e fenomenológica, Sass e Parnas[7] formulam o modelo de distúrbio do si-próprio (*self*) ou ipseidade como hipótese para a compreensão estrutural (*trouble générateur*) da esquizofrenia. Esta concepção contemporânea apresenta uma convergência com as formulações psicopatológicas apresentadas acima e dialoga com a filosofia fenomenológica (sobretudo nos desenvolvimentos fenomenológicos mais recentes sobre o *Self*) e com autores clássicos, como Jaspers[30], que já apontava alterações fundamentais da consciência do Eu como elemento proeminente da esquizofrenia.

A perturbação da ipseidade significa uma instabilidade no sentido, em condições normais tácito e pré-reflexivo, de ser o sujeito único da consciência, persistente temporalmente e corporificado (perspectiva da primeira pessoa), que está imerso em um mundo tomado como pré-dado e autoevidente, no qual desenrola sua ação de modo habitual e não problemática[10,31]. O termo ipseidade (*ipse*, do latim: próprio) refere-se justamente à modalidade pré-reflexiva da consciência de si, que garantiria a sensação de que se está em contato consigo próprio, de que se é o centro das próprias experiências[32] e fundamentará os sentimentos de identidade. Mas dizer que ipseidade refere-se a uma dimensão pré-reflexiva da consciência de si requer um olhar etimológico quanto ao termo reflexivo. Assim como um fletir-se sobre seu próprio eixo, como num jogo de espelhos, a consciência de si é a consciência da própria consciência, bem como, à semelhança de muitos dos reflexos fisiológicos, este processo dá-se de maneira tácita. Isso implica numa condição dita afecção própria, ou um sentimento próprio de si, que é a emergência passiva de uma configuração, em primeira pessoa, das experiências. Trata-se da condição silente, na qual meus sentimentos e minhas vivências como um todo carregam a marca redundante de serem minhas. De importância fundamental, uma alteração dessa instância primordial será crucial para compreender uma fragmentação da unidade daquilo que é vivido como íntimo e próprio, resultando numa corrosão da fronteira entre mim e o mundo externo, assim como uma perda da noção de centralidade e agenciamento quanto as próprias sensações, pensamentos e afetos. À luz dessa compreensão, a observação clínica acurada de Kurt Schneider[33] e seus sintomas de primeira ordem, como roubo e transmissão de pensamentos ganham a unidade de uma hipótese genética subjacente. Com a diminuição da autoafecção, processos vividos numa apreensão tácita de intimidade passam a habitar a publicidade do mundo externo, partilhado. Tem-se, no limite, o que se chama de objetificação mórbida[34]. Esse prejuízo na capacidade de se sentir um sujeito unificado e vivente, um ponto central na vida psíquica, guarda semelhanças com o conceito de perda do contato vital com a realidade[35] e de perda da evidência natural[18], dadas as dificuldades com questões do senso comum decorrentes da ruptura na sintonização pré-reflexiva com o mundo[36].

A unidade e estabilidade de si como próprio garantem um engajamento no polo noemático, sem que haja uma tematização constante do polo noético. Não por outro motivo, com tal fragmentação dá-se a emergência do que se denomina hiper-reflexividade, que consistiria não somente numa tematização de si, dos próprios processos mentais, mas sim, propriamente, numa espécie de intencionalidade que se volta ao próprio processo intencional. Trata-se de um processo fundamental para compreender como sujeito torna-se, paradoxalmente, objeto de suas próprias experiências e emerja uma "evisceração" dos próprios processos mentais, condição conhecida como espacialização do fenômeno mental próprio. Dito de outro modo, é um exagero de autoconsciência não volitiva que torna os processos habitualmente experimentados de forma tácita em objeto de experiência. Esse é o cerne, de forma bem sumária, da compreensão das alucinações auditivas que, nesta visão contemporânea, seriam a marca de uma alienação radical dos processos mentais próprios, vividos pelo paciente esquizofrênico de maneira objetificada, como vozes[32].

Ambos os processos acima descritos: hiper-reflexividade e diminuição da afecção própria implicam-se mutuamente e essas alterações da fundação básica da subjetividade parecem ser centrais para a compreensão da esquizofrenia, bem como para o rastreamento da vulnerabilidade à condição esquizofrênica. Instrumentos psicométricos semiestruturados para avaliação quantitativa e qualitativa de anomalias da experiência própria (EASE – EAWE) têm sido propostos com base em achados da literatura psicopatológica e no modelo de alteração da ipseidade, em sua maioria, trazendo muitas das premissas da filosofia da mente e fenomenologia exploradas acima[31], para iluminar as condições de alto risco e estágios precoces do desenvolvimento da patologia.

O modelo de alteração da ipseidade tem importantes desdobramentos recentes no tocante ao domínio da corporeidade. Esta erosão na imersão prática e pré-reflexiva do *Self* no mundo, própria da condição esquizofrênica, seria mediada pela corporeidade, domínio no qual que se ancora a ipseidade. Na esquizofrenia, teríamos um processo de descorporificação[37] ou uma dissolução profunda do sentido de *Self* encarnado[38] que leva a alterações do funcionamento corporal implícito, tanto na percepção como na ação, e a perturbações nas relações intersubjetivas que são mediadas pela intercorporealidade[39]. São estas modificações da dimensão tácita da subjetividade e intersubjetividade que constituem a raiz do autismo esquizofrênico e que podem também fundamentar alterações de quebra de fronteira do Eu, como nos sintomas de primeira ordem de Schneider.

CONSIDERAÇÕES FINAIS E PERSPECTIVAS FUTURAS (TERAPÊUTICA)

A concepção fenomenológica da esquizofrenia engloba os aspectos clínicos mais consolidados e inteligíveis da patologia, marcados pelo autismo esquizofrênico que se manifesta como anomalias da autoexperiência e na interface de relação com o mundo e com a alteridade. Essa alteração profunda da estrutura da consciência implica em distinções características do mundo vivido do esquizofrênico, marcado pela fragmentação do tempo em suas estases, do espaço, do corpo e da ipseidade, levando à perda de uma forma coerente e estável do campo experiencial.

As alterações essenciais da condição esquizofrênica devem ser pensadas em três sentidos sobrepostos: como a perturbação essencial que fundamenta o diagnóstico, como um componente de status "gerador" que desemboca e se expressa em manifestações diacrônicas e como um traço básico ou um endofenótipo determinante para a vulnerabilidade à patologia[40]. Do ponto de vista diagnóstico, essa alteração marcante da estrutura da subjetividade pode se manifestar em todos os domínios mentais (como a afetividade, cognição, vontade e pragmatismo) e "transpira através da pintura polimórfica da patologia, no modo como os pacientes experimentam a si mesmos, os outros e o mundo e não meramente no que eles experimentam" (p. 68)[41]. Este núcleo funciona como uma unidade de organização dos diversos fenômenos clínicos que passam a ter uma organização intrínseca e o seu reconhecimento imbui o diagnóstico de uma dimensão de profundidade ao integrar qualitativamente achados formais isolados e as suas facetas evolutivas[41].

As pesquisas contemporâneas sobre a alteração da ipseidade buscam investigar os limites da condição esquizofrênica em contextos clínicos comparativos e discutir possíveis correlatos neurobiológicos e decorrências terapêuticas. A psicopatologia fenomenológica deve ser concebida na atualidade de modo estendido, explorando as particularidades do método fenomenológico até o domínio da terapêutica, autorizando assim as aspirações de uma prática assentado em seu solo[42].

REFERÊNCIAS BIBLIOGRÁFICAS

1. Lantéri-Laura G. Ensayo sobre los paradigmas de la psiquiatría moderna. Triacastela. 2000.
2. Parnas J. A disappearing heritage: the clinical core of schizophrenia. Schizophrenia Bulletin. 2011;37(6):1121-30.
3. Tamelini MG, Messas GP. A step beyond psychopathology: a new frontier of phenomenology in psychiatry. Philosophy, Psychiatry, & Psychology. 2019;26(2), 151-4.
4. Lanteri-Laura G. Fenomenologia e crítica dos fundamentos da psiquiatria. Análise Psicológica. 1983;3:555-64.
5. Woods A. The sublime object of psychiatry: schizophrenia in clinical and cultural theory. Oxford University Press; 2011.
6. Parnas J, Bovet P, Zahavi D. Schizophrenic autism: clinical phenomenology and pathogenetic implications. World Psychiatry. 2002;1(3):131.
7. Sass LA, Parnas J. Schizophrenia, consciousness, and the self. Schizophrenia Bulletin. 2003;29(3):427-44.
8. Stanghellini G. The meanings of psychopathology. Curr Opin Psychiatry. 2009;22(6):559-64.
9. Minkowski E. A noção de perda de contato vital com a realidade e suas aplicações em psicopatologia. Revista Latinoamericana de Psicopatologia Fundamental. 2004;7(2):130-46.
10. Sass LA. Self and world in schizophrenia: three classic approaches. Philosophy, Psychiatry & Psychology. 2001;8(4):251-70.
11. D'Agostino A. Eugène Minkowski (1885-1972): The phenomenological approach to schizophrenia. Psychopathology. 2015;48(6):421.
12. Minkowski E. La eschizophrénie. Psychopathologie des schizoïdes et des schizophrènes. Paris: Desclée de Brouwers; 1927.
13. Binswanger L. Três formas da existência malograda. Rio de Janeiro; 1977.
14. Binswanger L. Délire. Jerôme Millon; 1993.
15. Binswanger L. Schizophrenie. Pfullingen: Neske; 1958.
16. Binswanger L. Introduction to schizophrenia. In: Being in the World. 1963. p. 252-65.
17. Blankenburg, W. La pérdida de la evidencia natural: una contribución a la psicopatología de la esquizofrenia. Santiago de Chile: Ediciones Universidad Diego Portalesp; 2013.
18. Blankenburg W, Mishara AL. First steps toward a psychopathology of "common sense". Philosophy, Psychiatry & Psychology. 2001;8(4):303-15.
19. Tatossian A. A fenomenologia das psicoses. São Paulo: Escuta; 2006.
20. Straus E. Aesthesiology and hallucination. In: Rollo M, Angel E, Ellemberger HF (eds.) Existence: a new dimension in psychiatry and psychology. New York: Springer; 1962. p.141-50.
21. Summa M. Is this self-evident? Husserl's Phenomenological Method and the Psychopathology of Common Sense. Rivista internazionale di Filosofia e Psicologia. 2012;3(2):191-207.

22. Moran D, Cohen J. The Husserl dictionary. Continuum; 2012.
23. Stanghellini G. Psychopathology of common sense. Philosophy, Psychiatry, & Psychology. 2001;8(2):201-18.
24. Mishara AL. On Wolfgang Blankenburg, common sense, and schizophrenia. Philosophy, Psychiatry, & Psychology. 2001;8(4):317-22.
25. Kimura B. Ecrits de psychopatologie phénoménologique. Presses Universitaires de France; 1992.
26. von Weizsäcker V. Le cycle de la structure. Paris: Desclée de Brouwer; 1958.
27. Zahavi D. Is the self a social construct? Inquiry. 2009;52(6):551-73.
28. Hegel GWF Fenomenologia do espírito; tradução de Paulo Menezes- 9. ed.- Petrópolis, RJ: Vozes: Bragança Paulista: Editora Universitária São Francisco; 2014.
29. Funaro G. A dialética Senhor- Escravo, como chave hermenêutica em Bin Kimura. Revista Psicopatologia Fenomenológica Contemporânea. 2021;10(1):2021.
30. Jaspers K. Psicopatologia geral (SP Reis, Trad.). São Paulo: Atheneu; 1989.
31. Parnas J, Henriksen MG. Disordered self in the schizophrenia spectrum: a clinical and research perspective. Harvard Review of Psychiatry. 2014;22(5):251-65.
32. Stanghellini G, Cutting J. Auditory verbal hallucinations-breaking the silence of inner dialogue. Psychopathology. 2003;36(3):120-8.
33. Schneider K. Psicopatologia clínica. São Paulo: Mestre Jou; 1968.
34. Cutting J. Morbid objectivization in psychopathology. Acta Psychiatrica Scandinavica. 1999;99:30--3.
35. Minkowski E. Le temps vécu. Études Phénoménologiques et Psychopahologiques. Paris: Presses Universitaires de France; 2005.
36. Henriksen MG, Škodlar B, Sass LA, Parnas J. Autism and perplexity: a qualitative and theoretical study of basic subjective experiences in schizophrenia. Psychopathology. 2010;43(6):357-68.
37. Stanghellini G. Disembodied spirits and deanimated bodies: The psychopathology of common sense. Oxford University Press; 2004.
38. Fuchs T. Phenomenology and psychopathology. In: Handbook of phenomenology and cognitive science. Springer Netherlands; 2010. pp. 546-73.
39. Fuchs T. From self-disorders to ego disorders. Psychopathology. 2015;48(5):324-31.
40. Urfer-Parnas A, Mortensen EL, Parnas J. Core of schizophrenia: estrangement, dementia or neurocognitive disorder? Psychopathology. 2010;43(5):300-11.
41. Parnas J. The core Gestalt of schizophrenia. World Psychiatry. 2012;11(2):67.
42. Tamelini MG, Messas GP. Pharmacological treatment of schizophrenia in light of phenomenology. Philosophy, Psychiatry & Psychology. 2019;26(2):133-42.
43. Mancini M, Presenza S, Di Bernardo L, Lardo PP, Totaro S, Trisolini F, et al. The life-world of persons with schizophrenia: a panoramic view. J Psychopathology. 2014;20:423-34.
44. Turner T. Esquizofrenia. Seção social. In: Berrios GE, Porter R. Uma história da psiquiatria clínica, 3 vols. São Paulo: Escuta; 2012.

6
Fenomenologia da mania

Antonia Elvira Tonus
Luciano de Menezes Sanchez

INTRODUÇÃO

Ao abordar o tema mania por uma perspectiva psicopatológica, pode-se, como de costume, primeiramente apontar dados históricos relevantes na constituição desse fenômeno. Já na Antiguidade, na obra hipocrática, o termo mania aparece nas descrições de algumas alterações comportamentais. Relevante seria pontuar que, provavelmente, esse termo englobava aspectos significativos divergentes dos atribuídos a partir da psiquiatria moderna instalada em meados do século XIX[1].

Healy[2] critica que o uso dos termos mania e melancolia nas obras hipocráticas e de outros autores do período se referia a manifestações clínicas que hoje seriam classificadas como *delirium* ou esquizofrenia. Encontra-se, por exemplo, na obra hipocrática "*Corpus*" a palavra mania correspondendo a quaisquer quadros delirantes.

Além das discussões etimológicas e do anacronismo do termo mania, outra emblemática e histórica questão é o enquadramento nosológico do fenômeno. Desde a Antiguidade, na obra de Araeteu da Capadócia (século II), passando por descrições de Avicena (século X) na medicina oriental, até as descrições clássicas dos franceses Falret (*Forme circulaire de maladie mentale*) e J. Baillarger ("*Folie à double forme*") em 1854, a condição de mania foi associada à de melancolia, constituindo dois fenômenos que poderiam estar presentes ou não na mesma doença[3].

Na psiquiatria, os constructos nosográficos ganham seu apogeu na obra de E. Kraepelin, que propõe a dicotomia das condições endógenas entre duas grandes categorias: demência precoce de um lado e doença maníaco-

-depressiva de outro. Na sua oitava edição, o tratado de Kraepelin trouxe a descrição da psicose maníaco-depressiva[4], doença periódica de curso episódico com períodos de mania e melancolia, com subformas clínicas distintas que compõem, provavelmente, o mesmo processo patológico. A forma clínica clássica da doença maníaco-depressiva, apresentada pela oposição evidente entre acessos maníacos e os acessos depressivos, não corresponde à totalidade das manifestações clínicas, que muitas vezes se dão por apresentações de quadros de mania simples ou de melancolia, assim como de confusão mental, delírios acentuados e transições de uma fase a outra de forma não tão clara[4].

Para Bleuler, a doença maníaco-depressiva e a esquizofrenia existiam em um *continuum* em que as características afetivas poderiam estar presentes tanto em uma quanto na outra[3]. Karl Leonhard (1957) propôs formas bipolares como polimorfas (psicose maníaco-depressiva e psicoses cicloides) e formas monopolares como puras (mania, melancolia, depressões). A incorporação da divisão unipolar/bipolar nas classificações diagnósticas ocorreu na terceira edição do DSM-III de 1980 e posteriormente na CID-10[5].

A psiquiatria contemporânea entende as doenças psiquiátricas, e por consequência o fenômeno da mania, como um conjunto de sinais e sintomas, considerando as funções psíquicas como autônomas. Em uma abordagem apenas epidérmica do fenômeno, não é possível apreciar sua essência[6]. Neste capítulo abordar-se-á o fenômeno da mania examinado e explorado pela perspectiva da psicopatologia fenomenológica com a finalidade de evidenciar a essência e a estrutura do fenômeno.

Primeiramente serão abordados os modelos conceituais propostos pela tradição fenomenológica, sobretudo os realizados por Eugène Minkowski[7], Ludwig Binswanger[8,9] e Henri Ey[10], autores que deixaram um marcante legado ao domínio do tema em questão, para, por fim, nos ater à abordagem contemporânea das alterações observadas nas principais categorias fundamentais da consciência do indivíduo em mania: temporalidade, espacialidade, corporeidade e intersubjetividade.

A FENOMENOLOGIA DA MANIA

Eugène Minkowski

A obra *O tempo vivido*[7]

Eugène Minkowski descreveu nessa obra a constituição sintônica e a esquizoide em uma primeira abordagem da condição de mania para depois adentrar no eixo principal da condição, com suas alterações estruturais.

> "Conhecemos as duas classes descendentes estabelecidas por Kretschmer: esquizofrenia, esquizoidia, esquizotimia, de uma parte, e doença maníaco-depressiva, cicloidia, ciclotimia de outra parte. Sabemos também que Bleuler trouxe um incremento importante introduzindo a noção de sintonia. A ideia de oscilações mais ou menos periódicas entre os dois polos da ciclotimia é substituída por algo de essencial que caracteriza toda a maneira do ser ciclotímico, qual seja a fase ou grau. Este algo é a presença do contato afetivo, a faculdade de vibrar em uníssono com o ambiente, a **sintonia.** A sintonia vem se opor assim de uma maneira equivalente, por assim dizer, à esquizoidia e ambas tornam-se dois princípios vitais." (p. 272)[7]

Minkowski se interroga: como é possível deduzir da esquizoidia e da sintonia as duas psicoses correspondentes?

O autor aponta que se aceita, sem dificuldade, que o esquizofrênico é mais esquizoide que o esquizoide, mas para o maníaco não é apenas uma questão de intensidade. O maníaco permanece em contato com o ambiente, mas esse contato não é simplesmente aumentado, mas sim deformado em relação à sintonia verdadeira. Descreve que a sintonia contém um elemento de harmonia, de ritmo por assim dizer, entre o próprio vir a ser e uma parte do devenir ambiente. Existe na sintonia um sincronismo vivido (p. 273)[7].

Minkowski contrapõe brilhantemente a psicopatologia da esquizoidia com a sintonia:

> "Na esquizoidia onde a franja sintônica falta, a atividade pessoal, como sair de suas dobradiças naturais, amplia o esboço do autismo contido nela, se precipita nesta fissura, tornando-se cada vez mais rígido e frio, impregnando-se de fatores racionais, perdendo-se em devaneios estéreis, e degenerando em atividade incapaz do mínimo eco no devenir ambiente." (p. 274)[7]

Minkowski afirma a existência de uma assimetria fundamental entre a esquizoidia e sintonia, como ponto de partida das modificações patológicas. O maníaco, contrariamente ao esquizofrênico exaltado, permanece em contato com a realidade. O autor, citando Bleuler, afirma que o maníaco absorve com avidez o mundo exterior, mas sem se aprofundar. O contato existe, mas é um contato instantâneo, falta-lhe penetração e estabelece um contato, mas sem duração vivida. O que falta ao maníaco é o desdobramento no tempo. O maníaco não vive senão no agora, e é esse agora que limita seu contato com o ambiente. Minkowski anuncia que na mania a vida mental sofre uma subdução no tempo, assim como nos estados melancólicos. A mania e a melancolia formam um todo não porque se encontram nos dois polos de uma mesma série, mas porque realmente elas repousam sobre uma idêntica subducção no domínio da sintonia normal onde a mania se desdobra em um contato superficial e que muda de instante ao outro.

Portanto, vê-se que para Minkowski, em última análise, a esquizofrenia e a psicose maníaco-depressiva alteram ambas, mas de forma diferente, a afetividade-contato[11].

Na obra *O tempo vivido*, Eugène Minkowski dedica-se à exploração do tempo na psicopatologia. Ele define o tempo, ou devenir, como um fluido que corre em direção ao futuro. Distingue o tempo corrido e o tempo vivido, este último como qualidade, vivido apenas na introspecção. Descreve diversas dimensões do tempo – o agora, o presente, o passado e o futuro – e os fenômenos de duração e continuidade, assim como o elo entre eles: a implantação no tempo[7].

Sobre a temporalidade da mania, Minkowski refere que há uma aceleração da atividade do sujeito, "determinando um contato apenas instantâneo, em que não há penetração na experiência e não há duração vivida. Falta-lhe um desdobramento no tempo". O paciente em mania não é capaz de viver um presente autêntico, estando limitado ao contato com o agora. Para tal, ocorre o descolamento tanto da historicidade do passado quanto da abertura ao futuro, determinado por um contato amplo e voraz com a realidade. Com a perda da influência do passado e do futuro no presente, o modo de ser do maníaco é pautado pela leveza e jocosidade[6].

Ludwig Binswanger

A obra *Sobre fuga de ideias*[12]

Obra clássica de 1933 que marca a história na antropologia fenomenológica de Binswanger, fase que posteriormente, na década de 1940, recebeu a denominação de fase daseinsanalítica[13]. Nesse amplo estudo, Binswanger analisa e disseca esse fenômeno a partir da estrutura global do ser humano, tomado pela fuga de ideias.

> "*Ideenflucht* é a descrição do projeto-de-mundo (*Weltentwurf*) maníaco e também ensaia compreender como um mundo deve ser feito para que alguma coisa como a mania seja possível ao homem. O fio condutor é a fuga de ideias, sintoma clássico da mania. Mas aí onde a clínica vê um distúrbio quantitativo expresso no fluxo de pensamento e de palavras pronunciadas ou escritas, Binswanger realça um estilo qualitativo de ser-no-mundo, aquele do **salto** e do pulo na fuga de ideias ordenada e aquele do **turbilhão** na fuga de ideias desordenada ou confusa." (p. 148)[11]

Ninguém melhor do que Binswanger aprofundou o estudo da consciência maníaca e, como ele o diz do "mundo maníaco", isto é, do problema da consciência que perturba radicalmente as relações entre o Eu e o Mundo, vividos na expansividade e avidez da consciência maníaca[10].

Como na maioria de suas obras, Binswanger, ao propor um modelo de compreensão para um fenômeno clínico, suporta suas propostas na análise de um caso particular e individual, em busca de uma essência para essa condição factual que possa, então, ser generalizada. Com esse propósito, analisa um bilhete escrito por uma paciente de 48 anos, internada na clínica Bellevue, que possuía o diagnóstico de psicose maníaco-depressiva há mais de 20 anos e encontrava-se em sua décima crise de mania.

A paciente se queixa, no bilhete, de uma circunstância banal reprovando o fato de como uma geleia poderia ter sido servida no mesmo recipiente de alumínio, o qual teria sido utilizado, no dia anterior, para cozimento de algo gorduroso. O ponto forte que capta a observação de Binswanger é o global do estilo da manifestação da paciente, tanto em suas características da escrita quanto no conteúdo dessa escrita.

A paciente, ao invés de se queixar ao seu enfermeiro ou ao seu médico, salta sobre eles e dirige-se diretamente ao responsável pela cozinha, sendo este desconhecido por ela. Nessa breve vivência da doente, o autor penetra na condição antropológica da mania, desvelando um desmantelamento da complexa estrutura social onde somos todos inseridos, e faz surgir uma condição em que pessoas-objetos-situações podem ser ligadas, perdendo-se as conexões intermediárias.

Binswanger enuncia a fuga de ideias como elemento de uma estrutura global antropológica maníaca que apresenta um novo modo de determinação espacial, em que "tudo está ao alcance das mãos", sendo só a partir dessa profunda modificação do mundo que será possível compreender o comportamento do doente. O autor assim demarca a estrutura existencial da fuga de ideias ordenada como um modo de ser no mundo pelo salto.

No transcurso da obra, Binswanger esculpe e desvela o *Dasein* maníaco, delineado por uma espacialidade que se configura por uma amplitude determinada pelo princípio antropológico da descoberta e abertura do espaço, associada a uma diluição simultânea, em que tudo está ao alcance das mãos. Já para a vivência temporal, descreve o critério da emergência da existência em presentes não autênticos, da não permanência, da precipitação e do turbilhão para a fuga de ideias desordenada.

Após a delimitação das principais condições estruturais da consciência, como a condição temporal e espacial desses doentes, Binswanger adentra em um descritivo existencial profundo e complexo da maneira de o maníaco estar no mundo, marcada por uma leveza, por uma apresentação volátil e por um polimorfismo, caracterizando uma específica consistência de estar no mundo que se desdobra no critério do luminoso, do rosa e do colorido.

O diálogo com Heidegger se faz presente e Binswanger examina e circunscreve a presença, nessa condição, da inautenticidade quanto ao poder ser próprio, de um ser-lançado na curiosidade, do ser perdido na publicidade e do ser-com-outro na manifestação verbal sem fim. Analisa a linguagem presente nesses doentes em que a manifestação é marcada por uma expectoração e pressão de fala que constrói um diálogo inautêntico.

> "Trata-se de uma volubilidade fluida da estrutura geral do ser que detém quase todo o espaço em suas mãos. Essa apropriação do espaço fica evidente na escrita que preenche o papel, deixando espaços relativamente grandes entre as linhas. O mundo, pequeno demais para a expansão do ser, aproxima suas distâncias. A rede de realidades tem malhas maiores e mais flexíveis do que em um sujeito normal. O mundo dos outros é ele próprio homogêneo, nivelado e sem relevo, com verdadeiros curtos-circuitos que se estabelecem entre a doente e os outros. O salto que a doente faz em sua escrita é o mesmo que ela faz para interpelar o responsável pela cozinha, salto que nivela ao mesmo tempo as diferenças sociais, humanas, lógicas e espaciais." (p. 71)[10]

Henri Ey, ao comentar a obra binswangeriana, afirma que o problema antropológico não é de se perguntar por que a doente se excita a propósito de pouca coisa, mas de se demandar em que mundo ela vive. Ey propõe através da leitura da obra que a mania é uma forma de existência não problemática. O mundo onde se move o maníaco é um mundo que tende a abolir todas as dificuldades lógicas ou reais, um mundo que é mais direto e imediato, um mundo do otimismo. O mundo temporoespacial é sem limites, possui um horizonte infinito e eterno. Esse mundo é o contrário do estreito, ele é espaçoso e brilhante. Possui uma volatilidade sem peso, sem resistências, que permite deslizar, voar em um meio transparente e elástico.

Essa condição, minuciosamente exposta por Binswanger, faz concluir que o pensamento e a ação identificam-se em um ato de possibilidade fazendo cair as barreiras, os limites e as dificuldades inerentes aos conceitos do pensamento racional. O maníaco experimenta o campo das possibilidades aberto e sem limites como também sem fixidez, o que faz compreender os delírios de grandeza e poder, e as sucessivas oscilações biográficas.

Na interpretação da fuga de ideias incoerentes ou confusas, vê-se que a precipitação e o repentino eram os fatores temporais fundamentais. O otimismo de base, a rapidez do movimento do mundo, a abertura do horizonte desse tempo e sua infinidade constituem a trama da impulsividade otimista, como modalidade de existência do rápido e do súbito. O ser humano está em erupção como em um vulcão, e sua efervescência é existencialmente momentânea. Para o maníaco não há nada de permanente e definitivo (p. 82)[10].

A logorreia, a verborragia, constitui um modo de existência que a linguagem designa pelo termo "garganta". Esse homem "garganta" dirige-se ora para um, ora para outro, com gesticulação e mímica abundantes. O que se observa é uma expectoração de palavras. A instabilidade motora, a logorreia, a hiperprosexia constituem os traços essenciais da estrutura antropológica do ser "garganta".

> "Sem dúvida a falta de inibição, de repouso, conduz o homem a estar fora de si, e por assim dizer, sem responsabilidade, em uma existência puramente atual. A forma desta agitação é, depois de Heidegger, o Turbilhão (*der Wirbel*), quer dizer esta forma de movimento que encontra nele mesmo sua própria propulsão. É neste sentido, que levado em um presente sempre renovado, a existência torna-se como estrangeira ao passado e ao futuro. Pode-se dizer que a temporalidade perdeu seu relevo, está nivelada, o doente desliza no tempo, e quando ele nos fala sobre o melhor momento de sua existência, é menos para se referir à estrutura deste momento que à sua qualidade de instante instantâneo." (p. 82-3)[10]

Binswanger discorre sobre as modificações profundas da maneira de estabelecer e viver a relação do Eu e o mundo no artigo "O modo maníaco de estar no mundo", no qual o estilo de comunicação aparece:

> "A facilidade aumentada na comunicação é apenas aparente, ela permanece superficial; se uma segunda ou terceira pessoa aparece, o paciente perde você de vista tão rapidamente quanto ele colocou os olhos em você pela primeira vez, para voltar sua atenção para o recém-chegado. Agora você descobre que não se aproximou do paciente e que terá de fazer todos os esforços possíveis se quiser ir além da conversa mais superficial e captar algo coerente. Simultaneamente, você rapidamente tem a impressão de que o paciente também não está perto de si, mas vive, por assim dizer, longe de si mesmo." (p. 198)[8]

Binswanger pontua que essa falsa hiperatividade que, no início da doença, muitas vezes ainda é um estímulo para realizações, projetos, trabalhos científicos ou artísticos de todo tipo, gradualmente se transforma em uma ocupação sem objetivo, sem sentido e vazia.

> "O paciente leva tudo levianamente, não vê obstáculos ou dificuldades em qualquer lugar, apenas aqueles que ele está convencido de que pode superar com um estalar de dedos. Ele julga mal o peso das coisas que já não se destacam em relevo, mas se tornam leves, suaves, flexíveis, móveis, enfim, evanescentes ou voláteis." (p. 198)[8]

> "Mas há uma coisa que eles não toleram: contrariedade e restrição de sua liberdade de movimento. Em seu mundo naturalmente não há restrições nem interferências. Quando eles realmente os encontram, eles ficam furiosos, tornam-se irritáveis, rudes, agressivos e em uma excitação maníaca, até mesmo extremamente perigosos." (p. 199)[8]

Binswanger, na análise da linguagem desses doentes, enuncia um estilo particular na fala do maníaco onde aparece uma diminuição da utilização dos verbos, com subsequente supremacia de nomes ou substantivos, mais ou menos decorados com adjetivos, de modo que o resultado final é o chamado estilo telegráfico maníaco. Mesmo esse estilo, cujo significado ainda pode ser entendido, continua a se desfazer; as palavras não são mais usadas de acordo com seus significados, mas simplesmente amarradas com base em seus sons. Encontram-se as chamadas associações sonoras, rimas, trocadilhos e complementos de palavras, que aparecem muito claramente no experimento de associação de palavras (p. 199-200)[8].

Henri Ey

A obra *Estudos psiquiátricos*[10]

Para Ey, a questão do nível da consciência não deve ser pensada e tomada restritamente em um nível quantitativo, mas sim em um nível estrutural, entendendo que um tipo de consciência patológica é não somente uma diminuição, uma queda de tensão, mas uma reorganização das correntes intencionais da consciência. Aquilo que é alterado é o desenvolvimento da consciência no tempo, desenvolvimento que constitui certa qualidade da consciência pela qual se acorda ao movimento interno de seus desejos e ao desenvolvimento de sua história. Essa harmonia na condição da mania está rompida por um salto, uma aceleração, uma avidez. O autor propõe uma alteração estrutural negativa e uma positiva para a mania.

Segundo sua descrição, há uma desestruturação da atividade psíquica que comporta essencialmente uma estrutura negativa. Detalha o quadro clínico da mania sendo caracterizado por uma extrema exaltação da atividade psíquica inferior, que produz uma ilusão de que não há problemas deficitários, mas uma cuidadosa análise do estado maníaco permite estabelecer, em primeiro plano, do ponto de vista clínico e patogenético, a decomposição do campo da consciência.

> "Primeiro por um prejuízo das funções de síntese. Desestruturação da atividade reflexiva. As grandes sínteses da memorização e da orientação estão prejudicadas não naquilo que elas têm de simples, mas em suas funções elevadas (ordem cronológicas das lembranças, enquadramentos temporoespaciais claros e hierarquizados, desenvolvimento da ação em uma ordem de sucessão mesurada). A percepção do real é superficial. Os mecanismos profundos do pensamento, o emprego controlado e atento dos esquemas que organizam e formam o fluxo intuitivo estão prejudicados. Falta à vida psíquica sua verdadeira dimensão: a profundidade, daí sua volatilidade. Todos os processos se desenvolvem na superfície devido à falta de acesso a uma verdadeira construção paciente e ponderada." (p. 89)[10]

A proposta de Ey alerta sobre uma importante questão que, sob a exuberante "hiperlucidez" aparente, e sob a falsa claridade, existe um grau de crepúsculo da consciência e cita Kraepelin quando este colocou que o maníaco vive sua crise como em um nevoeiro. A clínica comprova essas propostas quando se observam nesses doentes amnésias profundas das experiências vividas durante os acessos maníacos, pois todos os vividos são imprecisos e inconstantes, esgotam-se nas intuições instantâneas, sem relevo e sem perspectivas. Ey preconiza que nessas condições a realidade desaparece, as sínteses objetivas da construção da unidade da pessoa e do real são imperfeitas.

Para estrutura positiva da mania, o autor salienta os aspectos clínicos da estrutura intencional da consciência maníaca como o comportamento de jogo, em que suas fantasias são vividas como "uma realidade sem realidade" dentro de uma perspectiva otimista e hiperbólica. Nessa condição tudo que é pensado é exposto e falado em um estilo de verbo-ideação e ainda sustentado com a ajuda de lembranças caóticas, apóstrofos e monólogos.

> "Em sua forma mais típica, a elação, a euforia, o entusiasmo, o otimismo, orientam o maníaco para os temas eróticos, de grandeza ou proféticos, mas nenhum tema é excluído de suas fantasias, pois a exaltação passional, a irascibilidade, os golpes desta realidade que não é tão fluida e plástica, se exprimem frequentemente em vividos de perseguição e de influência, rebotes necessários de uma expansividade que se choca às objeções da realidade objetiva." (p. 93)[10]

No otimismo maníaco, as duas instâncias do pensamento e da ação são coligadas e a distinção entre o espaço do pensamento e o espaço da ação é mínima, aproximando acentuadamente as fronteiras do mundo dos pensamentos com o mundo das coisas o que permite a conclusão de que, para o maníaco, o que é pensado é traduzido em ação.

Ludwig Binswanger

A obra *Melancolia e mania*[9]

Binswanger publica essa obra em 1960, cerca de 30 anos após *Sobre fuga de ideias*, e agora reposiciona sua perspectiva para a observação do fenômeno da mania, não mais pelo modo de ser do maníaco em sua espacialidade, mas principalmente por sua constituição transcendental temporal.

> "Afirma que esta escolha está sustentada pela doutrina husserliana da preponderância da consciência interna do tempo para a estrutura do mundo da consciência, mas também pela concepção heideggeriana da temporalidade como 'regulação primária' da unidade possível de todas as estruturas essenciais e existenciais do *dasein*." (p.70)[9]

O autor pontua que, diferentemente da melancolia, na qual há os temas da culpa e da perda como fio condutor da pesquisa, na mania não existe nenhum predomínio ou fixação de temas a partir dos quais o modo de temporalização poderia ser apreendido. O melancólico inclina-se sobre seu próprio mundo, enquanto o maníaco se inclina para sua alteridade. Portanto, Binswanger analisará nessa obra o estilo de intersubjetividade do maníaco.

O apoio teórico para a abordagem da intersubjetividade se deu através da fenomenologia da constituição transcendental de W. Szilasi em sua obra *Introdução à fenomenologia de Husserl* (1959) e no amplo escopo da intersubjetividade e a problemática da "apresentação" na constituição do alter Ego e, portanto, do próprio Ego na obra husserliana.

Binswanger ainda não tinha, em seus estudos, analisado a alteridade em sua estrutura constitutiva e então propõe descrever a estrutura constitutiva do mundo maníaco, ou melhor, mostrar as falhas dessa estrutura intencional da objetividade temporal. Para tal objetivo mostra-se imprescindível uma breve síntese sobre a estrutura temporal fundamental proposta por Husserl, e a compreensão dessa visão como um novo paradigma para a filosofia, e consequentemente para todo o campo da ciência.

Aqui a temporalidade é compreendida como uma complexa articulação que conecta o indivíduo com todas as suas experiências e aprendizados que propiciam a construção de uma biografia ancorada no mundo de vivências intersubjetivas e que recebe novos aportes continuamente, e é justamente nessa complexa articulação que se vê no fenômeno da mania uma aguda alteração que desconecta o indivíduo de sua trama biográfica, sendo nessa perspectiva que Binswanger focará seu olhar nessa obra. Thomas Fuchs[14] traz um exemplo didático e claro sobre o funcionamento da estrutura temporal da consciência:

> "A mera sucessão de momentos conscientes, como tal, não poderia estabelecer a experiência de continuidade. É apenas quando esses momentos se relacionam mutuamente, em uma intenção direcionada para frente e para trás que a sequência de experiências é integrada em um processo unificado. Husserl chamou isso de síntese de protensão (antecipação indeterminada do que ainda está por vir), apresentação (impressão primária ou momentânea) e retenção (reter o que acabou de ser experimentado à medida que vai embora). Isso pode ser ilustrado com uma melodia ou frase falada: ouvimos os tons atuais (apresentação), mas ao mesmo tempo ainda estamos cientes dos tons que acabamos de ouvir (retenção), e esperamos vagamente a continuidade da melodia (protensão). Consequentemente, o que é percebido não é uma sequência de tons individualmente separados, mas um processo dinâmico e auto-organizado que integra os tons ouvidos para criar uma melodia." (p. 4)[14]

Fuchs demostra que na obra husserliana essas operações temporais eram nomeadas de sínteses passivas e não se constituíam ativamente pelo sujeito. Essa estrutura temporal fundamental fornece as bases para o que mais tarde Merleau-Ponty chamou de "arco intencional" (Figura 1). A continuidade e a unidade temporal da vida consciente são, portanto, conectadas ou mesmo sinônimas com a coerência de um senso básico de *self* ou ipseidade. Essa autoconsciência tácita ou básica é a base da identidade pessoal em um nível superior, que se desenvolve com autoconsciência ampliada ou reflexiva e memória autobiográfica.

Binswanger nessa obra novamente analisará suas propostas conceituais na facticidade do caso individual. Descreve a vivência da paciente Elsa Strauss, mulher de 32 anos, casada e mãe de quatro filhos, com antecedentes de oscilações maníaco-depressivas, desde a adolescência. Em uma fase maníaca marcada por compras supérfluas, escrevendo inúmeras cartas e com importante excitação sexual, retorna a uma internação não integral, e ao deixar o estabelecimento no fim da tarde, faz um passeio aos arredores. Então, adentra em uma igreja na qual se realizava uma missa. A paciente se dirige à organista que naquele momento tocava uma peça no órgão no curso de uma missa, interrompendo-a e solicitando aulas de órgão.

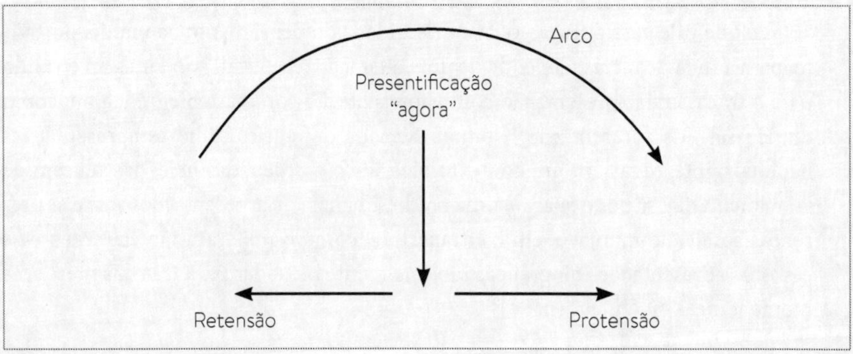

Figura 1 Arco intencional.
Fonte: Fuchs, 2018, p. 144[15].

"O exemplo da intromissão na igreja durante um ofício religioso e a conversa com a organista durante a missa oferecem uma situação particularmente impressionante para a análise da falha na apresentação na mania e a impossibilidade de constituição de um mundo comum." (p. 81)[9]

"O maníaco, ele não vive somente em outro mundo que nós, mas como já vimos, em fragmentos de mundo que não são reunidos entre eles por nenhum princípio de ordem de nível superior. Do ponto de vista da objetividade temporal intencional isto significa que a paciente vive, na Mania, somente em presenças isoladas, sem ligações habituais, como o diz Husserl, quer dizer sem 'explicação' ou desenvolvimento biográfico deles, em outros termos, sem que ela tenha a possibilidade de ordenar estas presenças em um *continuum* da biografia interna. Tudo isto não pode significar senão que a retenção, assim como a protensão, são aqui falhas." (p. 84)[9]

Pode-se observar que na mania não há uma coapresentação idêntica entre o doente e os outros, o que impossibilita a constituição de um mundo objetivo comum e, portanto, nenhuma experiência de um presente autêntico.

Binswanger demonstra que a raiva e as ameaças proferidas pelos maníacos contra aqueles que os internam ou os mantêm no hospital não tem uma direção específica a alguém ou o prazer de vingança ao que diz respeito a um alter Ego, mas sim somente a fúria contra um obstáculo devido a sua perda da experiência constitutiva do Ego.

Conclui-se que, pelo fato de o maníaco não poder fazer a experiência de um alter Ego de maneira apresentativa, ele não faz a experiência de si-mesmo como Ego, denunciando uma falência da estrutura intencional da constituição temporal do Ego.

> "Pois o que vale para o fracasso da continuidade do pensamento na mania, portanto, para a fuga de ideias, depende de uma alteração temporal, isso também é válido para o fracasso da apresentação como apresentação com base biográfica ou, como diz Husserl, de apresentação habitual. Na vida do sujeito sadio as apresentações habituais, integradas em um contexto biográfico e ordenadas nele, prevalecem de tal maneira que se pode falar de uma predominância de apresentações sobre as presenças atuais, no maníaco, em contrapartida, como o mostram tão claramente os casos, as apresentações biográficas são totalmente recuadas para trás das presenças momentâneas ou atuais." (p. 94)[9]

Portanto, vê-se que na mania todo contexto concreto biográfico em que são localizados cada consciência e seu objeto intencional está gravemente alterado. As colocações dos maníacos não têm mais uma motivação pela história da vida, por sua biografia e, portanto, não têm mais nenhuma consequência biográfica. Elas não são mais fundadas por uma série de retenções e também não são determinadas por um horizonte de protensões. Assim, as manifestações maníacas emergem da ideia de uma pura presença situada fora de qualquer contexto biográfico, uma "presentificação" denunciando um desaparecimento da articulação temporal intencional, não de forma permanente, e sim agudamente, durante a crise.

CONSIDERAÇÕES SOBRE A ESTRUTURA FENOMENOLÓGICA DA MANIA

Após expostos os principais modelos teóricos da fenomenologia clássica, discorrer-se-á sobre como a psicopatologia atual elucida as formas da consciência maníaca, ou seja, suas manifestações na vivência temporal, sua espacialidade, sua corporeidade, assim como seus padrões de intersubjetividade. Muitas vezes essas categorias são descritas artificialmente separadas, por uma questão didática, mas são compreendidas em suas manifestações imbricadas e correlacionadas nas experiências do ser-no-mundo.

Sonenreich e Estevão conceituam o fenômeno da mania como uma condição psíquica constituída por uma aceleração psíquica que se desdobra em um campo vivencial alargado (Figura 2). Em contraposição, a depressão seria uma lentificação psíquica em campo vivencial estreitado[16].

> "Referimo-nos ao campo vivencial como espaço no qual se desenrola a atividade global da pessoa, síntese da análise das informações provenientes do corpo, do ambiente, da intercomunicação com os outros, com significados dados pela memória das experiências passadas, pelos valores, pelos projetos, com ressonância afetiva e

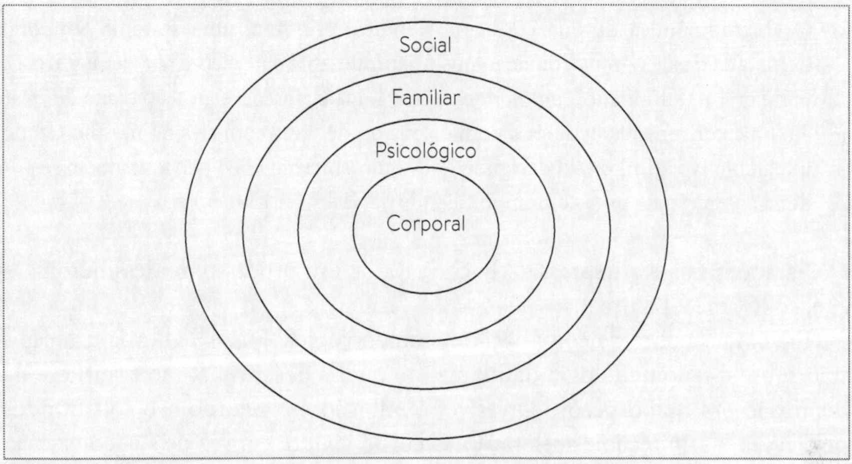

Figura 2 Representação esquemática das dimensões do campo vivencial.
Fonte: Tonus et al., 2012, p. 112[3].

sugestões de resposta. A extensão do campo vivencial, a capacidade do indivíduo de abranger temas, assuntos, relações varia. Neste sentido falamos das 'dimensões do campo da vivência'. Alargado, corresponde ao maníaco: toma conta de todo o espaço, interessa-se por tudo, parece querer comunicar-se com todos, foge de um tema para outro, faz associações pulando elos da cadeia; permitindo-se usar, como se fez, o termo superinclusivo." (p. 87)[16]

Lanzoni[17] expõe e demonstra as dimensões materiais desse mundo otimista que engloba um espaço bem iluminado, possuindo poucos obstáculos ao movimento, e permitindo uma correspondência estreita entre o espaço dos pensamentos e o da ação, possibilitando ao maníaco a vivência de que tudo é possível a cada instante.

A dessincronia com o mundo apresentada nesse modo de ser-no-mundo, na forma de aceleração, também é notada no corpo. O paciente em mania negligencia as necessidades do corpo – como sono, alimentação e descanso – tentando seguir o tempo rápido e linear imposto pela nova forma da temporalidade[15].

Para a psicopatologia, as análises dos distúrbios na experiência do tempo devem ser apreciadas, sempre que possível, na dimensão não só da subjetividade, mas da temporalidade intersubjetiva. Fuchs propõe para tal não considerar somente a ordem dimensional que se desdobra do agora subjetivo para as direções do passado e futuro, mas sim o tempo como ordem relacional de processos, que entram em ação recíproca ou em ressonância uns com os outros[15].

> "A microdinâmica da lida cotidiana significa, portanto, uma sintonia temporal exercitada desde o início, que não nos é naturalmente consciente, via de regra, ela é parte do inquestionado '*common sense*'. Está ligada a isso a sensação tácita de estar em uma consonância temporal com os outros, de viver com eles no mesmo tempo intersubjetivo. Minkowski designou isso como 'sincronismo vivido'; também se poderia chamá-lo de uma contemporalidade de base." (p. 150)[15]

Para a mania e a depressão, Fuchs propõe um processo de dessincronização, conforme a Figura 3.

Em extensa obra de compilação fenomenológica, Fuchs[18] aborda um capítulo sobre a fenomenologia da mania, no qual a descreve como a antítese da depressão em que o peso depressivo, a inibição e o retardo são substituídos por leveza, desinibição e aceleração. O corpo vivido, em vez de sua constrição na depressão, é caracterizado por uma expansão centrífuga, que se deve ao aumento da movimentação vital e da conação, e acompanhado por um senso geral de poder e apropriação. O corpo parece ter perdido toda a resistência que normalmente impede o agir imediatamente. Assim, o espaço vivido do paciente é estendido, repleto de possibilidades e ofertas que lhe parecem atraentes e promissoras. No entanto, a mania não é tanto um estado de felicidade e alegria, mas sim um estado de euforia superficial, muitas vezes experimentado com sentimentos de voar ou flutuar.

Quanto à vivência temporal, o autor elucida que na mania o futuro não pode ser aguardado e esperado, mas deve ser tomado e apreendido imediatamente. A impaciência não permite perseguir metas de longo prazo. O passado, por outro lado, é esquecido assim que novas opções e possibilidades sedutoras

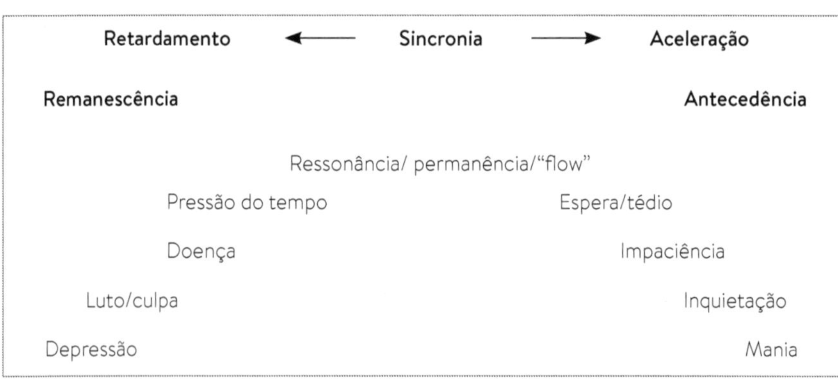

Figura 3 Dessincronizações do tempo próprio e do tempo do mundo.
Fonte: Fuchs, 2018, p. 151[15].

emergem. Portanto, o autor compreende que não há permanência nas vivências e experiências desses doentes. Tudo isso leva a uma vida momentânea, composta por "*nows*" isolados, não permitindo um desenvolvimento sustentado e conclusão de projetos.

Quanto à corporeidade, os maníacos desconsideram as necessidades de seu corpo, negam a importância de dormir e ignoram os sinais de início da exaustão. Quanto aos padrões de intersubjetividades, há uma impermanência que impede uma conexão autêntica ao outro[18].

> "Se recorremos à intersubjetividade, encontramos os pacientes agitados e com a atenção dispersa, sem poder ter um interesse específico nos outros. Embora a pessoa maníaca constantemente se aproxime e apreenda, ela logo perde seu interesse uma vez que elas não participam e não estabelecem conexão afetiva profunda. A euforia do paciente parece afeto, mas na verdade continua sendo um estado fixo de alegria vazia." (p. 627)[18]

Conclui-se que a concomitância de todas essas perturbações na mania determina uma aguda e profunda alteração da vivência de sua própria subjetividade, em confronto com suas relações intersubjetivas, promovendo uma desarmonia na constituição de mundo pelo doente e pelo mundo circundante da realidade. Essas alterações refletidas em seu comportamento não devem ser avaliadas por uma perspectiva de deformação da ética, mas sim consequentes a essa acentuada desconfiguração dos aspectos formais da consciência.

REFERÊNCIAS BIBLIOGRÁFICAS

1. Berrios G. El afecto y sus transtornos. In: Berrios GE. Historia de los trastornos mentales. New York: Cambridge University Press; 1996. cap.12. p. 361-3, 381-92.
2. Healy D. Frenzy and stupor. In: Mania, A Short History of Bipolar Disorder. Baltimore: The Johns Hopkins University Press; 2008. cap.1. p.1-23.
3. Tonus A, Estevão E, Sonenreich C. Reconsiderações dos conceitos: transtornos de humor (afetivos). In: Rodrigues ACT et al. Psicopatologia conceitual. São Paulo: Roca; 2012. cap.8. p. 103-14.
4. Kraepelin E. La folie maniaque-dépressive, 1913. Grenoble: Jérome Millon; 2013.
5. Godwin FK, Jamilson KR. Doença maníaco-depressiva: transtorno bipolar e depressão recorrente. Porto Alegre: Artmed; 2010. p.106.
6. Tamelini MG, Ceron-Litvoc D. Fenomenologia da mania. In: de Macedo Duarte A, Lerner RRP, Quijano AZ, editores. Phenomenology 2010. Volume 2: Selected Essays from Latin America. [s.l.]: Zeta Books; 2010. p. 248-58.
7. Minkowski E. Le temps vécu. Paris: Presses Universitaires de France; 1995.
8. Binswanger L. On the manic mode of being-in-the-world (1964). In: Broome MR et al. The Maudsley Reader in Phenomenological Psychiatry. New York: Cambridge University Press; 2012.
9. Binswanger L. Mélancolie et manie. Paris: Presses Universitaires de France; 1987.

10. Ey H. Études psychiatriques. Structure des psychoses aiguës et déstructuration de la conscience. Perpignan: CREHEY; 2006.
11. Tatossian AA. fenomenologia das psicoses. São Paulo: Escuta; 2006.
12. Binswanger L. Sur la fuite des idées. Grenoble: Jérôme Millon; 2000.
13. Dastur F, Cabestan P. Daseinsanálise: fenomenologia e psicanálise. Rio de Janeiro: Via Verita; 2015.
14. Fuchs T. Temporality and psychopathology. Phenom Cogn Sci. 2013;12:75-104.
15. Fuchs T. Para uma psiquiatria fenomenológica: ensaios e conferências sobre as bases antropológicas da doença psíquica, memória corporal e si mesmo ecológico. Rio de Janeiro: Via Verita; 2018.
16. Sonenreich C, Estevão G. O que os psiquiatras fazem: ensaios. São Paulo: Lemos; 2007.
17. Lanzoni S. The enigma of subjectivity: Ludwig Binswanger's existential anthropology of mania. History of Human Sciences. 2005;8(2); 23-41.
18. Fuchs T. The life - world of persons with mood disorders. In: Stanghellini et al. The Oxford handbook of phenomenological psychopathology. New York: Oxford University Press; 2019. cap. 64. p. 617-33.
19. Sonenreich C et al. Psiquiatria: propostas, notas, comentários. São Paulo: Lemos; 1999.
20. Straus EW. Psicologia fenomenológica. Buenos Aires: Paidos; 1996.

7

Melancolia e outras depressões

Antonia Elvira Tonus
Mariana Bonini Pampanelli
Luis Antonio Bozutti

INTRODUÇÃO

Um histórico completo do tema remontaria à Antiguidade, na qual o termo melancolia já era empregado pela medicina hipocrática, sendo atribuída à quebra da harmonia entre os humores do organismo em decorrência do excesso de bile negra. O discorrer global dos aspectos históricos ocuparia, com certeza, a amplitude de um capítulo e, sendo assim, são deixadas citações de outros autores que já expuseram esse levantamento histórico de forma magistral e cuidadosa[1,2].

> "O termo melancolia encontra-se nos textos hipocráticos tendo sido forjado há mais de 25 séculos, indicando seja uma das doenças mentais, seja um tipo de temperamento, um estado emocional baixo, penoso, infeliz, desanimado, abatido, triste." (p. 275)[1]. "Achamos que Hipócrates não separava as manifestações mentais das somáticas conforme o dualismo pós-cartesiano. A medicina grega não separava o corpo da mente, atitude introduzida ulteriormente no pensamento." (p. 276)[1].

Um segundo ponto relevante e ainda muito discutido na literatura atual são os aspectos nosográficos e conceituais envolvendo o tema melancolia e outras depressões. Ainda acirram os debates contemporâneos questões sobre seus pertencimentos dentro do escopo do diagnóstico de transtorno afetivo bipolar ou como doença periódica monopolar; questionamentos se esses quadros são todos endógenos ou se é possível separá-los entre endógenos e reativos; e também se se podem classificá-los de acordo com sua tipicidade semiológica clínica em melancolia simples, melancolia estuporosa, melancolia ansiosa ou melancolia delirante.

Historicamente, tais questões foram levantadas em diversos estudos psicopatológicos, através da descrição de diferentes quadros depressivos. Kraepelin, por exemplo, até a sétima edição de *A loucura maníaco-depressiva*, separava a melancolia como uma fase da doença maníaco-depressiva da melancolia involutiva, associada ao processo de envelhecimento[3], postura que abandonou a partir da oitava edição de sua obra[4]. Jaspers, por sua vez, dividiu os quadros depressivos entre endógenos e reativos, tendo por base o campo causal ou compreensivo[5]. Também foram descritos quadros de depressão climatérica, depressão arterioescletórica, depressão esquizofrênica, depressão neurótica, depressão por esgotamento[3]. Contudo, tais diferenças se devem a uma combinação indiscriminada de critérios descritivos e/ou etiológicos, que muitas vezes decorrem de combinações patoplásticas de soma de sintomas.

É de longa data que a psicopatologia fenomenológica também realiza incursões sobre o campo das depressões e da melancolia, tendo por objetivo a descrição e a análise das condições de possibilidade dessas alterações, ou seja, dissecar as dimensões básicas da estrutura da consciência: temporalidade, espacialidade, corporeidade, intersubjetividade e ipseidade[6].

> "Uma hipótese básica da abordagem fenomenológica é que o psicopatologista deve metodologicamente suspender quaisquer assumpções sobre explicações causais do transtorno, sejam psicológicas ou biológicas, e tentar alcançar a experiência do paciente da melhor maneira possível. O objetivo dessa abordagem não é apenas a descrição minuciosa, mas uma análise das estruturas básicas da consciência que estão alteradas na doença mental." (tradução nossa)[6]

Henri Ey em seus *Estudos psiquiátricos*[7] faz uma completa e rigorosa análise estrutural da melancolia, classificando-a como uma psicose aguda com uma significativa desestruturação da consciência marcada por uma perda da atividade sintética do pensamento, na qual se vê uma retração e permanência da consciência, que se torna fixa em um ponto, ocasionada por uma coagulação da temporalidade, promovendo a experiência de um corpo como massa compacta e peso, um pensamento coagulado, com vivências de inércia, opacidade e obscuridade.

> "Não existe para a consciência melancólica senão a atualidade de um passado morto ou de um futuro que não poderá jamais se constituir em presente; pois a interrupção e a retrogradação do fluxo temporal da consciência vão tão longe que não somente o presente declina no passado antes mesmo de se constituir em presente,

> mas que ao futuro é recusado toda possibilidade de se tornar um momento real e pleno: é a antecipação do tempo perdido. O tempo é e deve ser uma perspectiva de morte." (p. 165, tradução nossa)[7]

Contemporaneamente, Tonus et al.[8] colocam em debate os principais pontos nevrálgicos da nosografia para o tema em questão, explicitando os principais dilemas levantados por inúmeros estudiosos dessa questão nosológica e classificatória, e propõem:

> "Nossa opção nosológica é diagnosticar não pela soma de sintomas [...]. Escolhemos diagnosticar em função da velocidade dos processos psíquicos e das dimensões do campo vivencial (alargado ou estreitado). Dessa maneira, a **lentificação em campo vivencial estreitado** é nosso critério para diagnosticar a depressão. [...] Para os melancólicos, não nos afastamos das descrições já tão elaboradas pela psicopatologia fenomenológica. Pensamos o melancólico marcado pela 'fórmula psíquica' do 'não posso', o que, na ótica da temporalidade, determina uma vivência estagnada, coagulada. Não há mais possibilidade de transcendência para este indivíduo cuja existência passa a ser marcada por julgamentos de culpa, punição e ruína. A obstrução da possibilidade futura situa esse indivíduo em uma condição sem comunicação com o mundo, com os outros, e sem possibilidade de ressonância ou *feedback*." (p. 111, grifo nosso)[8]

O objetivo, pois, neste capítulo, feitas as principais observações sobre a relevância e a magnitude das questões históricas e classificatórias para o conceito de melancolia e depressões, será estabelecer uma trajetória das perspectivas fenomenológicas para o tema, desde os postulados clássicos até as propostas contemporâneas. Na tarefa de revisitar diferentes autores, deter-se-á de forma mais minuciosa em dois deles que deixaram um marcante legado na compreensão patogenética para o tema abordado, sendo eles Hubertus Tellenbach e Ludwig Binswanger. Após a apresentação desses modelos na tradição fenomenológica clássica serão analisadas as alterações estruturais da consciência na melancolia/depressão.

MELANCOLIA

O termo melancolia historicamente assumiu significados diferentes. Mudanças na abordagem dos transtornos mentais aconteceram na segunda metade do século XIX, incluindo "a disponibilidade da psicologia das faculdades mentais e do modelo anatomoclínico de doença, e a inclusão das experiências subjetivas na sintomatologia das desordens mentais" (p. 601)[3], que culminaram na conceituação da melancolia como uma desordem primária da afetividade.

Tomar-se-á, pois, a melancolia como uma condição endógena e tradicionalmente inserida dentro do campo das psicoses agudas ditas afetivas, tendo por marca a inibição e o definhamento da vitalidade. Assim, é caracterizada primordialmente pela perda da harmonia e da ritmicidade que conectam o indivíduo e o mundo.

Afetividade melancólica: o sofrimento solitário e interminável

> "Via tudo apenas com os olhos do entendimento, não mais com os do sentimento. Sempre ofegava puxando o ar de baixo." (p. 137, tradução nossa)[9]

Tendo em vista a inserção histórica da melancolia no campo das psicoses ditas afetivas, é fundamental que a tarefa inicial seja abordar a visão da afetividade na psicopatologia fenomenológica e sua caracterização.

Inicialmente, é válido pontuar que a compreensão da afetividade pela psicopatologia fenomenológica difere da abordagem das ciências cognitivas. Enquanto para estas o humor e os sentimentos são explicados dentro do sistema nervoso, para a fenomenologia a afetividade se dá nas relações de um sujeito inserido no mundo[6].

Um aspecto importante nesse estudo é a distinção entre humor e sentimentos. Por um lado, os sentimentos são observados temporalmente, inseridos nas ações e reações da história do sujeito, sendo possível a identificação de seus desencadeantes, com início e término; enfim, facilmente abarcados pela compreensibilidade psicológica (p. 118-9)[10]. Expressam, pois, "o estado atual das relações com o mundo, interesses e conflitos, e se manifestam como atitudes e expressões do corpo"[6]. Por outro lado, o humor é dotado de relativa estabilidade, alheio à vontade do sujeito; trata-se de um fundo global que tinge todas as experiências do indivíduo e se relaciona diretamente com a totalidade do sujeito (p. 118-9)[10]; enfim, mais delineia do que é delineado pela biografia do indivíduo. Portanto, "humores não são estados internos, mas permeiam e tingem o campo total da experiência. Sendo atmosféricos por natureza, eles irradiam para o ambiente como calor ou frio, e conferem qualidades afetivas correspondentes na situação total"[6].

A deformação do humor trará o sofrimento como fulcro da experiência afetiva na consciência do sujeito melancólico. Todavia, esse sofrimento melancólico se distancia do sofrimento "normal" (do ser sadio e até mesmo daquele da depressão dita reativa ou neurótica) por três características: a) a ressonância; b) a identificação com o objeto de sua tristeza; c) a estrutura temporal.

A. **Ressonância**: o sofrimento "normal" consterna seu entorno. Segundo Minkowski[11], essa ressonância se fundamenta na sintonia, ou seja, na capacidade de "vibrar em uníssono" com o mundo (p. 120)[10]. Por sua vez, o sofrimento melancólico não encontra ressonância em seus pares. De tal modo, a coexperiência com o sujeito melancólico é caracterizada pela dissonância atmosférica (p. 113)[10]. Ou seja, desprovido de ressonância, o sofrimento melancólico não obtém empatia daqueles que o rodeiam, sendo marginalizado para a incompreensibilidade – a tal ponto que até mesmo o sujeito melancólico após se recuperar toma o sofrimento de sua melancolia como incompreensível (p. 117)[10]. Com isso, o melancólico tende a "compensar a falta de sintonia com a repetição estereotipada de suas queixas" (p. 406)[6].
B. **Identificação com o objeto**: o indivíduo sadio e o deprimido reativo identificam-se com o objeto de sua tristeza (p. 117)[10], uma vez que se trata de um sentimento que surge biograficamente nas relações com o mundo. Já para o indivíduo melancólico, o sofrimento enraíza-se em seu humor melancólico e em seu corpo desvitalizado, sendo o objeto de seu sofrimento arbitrário (p. 117)[10] (podendo ser de várias formas de desastres imaginados, como ruína financeira ou doença letal). Assim, o indivíduo melancólico encontra-se ao lado de seu sofrimento como um espectador passivo para um espetáculo estranho.
C. **Estrutura temporal:** a tristeza, sendo um sentimento, insere-se compreensivelmente na biografia do sujeito, através das ações e reações. É dotada, pois, de início, desenvolvimento e fim. No caso do melancólico, trata-se de um sofrimento sem a evolução temporal de um sentimento "normal", sem desencadeantes, sem início e sem fim (p. 121)[10]. Ou seja, trata-se de um sofrimento deformado pela imobilidade temporal.

Diante do exposto, é possível vislumbrar que a diferença entre o sofrimento do melancólico e o sofrimento "normal" não é meramente quantitativa, mas qualitativa. Com isso, a designação de tristeza para o campo afetivo do melancólico é na verdade uma aproximação para uma experiência de vazio e de não viver que no fundo é inexplicável para o sujeito, uma vez que ela é gerada pelo definhamento e inibição de sua estrutura (p. 117-8)[10]. Tal sofrimento poderia ser também caracterizado pelo "sentimento de ausência de sentimento" (p. 406)[6] ou anestesia afetiva. Em suma, pode-se afirmar que se trata de uma ansiedade vital, ou seja, que se origina no definhamento de sua vitalidade.

Em suma, conceituando-se a afetividade na melancolia como uma alteração qualitativa da relação entre o sujeito e seu meio, tem-se uma deformação da articulação global entre consciência e mundo.

Eugene Minkowski, Erwin Straus e Viktor Emil von Gebsattel: o advento da temporalidade

Minkowski, Straus e von Gebsattel foram três autores de suma importância da primeira fase da psicopatologia fenomenológica e marcaram um salto no estudo da melancolia. Diante do aprofundamento da importância da temporalidade na compreensão da afetividade, eles postulam, cada um de maneira isolada, a alteração do tempo vivido como modificação central na melancolia ("distúrbio gerador", "distúrbio fundamental", "sintoma axial") (p. 125)[10].

Um primeiro passo a ser realizado nesse sentido é compreender que o tempo vivido não é aquele externo, marcado pelo relógio, mas um tempo intrinsecamente humano, ou seja, dinamismo vital ou devir humano (p. 13-8)[11]. Ademais, o tempo vivido é prerreflexivo, ou seja, é o ritmo que marca o desdobramento biográfico; desse modo, isso o diferencia também do tempo vivenciado, ou seja, aquele percebido pela consciência (p. 25)[11]. Nesse ponto, Minkowski irá diferenciar neuroses e psicoses pelo tipo de alteração temporal: enquanto nas primeiras as alterações vivenciadas do tempo (seja um vazio no presente, seja uma sensação de falta de futuro, entre outras) ocorrem com a manutenção do dinamismo vital, as psicoses terão em sua base um abalo no devir vital (que consequentemente poderá promover também alterações no tempo vivenciado) (p. 126)[10]. Desse modo, a melancolia se sedimentará sobre uma inibição do devir, ou seja, uma estagnação do tempo vivido.

Straus, por sua vez, abordará o tema através da divisão do tempo vivido em tempo imanente e tempo transiente. O tempo transiente (transitivo, transcendental) é o tempo do "mundo", articulado intersubjetivamente; e o tempo imanente, por sua vez, é o tempo subjetivo, íntimo, do "Eu" (p. 126)[10]. O autor comenta que nos quadros melancólicos o fluxo vital imanente perde sua característica de anterior-posterior (de devir), ou seja, torna-se homogêneo. Assim, há uma desarticulação entre o tempo imanente, que deixa de fluir, e o tempo transiente, que continua fluindo. Como consequência, os acontecimentos do tempo mundano perdem seu caráter de coexistência e passam a ser uma mera sequência de fatos destituídos de significados (p. 295-8)[12]. O autor descreve queixas na experiência do tempo decorrentes dessa modificação do tempo vivido – em relação ao presente, há a sensação de o tempo não avançar ou de o tempo não existir; quanto ao passado, descreve a impressão de que atividades executadas recentemente tenham acontecido há muito tempo; já o futuro parece distante, não há esperança (p. 294)[12].

Ludwig Binswanger: da fenomenologia descritiva à fenomenologia genética

Da mesma forma que os estudos anteriormente descritos promoveram um salto na compreensão da melancolia, a obra tardia de Binswanger também delineou um incisivo papel no estudo fenomenológico do tema. Em 1960 publica seu penúltimo livro, intitulado *Melancolia e mania*[13], inaugurando um estudo já não mais nos moldes antropológicos descritivos das condições do ser-no-mundo dos esquizofrênicos e dos maníacos, mas sim um estudo da gênese constitutiva transcendental da experiência nos melancólicos e nos maníacos. Ou seja, ele passará da descrição das alterações no tempo constituído (isso é, tempo vivido) à análise dos momentos constituintes desse tempo.

> "O mundo maníaco e o mundo melancólico são mundos constituídos e a problemática da fenomenologia impõe passar à constituição destes mundos, ou seja, ao estudo dos momentos estruturais constituintes e ao desenvolvimento já anunciado de uma noção fenomenológica de gênese." (p. 151)[10]

Para o alcance de tal tarefa, Binswanger aplica um fundamento metodológico advindo das análises e propostas do Husserl em sua obra tardia sobre a constituição da experiência natural e sobre a estrutura temporal fundamental, para então avaliar como suas integridades são alteradas nas condições de psicoses.

> "O mundo real não reside senão na pressuposição constantemente prescrita de que a experiência continuará constantemente a se desenvolver segundo o mesmo estilo constitutivo." (p. 222, tradução nossa)[14]

O tempo vivido se fundamenta na tríade passado, presente e futuro, que permite ordenar o fluxo temporal. Porém, Husserl compreende o "tempo" a partir da intencionalidade, ou seja, consciência e tempo são imanentes um ao outro. Dessa forma, a constituição desse tempo se confunde com a própria constituição da subjetividade.

Desse modo, Husserl descreverá as condições de possibilidade para a gênese do tempo vivido, ou seja, a estrutura temporal básica, que permite a constituição da experiência natural. Essa estrutura é constituída por três momentos intencionais, a saber, *Protentio, Retentio e Präsentatio* – que neste capítulo serão traduzidos como protensão, retenção e apresentação. A apresentação é aquilo que se mostra à consciência; a retenção não é o passado, mas sua condição de possibilidade, ou seja, são os fios atuais que conservam aquilo que acabou de acontecer; da mesma forma, protensão não é futuro, mas sua condição de possibilidade, são os fios que aguardam o que vai surgir (p. 153-5)[10].

Em uma perspectiva fenomenológico-genética, é fundamental a compreensão de que esses três momentos constituintes não são elementos isolados na temporalização, independentes uns dos outros. Na verdade, eles são componentes de uma unidade, que provém da síntese dessas operações intencionais constitutivas da temporalidade, formando uma "trama" indissolúvel inserida no fluxo contínuo temporal da consciência. Essa síntese, por sua vez, garante a estrutura do "sobre o quê" (*Worüber*) do tema atual.

Em suma, Binswanger se propõe a fazer uma pesquisa transcendental-fenomenológica das alterações determinantes para a melancolia e para a mania na estrutura constitutiva do edifício da consciência, a qual é intencional e transcendental (p. 41)[13]. Essa análise remete às operações intencionais da síntese da consciência e, portanto, ao problema da consciência íntima do tempo. Assim, para além de uma fenomenologia descritiva que já havia tão bem analisado a coagulação temporal, Binswanger disseca os estilos constitutivos e patogenéticos dessas alterações temporais nas ocorrências da retrospecção e prospecção melancólicas.

Retrospecção melancólica

Como marca central da obra binswangeriana, por mais sofisticados que sejam seus métodos, eles são sempre aplicados na facticidade do caso clínico individual. Aqui o autor irá analisar as condições da melancolia inserida em pacientes diagnosticados como doença maníaco-depressiva segundo critérios propostos por E. Kraepelin (p. 16)[13]. Para Binswanger (p. 25)[13], uma vez instalada a clínica da melancolia está-se diante de um quadro endógeno.

O autor se pergunta qual é a estrutura constitutiva da experiência melancólica. Diante de casos clínicos de melancolia, procura compreender o que realmente aconteceu no vir-a-ser transcendental do *Dasein*.

> "Ao lugar da ontologia de Heidegger, aparece a mim, cada vez mais em primeiro plano, a doutrina husserliana da consciência transcendental; essa mudança foi preparada nos estudos da esquizofrenia e claramente expressada no trabalho sobre melancolia e mania, onde comparei a significação da doutrina husserliana para a psicopatologia médica à significação da teoria biológica do organismo para a medicina somática." (p. 9)[15]

Embasando-se em pesquisas da fase tardia de Husserl sobre a temporalidade, oriundas de publicações póstumas da obra husserliana, Binswanger irá desvelar os modos deficientes dos momentos constitutivos intencionais da temporalidade (retenção, protensão e apresentação).

"A autoacusação melancólica se exprime gramaticalmente quase sempre na forma **condicional**, por exemplo: [...] 'se eu não tivesse proposto o passeio, meu marido estaria vivo e eu estaria feliz'. [...] [Nessa estrutura gramatical] encontram-se **possibilidades vazias**. Mas quando o discurso aborda possibilidades, encontramo-nos na presença de atos protentivos: no passado não há mais possibilidades. Mas aqui o que é possibilidade livre retira-se para o passado. Isso significa que os atos constitutivos protentivos se tornam necessariamente intenções vazias." (p. 34, tradução e grifo nossos)[13]

Quando a retenção é infiltrada por momentos protentivos, não há abertura autêntica, mas somente uma discussão vazia. Com tal alteração dos elementos constitutivos, o processo global do fluxo e da continuidade, não somente da temporalidade, mas também do pensamento e da consciência, encontra-se alterado. Consequentemente, alteram-se a apresentação e o *Worüber*.

"Quando a retenção ou a protensão são alteradas, também será alterado todo o curso da consciência, todo o fluxo do pensamento. Não justificamos essa alteração por uma inibição biológica ou 'vital', como fizeram Kurt Schneider e Erwin Straus, mas o compreendemos a partir das modificações da estrutura da objetividade temporal, ou seja, do domínio da intencionalidade." (p. 38)[13]

Portanto, há na retrospecção melancólica uma retessitura da trama temporal, na qual a retenção é invadida por fios protentivos. Como consequência, gera-se um duplo aspecto: por um lado aquele da possibilidade (Se) e por outro aquele do passado imutável, resultando em uma possibilidade vazia (p. 158)[10].

A prospecção melancólica

Da mesma forma que a retrospecção melancólica é marcada pela infiltração de fios protentivos na retenção (gerando, por exemplo, a autoacusação), a prospecção melancólica também é afetada por alterações da síntese dos momentos constitutivos da temporalidade objetiva.

"Quando os melancólicos dizem: 'eu sei que amanhã aparecerá minha desonra no jornal, meu delito, minha falência'; ou então: 'eu sei que amanhã serei preso, colocado na cadeia, serei excluído da minha família, da minha corporação, de meu país, etc.', tudo isso não tem para eles um caráter de uma decisão a ser tomada, mas de um fato consumado: essa certeza permanece inalterada, mesmo se contrariado pela 'realidade'. Por isso que dizemos que o doente melancólico não se deixa instruir pelos fatos vividos." (p. 50, tradução nossa)[13]

Ao contrário do pessimista, o melancólico tem convicção de que a perda pressentida no futuro já está realizada. Não se trata, pois, de uma suposição, mas sim de uma certeza que resiste às evidências que a contradigam (p. 49)[13]. Há, pois, a infiltração de momentos retentivos na protensão.

"Destituída da consequencialidade dos fios constitutivos 'temporais' da experiência natural [...], no estilo de experiência melancólica, o que se passará amanhã não significa uma possibilidade futura aberta, mas um fato já consumado ou em vias de se realizar." (p. 50, tradução nossa)[13]

Desse modo, a apresentação não pode se apoiar sobre os momentos intencionais retentivos e nem se projetar sobre possibilidades protentivas abertas. Como consequência desse defeito da estrutura dos atos intencionais temporais, há a modificação do estilo global da experiência, que se tornará o estilo da perda. Consequentemente, modificar-se-á também o estilo da realidade do mundo, constituindo o delírio melancólico.

"Nos momentos intencionais constitutivos da objetividade temporal do *Dasein* melancólico há o relaxamento melancólico das estruturas intencionais, do estilo da experiência e do empobrecimento temático, a saber, um estreitamento aos grandes temas do *Dasein* relativos ao Eu; todos esses aspectos relacionados ao tema fundamental melancólico da **perda**. Este, por sua vez, não pode ser separado de outros temas amplamente descritos, como do sofrimento atroz, da angústia insuportável e do impulso suicida irresistível." (p. 54, tradução e grifo nossos)[13]

Hubertus Tellenbach: gênese biográfica

Destacando-se como um dos principais estudiosos do tema, um dos pontos centrais da obra de Tellenbach foi dissecar o campo pré-mórbido da melancolia, ou seja, demonstrar a gênese da psicose melancólica na existência do sujeito. Com a avaliação de 119 indivíduos melancólicos do Hospital de Heidelberg, ele trouxe luz ao conceito de endogeneidade, ao *typus melancholicus* e às situações pré-melancólicas.

Endogeneidade

Dado que este estudo utiliza o termo melancolia como uma psicose endógena, é elementar entender o que é a endogeneidade na psicopatologia fenomenológica. Para tanto, será feito um aprofundamento nas elaborações de Tellenbach.

Ao destrinchar os campos causais da psiquiatria clínica, tal autor diferencia o somatógeno, o psicogênico e o endógeno[16]. O somatógeno refere-se a alterações psíquicas que decorrem de alterações em processos patológicos corporais; ou seja, se fundamenta no Soma. O psicogênico, por sua vez, se embasaria em aspectos psíquicos, englobando reações e desenvolvimentos; ou seja, se fundamenta na própria Psiquê.

Entretanto, Tellenbach[16] depara-se com a negatividade do conceito daquilo chamado endógeno, termo usado para designar uma instância causal que não pode ser contemplada exclusivamente nem pelo campo somático nem pelo psíquico. Até esse momento, o termo psicoses endógenas referia-se às causas obscuras e ainda desconhecidas. Desse modo, um dos objetivos principais da obra tellenbachiana foi estabelecer o conteúdo positivo definível das manifestações ditas endógenas e de sua origem, então denominada *Endon*.

O *Endon* pode ser caracterizado como "a forma fundamental do suceder vital" (p. 32, tradução nossa)[16], ou seja, "o desdobramento de si mesmo, implícito, involuntário e subtraído à própria disponibilidade" (p. 30, tradução nossa)[16]. Trata-se da "instância espontânea e original que se manifesta em certas formas fundamentais do ser-do-homem, e que essas formas fenomênicas – tanto em momentos de saúde quanto, principalmente, em momentos de psicose – são o que se vai designar como endógeno" (p. 30, tradução nossa)[16]. Pode-se dizer que o endógeno precede o psíquico e o somático, pois é através do endógeno que essas duas outras instâncias se fazem possíveis.

Desse modo, é do endógeno que emerge a unidade do ser-no-mundo, ou seja, o *Endon* caracteriza "o ser-do-homem em sua singularidade, aquilo que permite manter sua própria identidade no decurso temporal; em seu sexo, em sua raça, em suas predisposições e formas de manifestações típicas" (p. 30, tradução nossa)[16]. O processo fisiológico-natural da maturação sexual é um exemplo do desdobramento do *Endon*, uma vez que "o indivíduo permanece ele mesmo e, todavia, torna-se outro, de uma maneira tão peculiar" (p. 31, tradução nossa)[16].

Ademais, é importante pontuar que o *Endon* se configura e é transformado na articulação que se dá entre o pessoal e o mundano (p. 31)[16], gerando o caráter único e típico do suceder vital. Quando essa articulação primária se encontra ameaçada, há o risco de irrupção da psicose endógena, como "uma forma de exteriorização desse *Endon* [...], representando então uma modificação especial da relação fundamental do ser no mundo" (p. 31, tradução nossa)[16].

Tellenbach descreveu o *Endon* por meio de cinco características principais. Pode-se citar primeiramente a expressão endógena através dos ritmos, por exemplo, ciclo menstrual, ciclo fome-alimentação, sede-saciedade, impulso sexual-satisfação, capacidade de trabalho-descanso (p. 32)[16]. Já uma segunda característica é sua cinética própria, ou seja, o suceder vital tem o seu próprio movimento, com suas acelerações e retardamentos (p. 32-3)[16]. A terceira característica do *Endon* é sua globalidade, ou seja, as transformações provenientes do desdobramento dessa instância abarcam o todo do indivíduo, sendo metassomático e metapsíquico (p. 33-4)[16].

Dessa forma, através da psicose endógena, deformam-se as características principais do *Endon*, como os ritmos e a cinética, dando-se de maneira global. Portanto, a quarta característica do *Endon* seria a susceptibilidade de aparecimento de psicose em pontos de relevância da maturação (p. 34)[16]. Por fim, a quinta e última característica do *Endon* é a reversibilidade, observada, por exemplo, na remissão espontânea das psicoses fásicas.

O *typus melancholicus*

O *typus melancholicus* é a descrição tipológica do sujeito com maior vulnerabilidade ao desenvolvimento da melancolia[17], tipologia essa que não é tomada apenas nas características de personalidade (em forma estática), mas sobretudo estruturalmente na relação entre indivíduo e mundo (na dinâmica patogenética), tendo por base sua natureza endógena. "O endógeno é também o que caracteriza o ser-do-homem como indivíduo: suas qualidades típicas, atitudes e formas de exteriorização, as disposições afetivas fundamentais e a formação dos laços decisivos na relação da personalidade com o mundo, que se mantém firmemente em sua especificidade" (p. 37, tradução nossa)[16].

> "O que nós chamamos de 'tipo' não é, consequentemente, o resultado de medições, nem tampouco um esquema teórico – por exemplo, caracterológico –, mas da intuição imediata unicamente. Os traços essenciais do tipo melancólico nós não obtemos por meio da análise de propriedades ou de sua estruturação sistemática, mas por experiências no encontro com aqueles que foram melancólicos." (p. 38, tradução nossa)[16]

Pode-se observar que há formações específicas da endogeneidade (que emergem nessa articulação entre sujeito e mundo) que se mostram como constantes e fundamentais nos indivíduos com maior susceptibilidade à melancolia (p. 37)[16]. Uma das marcas centrais desse tipo é sua forte ligação com aquilo que é considerado positivo em sua sociedade. Tal núcleo determinará uma série de valores, ou seja, de posicionamentos que guiarão as ações e decisões centrais na história do indivíduo[17]. É, pois, comumente caracterizado na sociedade por ser trabalhador, responsável, exato, pontual, ordenado, piedoso e digno de confiança.

A obra tellenbachiana analisará a estrutura ontológica do *typus melancholicus* através de dois aspectos principais: a ordenalidade e a conscienciosidade[17].

A ordenalidade pode ser definida como uma busca constante pela manutenção de uma ordem nas relações sociais, ou seja, "de uma afinação regulada das relações essenciais de uma pessoa" (p. 39, tradução nossa)[16]. Essa organização busca evitar o aparecimento de conflitos que possam trazer culpa ao indivíduo ou de situações que o façam se sentir em débito com outros[17].

Dado que tal tipologia se embasa no endógeno, tal aspecto abrangerá a globalidade da existência. A vida profissional, por exemplo, ganhará uma primazia decisiva para a justificativa existencial do ser humano (p. 40)[16] e será marcada pela escrupulosidade, pela meticulosidade, pela dedicação, pela consciência de dever e pela formalidade. "O trabalho é sempre uma tarefa a ser cumprida. Há uma predileção pelo planejado, e sempre existe uma repulsa pela improvisação" (p. 39, tradução nossa)[16]. Consequentemente, a ordenalidade promoverá rigidez/falta de elasticidade na execução das tarefas.

Já as relações com outros demandarão por estabilidade e se organizarão através do existir-para-o-outro e produzir-para-o-outro. Há, pois, um ser-um-com-o-outro estreito, cuja ligação se dá pelo rendimento e não pela existência em si (p. 40)[16]. Por fim, a relação consigo mesmo se caracterizará pelo elevado grau de exigência e pela necessidade de cumprimento de sucessivas obrigações de maneira correta e consistente (p. 41)[16].

Por sua vez, a conscienciosidade (também chamada de escrupulosidade) é definida pela evitação de culpa[17]. Com isso, a relação do sujeito consigo mesmo será delimitada por uma extraordinária sensibilidade no manejo dos relacionamentos e por consciência moral com excessivo rigor[17]. Tendo em vista que a culpa não emerge de um indivíduo isolado, mas de uma relação, as motivações do sujeito não decorrem de critérios particulares e sim de expectativas sociais. Portanto, a relação com o outro será delineada pela busca de aceitação, evitando a qualquer custo ser condenado pelo outro.

> "Observa-se em muitos depressivos uma notória intolerância em relação à imputação de culpa por parte do outro, mesmo que essa seja injustificada. Aquele que os acusa de uma falta promove neles uma carga, a qual se deve enfrentar energicamente com a consciência moral." (p. 41, tradução nossa)[16]

Desse modo, a necessidade incessante de controle e previsibilidade é um refúgio diante das ameaças da existência. Entretanto, não deixa de ser um refúgio ilusório, uma vez que a rigidez da ordenalidade e a intransigência da conscienciosidade retiram do ser humano a flexibilidade e a transcendência necessárias para a adaptação de acordo com as circunstâncias frequentemente mutáveis. Ademais, "na essência de toda culpa há uma relação especial com o passado. A culpa se adere, de modo penoso, ao caráter do irremediável de todo o acontecido" (p. 173, tradução nossa)[16]. Portanto, o *typus melancholicus* estará fadado a se agonizar diante do imponderável.

Alfred Kraus[18], um discípulo de Tellenbach, definiu mais duas características do *typus melancholicus* tendo por base a existência social: a hipernomia/heteronomia e a intolerância à ambiguidade[17]. Um aspecto fundamental nesse tópico é a relação dialética entre a identidade social (o papel social e suas funções) e a identidade particular (a individualidade e autodeterminação)[17].

> "Em todas as culturas e sociedades, o comportamento em determinados papéis é particularmente regulado por normas. Diante do preenchimento das expectativas normativas de determinados papéis, certas identidades encontradas nesses papéis são estabelecidas. Nós falamos das chamadas identidades de papéis. Em relação à formação da identidade, normalmente não existe apenas uma relação de conclusão, mas também a distância e tensão entre o respectivo papel e a pessoa do indivíduo. Como pessoas, nós não somos apenas este ou aquele papel, mas pelo menos potencialmente muito mais do que isso. Na teoria do papel social, a distância entre pessoa e papel, que é a distância das expectativas preconcebidas de determinado papel, é expressa pela noção de distância de papel. Por causa dessa distância, nós temos certa possibilidade de formar os nossos papéis, dando-lhes um senso pessoal. Isto é: a implementação de realizações do ego é possível." (p. 198, tradução nossa)[18]

A heteronomia refere-se à excessiva influência que a determinação externa, ou seja, os critérios socialmente estabelecidos, tem para o indivíduo. Paralelamente, e como outra face de um mesmo fenômeno, há a hipernomia, que é a intensidade com a qual o sujeito se liga às normas sociais – promovendo-se, então, uma rigidez das regras, sendo aplicadas de maneira estereotipada e independente do contexto[17]. "O comportamento hipernômico refere-se ao desempenho exagerado de suas tarefas, com o preenchimento de todas as expectativas normativas frequentemente contraditórias dos seus respectivos papéis sociais" (tradução nossa)[18]. Dessa forma, pode-se concluir que para o *typus melancholicus* há uma forte adesão à identidade social/papel social, em detrimento da identidade particular, ou seja, há dificuldade em reconhecer suas necessidades, desejos e sentimentos, pois, como pontua Kraus, "o comportamento hipernômico em nossa visão serve para compensar a falta de realizações do ego"[18].

Diante de uma necessidade tão premente de regras estabelecidas e fixas, outra característica do *typus melancholicus* é a intolerância à ambiguidade[18]. Há uma dificuldade em perceber a coexistência de características opostas que existem em objetos, pessoas e situações. Portanto, o sujeito tende a experienciar as situações sociais de modo a confirmar sua visão pré-estabelecida, comprometendo, pois, a capacidade de vivenciar situações que demandem uma complexidade afetiva[17].

Portanto, classicamente o *typus melancholicus* é reconhecido por essas quatro caracteristicas centrais: ordenalidade, conscienciosidade, heteronomia/hipernomia e intolerância à ambiguidade.

As situações pré-melancólicas

Nas páginas anteriores foram discutidos os traços essenciais que caracterizam o *typus melancholicus*. Nesse momento, o foco se dará sobre as situações humanas nas quais a prática clínica mostrou serem frequentemente relacionadas ao pré-campo da melancolia.

Segundo Tellenbach, trata-se de situações que podem adotar um caráter ameaçador e são específicas. "Caráter ameaçador, para nosso tipo [melancólico], em relação à imersão na melancolia" e "específico em um sentido que força, ao melancólico, movimentos que seu modo de ser faz, sem causa aparente, possíveis" (p. 145, tradução nossa)[19].

É importante destacar que a definição tellenbachiana de situação difere daquela proposta por Jaspers. Para este último a situação é independente do sujeito, sendo um meio externo que exerce influências sobre indivíduo em um modelo de estímulo-reação[19]. Tellenbach, por sua vez, trouxe à tona a importância do próprio sujeito e de sua capacidade de adaptação em relação ao meio para o conceito de situação. Desse modo, esse autor definiu a situação como "configurações modificáveis da referência original entre pessoa e mundo, nas quais se fazem visíveis na pessoa dotes, qualidades, atitudes, modos de ser" (p. 148)[19].

Em outras palavras, o *typus melancholicus* encontra-se inserido em um meio, dentro do qual está conectado e com o qual realiza intercâmbios recíprocos – é dessa totalidade de sujeito, meio e inter-relações que emerge a situação, tal qual como foi concebida por Tellenbach[17]. Portanto, situações não são decorrentes de um meio externo nem causadas pelo sujeito em si, mas emergem nessa trama de interdependências, sendo, pois, compatíveis com o conceito de endogeneidade acima descrito.

Desse modo, foram descritas diversas situações que podem marcar patogeneticamente o pré-campo da melancolia. Sobre elas, Tellenbach pontua que:

> "[Apresentam-se] **situações fundamentais** do *typus melancholicus*, que parecem coincidir: quando o tipo melancólico está nelas inserido caracteriza-se por um determinado modo de 'ter ordem' e de 'ser em ordem'; e que, sempre que ele experimenta essa ordem de alguma forma seriamente ameaçada, dá-se conjuntamente uma ameaça para o seu 'ser-aí'. A situação específica de ordem está então a ponto de se transformar em uma desordem, que designamos eventualmente e de modo ainda indeterminado como '**situação pré-melancólica**'." (p. 149, tradução e grifo nossos)[17]

Portanto, pode-se entender a situação pré-melancólica como uma alteração da "relação primária sujeito-mundo, na qual está albergado um indivíduo, [que] é designada por Zutt como 'ordem do ser-aí' (*Daseinordnung*)" (p. 149, tradução nossa)[16]. A desestruturação da ordem do ser-aí é vivenciada pelo sujeito como desamparo, com desconfiança e angústia, e traz uma exigência existencial de busca por novas referências (que possibilitará, em última instância, a estruturação de uma nova ordem). Tal tarefa demanda do sujeito tanto uma elasticidade adaptativa quanto certo desapego pelo tradicional. Conforme discutido anteriormente, o tipo melancólico possui um modo de ser apriorístico antagônico a essas características, mostrando "o caráter específico de ameaça de uma situação que nos localiza no começo de um caminho em cujo final *se inicia* a melancolia" (p. 145, tradução nossa)[19].

> "Mas o patógeno desta situação se localiza, no entanto, na existência desta contradição consigo mesmo: de que é ele mesmo, ainda que involuntariamente, que provoca aquilo que tenta evitar com todas as forças." (p. 167)[19]

Exemplos típicos de situações que se caracterizam pela desestruturação da ordem do ser-aí são: mudanças na experiência de corpo, como o adoecimento que reduz o rendimento laboral do sujeito; mudanças de casa, que removem o sujeito de seu habitual; alterações nas relações interpessoais, como separação e morte de entes próximos; enfrentar problemas com a sociedade, grupos sociais ou instituições, tais como conflitos legais, ou até mesmo modificações de seu convívio social, como uma promoção no trabalho; e momentos em que o sujeito se enxerga sem recursos suficientes para lidar com o que se espera dele.

Todavia, é importante observar além da temática (conteúdo) dessas situações e poder entender o que elas representam estruturalmente (forma). Para tal tarefa, o autor descreve os conceitos de remanência e includência.

A remanência pode ser analisada pela óptica da temporalidade e revela-se como um ficar aquém das rígidas demandas das obrigações sociais e da ordenalidade. Tellenbach[19] (p. 161) definirá tal situação pré-melancólica como um "estancamento da vida do espírito [que] é ficar em atraso em relação a si mesmo". Estar em atraso significa endividar-se – dívidas em relação à exigência de ordem, de amor-ao-próximo, de bem ético ou religioso. A remanência é, pois,

> "uma estrutura que caracteriza a constituição extrapsicótica média do *typus melancholicus* e que, fundamentando possíveis transformações do situacional em direção a situações pré-melancólicas, pode lentificar a prolongação do ser-aí, colocando-a em proximidade ao estancamento." (p. 162, tradução nossa)[19]

Há inicialmente um aumento dos deveres apresentados ao sujeito, diante do qual ele se sente incapaz de resolver. Há dificuldade em estabelecer prioridades e reconhecer o que pode ser postergado ou abandonado, uma vez que se busca incessantemente evitar ficar em dívida. Dá-se, pois, uma impossibilidade de conclusão satisfatória de seus deveres.

> "A sensibilidade para se endividar de qualquer forma – tanto ao que diz respeito a um 'porém' quantitativo quanto a um 'não o bastante bom' qualitativo – [...] adota imediatamente a forma de culpa" (p. 163, tradução nossa)[19]. É válido lembrar que a estrutura apriorística do tipo melancólico é caracterizada pela evitação desse sentimento, que é vivenciado de maneira "especialmente dolorosa"; portanto, tornar-se dependente de ajuda alheia é vivenciado como "ser uma carga" de maneira insuportável[19].

> "A remanência melancólica se mostra como uma tentativa de se defender contra a forma mais sensível de azar: contra o destino – sensível porque o destino lhe [ao tipo melancólico] afeta, sobretudo, sob a forma de culpa. Sempre que o destino, a fatalidade, ameaça suas ordenalidades, surge nele a pergunta: como eu me fiz culpável por isso? Assim, o modo de ser melancólico tenta se adiantar ao destino, pois aquele que produz muito e o faz bem e exato se torna uma consciência sensível atenta à culpabilidade, de modo que não lhe escape nenhum desejo, muito menos alguma exigência, com a esperança de que o inesperado não lhe surpreenda." (p. 167, tradução nossa)[19]

Tendo em vista a inevitabilidade de se endividar existencialmente, o melancólico se depara com o muro da impossibilidade. As dívidas podem advir das limitações da disponibilidade de si mesmo (como um adoecimento incapacitante, uma sobrecarga de responsabilidades no trabalho, um acidente), da mesma forma que podem advir do empobrecimento progressivo do mundo vital (por exemplo, uma rotina esvaziada). Isso é possível tendo em vista a articulação dialética entre "eu" e "mundo"[19].

Por sua vez, a includência pode ser analisada pela óptica da espacialidade e revela-se como uma dificuldade em modificar sua ordem prévia, tão desejada e já conhecida. A ordem habitual constitui-se de uma rede de conexões e significados, na qual tudo tem o seu lugar definido. Tellenbach conceitua includência como "se fechar em si mesmo [...] dentro de limites que não consegue mais superar no cumprimento, com regularidade, de suas ordenações" (p. 151, tradução nossa)[19]. Diante dessa dificuldade em ir além, a transgressão a qualquer limite é tomada como um risco para a ordem estabelecida[19].

Exemplos clássicos de inclusão são a mudança de residência (ou até mesmo a reforma da casa) e modificações na vida profissional (até mesmo uma promoção), pois essas alterações significam "uma ampla suspensão do modo típico, minucioso e 'conservador' no qual o melancólico está encerrado dentro da ordem" (p. 154, tradução nossa)[19].

> "Quando a cessação desse 'estar encerrado' melancólico dentro de ordenações inelásticas é forçada para a mudança, de tal forma que não é capaz de efetuar os atos de resolução, surge uma situação patógena específica que provoca logo uma transformação endógena em uma melancolia." (p. 154, tradução nossa)[19]

Simultaneamente ao desejo de manter ou retomar o habitual, o tipo melancólico se depara com a necessidade de superar a antiga ordem, para conseguir dessa forma abarcar o "novo" que se apresenta[19]. Dá-se, pois, uma contradição na existência do sujeito, com risco de não conseguir superar os limites prévios.

> "Includência é a situação de limitação na qual o tipo melancólico não consegue transcender seu modo de realizar rendimentos, tendo em vista sua ordem, que, apesar de ser essencial para ele, por outra parte também não pode se manter." (p. 160, tradução nossa)[19]

As situações descritas anteriormente (includência e remanência) conectam geneticamente a estrutura ontológica do *typus melancholicus* e a melancolia. O ponto de transição para a melancolia é denominado por Tellenbach[19] (p. 179) de desespero e é marcado por um movimento pendular entre possibilidades/possíveis soluções, diante do qual o sujeito não consegue tomar uma decisão. Desse modo, há uma intenção de estar em dois lugares ao mesmo tempo, de desempenhar duas tarefas simultaneamente, o que se mostra impossível, advindo a estagnação e a inibição psicomotora[17].

A estrutura da melancolia

Temporalidade melancólica: inibição e dessincronização

> "Eu percebo a passagem do tempo, mas não a vivencio. Sei que amanhã será um dia, mas não o sinto chegar. Consigo estimar o passado em termos de anos, mas não tenho mais qualquer relação com ele. A imobilidade do tempo é infinita, vivo numa eternidade estática. Vejo que os relógios giram, mas para mim o tempo não passa." (p. 137, tradução nossa)[9]

O estudo da temporalidade melancólica guiou a psicopatologia fenomenológica desde seus primórdios, como já descrito, através de Straus, Gebsattel e Minkowski. Desde então as alterações na temporalidade – a coagulação do tempo vivido, a inibição do devir vital e a dessincronização – fundamentaram-se entre as características principais no estudo desse quadro clínico.

A temporalidade da melancolia pode ser caracterizada pela deformação do fluxo temporal como consequência da inibição do devir vital[6,20]. A temporalidade habitual se constrói com a primazia do futuro, que tracionará o fluxo temporal, promovendo o devir vital. Todavia, na melancolia, de acordo com Straus, o tempo imanente se encontra paralisado, ao passo que o tempo transiente continua fluindo[6,20].

Desse modo, o sujeito melancólico é impossibilitado de progredir para o futuro – ao invés de viver seu tempo em direção ao futuro, "ele é atropelado por um tempo que reflui para o passado" (dado que quanto mais inibida for a progressão para o futuro, maior peso ganha o passado)[20]. Tal alteração leva o melancólico a vivenciar o tempo como dilatado, tendendo a superestimar intervalos de tempo (que foram objetivamente medidos)[20].

Dado que o futuro lhe é barrado, o indivíduo é impossibilitado de finalizar experiências pretéritas[6], com isso são frequentes ao melancólico atividades de controle, registro, contagem e repetição, como uma tentativa de usar o tempo transiente para compensar a inibição do tempo imanente. Ademais, é comum experimentar o tempo fragmentado (não sentir uma experiência contínua), com isso, pensar sobre vivências prévias é uma forma de tentar observar movimento nelas[6,20].

É por meio de perspectivas futuras que se dá significado para as experiências do passado, sendo possível ressignificar experiências pretéritas com o engajamento em novos projetos existenciais. Dado que ao melancólico seu futuro é barrado, seu passado torna-se fixo e imutável – não pode ser esquecido ou abolido[20]. Portanto, diante dessa estrutura temporal, erige-se um templo do passado, em cujo altar se encontra uma pletora de culpas e falhas.

Além disso, é importante ressaltar que é a primazia do futuro que promove ao sujeito um vivido de poder, ou seja, capacidade de ação sobre o mundo e de alargar seus horizontes de existência, e, em última instância, de se desenvolver enquanto projeto existencial. Desse modo, o melancólico é barrado pelo não poder: é incapaz de agir sobre o mundo. É, pois, impossibilitado de comer, de dormir, de falar, de se relacionar sexualmente, de sentir (p. 127-8)[10]. Dessa impotência sobrevirá a angústia do não poder e a modificação da relação com a morte. Enquanto ao sujeito sadio a morte se insere estruturalmente como a realização e finalização (morte imanente), ao melancólico a morte se apresenta exteriormente (morte transcendente), de tal forma que é comum ao melancólico a ideia de suicídio se apresentar como superação de seu estado patológico mais do que como morrer de fato (p. 128-9)[10].

Stanghellini et al.[21], em um exemplar estudo de metodologia qualitativa, analisam um grande grupo de pacientes com depressão maior, com o objetivo de clarificar a natureza e o papel das "anormalidades nas experiências do tempo (AET)" através de análises das narrativas dos pacientes, já que frequentemente os pacientes depressivos relatam sentimentos de estagnação temporal, imobilização existencial e a predominância do passado sobre o futuro. Os autores definem AET como um fluxo anômalo da experiência temporal que afeta o caráter temporal da consciência de alguém tanto em relação a objetos e situações externas quanto de si mesmo como sujeito vivo e unificado da experiência. Conceituam que tais alterações se relacionam com um distúrbio da síntese entre impressão primária, protensão/retenção e conação (*elán*, energia).

Os resultados comprovam que as AET são relevantes na depressão e são caracterizadas principalmente por: lentificação vital, presente e futuro dominados pelo passado e enfraquecimento do fluxo temporal. Os achados comprovam dentro de um escopo empírico as prévias conceptualizações de depressão como uma doença do tempo vivido.

Outro resultado relevante, como importantíssima ferramenta diagnóstica, que esse estudo traz à tona são as diferenças das alterações na experiência do tempo entre pacientes depressivos e esquizofrênicos – na depressão as alterações nas sínteses temporais são da ordem de bloqueio e na esquizofrenia são de profundas desarticulações dessas sínteses.

> "Na depressão não há, como na esquizofrenia, uma desarticulação nas sínteses de passado, presente e futuro. Na perspectiva da temporalidade, depressão envolve um distúrbio da conação (elán), enquanto na esquizofrenia há um distúrbio das sínteses. A característica da depressão é a atemporalidade, ou seja, o tempo paralisa. O tempo carece de duração, não de articulação. Uma característica definidora da temporalidade na depressão é a desaceleração ou bloqueio da dinâmica do fluxo

temporal. Isso reflete perda de conação ou elán ao invés de perda de síntese ou articulação do tempo." (p. 13)[21]

As alterações até então descritas no fluxo temporal do sujeito impactarão a associação que há entre o organismo e o meio. Segundo Fuchs[6], a melancolia é caracterizada pela dessincronização da relação temporal entre o indivíduo e o mundo. A sincronização habitual permite ao indivíduo manter uma ordem interna (homeostase), adaptar-se às novas circunstâncias, finalizar eventos pretéritos e, com isso, reconectar-se ao presente diante de um projeto futuro[6].

A base da sincronização é de mudanças cíclicas, ou seja, não se trata de um estado estático, mas dinâmico em sua essência[20]. Essa ritmicidade se expressa em níveis fisiológicos e psicossociais. Fisiologicamente é observada através de necessidades periódicas e suas contrarregulações, por exemplo, sono, fome e sexualidade[20]. Já psicossocialmente é observada na sintonia com os outros e com a sociedade, através da organização temporal de seu funcionamento (na divisão de dias, semanas, meses), de seus compromissos (a agenda, a pontualidade) e das expectativas de idade em relação a estudos, trabalhos e casamento[20]. É importante pontuar que essas duas vertentes se encontram inter-relacionadas, como na organização social dos horários de se alimentar ou dormir[20].

Dessincronizações ocorrerem episodicamente, tanto como uma demanda por algo a acontecer ("ainda não") – por exemplo, estar com sono ou fome (ou seja, principalmente na esfera fisiológica) – quanto por um desejo por algo que já se encerrou ("não mais") – por exemplo, em situações de conflitos não resolvidos, tarefas não cumpridas e perdas de pessoas importantes (portanto, principalmente na esfera psicossocial)[20]. Tais discrepâncias demandam do indivíduo a sua capacidade de ressincronização, usando como ferramentas, por exemplo, a satisfação da demanda (dormir ou comer), o esquecimento (pondo um fim em tarefas incompletas), a atividade onírica e crises (que demandam abandonar papéis sociais e posicionamentos que se apresentam como anacrônicos, com isso, finalizando um passado e se abrindo a novas possibilidades)[20]. A dessincronização, através das mudanças impostas ao indivíduo, pode, inclusive, ser um fator contribuidor para o desenvolvimento pessoal (por meio das ressincronizações e suas consequentes readaptações e transformações)[20].

Contudo, na melancolia, a tentativa de ressincronização falha diante de uma grande mudança, levando a uma completa dessincronização que se prolonga entre sujeito e meio[20]. Fisiologicamente, observam-se alterações em ciclos neuroendócrinos, da temperatura e de sono-vigília, resultando, por exemplo, em modificações de apetite, sono, impulso sexual e ciclo menstrual[20]. Socialmente, a dessincronização se apresentará com o afastamento das relações sociais e o não cumprimento de seus deveres[20].

Pensando no pré-campo da melancolia, o risco de dessincronização é bastante elevado em estruturas que buscam continuamente o cumprimento de tarefas e de horários, como no *typus melancholicus*. Desse modo, Fuchs defende que nesse tipo não há apenas a forte adesão à identidade social (hipernomia), como também hipersincronia (necessidade de sintonia social, de cumprimento de demandas e pontualidade)[6,20]. Ademais, são evidenciados empecilhos nos mecanismos de ressincronização, por exemplo, dificuldade em esquecer o que ficou inacabado ou abandonar antigos papéis sociais que se mostram anacrônicos em momentos de crise[20]. É árduo ao *typus melancholicus* modificar seu projeto existencial. Faz-se interessante notar que a industrialização das sociedades ocidentais foi acompanhada de uma importante aceleração do ritmo de vida, que torna mais difícil aos indivíduos se manterem sincronizados[20]. Desse modo, é compreensível o aumento de quadros depressivos observados em estudos epidemiológicos.

Em suma, a temporalidade melancólica é caracterizada pela inibição do devir vital, que impossibilita o ser humano de progredir ao futuro, de finalizar experiências pretéritas, ressignificar seu passado e ter vivência de poder sobre o mundo. Tal inibição se apresentará na articulação entre sujeito e meio como dessincronização, tanto fisiológica quanto psicossocial. Ou seja, observa-se a alteração da ritmicidade, característica fundamental da endogeneidade.

Corporeidade melancólica: gravidade paralisante e fragilidade

> "'Não tenho mais nos ossos a energia que me empurra para baixo. Não consigo mais sair do lugar. Quando estou na cama, tenho a sensação de que flutuo no ar em torno dela, como quando estou na banheira'. Quando anda, tem a impressão de estar pequena, como se estivesse comprimida; sente que é impossível avançar. 'Como se eu estivesse presa... num pântano'." (p. 135-6)[9]

Da mesma forma que a temporalidade inicialmente ganhou destaque no estudo da melancolia, a corporeidade foi gradualmente adquirindo notoriedade e atualmente ocupa um espaço privilegiado nos estudos sobre o tema. A corporeidade da melancolia é marcada pela deterioração do corpo-subjetivo (ou corpo-manifesto, corpo-sujeito, o corpo que sou, *Leib*) e pelo incremento do corpo-objetivo (ou corpo-portador, corpo-objeto, o corpo que tenho, *Körper*).

O corpo-subjetivo é aquele que dá suporte ao sujeito e lhe produz as possibilidades de atuação no mundo, sendo responsável pelo "fazer voluntário" e, assim, pela individualidade (p. 122-4)[10]. Trata-se, pois, do meio pelo qual se produz a experiência – o sujeito percebe, age e existe no mundo através dessa vertente da corporeidade. Contudo, a inibição na estrutura melancólica freia os movimentos que sustentam esse agir. Com isso, o melancólico é barrado pela incapacidade – é incapaz de comer, de dormir, de falar, de se relacionar sexualmente, de sentir –, culminando na impossibilidade de se erigir como uma individualidade.

Por outro lado, o corpo-objetivo é o corpo material e anatômico. Surge como carga para o indivíduo, demarca seus limites, relacionando-se, pois, com o "devir involuntário" e com a mundaneidade (p. 122-4)[10]. O corpo-objetivo habitualmente se caracteriza pela sua negatividade na consciência do sujeito. Entretanto, condições que deterioram o corpo-subjetivo promovem o aparecimento do corpo-objetivo, com todo seu peso, vulnerabilidade e fragilidade[6].

Desse modo, para o melancólico, o incremento nessa vertente da corporeidade se expressa pelo peso de uma gravidade paralisante e a fragilidade/vulnerabilidade de uma sobrepujança de sintomas que se expressam através desse corpo receptáculo, como experiências de fadiga, exaustão, dores, constrição, opressão e angústia. Ou seja, há objetificação/reificação do corpo[6].

Como consequência dessa reificação, pode-se observar o trânsito da corporeidade melancólica entre repleção não natural dos espaços (como a vivência de um corpo estranho) e a de esvaziamento/estreitamento (p. 151)[9]. A repleção não natural de espaços é associada a uma vivência alterada de peso (p. 150)[9]. "No começo parecia que havia coisas demais no meio do corpo, mas depois era como se estivesse completamente vazio" (p. 150, tradução nossa)[9]. Já a experiência esvaziada do corpo decorre da "homogeneização dos espaços internos e circundantes" (p. 151)[9]. "Contudo não se é mais uma pessoa de carne e osso, com coração, força e ânimo para suportar a solidão – é-se uma pedra" (p. 81, tradução nossa)[22].

Essas alterações podem culminar no não reconhecimento do corpo ou de si-mesmo, ocasionando despersonalização[6], ou até mesmo em um corpo tido como morto, tal como descrito na síndrome de Cotard.

> "Senhorita X... afirma que ela não possui mais cérebro, nem nervos, nem peito, nem estomago, nem intestinos; não lhe resta mais que a pele e os ossos do corpo desorganizados (são aqui suas próprias expressões). Esse delírio de negação se estende até as ideias metafísicas que já foram objeto de suas crenças mais firmes; ela não tem alma, Deus não existe, nem o diabo. Senhorita X... não é mais que um corpo desorganizado, não precisa comer para viver, ela não pode morrer de morte natural, ela existirá eternamente a menos que ela seja queimada, o fogo sendo o único fim para ela" (p.19)[23].

Tal alteração da corporeidade também pode ser analisada pela via da temporalidade, uma vez que qualquer matéria deslocada de seu fluxo temporal se torna sensorialidade absoluta, que se dá ao polo noético como presença insuportável[24]. Ou seja, o corpo desprovido de seu aparato temporal apresenta-se como densa e dolorida materialidade.

Ademais, Dörr-Zegers et al.[25], em um artigo recente, propõem os distúrbios da corporeidade como fenômenos centrais na depressão, inclusive propondo sua importância no processo diagnóstico. Partindo da concepção dialética existente corpo-vivido e corpo-objeto, o adoecimento depressivo não deve ser tomado meramente como uma alteração orgânica ou somática, mas como uma alteração no modo como essas instâncias da corporeidade são experienciadas e articuladas com o entorno. A articulação da corporeidade com o entorno compreende também dimensões intersubjetivas, que são essenciais no diagnóstico fenomelonológico, através da apreensão das alterações estruturais da corporeidade (que se encontram anteriormente à descrição sintomatológica).

Os autores se aproximam da abordagem de Fuchs[6] acerca do processo de objetificação da experiência da corporeidade que se dá na depressão, de modo que o corpo, antes tácito e transparente, torna-se opaco e não mais servindo ao indivíduo como meio de envolvimento com o mundo. Ademais, é realizada a proposta de organização das alterações da corporeidade em três dimensões:

- A primeira ocorre na relação entre o indivíduo e o próprio corpo. A mudança no modo como o corpo é experienciado apresenta-se ao paciente de diversas formas, tais como perda de energia, sensação dos membros pesados, dores pelo corpo, opressão precordial, o sinal *globus melancholicus*, náuseas.
- A segunda dimensão do fenômeno corresponde à alteração da relação entre sujeito e mundo, descrita como distúrbio da intencionalidade afetiva corporificada. Em geral é subjetivamente vivida como uma inabilidade generalizada e como incapacidade para sentir prazer, ou mesmo experienciar quaisquer sentimentos. É observada também nas queixas de perda da concentração e de memória, na dificuldade em tomar decisões e de iniciar atividades em geral. Para o examinador externo, essa dimensão pode se apresentar na lentificação dos movimentos corporais, na diminuição das expressões faciais, na latência do tempo das respostas e na perda da ressonância intercorporal e interafetiva que se dá durante o processo de diagnóstico.
- O terceiro fenômeno observado se dá na dimensão das alterações do tempo corporificado, que se manifesta como distúrbios dos ritmos biológicos: sono, apetite digestão e libido estão em geral invertidos ou dessincronizados. Como exemplo podem-se citar o cansaço e a fadiga mais intensos pela manhã e as alterações do ciclo sono vigília – insônia ou hipersônia.

Em suma, o corpo vivido do melancólico perde a leveza, a fluidez e a mobilidade características do *Leib* e ganha a solidez, a rigidez e o peso do *Körper*. Em outras palavras, uma corporeidade vivida como barreira aos movimentos e interações com o seu mundo.

Espacialidade melancólica: constrição sensorial e motora

> "Tudo está tão vazio e escuro, tudo está tão distante de mim. Vejo tudo tão distante como se estivesse em um outro povoado ou em uma outra cidade. Não vejo como antes; vejo tudo como se fosse apenas o segundo plano; tudo é como uma parede, tudo é plano. Tudo me pressiona para baixo, todos desviam o olhar de mim e riem." (p. 142, tradução nossa)[9]

A espacialidade na melancolia é marcada pelo afastamento do sujeito (espaço corpóreo) e seu mundo (espaço circundante). Tal espacialidade apresenta estreitas relações com a temporalidade (com a inibição do devir vital e a experiência de não poder) e a corporeidade (com um corpo pesado e imóvel, incapaz de atuar no mundo). Consequentemente, na melancolia há uma constrição sensorial e motora.

Do ponto de vista da constrição motora, há diminuição e lentificação dos gestos, da fala e das ações (que é designado como inibição psicomotora) e arrefecimento dos impulsos vitais[6]. Assim, o desempenho de qualquer atividade, por mais simples e fácil que seja, demandará um esforço homérico do melancólico – é um mundo afastado do sujeito, difícil de se alcançar. "Ainda ouço as pessoas como antes, mas o que ouço e penso é delgado demais para que eu possa pegá-lo" (p. 137, tradução nossa)[9].

Ademais, há na espacialidade melancólica a perda da profundidade (p. 145)[9], ou seja, diante do afastamento do mundo há um borramento entre objeto e fundo. É válido ressaltar que o objeto apenas ganha utilidade quando referenciado a um segundo plano, à relação com os demais objetos (p. 85-6)[22]. Desse modo, os objetos afastados não têm mais utilidade para o desenvolvimento de alguma atividade (da mesma forma que o corpo, os objetos desprovidos de temporalidade tornam-se apenas matéria sensorial); ou seja, deixam de ser objetos-função para se tornarem simples objetos-matéria. "Via todos os objetos ao mesmo tempo, sem contornos fixados, sem relação uns com os outros" (p. 136, tradução nossa)[9].

Como consequência dessas alterações, é comum haver em quadros melancólicos a presença de desrealização[6], ou seja, de deformação da realidade, de não pertencimento ao mundo ou de o mundo não existir.

Por sua vez, na constrição sensorial, o sujeito perde a vivacidade e a intensidade de seus sentidos: as cores perdem brilho, as comidas perdem sabores, os sons tornam-se abafados e distantes[6]. Assim, o sujeito torna-se um receptor passivo e desinteressado do mundo que o rodeia, expressando-se em um nível sintomatológico como anedonia. "A visão, a audição, as cores, o paladar, tudo estaria mais apagado, menos colorido" (p. 136, tradução nossa)[9].

O afastamento do mundo e a perda da profundidade tornam estreito o espaço em que o melancólico pode agir. Ademais, as tentativas de ampliar esse espaço não se tornam verossímeis, pois esse novo espaço adquirido não se torna "promissor e atrativo", mas meramente "vazio, desolado, deserto". Ou seja, a espacialidade melancólica pode oscilar entre "a estreiteza opressiva e a amplidão vazia" (p. 96-7)[22].

Além das deformações nas distâncias, há também alterações na direção efetiva dos pesos, ou seja, as noções de pesado e leve, sobre o que deveria ficar em cima ou embaixo (p. 147)[9], culminando, por exemplo, em dificuldade de vivenciar a lateralidade direita/esquerda.

Em suma, essa constrição sensorial e motora dificulta ao sujeito transcender o próprio corpo, ou seja, buscar seus objetivos e desejos. Desse modo, com um mundo tido como distante, seu campo de ação tende a se encolher para suas proximidades. Um mundo inacessível e inalcançável é compatível com um tempo que não flui, paralisado.

Interpessoalidade melancólica: segregação

> "Nesses momentos, eu sabia que estava aqui em meio às pessoas, mas internamente estava longe, muito longe." (p. 139, tradução nossa)[9]

A constrição espacial que decorre na espacialidade melancólica também se expressa na interpessoalidade. Dessa forma, há uma deformação da sintonia, observando-se um afastamento do contato social e uma perda da ressonância das experiências.

A sintonia, tal qual como concebida por Minkowski[11], é a capacidade de "vibrar em uníssono com seus pares", é a base da ressonância afetiva, uma conexão prerreflexiva. Uma vez que a sintonia permite ao corpo ressoar e participar de um espaço afetivo compartilhado, falta ao melancólico a capacidade de expressão emocional (tais como gestos e expressões faciais que comumente acompanham as experiências), que permitiria ao outro a compreensão empática, a possibilidade de coexperiência.

Tal deformação do contato interpessoal gera um posicionamento de segregação/separação. Com isso, o sofrimento melancólico é marginalizado para a incompreensibilidade, conforme explicado anteriormente. Para tentar compensar a falta de sintonia, o indivíduo melancólico se atrela a uma repetição estereotipada de queixas.

Do mesmo modo, considerando a restrição no campo perceptivo do melancólico, falta ao indivíduo a capacidade de empatizar com o outro e com o mundo. Resulta-se, pois, em um nível sintomatológico (conforme explicitado acima), em anedonia. É importante ressaltar que tal vivência difere da simples apatia ou indiferença (observado, por exemplo, em quadros orgânicos), pois a vivência do melancólico (com a restrição espacial) é a de não conseguir se ligar a um mundo que se apresenta tão distante, ou seja, de incapacidade.

É interessante observar como a culpa aparece na melancolia. A culpa habitual aparece na relação interpessoal, com a constituição da realidade. Trata-se de um processo de atribuição de significados que é compartilhado intersubjetivamente, definindo quais são as omissões e falhas. Portanto, para se lidar com a culpa é necessário um alinhamento de perspectivas entre os indivíduos (confiança mútua), que depende fortemente da sintonia (p. 408)[6]. Para o melancólico, por sua vez, a culpa não emergirá da interpessoalidade, dada a deformação da sintonia. A culpa se apresentará como um objeto em si, cravado no corpo denso e constrito. Logo, não haverá como processar essa culpa através da intersubjetividade, tornando-se uma culpa sem solução, sem perdão (p. 408)[6]. Ou seja, os delírios de culpa nos quadros melancólicos podem ser analisados através da alteração da interpessoalidade.

Enfim, a interpessoalidade do melancólico é marcada pela deformação da sintonia, promovendo o afastamento, a separação e a segregação. Consequentemente, o sujeito melancólico não consegue compartilhar das experiências com seus pares.

CONSIDERAÇÕES FINAIS

A psicopatologia fenomenológica tem entre seus objetivos aproximar-se ao máximo da experiência do paciente e, com isso, buscar as condições de possibilidade dessa experiência. Ao longo deste estudo, foi possível revisitar as contribuições da psicopatologia fenomenológica para a compreensão da melancolia enquanto uma psicose endógena. Primeiramente, avaliou-se o conceito de afetividade para a psicopatologia fenomenológica, dada a inserção histórica da melancolia nas psicoses afetivas. Compreendeu-se a irrupção da afetividade sempre instanciada na relação entre o sujeito e o mundo, e como uma qualidade das vivências inserida no estilo melancólico de estar no mundo. Desse modo, foi discutido e defendido o salto da compreensão da melancolia como uma desordem da afetividade para um distúrbio da temporalidade.

Em seguida, através da obra binswangeriana, passou-se da fenomenologia descritiva para a fenomenologia genética, dissecando as alterações da estrutura temporal fundamental clarificando as específicas deformidades no contínuo fluxo temporal, no qual protensões se infiltram nas retenções gerando possibilidades vazias e retenções que se projetam nas protensões, determinando um futuro catastrófico já certo e imutável. Nessas patológicas reorganizações temporais observou-se a mais íntima estrutura da melancolia como profunda alteração da constituição temporal e, portanto, uma global alteração da experiência natural do ser no mundo.

Na obra tellenbachiana e sua proposta de gênese biográfica da melancolia, abordando os conceitos de endogeneidade, *typus melancholicus* e situações pré-melancólica, o autor traz à luz, de forma magistral e pioneira, uma complexa tese cosmológica e biológica, compreendendo o indivíduo em um mundo que não é estático, mas sim em movimento, onde cada ser, que é vivo e está em maturação, recebe a energia do movimento do mundo[26]. Procurou-se mostrar como esse processo endógeno se altera constituindo a fisionomia da melancolia.

Em um segundo momento, na dissecção das condições de possibilidade da estrutura melancólica, observaram-se significativas e profundas alterações na experiência temporal, na vivência do corpo e do espaço e no estilo de intersubjetividade estabelecida pelos melancólicos.

Em relação à temporalidade, observaram-se a inibição do devir vital, com a aparição do julgamento de "não poder", e a decorrente dessincronização, tanto em aspectos fisiológicos quanto psicossociais. Na perspectiva da corporeidade, foram analisados a deterioração do corpo-subjetivo e o incremento do corpo-objetivo, resultando em um sentimento de peso, gravidade paralisante e fragilidade. Já na espacialidade, viu-se a constrição sensorial e motora, com o subsequente afastamento em relação ao mundo e a incapacidade de desenvolver os projetos existenciais. Por último, na interpessoalidade, observaram-se o distanciamento e a segregação, com a incapacidade de compartilhar experiências.

Por fim, foram validadas as terapêuticas biológicas como o uso dos antidepressivos e os excelentes e contundentes resultados da eletroconvulsoterapia na recomposição dos processos vitais desses doentes, como a abordagem psicoterapêutica visando à reconstrução da mobilidade existencial, assim como a ressincronização em um mundo de intersubjetividades, onde possam viver menos atingidos e consumidos pela impotência e pela culpa.

REFERÊNCIAS BIBLIOGRÁFICAS

1. Estevão G. Da ciclofrenia à PMD e aos transtornos de humor: análise de conceitos e propostas para atividade clínica. In: Ramadam ZBA, Assunção Jr FB. Psiquiatria: da magia à evidência? Barueri: Manole; 2005. cap. 9. p. 275-300.
2. Godwin FK, Jamilson KR. Doença maníaco-depressiva: transtorno bipolar e depressão recorrente. Porto Alegre: Artmed; 2010.
3. Berrios GE, Porter R. As psicoses funcionais. In: Transtornos de humor. São Paulo: Escuta; 2012. cap. 15. p. 599-649.
4. Kraepelin E. A loucura maníaco-depressiva. Lisboa: Climepsi Editores; 2006. p. 173-4.
5. Jaspers K. Nosologia. In: Psicopatologia generale. Roma: Il Pensiero Scientifico; 2016. 8. reimpr. Quarta parte, Primeiro Capítulo. p. 605-61.
6. Fuchs T. Psychopathology of depression and mania: symptoms, phenomena and syndromes. J Psychopathology. 2014;20:404-13.
7. Ey H. Études psychiatriques. Structure des psychoses aiguës et déstructuration de la conscience. CREHEY, nouvelle édition; 2006.
8. Tonus A, Estevão E, Sonenreich C. Reconsiderações dos conceitos: transtornos de humor (afetivos). In: Rodrigues ACT et al. Psicopatologia conceitual. São Paulo: Roca; 2012. Cap.8. p 103-14.
9. Tellenbach H. A espacialidade do melancólico – Parte I. Psicopatologia fenomenológica Contemporânea. 2014;3(1):134-56.
10. Tatossian A. Fenomenologia das psicoses. São Paulo: Escuta; 2006.
11. Minkowski E. Il tempo vissuto. Torino: Giulio Enaudi; 2004.
12. Straus EW. Psicologia fenomenologica. Buenos Aires: Paidos; 1966.
13. Binswanger L. Mélancolie et manie. Paris: Presses Universitaires de France; 1987.
14. Husserl E. Lógica formal y transcendental: ensayo de una critica de la razón lógica. Ciudad de México: Universidad Autonoma; 1962.
15. Binswanger L. Délire. Contributions à son étude phénoménologique et daseinsanalytique. Grenoble: Millon; 2010.
16. Tellenbach H. Estudios sobre la patogénesis de las pertubaciones psíquicas. México: Fondo de Cultura Económica; 1969.
17. Ambrosini A, Stanghellini G, Langer AI. Typus melancholicus from Tellenbach up to the present day: a review about the premorbid personality vulnerable to melancholia. Actas Esp Psiquiatr. 2011;39(5):302-11.
18. Kraus A. The personality of melancholics (typus melancholicus) seen from an identity-theoretical point of view. Compendre. 2010-2;21:196-200.
19. Tellenbach H. La melancolia. Madrid: Morata; 1976.
20. Fuchs T. Melancholia as a desyncronization. Towards a psychopathology of interpersonal time. Psychopathology. 2001;34:179-86.
21. Stanghellini G et al. Abnormal time experiences in major depression: an empirical qualitative study. Psychopathology. 2016;1-16.
22. Tellenbach H. A espacialidade do melancólico – Segunda parte. Psicopatologia Fenomenológica Contemporânea. 2014;3(2):73-108.
23. Cotard J. Camuset M. Seglas J. Du délire des négations aux idées d'énormité. Paris: L'Harmattan; 1997. p. 19.
24. Messas G. Psicose e embriaguez: psicopatologia fenomenológica da temporalidade. São Paulo: Intermeios; 2014. p. 132-6.
25. Doerr-Zegers O, Irarrázaval L, Mundt A, Palette V. Disturbances of embodiment as core phenomena of depression in clinical practice. Psychopathology. 2017;50(4):273-81.

26. Charbonneau G. Phénoménologie clinique de la mélancolie selon Hubertus Tellenbach. In: Cabestan P, Chamond J; l'École Française de Daseinsanalyse. Phénoménologie, psychopathologie, psychanalyse. Le Cercle Herméneutique Éditeur; 2015. p. 38.
27. Dörr O. Psiquiatría antropológica - Contribuiciones a una psiquiatría de orientación fenomenológica-antropológica. Santiago de Chile: Editorial Universitaria; 1995.
28. Fuchs T. Depression, intercorporeality and interaffectivity. J Consciousness Studies. 2013;20(7-8): 219-38.

8
Obsessão

Lívia Emy Fukuda
Lucas Tokeshi

INTRODUÇÃO

Obsessão é um termo de sentido amplo, inespecífico e heterogêneo. Pode se referir desde a uma mera unidade semiológica patológica ou não*, passando por uma entidade nosológica particular (hoje descrita como transtorno obsessivo-compulsivo), até um traço constitucional ou tipo de personalidade anancástica rígida e perfeccionista. Neste capítulo, refere-se à obsessão *stricto sensu*.

O rastreio histórico do termo reflete essa amplidão ou vagueza. As definições de obsessão apresentam grande variabilidade de acordo com a perspectiva metodológica elegida pelos diferentes paradigmas e com os princípios teóricos escolhidos para nortear a explicação e a interpretação dos fenômenos[1].

Historicamente, como diversas outras patologias psiquiátricas, a obsessão já foi definida a partir de uma perspectiva religiosa, como sendo secundária à possessão por um espírito maligno. No século XIX, havia certa disputa por determinar se as obsessões seriam fundadas em alterações psíquicas específicas

---

* Em um contexto não patológico, a obsessão como unidade semiológica pode ser observada em crianças, em supersticiosos, em rituais religiosos e na simples persistência de algum conteúdo na mente quando este cessa de servir a qualquer propósito ("ideia fixa"). No contexto psiquiátrico, manifesta-se em uma grande variedade de patologias, como na personalidade anancástica, nos transtornos do controle de impulsos, nos transtornos dismórficos corporais, nos transtornos alimentares, nas hipocondrias, nas adicções, nas psicoses orgânicas e endógenas, sendo sua presença, por excelência, associada ao transtorno obsessivo-compulsivo[7,8].

primariamente do pensamento, das emoções ou da volição[†]. Com o advento da consciência como campo de estudo e da teoria das pulsões, na psicanálise, o entendimento da obsessão modificou-se, sendo vista como uma neurose decorrente de um trauma ou um conflito associada a mecanismos de defesa específicos[2] em paralelo com a histeria. Em um outro extremo, a abordagem cientificista ou neurobiológica explica esse transtorno como um desbalanço dos sistemas serotoninérgico, dopaminérgico e glutamatérgico no circuito córtico-estriado-tálamo-cortical responsável pelo processamento cognitivo e emocional[3,4]. Pela perspectiva sociológica, como contraponto, a obsessão pode ser lida como resultado do processo histórico social ocidental de valorização da autonomia e responsabilidade individual[5]. Na ótica neopositivista, a definição criteriológica reduz o transtorno obsessivo-compulsivo à seguinte descrição: obsessões são pensamentos, impulsos, medo, preocupações, dúvidas ou imagens recorrentes e persistentes que são vivenciados como intrusivos e/ou inapropriados por seu conteúdo ou intensidade; compulsões são comportamentos repetitivos ou atos mentais que a pessoa se sente compelida a realizar em resposta às obsessões ou de acordo com regras que devem ser seguidas rigidamente[6]. Essa descrição simplista escanteia a discussão sobre o que articula e unifica a apresentação psicopatológica.

Em todas as definições são comuns, em maior ou menor medida, os seguintes caracteres: incoercibilidade (caráter imperativo; ser dominado, forçado, obrigado; tolhido de liberdade); estranheza relativa (caráter de absurdo; ser sem fundamento; "corpo estranho"); defesa ou compensação ativa (luta, combate); e tendência à repetição ou recorrência. A presença isolada de um desses caracteres não autoriza a classificação como obsessão *stricto sensu*. Com as simplificações diagnósticas, tais caracteres são apenas justapostos, excluindo-se o estudo das inter-relações e hieraquizações entre eles.

Destaca-se, dentre as diversas descrições mais detalhadas e apuradas, a definição de Jaspers[11], que encara a obsessão como um poderoso fenômeno, convincente àquele a quem se manifesta, porém, paradoxalmente reconhecido como irracional, absurdo e insensato pelo próprio indivíduo. Trata-se de um impulso, geralmente irresistível e direcionado a um ato, a compulsão. Esse ciclo se dá de modo frequentemente irracional ou contrário à vontade de seu agente, ocasionado por um pensamento de caráter mágico, com a crença de que pensamentos e ações possam influenciar de maneira imperativa eventos

† Esse fenômeno já foi considerado como resultado de alterações de funções psíquicas[9,10], sendo ora entendido como modificação primária do afeto/emoções, por Morel e Janet (escola francesa), ora como uma disfunção do pensamento, volição e autorreflexão, para Griesinger e Westphal (escola alemã).

não correlatos, de maneira catastrófica. Jaspers é um grande expoente que se preocupou em delinear de maneira mais clara a articulação entre obsessões e compulsões, hierarquizando-as temporalmente, com o argumento de que as compulsões surgem secundariamente à obsessão, entendidas como uma defesa a esta, na forma de um infindável aparato de medidas com o intuito de chegar a um objetivo inalcançável, pela pervasividade do fenômeno primário.

Além de Jaspers, são poucas as descrições mais detalhadas dos modos de articulações psicopatológicas. Muitos autores clássicos descrevem os indivíduos obsessivos como tendo uma parte saudável e outra doente[12]. Ou, conforme descrição de Binder[13], haveria na obsessão um psiquismo de distúrbio (*Störungpsychismus*) e um psiquismo de defesa (*Abwehrpsychismus*). Esse aspecto bastante relevante revela a dinâmica particular de compensações na obsessão *stricto sensu*.

A importância da relação entre os fenômenos ganha ainda mais peso sob a ótica da psicopatologia fenomenológica, cujo objetivo envolve iluminar as características formais e estruturas que constituem a arquitetura sob a qual se sustenta aquilo que é observado e que, em última instância, possibilita sua emersão.

Por essa perspectiva, neste capítulo propõe-se revisar e ampliar a compreensão antropológica/fenomenológica da obsessão *stricto sensu*. Serão investigadas a obsessão e a compulsão quando esses fenômenos se manifestam atrelados, dissecando-os dos momentos em que se apresentam isolados, a partir do pressuposto herdado de Jaspers que, quando sucedem um ao outro, emergem como expressões tributárias de um *trouble générateur* único, diverso à sua aparição isolada, expressões de uma essência fenomenológica.

REVISITANDO A OBSESSÃO NA PSICOPATOLOGIA FENOMENOLÓGICA CLÁSSICA

> "Um mundo cujas características são sua estreiteza, monotonia não natural, rígido, repleto de regras imutáveis – todas que são quintessenciais alterações do modo moral, espacial e temporal do Ser-no-Mundo (obsessivo)".
>
> Viktor Von Gebsattel – *Die Welt des Zwangskranken*[14]

É de suma importância na exploração do fenômeno obsessivo um sobrevoo panorâmico sobre dois membros do movimento mais inicial da psicopatologia fenomenológica, que discorrem de maneira extensa quanto a essa temática. Em um momento inicial da psicopatologia fenomenológica, havia uma maior preocupação em uma descrição da estrutura de mundo do doente mental em contrapartida a um esforço em direção à redução fenomenológica.

No caso da fenomenologia da obsessão, é de grande valor histórico o destaque a uma dupla de artigos, da autoria de Erwin Straus e de Viktor Von Gebsattel, que foram publicados na mesma revista, em 1938, e serão explorados neste voejar sobre a psicopatologia fenomenológica clássica. Neles, os autores concediam o foco da investigação a um componente antropológico, tendo a investigação eidética um caráter embrionário à época, porém, sem a perda do valor e relevância desses estudos à elucidação do vivido do obsessivo.

Uma expressiva contribuição de Straus em seu artigo *Ein Beitrag zur Pathologie der Zwangserscheinunge*[15] é a dedicação dada na introdução de seu estudo à exploração do caráter contextual daquilo que gera aversão em cada indivíduo.

Ao partir de uma visão aristotélica, o autor tedesco rememora que a percepção se encontra em um ponto intermediário entre dois extremos, uma possibilidade que se perde no obsessivo, completamente cercado por decomposição, relegado à infindável tarefa de afastar-se da podridão circundante. A modificação obsessiva faz com que o objeto extrapole suas qualidades como "coisa" e do contexto da situação em particular na qual está inserido.

O obsessivo se depara com um mundo extirpado de seu caráter provisional, transitório, perdendo assim sua própria autopercepção como uma parte ligada a outras partes (via um "vínculo simpático" – *sympathetischer Bindung*), fazendo como que ele se relacione com o mundo como uma totalidade distorcida. Straus aborda esse mundo através de um prisma que o exclui do Koinos Kosmos, ou seja, do mundo compartilhado.

Gebsattel opta pela utilização de outra lente, no qual explora a repercussão da inibição oriunda das vivências obsessivas, utilizando essa cunha como modalidade de exploração do mundo do obsessivo.

Segundo esse autor, o obsessivo é incapaz de permitir que um "tornar-se" seja estabelecido, em uma inibição análoga à da depressão endógena, impedindo a temporalização da vida. A perda da liberdade que se manifesta no comportamento compulsivo pertence à essência dessa situação.

Há no obsessivo uma cisão entre o ser vivo que se move ao longo do tempo e a performance objetiva de determinada ação, ocasionando o surgimento da dúvida quanto à realidade de sua ocorrência.

Dialogando com o pensamento de Straus, este autor argumenta que a inibição temporal do obsessivo orienta-se como um "não se tornar", algo disforme e polarizado, interpretado como sujo, assimétrico ou desordenado, diferenciando-se, dessa maneira, da vivência melancólica.

Ao se aprofundar nas repercussões dessa inibição temporal, as repetições compulsivas surgem como uma dissociação de ações cotidianas de uma orientação particular propiciada pelo próprio indivíduo, que lhe dá um significado histórico coerente à sua biografia.

A doença desse paciente, nessa perspectiva, pertence ao impedimento de que o "*eidos*" de um indivíduo, o seu "tornar-se" genuíno, seja alcançado. O mundo do obsessivo, dessa maneira, toma como orientação um "*antieidos*", a quintessência de todas as potências destruidoras de forma da existência unificadas em um único termo, sendo esse polo absoluto o regente das vivências do paciente obsessivo.

AMPLIAÇÃO/APROFUNDAMENTO DA COMPREENSÃO FENOMENOLÓGICA DA OBSESSÃO

O élan vital e a dialética *eidos* e *antieidos*

Visando ampliar a compreensão fenomenológica da obsessão, é necessário retomar alguns aspectos da estrutura individual. Dado que existe a conexão entre o polo do Eu e o polo do mundo ou da alteridade, coexiste a essa comunhão um sentido ou direcionamento de transformação contínua, uma potência de natureza pré-reflexiva e de ordem temporal protentiva. Isso é denominado por Minkowski: elán vital[16].

Elán vital é a resultante de um balanço ótimo na dialética *eidos* e *antieidos*. Toda existência apresenta as polaridades permanência/estabilidade/continuidade e transformação/mutação/não unidade, correspondendo aquela ao *eidos* e esta ao *antieidos*. O *eidos* é a força da manutenção, da unidade, da coerência, do fluxo único, da fusão do ser com a poderosa onda do devir que possibilita bem-estar e tranquilidade. Em contrapartida, o *antieidos* representa as forças diluidoras da existência. Refere-se à potência que compele para o aniquilamento e o fracionamento, ameaçando a forma e distorcendo a conexão do Eu com o devir. À primeira vista, poder-se-ia concluir que o *antieidos* é indesejável, mas, pelo contrário, é ele que possibilita manter uma estrutura incompleta e aberta a recriações e incorporações do novo. É a dialética com o *eidos* que permite que essa abertura não seja infinita, ou seja, o nada.

Conforme as descrições da psicopatologia clássica, a endógena emergência e o predomínio do aspecto antieidético seria o transtorno básico, o distúrbio constitutivo, a condição de possibilidade da obsessão. O abarcamento do domínio do *antieidos* em relação de proporcionalidade com o *eidos* ou a penetrância desse aspecto essencial no todo da existência determina diferentes apresentações clínicas entre indivíduos e também em um mesmo indivíduo em períodos de vida distintos, variando de uma eclosão circunscrita de tipo "corpo estranho" sem estancamento do devir até uma tomada metastática de todo o indivíduo pela obsessão, fazendo com que as mudanças constitutivas observadas aproximem-na – a obsessão – da radical ruptura esquizofrênica.

Além do aspecto temporal, há também o correlato espacial. A relação entre o polo do Eu e o polo do mundo ou da alteridade deve se dar em uma justa distância[16]. A distância vivida refere-se ao espaço vivido que conecta (*gestimmten Raums*)[17] as pessoas ao seu ambiente e aos seus horizontes de possibilidades[18]. As modalidades de afastamento e aproximação - cujo referencial relativo é o Eu constituído - são infinitas, mas com polaridades opostas fixadas na experiência de fusão e de desaparecimento[19]. Ora se está mais aderido ao mundo, ora menos, em movimento permanente ou em devir dialético. Na obsessão, o devir dialético se transforma em uma coexistência alternativa[20]. Há uma dificuldade de equalizar distâncias[21] e o indivíduo passa a se fixar em uma das polaridades: ameaça de desconexão (sem se consumar de fato como no psicótico) ou tendência à fusão com necessidade de imposição ativa de uma distância compensatória secundariamente.

O IMPÉRIO DO *ANTIEIDOS* (CATEGORIAS FUNDAMENTAIS)

Temporalidade

A temporalidade no obsessivo tem caráter pendular (Figura 1), pois é possível observar movimento, perda de propulsão (desaceleração), paralisação transitória (circularidade vazia), retomada de movimento em sentido inverso[‡] e estancamento do devir[22], a depender de características e vulnerabilidades do próprio paciente e das trações e resistências do meio no qual está imerso. Como pode ser observado em subseção anterior, na psicopatologia fenomenológica clássica, a temática da temporalidade é de suma relevância para o estudo do obsessivo, mas as suas descrições restringem-se basicamente aos momentos "estáticos": repetições circulares ou paralisação. São neles que a metáfora da água parada ganha evidência. A perda da fluidez possibilita o acúmulo de dejetos, proliferação microrganismos, ou seja, a emergência da temática da putrefação e da degradação. O que não avança retrocede.

Prevalecendo a ameaça de dissolução da forma, da desintegração estrutural, de uma abertura infinita, depara-se com o angustiante nada. A temporalidade não se fragmenta como no psicótico, mas não se estabelece a fluidez temporal contínua e única. Dado o esgarçamento do encadeamento dos eventos, há uma mera sucessão de muitos instantes justapostos por ações forçadas de momento a momento (atuações ou comportamentos sacádicos). Gebsattel[22] descreve que a estrutura vital da totalidade da ação está substituída por esse esquema de ordenação voluntária do ato. A ação é decomposta em pontualidades atuais pela falta de articulação. Ocorre uma ordenação ou composição artificiais e

‡ Inversão da estrutura temporal, segundo Gebsattel[22].

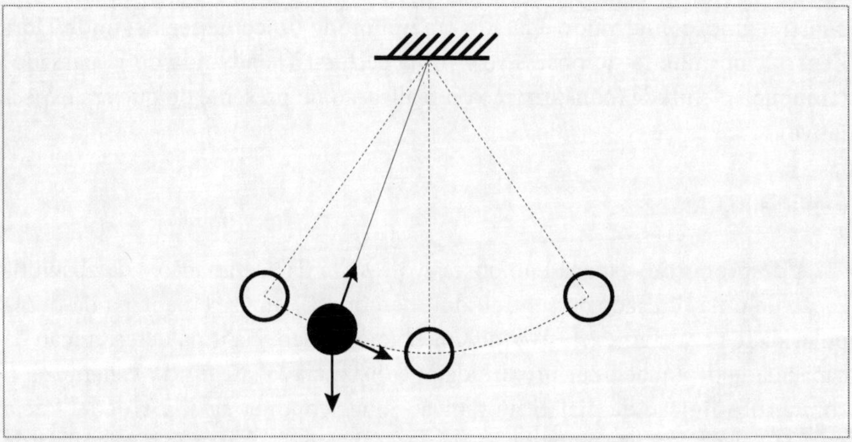

Figura 1 Temporalidade com caráter pendular.

homogeneizantes, com perda da fluidez e da dirigibilidade[§] pré-reflexiva do obsessivo que terão repercussões importantes na prática clínica.

Com a ameaça de afrouxamento da articulação temporal e justaposição forçada em uma sucessão de instantes, quando ainda se mantém certo dinamismo entre as estases temporais, já se verifica constrição temporal com proeminência da retenção imediata e projeções futuras encurtadas. Se avançar, culminará com incapacidade de agir e impedimento do ato de finalizar (*action de terminaison*) pela desarticulação entre o ato real e sucessão vital[¶], estabelecendo-se um tempo circular não vetorial, repetitivo e infinito.

Longitudinalmente, as experiências não se sedimentam em uma unidade narrativa. No extremo, com o impedimento da temporalização[22] ou a detenção da temporalidade imanente[23], perde-se a qualidade de tempo histórico[15]. A impossibilidade de uma autêntica historicização ou obstrução do chegar a ser (tornar-se) associa-se a interrupção da autoatualização[24], o que retroalimenta negativamente a própria dirigibilidade enrijecendo e encerrando a existência[**].

A constrição temporal possibilita que no obsessivo uma possibilidade remota, como é a morte, seja vivida com muita proximidade e sem sua qualidade transcendental. Não há possibilidade de transcendência nessa temporalidade circular e ele projeta-se de forma restrita. O indivíduo obsessivo permanece

§ Falta de projetualidade e de todas as dimensões teleológicas que subjazem à existência enquanto tal[26].

¶ Uma atividade pode ter chegado ao fim graças ao sentido do motivo de sua realização sem que tenha realizado no sentido do seu significado histórico-vital[22].

** Petrificação da existência, segundo Rovaletti[21].

constrangido, comprimido e fixado em um modo único de ser. Segundo Dörr Zegers[23], no mundo do obsessivo não há certezas (fé advinda do já passado) tampouco plenitude (consumação ou realização no presente do que era expectativa).

Espacialidade

A desproporção espacial no obsessivo resulta da acentuação e da absolutização de uma direção (no sentido de Chamond[25]), que se emancipa da dupla polaridade para o vir exclusivo, desconexão ou fusão. Há uma deterioração da capacidade de equacionar proximidade e distância[21,23]. Segundo Tellenbach[27], com a substituição da dialética criativa - que proporciona a liberdade - pela rigidez, perde-se a elasticidade do elemento espacial e há a predominância de sístole sobre diástole em uma tentativa, frequentemente vã, de concluir com uma forma definitiva encistada tudo aquilo que perece por perder sua forma.

Nas polaridades espaciais - tanto na desconexão como na fusão -, não é possível o reconhecimento genuíno do mundo ou da alteridade. Não há uma localização precisa nem um delineamento definido do mundo ou do Outro: seja pela indeterminação espacial infinita ou por estarem totalmente fundidos com o Eu. Assim, em ambas as formas, não se alcança uma distância justa com a realidade e degenera-se a familiaridade consigo, com os objetos e com os Outros. O espaço perde o seu caráter de conjunto coerente[23,27].

Obsessão deriva do latim *obsedere*, ato de cercar ou rodear alguma coisa ou alguém, sitiar, cercear, bloquear. Assim como a temporalidade é restrita, a espacialidade do obsessivo é classicamente caracterizada por constrição, opressão, limitação e estreitamento. Não somente os pacientes se retiram cada vez mais para um espaço limitado podendo ficar limitado ao canto de uma sala, mas a tração no sentido do estreitamento distorce a doação de sentido e restringe o horizonte de possibilidades (como se verá na disposição constitutiva), o que é vivido como coerção. Predomina, no obsessivo, a potência no sentido de uma certa homogeneização da forma, da informidade[††], tornando os objetos nivelados, chatos e sem saliências. É também dessa aproximação indesejada e intrusiva presença difusa que se emancipará a atmosfera de repugnância (como se verá na disposição afetiva).

†† Neologismo transposto da língua espanhola ou do inglês *formless* ou *shapeless*. Tem sentido diferente de disformidade ou deformidade.

Identidade

A noção de identidade é extremamente complexa e constitui-se didaticamente de alguns níveis organizacionais hierarquizados. Nessa seção, propõe-se desvelar como cada um dos níveis se apresenta na pessoa obsessiva.

O primeiro nível define-se como experiência de *self*[19], *minimal self*, ipseidade ou "*mineness*"[28]. Corresponde à condição de possibilidade dos outros níveis e se dá de modo pré-reflexivo, imediato, não inferencial, atemático e tácito. Diferentemente do psicótico[29], no obsessivo não há fratura nesse nível hierárquico mais fundamental. Minkowski[30] descreve que essa fratura basal modifica a intimidade do Eu no esquizofrênico e isso possibilita tanto experiências de perda de fronteira e de influência quanto a emergência de automatismos mentais (estereotipias, perseverações, atos em curto-circuito), que são quintessencialmente diferentes do fenômeno obsessivo[‡‡]. É a experiência de *self* que garante a delimitação[§§11] e o aspecto particular de que todas as manifestações psíquicas carregam de "ser meu", de qualidade de Eu, de um "pertencimento pessoal". Na obsessão, preserva-se esse senso de pertencimento do processo psíquico a um Eu. Os atos da vida psíquica são provenientes de um Eu, revelados, por exemplo, no entendimento do paciente de que se trata de "minha obsessão".

O segundo nível corresponde à consciência de Eu como agente, fonte, centro ou polo da experiência intencional, que possibilita: a coerência ou singularidade sincrônica (ser particular); a identidade diacrônica ou persistência (ser o mesmo o tempo todo); e a unidade do fluxo de consciência[28¶¶]. Tanto no obsessivo quanto no psicótico pode-se notar um desbotamento da atividade do Eu agente e polo difusor intencional (ou dirigibilidade pré-reflexiva), sendo verificadas frequentemente experiências de despersonalização e derrealização (modificação da *fonction du réel* de Janet). No entanto, essas vivências são qualitativamente distintas nos obsessivos e nos psicóticos[***]. Há na obsessão um Eu íntegro que, contudo, é frágil (*moi faible*)[32], isto é, caracterizada pelo vivido de não dirigibilidade[12]. Existe uma distorção do senso de atividade ou enfraquecimento da consciência de operar e executar relacionados às alterações da temporalidade

‡‡ Pseudo-obsessões no esquizofrênico[8,31].

§§ Ser distinto do mundo exterior.

¶¶ A identidade envolve comparação, não reflexiva, entre o que surge na consciência e as experiências anteriores do indivíduo. Averigua-se se há coerência ou não em relação a fluxo unitário vital individual. Assimilam-se ou negam-se as experiências subsequentes. É, dessa forma, constituinte da identidade a sua ausência, a não-identidade. Na obsessão, existe uma ambiguidade: é meu, mas me é estranho.

*** Diferentemente do psicótico, o obsessivo mantém a consciência da dissociação da sua personalidade[36].

descritas anteriormente. Segundo Gebsattel[22], trata-se de um transtorno da capacidade de agir ou atuar na qual a experiência de evento acabado não se dá. Com a perturbação da atividade do Eu, desproporciona-se a mobilidade dialética entre atividade e passividade, entre tomar e ser-tomado[33], entre apropriação e receptividade, entre experiência pré-reflexiva e reflexiva, mas não a rompe.

O último nível de autoconsciência identitária corresponde à personalidade e à consciência narrativa. É nesse nível que estão enquadradas as noções de pessoa, *self*-social, autoimagem, autoestima e identidade pessoal[28]. Com o desbotamento da atividade radial do Eu (dirigibilidade) decorrente da modificação temporal, a consciência de si que era latente torna-se tormentosa e passa a ser problematizada. A alteração dos fenômenos tácitos, tornando-os objetos intencionais, acaba por perturbar a funcionalidade[24,34]. Na obsessão, a modificação nesse nível consequentemente afetará a reflexão de si††† como ser histórico e social, pertencente a um contexto mais amplo. No entanto, as apresentações da autoconsciência reflexiva nos casos clínicos dependerão não só da modificação temporal, mas também da capacidade de equalizar distância de si mesmo, variando da exacerbação‡‡‡ à abolição da autorreflexão, conforme se verá mais adiante.

A impossibilidade de impor distâncias – já descritas anteriormente – surge também em relação à distância entre a identidade de si e a identidade de papel[35]. No obsessivo, não há elasticidade, e os papéis sociais e familiares são desconsiderados[19].

Interpessoalidade

Com a ameaça de desconexão que surge com a emergência do *antieidos*, o sentimento de bem-estar e tranquilidade é suplantado e o mundo e a alteridade perdem o caráter inofensivo, inócuo, compreensivo e natural. O mundo apresenta uma distorção da sua articulação polar e não uma ruptura total como ocorre na psicose. O obsessivo acaba se fechando à alteridade ôntica, mas, diferentemente do psicótico, mantém um Outro implícito pré-reflexivo (ontológico). É esse fato que possibilitará, por exemplo, a experiência da vergonha ou de constrangimento nesses pacientes.

Straus[37] descreve que há no obsessivo uma crise da coexistentividade, fechamento à intersubjetividade§§§, em virtude da metamorfose fisiognômica. O

---

††† A obsessão já foi denominada também como *malattia dela riflessione*[22].

‡‡‡ Hiper-reflexividade secundária será detalhada mais adiante.

§§§ Diferentemente do que ocorre no fóbico cuja interpessoalidade se mantém aberta. Uma alteridade forte importa e dá sustentação ao fóbico.

obsessivo vive "dentro"[35], em uma fortaleza muito armada com todos os acessos bloqueados e controlados[12].

Corporeidade

A ameaça de aniquilação ou dissolução da forma do *antieidos* repercute na corporeidade. Experiências de grande proximidade, por vezes, até com impressão de perda de contiguidade e integridade entre o polo do Eu e o polo do mundo ou da alteridade são fonte de preocupação ou desconforto visceral. Decomposição, putrefação, desintegração, liquefação, viscosidade, perda de forma (o amorfo), aderência, retorno à matéria associam-se a essa perda de contiguidade. Há, então, uma exacerbação de processos de vigilância das fronteiras do organismo que visam restabelecer distância e interromper o contato no sentido da autoproteção pela expulsão ou repulsa.

Evolutivamente, a repugnância é considerada uma resposta adaptativa da natureza humana expressa ubíqua e universalmente[38] mediada por variáveis culturais, uma emoção fortemente corporal, uma forma de proteção da integridade, assim como o medo. Sua função é de evitar contaminação, contágio, infecção, envenenamento. A aversão é considerada, por alguns autores, como o correlato psíquico da náusea ou do vômito no corpo físico. Segundo Strohminger[39], trata-se de uma extensão do sistema imunológico na defesa do organismo.

A repugnância está essencialmente atada às impressões sensoriais e, portanto, permanecem principalmente inacessíveis ao conhecimento, à deliberação e à racionalização[40]. Os sistemas sensoriais mais associados à proximidade e ao domínio imediato são gustação, olfato e tato[20]. Clinicamente, é comum observar em alguns obsessivos a preocupação ou o desconforto de ser tocado ou tocar outras pessoas ou objetos. Eles evitam tocar, cumprimentar, beijar e abraçar. A vivência de alguns pacientes de emanar cheiros desagradáveis e chamar a atenção do outro também são expressões da dissolução da forma[¶¶¶]. O reestabelecimento de uma distância segura poderá se dar através de rituais, como será visto adiante.

Convém destacar que não é somente o corpo físico que é ameaçado pela "informidade". O corpo vivido engloba também outra delimitação que corresponde a dignidade, honra ou valor moral próprio. É frequente nos obsessivos a vivência de degradação, depreciação, desprestígio e indignidade com concomitante necessidade de se defender de pensamentos e atos sexuais, agressivos ou imorais.

¶¶¶ Aproxima-se da vivência de autorreferência do sensitivo de relação de Kretschmer ou dos psicóticos.

O MUNDO DA VIDA OU A ESTRUTURA FISIOGNÔMICA DO OBSESSIVO: EXPRESSÕES DO *ANTIEIDOS*

Podem-se acessar os aspectos constituídos das condições de possibilidades obsessivas por duas perspectivas principais: "emocional" (ou disposição afetiva) e "cognitiva" (ou disposição constitutiva).

A discussão histórica sobre qual das funções psíquicas seria primariamente alterada nas obsessões tem suas raízes aqui. De um modo geral, a escola alemã (Griesinger e Westphal) privilegiava especialmente o aspecto cognitivo/volitivo, e a escola francesa (Morel e Janet), o afetivo/emocional, cada uma com enquadres particulares para desvelar a mesma essência.

Adicionalmente, a própria variabilidade de apresentações de casos clínicos individuais de obsessão reflete tanto uma exuberância do aspecto afetivo, quando comparado ao cognitivo, quanto o contrário. Isso ratifica a observação empírica de ora a obsessão estar mais próxima das ditas neuroses naquela e ora se aproximar das psicoses nesta[41]. Como destacou Jaspers[11], a obsessão estaria situada entre desenvolvimento e processo.

Ambas as perspectivas remetem ao mesmo todo e mantêm entre si relação de equivalência e interdependência. Não há primariedade nesse nível de uma diante da outra. Uma retroalimenta a outra. A transição entre elas revela assim apenas uma movimentação lateral.

Disposição afetiva: atmosfera da repugnância e do impuro

Heidegger destaca em sua obra o papel central do elemento pático (*pathos*) na existência, que – em relação recíproca com a compreensão – permite o acesso a nós mesmos, ao mundo e aos Outros. A existência se fundamenta na afetividade, tanto no aspecto ativo quanto no passivo da direcionalidade intencional. Os humores, pré-predicativos, não são um estado intencional dirigido a algo, mas são condições de possibilidade para tal. É através dos humores que se pode conhecer o mundo em geral e a possibilidade da "verdade", de forma direta e pré-teórica.

Heidegger se utiliza de dois termos ao descrever a afetividade: *Befindlichkeit* (cujas traduções correntes são: disposição afetiva; estado de espírito, encontrar-se, modo de estar situado) e *Stimmung* (humor, ressonância, tonalidade afetiva, atmosfera) ou *Gestimmtsein* (estar afinado).

Befindlichkeit e *Stimmung* são fenômenos correlatos ôntico-ontológicos. Os seres humanos sempre estão em uma tonalidade (sintonização) afetiva e sempre encontram o mundo através da experiência modulada por esse tom. A disposição afetiva é o meio pervasivo ou lentes através das quais o mundo é desvelado; não é efeito colateral da cognição, da volição ou da ação. Não se trata de um sentimento interno (projeções mentais no mundo) ou como o indivíduo é afetado pelo exterior. A disposição afetiva revela ao *Dasein* a sua facticidade (derrelição); revela o ser-no-mundo como totalidade; e permite encontrar o mundo como significativo[42-46].

Tendo em mente a descrição de Straus e Gebsattel em paralelo com o trabalho de Heidegger, pode-se associar que ocorre na essência obsessiva uma alteração na disposição afetiva (*Befindlichkeit*), conforme já descrito por Lopez-Ibor na angústia vital[47,48]. Com essa alteração no pano de fundo estrutural pático decorrente da emersão do *antieidos*, temporal e espacialmente descrita anteriormente, emana-se a atmosfera de repugnância, decadência, repulsa, asco, nojo, impureza. Esse aspecto é menos dirigível e dominável, aparecendo de forma mais oculta e difusa. Pode restringir-se a setores da vida ou abarcar todo o Ser, disseminando-se e contaminando todas as experiências.

Quão tomada fica a existência ou o grau de dificuldade de dispersão dessa atmosfera determina apresentações clínicas extremamente diversas. Se a emergência antieidética é pontual e circunscrita – seja no tempo ou restrita a setores da vida – sem promover um descolamento das ondas do devir, o próprio fluir contribui para dissipação. A fugacidade e a transitoriedade atmosféricas são próprias da natureza atmosférica e estão desfiguradas na obsessão. Enquanto alguns pacientes mantêm rituais dentro de sua rotina cotidiana com poucos prejuízos, outros podem ser totalmente absorvidos sem descanso e rendidos apenas pelo esgotamento.

Espacialmente, a repugnância surge na experiência de uma aproximação não desejada, intrusiva presença e concomitantemente necessidade de exclusão com forças repelentes. Ela epitomiza a dialética distância-proximidade[49] e ocupa lugar limite onde a identidade individual está no processo de ameaça de dissolução.

O sentimento de familiaridade é de natureza completamente atmosférica e concretiza-se quando as tonalidades afetivas especiais das pessoas, coisas e eventos são indistintamente incorporadas[50]. Existir no mundo significa ser incorporado em uma rede complexa de relações, sintonizar-se, familiarizar-se com ele. O obsessivo não vivencia a familiaridade, reconhece inclusive suas próprias experiências como absurdas e insensatas. Contudo, cabe ressaltar que a modificação da familiaridade no obsessivo difere daquela observada nos esquizofrênicos em virtude do nível em que ela ocorre (estrutural neste e antropológico naquele). No obsessivo existe uma ambiguidade ou estranheza relativa: experiência que é intimamente pertencente ao indivíduo é, ao mesmo tempo, profundamente estranha[40].

Disposição constitutiva: "informidade" de dinâmica simbolizante pseudomágica

Inter-relacionado à atmosfera descrita anteriormente, transforma-se também a forma como o sujeito intenciona o mundo e estabelece suas relações de significação[****]. Como bem descreve Stanghellini e Ballerini[12], há uma metamorfose da modalidade experiencial, através da mudança do índice de refração do filtro simbólico com subsequente mutação dos conteúdos do vivido. Não se trata, portanto, de um comportamento desvirtuado, mas um não poder comportar-se ou atuar de outra forma[51]. O obsessivo não pode mudar o sistema de referimento no instante perceptivo e o significado simplesmente se impõe. Dessa forma, não é possível falar aqui de liberdade, escolha ou deliberação do Eu sobre o sentido. Esse sentido posicional é primário e apenas delimita o campo possível no qual atuará a liberdade, conforme se verá mais adiante.

Assim sendo, entende-se que a essência obsessiva ordena a estrutura existencial, como posição primordial pré-reflexiva, dando relevância ao mundo e doando sentido de modo redutor, unilateral e monótono, reduzido a temas que simbolizam a perda do *eidos*[††††]. É essa particular articulação das relações entre o polo do Eu e do mundo que proporciona seu enquadre primário limitado, contribuindo para vivência de coerção e não controle.

As relações de significação se modificam, uma vez que é o Eu que constitui e determina a direcionalidade delas através da intencionalidade. Em outras palavras, a ênfase está no modo como o objeto surge ante o indivíduo, e não no objeto em si[19]. Isso está de acordo com Straus[15], quando ele afirma que o caráter expressivo que algo revela não depende somente das qualidades dele como coisa e da situação particular, mas a fisionomia do mundo sempre depende do sujeito observador[‡‡‡‡].

O estreitamento dá-se nas significações com restrição do horizonte de possibilidades, eclipsados com a irrupção do *antieidos* (percepção de decadência). No fenômeno obsessivo, estabelece-se um conjunto de objetos vinculados entre si por um significado comum e que se emancipam do resto dos objetos do mundo, capturando toda a atenção do paciente, até o ponto de paralisá-lo[23]. Trata-se de uma desmundanização[22].

Essa distorção se coloca como uma excessiva proximidade, invadindo a constituição material dos objetos. A estrutura interna do objeto é dissolvida[40]

**** Sentido posicional dado pela configuração estrutural, segundo Messas[19].

†††† Conteúdos frequentes: sujeira, putrefação, secreções, excrementos, contaminação, cadáver, morte, animalidade, agressividade, fogo destruidor, veneno, pecado, sexo, tabu, imoralidade.

‡‡‡‡ Assemelha-se ao fóbico.

ou volatilizada nesse processo, resultando em uma reificação dissipada de seu significado corrente, adquirindo um caráter amorfo, cuja temática se limita a alguns temas muito precisos, como decomposição, sujeira, desordem e temas relacionados, tal qual a putrefação, a impureza e o caos[23].

DIMENSÃO DIACRÔNICA: RELAÇÕES CONSEQUENCIAIS E COMPENSATÓRIAS

As disposições anteriormente descritas apresentam caráter pré-reflexivo mais passivo da preponderância antieidética e são sincrônicas ou mutuamente implicadas fenomenologicamente com as condições de possibilidade. No entanto, é necessário desvelar também a dimensão diacrônica ou das causalidades fenomenológicas[52], mais ativas, que levam a progressões compreensíveis e previsíveis (não totalmente determinadas) de comportamentos e modos de experiência.

Considera-se essa dimensão como secundária ou produto do distúrbio gerador, mas com qualidade não totalmente consciente e quase-volitiva. Minkowski[30] destaca que a modalidade perceptivo-cognitiva de tipo obsessivo é exaltada a função constitutiva do Eu e permanece salva a sua consciência de atividade. Na obsessão, há um Eu que atua, reage e luta. O Eu é objeto de forçamento, mas também princípio forçador[22]. A obrigatoriedade e o ser obrigado partem do mesmo Eu. Nas obsessões, o paciente tem parte ativa e mantenedora do desenvolvimento e do curso da doença[53]. O obsessivo sitia a si mesmo. Propõe-se nesta seção avaliar a atuação do Eu, cuja dirigibilidade pré-reflexiva está comprometida, diante da irrupção do *antieidos*.

Em geral, quanto mais se vislumbra alguma atuação ou resposta do Eu, melhor prognóstico clínico. No entanto, será essa atividade mesma que tenderá a exacerbar o processo, em uma circularidade sisífica, podendo culminar com falência ou esgotamento. Assemelha-se à funcionalidade do sistema imunológico que ao tentar conter um corpo estranho ou um patógeno pode desde englobar uma infecção em um granuloma até debelar uma resposta inflamatória tempestuosa que, por sua vez, provoca um acometimento sistêmico incontrolável.

Relações consequenciais: coerção e estranheza relativa

A coerção e senso de absurdo são contemporâneos. Vê-se a seguir.

A autoconsciência reflexiva envolve tanto um aspecto temporal quanto espacial. A autoconsciência reflexiva – explícita, conceitual – toma a autoconsciência pré-reflexiva implícita como seu objeto. Ambas têm a estrutura temporal composta por retenção-presente-protensão, mas uma não se sobrepõe à outra. Há sempre um atraso (*delay*) entre reflexão e objeto de reflexão pré-reflexivo que justifica a permanência de uma diferença ou distância entre o sujeito refletor e o objeto refletido. Esse aspecto temporal é condição e obstáculo para autocompreensão[54].

O ato reflexivo envolve ganhos e perdas. Através do fenômeno reflexivo, inicia-se a alteração indireta de todas as experiências diretas[11]. No obsessivo, em decorrência da modificação temporal (não dirigibilidade com sentimento de incompletude e de impotência) e espacial (comprometimento da capacidade de equalizar proximidade e distância), podem-se observar desde uma exacerbação reflexiva, expressando-se como ruminação, preocupação excessiva, hesitação, dúvidas (*maladie de doute*), atenção desproporcionalmente autofocada ou hiper-reflexividade compensatória[§§§§] até casos nos quais, comprimido pela potência endógena, não se vislumbra nenhum exercício reflexivo.

A irrupção do *antieidos* é primária e o Eu não tem controle ou possibilidade de escolha sobre ela. A reflexão que se segue a esse processo, quando ocorre, dá-se em um segundo momento. O processo autorreflexivo ou hiper-reflexividade secundária necessita que o indivíduo tome distância de si e torne-se seu próprio objeto[55]. O fato de o obsessivo também não ser capaz de distanciar-se de si justifica o comprometimento na autorreflexão em graus diversos. Está aqui o fundamento da descrição da obsessão como uma enfermidade reflexiva, historicamente denominada *folie lucide* (Jaspers), *manie sans délire* (Pinel) ou *folie avec conscience* (Baillarger). Esse ato de autorreflexão do Eu é, nas simplificadas descrições psicopatológicas atuais, denominado vaga e rasamente como "crítica sobre o seu estado mórbido" ou "*insight*". Para Oulis et al.[8], a preservação da reflexividade capta o aspecto central do *insight*. Os conteúdos psíquicos são vividos como autóctones pelo obsessivo[12]. Quanto mais acometida a dialética proximidade/distância, mais pobre o "*insight*", mais grave a psicopatologia manifesta[56] e pior resposta à terapia farmacológica.

O termo egodistônico (*ego alien*) é bastante frequente em algumas descrições históricas sobre a obsessão[12]. Essa definição tem sua origem na psicanálise e refere-se a pensamentos, comportamentos, sonhos, compulsões, desejos que estão em conflito ou são dissonantes em relação às necessidades e objetivos do ego. Relaciona-se a confrontação entre a experiência e uma autoimagem ideal.

---

§§§§ Sass[52] denomina hiper-reflexividade primária a tendência de atenção focal objetificante e alienada direcionada a processos e fenômenos que normalmente são habitados ou experimentados como parte de si mesmo, expressas nos pacientes esquizofrênicos. Ela não corresponde a autoconsciência intelectual, volitiva ou reflexiva. Já a hiper-reflexividade secundária ou compensatória é observada não somente na esquizofrenia, mas também em muitos outros transtornos mentais[7] como na obsessão.

Egossintônico corresponde ao oposto, isto é, refere-se aos comportamentos, valores e sentimentos que estão em harmonia com ou são aceitáveis para as necessidades e objetivos do ego. Isto é, são consistentes com a autoimagem ideal de uma pessoa.

Conforme descrições de Jaspers[11] e Schneider[57], é característica das obsessões que os pensamentos reconhecidos como próprios tenham caráter de absurdo (dominar sem sentido), tanto quanto ao conteúdo como à probabilidade[58], ou seja, ser egodistônico e, dessa forma, ser fonte de ansiedade, angústia, sofrimento, culpa, sensação de inadequação ou inapropriação (consciência de constrangimento subjetivo), vergonha.

Na literatura psiquiátrica, é comum utilizar a distonicidade como plano de clivagem no diagnóstico diferencial entre obsessão, ideia sobrevalorizada e delírio. Por um lado, as obsessões seriam egodistônicas e, por outro, a ideia sobrevalorizada e o delírio seriam egossintônicas. Contudo, conforme destacam Oulis et al.[8], ego-distonia relaciona-se ao conceito de autoimagem. No caso do delírio não faria sentido falar em egossintonia, já que é um fenômeno da esfera pré-reflexiva, que precede o momento da reflexão subjetiva. No psicótico, há a reconstrução de um novo mundo que permite que o Eu e o mundo se conectem novamente, com significados intencionais que se relacionam a mim, mas pertencem ao objeto em si.

Existe na obsessão uma estranheza que, diferentemente da psicose, é relativa. O pensamento, impulso, ato ou sentimento são reconhecidos como pertencentes a um Eu, mas são dissonantes e o perturbam. Como já destacado, o fenômeno brota do fundo primário de forma incoercível e determina um certo sentido (dito posicional) e um campo de possibilidades para estrutura estreitado e rígido, decorrente do vivido de não dirigibilidade. Clinicamente, vivencia-se esse fato como coação, cerceamento, senso de não ter controle sobre o Eu ou, mais rasamente, como um prejuízo volitivo. É dentro e restrito a esse campo premido que poderá atuar a liberdade. A existência tenta decidir pelos seus próprios sentidos (valorativos), mas está tolhida pela doação objetal anancástica afunilada sobre a qual não pode exercer controle decisório deliberado. É no confronto entre seu sentido posicional (pré-reflexivo) e valorativo (reflexivo) que o obsessivo se depara com uma incongruência e fica em posição ambígua.

Pode estabelecer-se um ciclo vicioso no qual a hiper-reflexividade secundária retroalimenta a distorção e o enfraquecimento da experiência de autoafeição (Eu como polo implícito intencional) e de autointuição (percepção interna ou autocompreensão), minando a autoconfiança e incrementando o sentimento de incompletude (*sentiment d'incompletude*¶¶¶¶), insuficiência e impotência. Esses sentimentos e o vazio do obsessivo mostram que o seu sentido de si próprio está sobrecarregado (*overwhelmed*) no seu contato com o ambiente[59]. Coloca-se em questão a própria identidade ou a não-identidade. Clinicamente, a sensação de não estar presente de forma legítima ou completa, de que as ações não podem ser concluídas, de correr o risco de prejudicar os outros ou questionamentos sobre responsabilidade moral são bastante comuns. Por vezes, com a fusão do pensamento com a ação, o mero pensar sobre algo já se atualiza como ato realizado e o obsessivo coloca-se em dúvida.

Também é comum ocorrer nos obsessivos um certo tipo de vergonha[60] e uma dificuldade de expor suas vivências como problemáticas, com consequente demora para buscar auxílio diagnóstico e terapêutico[61]. O paciente reconhece suas experiências como absurdas (p. ex., pensamentos agressivos, tabus, acumuladores) em relação a um conjunto de valores comuns, mas não pode evitá-las (está limitado pelo sentido posicional). Ocorrem, como já descrito anteriormente, as vivências de degradação, depreciação, desprestígio, indignidade - expressos nas temáticas religiosas, agressivas, sexuais e morais - com concomitante necessidade de se defender com rituais. Há sofrimento e constrangimento indicando que ainda se preserva o Outro implícito pré-reflexivo. Com a progressão da patologia, a oposição pode tornar-se quase absoluta, não possibilitando comércio pacífico com o Outro. Todos os contatos amigáveis são cortados e o obsessivo fica só. Por vezes, pode se sentir observado e objeto de exaltada curiosidade do Outro, indicando um estado de base pré-psicótico[12,63].

Relações compensatórias ou defesa fenomenológica: rituais

O distúrbio primário não tem meramente efeitos automáticos e inspira também processos defensivos ou compensatórios*****. Esses também não são totalmente conscientes, mas têm uma maior qualidade de dirigibilidade†††††. Os pacientes são impelidos a resistir sisificamente com compulsões em uma tentativa pseudomágica de reassumir o controle e a direcionalidade. Entretanto, os processos compensatórios frequentemente têm efeitos contraprodutivos

¶¶¶¶ Como descrito por Janet[62] nos psicastênicos.

***** Aqui não se refere aos mecanismos de defesa consagrados pela psicanálise. Nesta, defesa são ações psicológicas inconsciente do ego que buscam abrandar a angústia ou protegê-lo de frustrações e conflitos.

††††† Não se refere aqui à dirigibilidade pré-reflexiva que, conforme apresentação prévia, está desbotada no obsessivo. A maior dirigibilidade na dimensão diacrônica assemelha-se ao "*effort*" ou "ato de autoafirmação ou salvação de si mesmo" descritos por Binswanger nos casos Jurg Zund[63] e Ellen West[65].

que acabam sendo mais destrutivos, com efeito cascata inextinguível, que pioram o prognóstico.

Tanto a atmosfera quanto as doações de significação brotam do manancial primário. A repugnância e o impuro não são concretos, no sentido de não estar presente ou não provir dos objetos, mas decorrem do sentido que o obsessivo intenciona. A sujeira primária não possui a solidez mundana da largura, altura e profundidade[22], não é material. A atuação do Eu visa conter ou compensar a irrupção profunda do *antieidos,* mas se restringe à superficialidade do mundo da práxis. Dessa forma, os meros rituais mecânicos, por exemplo, de lavagem ou purificação nunca serão suficientes para eliminá-la e terão que ser repetidos incessantemente. Assim, esses mecanismos de retomada do direcionamento estão fadados a fracassar logo de partida. Gebsattel[22] caracteriza como uma defesa impotente. O indivíduo insiste em um círculo repetitivo estéril buscando uma espécie de exorcismo transitório e fugaz até se render naufragando no esgotamento.

Além disso, outras questões se levantam: quando o puro passa a ser impuro ou quando o perfeito se torna imperfeito? Pureza ou perfeição corresponderiam a estados definidos e únicos, enquanto o estado impuro ou imperfeito teria infinitas possibilidades de apresentação? O obsessivo toma essas perguntas objetiva e quantitativamente, pautado puramente na lógica. Suas repetições infinitas personificam o paradoxo de Zenão. Para o obsessivo, a reunião de infinitas partes só pode resultar em algo infinito.

Clinicamente a monotonia reiterativa estéril e vazia dos rituais obsessivos[21,64] difere dos rituais religiosos, pois não se abre ao transcendente. O paciente prende-se a uma parcialidade, na qual se defende da presença de um só aspecto dessa realidade na qual está imerso, aspecto que, por motivos biográficos, emanciparam-se do contexto global, adquirindo característica de um crescimento tumoral[23]. O obsessivo pode ficar tomado pela essência, atormentado por seus impulsos sexuais e agressivos, preocupado com cada um dos movimentos internos de seu corpo, ansioso por estabelecer em seu entorno imediato aquela ordem de que carece sua interioridade caótica[35].

Espacialmente, a aproximação não desejada, a intrusiva presença e a necessidade de exclusão concomitante do que é incômodo ou desagradável têm nos rituais o modo de prevenir ou compensar essa invasão. Impõe-se uma distância mesmo que de forma artificial e pouco efetiva. Em relação à ameaça de perda de contiguidade do corpo físico, a distância protetora poderá se dar com evitação de contato ou com rituais de limpeza, lavagem e descontaminação. O obsessivo também poderá apartar-se das vivências de degradação, depreciação, desprestígio e indignidade com rituais como necessidade de rezar, processos mentais para afastar ideias indesejáveis, pensamentos mágicos com poder de impedir desfechos negativos. Quanto mais essa patologia progride, mais fechado ele se torna em um programa mecânico e mais estreitas são as suas possibilidades de ação[21].

Os sentimentos de incompletude e vazio do obsessivo mostram que seu sentido de si próprio está acossado. A emergência de preocupação, recapitulação, ruminação, hesitação e dúvida (*maladie du doute* - *Falret*), descritas no item anterior, podem incrementar o senso de insuficiência e impotência e, então, ensejar, em movimento de compensação fenomenológica, rituais de simetria, exatidão e perfeccionismo (*manie de précision*). O paciente pode encerrar-se em um ciclo infinito de autoquestionamento[24] e aproximar-se de uma autoaniquilação[40 ‡‡‡‡‡].

São algumas das expressões clínicas de tentativas de compensação fenomenológicas na obsessão os rituais de simetria, precisão, exatidão, contagem, perfeccionismo, limpeza, pureza, checagens, verificação, revisão, repetição, recapitulação, acumulação, colecionismo. No entanto, convém destacar que essas expressões diferem daquelas presentes em indivíduos sãos[§§§§§]. Na obsessão existe uma distorção qualitativa dessas apresentações.

Na pessoa sã, sempre se guarda certa transcendência, mantendo alguma abertura para a incompletude, para o inacabado e para o imperfeito, o que garante o caráter irrepetível dos estados evolutivos. Figurativamente, enquanto na obsessão as repetições assumem a forma circular fechada e estéril, no indivíduo são, a forma é de uma espiral evolutiva, mantendo direcionalidade protentiva e habitando um horizonte amplo e não circunscrito (Figura 2).

SUMÁRIO ESQUEMÁTICO

Para fins didáticos, elaborou-se este sumário da essência e do mundo do obsessivo, segundo os níveis de explicações fenomenológicas descritos por Sass[52] (Figura 3).

---

‡‡‡‡‡ A autodesintegração aproxima-se de um acometimento da ipseidade como ocorre na esquizofrenia, levantando a questão sobre a existência de um *continuum* entre obsessão e psicose.

§§§§§ Como ocorre, por exemplo, na personalidade anancástica (personalidade obsessivo-compulsiva do DSM) que se caracteriza por: perfeccionismo, rigidez excessiva, inflexibilidade, falta de adaptabilidade, inércia mental, obstinação, conscienciosidade, apreço pela ordem, pela disciplina e pelos valores morais.

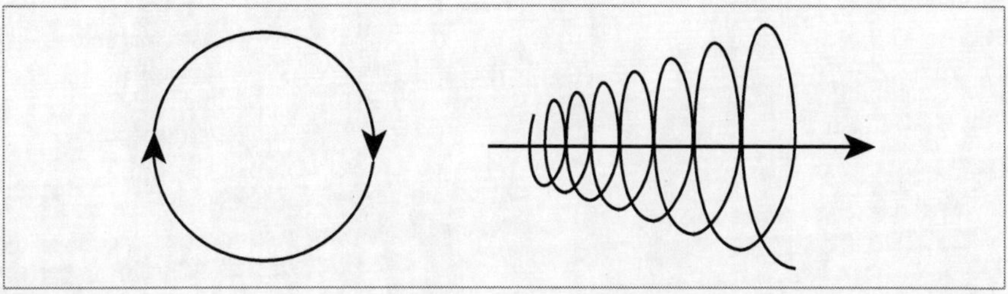

Figura 2 Forma circular fechada e estéril na obsessão e forma espiral evolutiva no indivíduo são.

PERSPECTIVAS TERAPÊUTICAS

A ampliação da compreensão fenomenológica a cerca da obsessão traz contribuição para o entendimento de práticas terapêuticas já consagradas e também levanta outras possibilidades de atuação. O uso de inibidores seletivos da receptação de serotonina e o tricíclico clomipramina são as primeiras opções da abordagem farmacológica, em geral utilizados em altas doses. Fenomenologicamente, atuariam na atividade do Eu, possibilitando a retomada da dirigibilidade pré-reflexiva. Nos casos graves ou refratários são também indicados antipsicóticos (risperidona e aripiprazol principalmente). Conforme exposto anteriormente, a essência obsessiva distorce a estrutura individual, possibilitando que sua constituição aproxime-se daquela das psicoses (acometimento do *minimal self*). Assim, essa classe de medicamentos forneceria contenção à ameaça de desmonte estrutural.

Em relação às psicoterapias, é considerado padrão-ouro no tratamento do transtorno obsessivo – compulsivo a terapia cognitivo-comportamental que inclui exposição e prevenção de resposta. Visa que o paciente tolere a angústia e o desconforto sem se engajar nas atitudes compensatórias. Trata-se de uma ação restrita às expressões secundárias do transtorno fundamental, tendo, portanto, eficácia limitada. Esta pode ser potencializada pela associação medicamentosa. As práticas psicoterapêuticas, que focam demasiadamente nos conteúdos temáticos das obsessões e negligenciam o horizonte ontológico (estruturas apriorísticas) das experiências alteradas, têm repercussão ainda mais limitada.

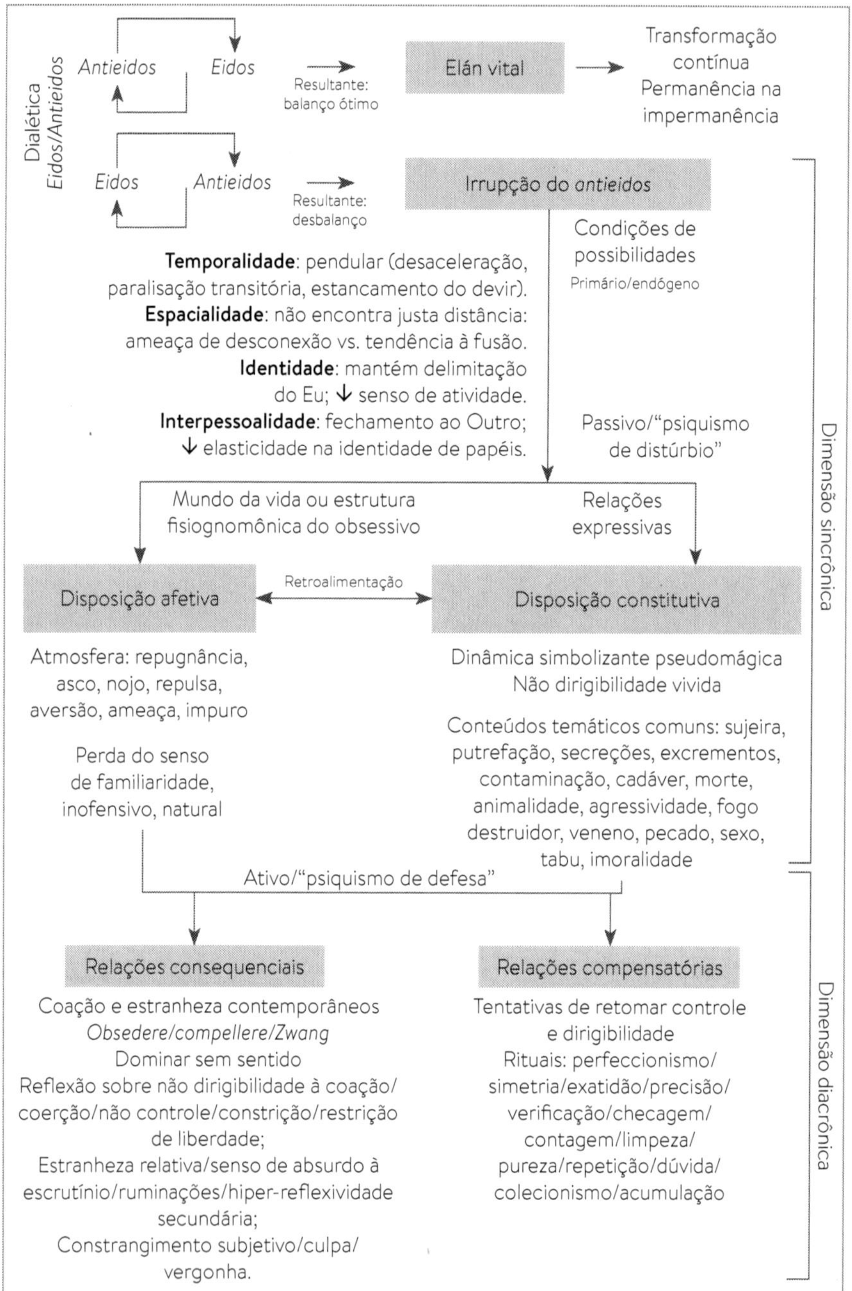

Figura 3 Sumário da essência e do mundo do obsessivo.

REFERÊNCIAS BIBLIOGRÁFICAS

1. Aragona M. The epistemological basis of psychiatric controversies. Psychiatr Danub. 2011;23(3):223-5.
2. May-Tolzmann U. Obsessional neurosis: a nosographic innovation by Freud. Hist Psychiatry. 1998;9(35):335-53.
3. Maia TV, Cooney RE, Peterson BS. The neural bases of obsessive-compulsive disorder in children and adults. Dev Psychopathol. 2008;20(4):1251-83.
4. Pauls DL, Abramovitch A, Rauch SL, Geller DA. Obsessive-compulsive disorder: an integrative genetic and neurobiological perspective. Nat Rev Neurosci. 2014;15(6):410-24.
5. Castel PH, Verdier A, Sass L. A new history of ourselves, in the shadow of our obsessions and compulsions. Philosophy, Psychiatry, & Psychology. 2015;21(4):299-309.
6. American Psychiatric Association APA. Diagnostic and statistical manual of mental disorders (5th ed.). 2013.
7. Pérez-Alvarez M. Hyperreflexivity as a condition of mental disorder: a clinical and historical perspective. Psicothema. 2008;20(2):181-7.
8. Oulis P, Konstantakopoulos G, Lykouras L, Michalopoulou PG. Differential diagnosis of obsessive--compulsive symptoms from delusions in schizophrenia: a phenomenological approach. World J Psychiatry. 2013;3(3):50-6.
9. Bürgy M. Psychopathology of obsessive-compulsive disorder: a phenomenological approach. Psychopathology. 2005;38(6):291-300.
10. Berrios GE. Las obsesiones y las compulsiones. In: Berrios GE. Historia de los sintomas de los transtornos mentales. Mexico: Fondo de Cultura Económica; 2008.
11. Jaspers K. General psychopathology. Baltimore: Johns Hopkins University Press; 1997.
12. Stanghellini G, Ballerini A. Ossessione e rivelazione. Bollati Boringhieri; 1992.
13. Binder H. Zur Psychologie der Zwangsvogände. Berlin: 1936.
14. Gebsattel VEF. Die Welt des Zwangskranken. Monatsschrift für Psychiatrie und Neurologie. 1938;99:10-74.
15. Straus E. La patologia de la compulsión. In: Psicología fenomenológica. Buenos Aires: Ediciones Paidós; 1971. p. 300-32.
16. Minkowski E. El tiempo vivido. Mexico DF: Fondo de Cultura Económica; 1973.
17. Binswanger L. El problema del espacio en la psicopatologia. In: Obras escogida. Barcelona: RBA; 2006. p. 477-541.
18. Fuchs T. Psychotherapy of the lived space: a phenomenological and ecological concept. Am J Psychother. 2007;61(4):423-39.
19. Messas G. The existential structure of substance misuse. Switzerland: Springer; 2021.
20. Tellenbach H. L'espace et l'obsession. In: Pelicier Y, Tellenbach H, editores. Espace et psychopatohologie. Paris: Economica; 1983. p. 89-98.
21. Rovaletti ML. The objectivization of time in the obsessive world. In: Tymieniecka AT. Analecta Husserliana LXXXIV; 2005. p. 265-74.
22. Gebsattel VEF. Antropologia medica. Madrid: Rialp; 1966.
23. Dörr-Zegers O. Space and time in the obsessive-compulsive phenomenon. Psychopathology. 2018; 51:31-7.
24. Haan S, Rietveld E, Denys D. On the nature of obsessions and compulsions. Mod Trends Pharmacopsychiatry. 2013;29:1-15.
25. Chamond J. Fenomenología y psicopatología del espacio vivido según Ludwig Binswanger: una introducción. Revista da Abordagem Gestáltica. 2011;XVII(1):3-7.
26. Brencio F. Von Gebsattel. In: Molaro A, Stanghellini G. Storia della fenomenologia clinica. Le origini, gli sviluppi, la scuola italiana. Italy: De Agostini Scuola SpA; 2020. p.85-104.

27. Tellenbach H. Gôut et atmosphère. Paris: Presses Universitaires de France; 1983.
28. Parnas J, Zahavi D. The role of phenomenology in psychiatric diagnosis and classification. In: Maj M, Gaebel W, López-Ibor JJ, Sartorius N, editores. Psychiatric Diagnosis and Classification. Hoboken: John Wiley & Sons; 2002. p. 137-62.
29. Fuchs T. From self-disorders to ego disorders. Psychopathology. 2015;48(5):324-31.
30. Minkowski E. Traité de psychopathologie. Plessis-Robinson: Institut Synthélabo; 1966.
31. Jansson L, Nordgaard J. The Psychiatric Interview for Differential Diagnosis. Springer International Publishing; 2016.
32. Bouvet M Le moi dans la névrose obsessionnelle. Relations d'objet et mécanismes de défense. Paris: Payot; 1967. p. 77-159.
33. Binswanger L. The case of Lola Voss. Needleman J, editor. Being-in-the-world: selected papers of Ludwig Binswanger. London: Basic Books; 1963. p. 266-341.
34. Fuchs T. The psychopathology of hyperreflexivity. J Speculative Philos. 2011; 24: 239-255.
35. Dörr Zegers O. Los trastornos de personalidad desde una perspectiva fenomenológica. Actas Esp Psiquiatr. 2008;36(1):10-9.
36. Calvi l. Il fremito della carne e l'anancastico. In: Ballerini A, Callieri B, editores. Breviario di psicopatologia. Milano: Feltrinelli; 1996. p. 51-8.
37. Straus EW. Sull'ossessione. Uno studio clinico e metodologico. Roma: Giovanni Fioriti Editore; 2016.
38. Korsmeyer C. Fear and disgust: the sublime and the sublate. Revue Internationale de Philosophie. 2009;250(4):367-79.
39. Strohminger N. Disgust talked about. Philosophy Compass 9/7. 2014:478-93.
40. Fussi A. Aristóteles y Kolnai sobre las dimensiones espaciales y temporales del miedo y la repugnancia. La Torre del Virrey: revista de estudios culturales. 2018;23:127-43.
41. Lang H. Reflexiones antropológicas sobre el fenómeno de la obsesión. Revista Chilena de Neuro-psiquiatría. 1985;23(1):3-9.
42. Øverenget E. Seeing the Self: Heidegger on Subjectivity. Springer Netherlands; 1998.
43. Elpidorou A, Freeman L. Affectivity in Heidegger I: moods and emotions in being and time. Philosophy Compass. 2015;10(10):661-71.
44. Fernandez AV, Koster A. On the subject matter of phenomenological psychopathology. In: Stanghellini G, Broome M, Raballo A, Fernandez AV, Fusar-Poli P, Rosfort R. The Oxford Handbook of Phenomenological Psychopathology. 2018.
45. Brencio F. Dispositon: the "pathic" dimension of existence and its relevance in affective disorders and schizophrenia. Thaumazein – Rivista di Filosofia. 2018;6:138-57.
46. Santos GA. Befindlichkeit e Stimmung: os afetos na analítica existencial de Martin Heidegger. Diaphonía. 2019;5(1).
47. Lopez-Ibor JJ. Obsesiones y fobias. In: Las neuroses como enfermidades del ânimo. Madrid: Editorial Gredos; 1966. p. 273-306.
48. Lopez-Ibor JJ. Análisis estructurales de las obsesiones y de los escrúpulos. Actas Luso-Esp Neurol Psiquiatr. 1996;Supl. 2 (1-6).
49. Vatan F. The lure of disgust: Musil and Kolnai. The Germanic Review: Literature, Culture, Theory. 2013;88(1):28-46.
50. Reidel. Atmosphere. In: Slaby J, von Scheve C, editores. Affective Societies: Key Concepts. New York: Routledge; 2019.
51. Blankenburg W. La psicopatologia como ciencia basica de la psiquiatria. Rev Chil Neuro-psiquiatr. 1983;21(3):177-88.
52. Sass LA. Phenomenology as description and as explanation: the case of schizophrenia. In: Schmicking D, Gallagher S, editores. Handbook of Phenomenology and Cognitive Science. Dordrecht: Springer; 2009.

53. Denys D. Obsessionality & compulsivity: a phenomenology of obsessive-compulsive disorder. Philos Ethics Humanit Med. 2011;6:3.
54. Merleau-Ponty M. Fenomenologia da percepção. São Paulo: Martins Fontes; 1994.
55. Bürgy M. Obsession in the strict sense: a helpful psychopathological phenomenon in the differential diagnosis between obsessive-compulsive disorder and schizophrenia. Psychopathology. 2007;40(2):102-10.
56. Ravi Kishore V, Samar R, Janardhan Reddy YC, Chandrasekhar CR, Thennarasu K. Clinical characteristics and treatment response in poor and good insight obsessive-compulsive disorder. Eur Psychiatry. 2004;19(4):202-8.
57. Schneider K. Psicopatologia clínica. São Paulo: Mestre Jou; 1978.
58. Bürgy M. Ego disturbances in the sense of Kurt Schneider: historical and phenomenological aspects. Psychopathology. 2011;44(5):320-8.
59. Bürgy M. The life-world of the obsessive-compulsive person. In: Stanghellini S, Broome M, Raballo A, Vincent Fernandez A, Fusar-Poli P, Rosfort R. The Oxford Handbook of Phenomenological Psychopathology; 2018.
60. Weingarden H, Renshaw KD. Shame in the obsessive-compulsive related disorders: a conceptual review. J Affect Disord. 2015;171:74-84.
61. Glazier K, Wetterneck C, Singh S, Williams M. Stigma and shame as barriers to treatment for obsessive-compulsive and related disorders. Depress Anxiety. 2015;4(3).
62. Janet P. Les obsessions et la psychasthénie. Paris: Félix Alcan; 1903.
63. Binswanger L. O caso Jürg Zund. São Paulo: Escuta; 2009.
64. Chamond, J. Prolegómenos al análisis existencial de las neurosis: los estilos histérico, obsesivo y fóbico. Presentetion a la V conferencia Internacional de Psicología y Psiquiatría fenomenológica. Buenos Aires: Facultad de Psicología UBA; 2000.
65. Binswanger L. El caso Ellen West: estúdio antropológico-clínico. In: May R, Ellenberger H, Angel E. Existencia. Nueva diménsion en Psiquiatria y Psicología. Madrid: Editorial Gredos; 1977. p.288-434.
66. Dalle Luche R, Iazzetta P. When obsessions are not beliefs: some psychopathological-grounded observations about psychotherapy with severe phobic-obsessive patients. Comprendre. 2008;16-17-18: 141-57.
67. Huertas R. Obsessions before Freud: history and clinical practice. Hist Cienc Saude Manguinhos. 2014;21(4):1397-415.

9
Fenomenologia da embriaguez e das adicções

Érika Fernandes Costa Pellegrino

Historicamente, o ser humano faz uso de substâncias psicoativas como uma das formas de alterar o estado de consciência de forma abrupta[1]. Os efeitos provocados variam de acordo com a substância e o contexto sociocultural, e incluem formas de medicação, relaxamento ou lazer, além de usos ritualísticos de caráter místico-religioso[2]. Esse repertório vem da relação com a flora e as trocas com o meio da mesma forma que a alimentação, e recentemente foi amplificado pelos avanços da farmacologia. A partir dessa relação milenar, as drogas tornam-se um dos principais produtos de comércio internacional desde o século XV, e ao longo da história múltiplas políticas restritivas ou proibicionistas separam as substâncias em prescritas ou proscritas, de acordo com um pano de fundo complexo de interesses comerciais e político-ideológicos[2].

No século X, por exemplo, a influência cristã tornou heresia mesmo o uso de drogas com fins terapêuticos com base na ideologia da mortificação do corpo como forma de se aproximar da divindade. Na política de "guerra às drogas" do século XX, substâncias de efeitos muito distintos, incluindo aquelas que reconhecidamente não causam dependência ou tolerância, foram proibidas inclusive para pesquisa científica[3]. Apesar de o argumento cristão ter sido substituído pelo da saúde pública como norteador das políticas proibicionistas, vários autores apontam para a estigmatização, acirramento das desigualdades sociais, marginalização e cristalização de culturas dos usuários como efeitos deletérios que dificultam a busca de cuidados[4]. Contrariamente, o aumento da ênfase nas drogas ilícitas retira a importância relativa das substâncias lícitas, responsáveis pela maior parte dos problemas de saúde[3].

Por outro lado, as apreensões com problemas de saúde mental relacionados ao uso de substâncias, como os episódios psicóticos em jovens susceptíveis após uso de cannabis, têm justificado a preocupação com regulamentação e controle e prevenção de agravos de saúde diante da iminência de legalização dessa substância em alguns países. Frequentemente, esse tipo de evidência científica é usada para justificar a manutenção do modelo proibicionista, e inclusive na terceira e quarta versões do DSM, a presença de problemas legais era considerada dentro dos critérios diagnósticos para abuso ou dependência de substâncias. Esse critério foi revisto e suprimido no DSM-5[5], que também deixa de fazer distinção entre abuso e dependência e passa a graduar o diagnóstico de transtorno por uso de substância como leve (presença de 2 a 3 critérios), moderado (4 a 5 critérios) ou grave (mais que 6)[6]. Seus critérios (Tabela 1) incluem prejuízo funcionais, relacionais e orgânicos, como fissura e tolerância.

Tabela 1 Critérios diagnósticos para transtornos mentais relacionados ao uso de substância (DSM-5)

1.	Uso recorrente, em situações em que este representa perigo físico
2.	Consumo contínuo, apesar de problemas sociais ou interpessoais persistentes ou recorrentes, causados ou aumentados pelos efeitos
3.	Uso recorrente que resulta em negligência no trabalho, na escola ou em casa
4.	Tolerância
5.	Fissura (*craving*)
6.	Síndrome de abstinência
7.	Desejo e/ou tentativas malsucedidas de controle do uso
8.	Consumo em maior quantidade ou tempo que o pretendido
9.	Atividades sociais, ocupacionais e recreativas abandonadas/reduzidas para uso
10.	Gasto excessivo de tempo para obtenção, uso ou na recuperação dos efeitos
11.	Continuação do uso apesar de consciência da exacerbação de problemas físicos causados por ela

Fonte: American Psychiatric Association, 2013[5].

Se as mudanças no DSM vêm da tentativa de melhorar a validação para pesquisa e testagem de novas terapêuticas, suas limitações diagnósticas levam a uma perda de refinamento psicopatológico. Se se pensar, por exemplo, no caso de um jovem que inicia seu uso social de álcool, passa a desenvolver alguma tolerância e sempre que vai a uma festa acaba consumindo quantidades maiores que o pretendido, ele poderia preencher os critérios para um transtorno leve de uso de substância, sem apresentar nenhum quadro que necessite de tratamento de fato. Em um estudo realizado em escolas norte-americanas em 1998, Harrison et al.[7] já demonstravam o excesso de diagnósticos de problemas relacionados com uso de substância, com mais de 10% dos alunos do último ano fechando critérios para dependência e mais de 22% para uso abusivo. Se se pensar em outro exemplo, de um jovem com personalidade esquizoide prévia que começa a fazer uso de cannabis e a partir disso reduz suas atividades sociais e ocupacionais, sem apresentar nenhum outro critério, não receberia um diagnóstico pelo DSM-5, porém, trata-se justamente de um caso de risco a desenvolver um episódio psicótico secundário ao uso da droga, já apresentando sinais de retiramento do mundo e verticalidade.

Essa crítica vai no mesmo sentido da feita por Tamelini e Messas[8], de que não se pode confundir psicopatologia com a descrição de sinais e sintomas, guiada por premissas reducionistas e isoladas do contexto socioambiental. O risco, como evidenciado nos exemplos anteriores, é de que esse tipo de pratica diagnóstica por manuais leve a uma prática desumanizante[9]. Perde-se, então, o objeto próprio da psiquiatria, que deve ser a pessoa em sua existência única, e não o cérebro ou organismo[10]. Por isso, entende-se que a Psiquiatria necessita de metodologia das ciências humanas juntamente às das ciências naturais[11], urgência que se concretiza no campo da psicopatologia fenomenológica. Para esse referencial, toda experiência só pode ser entendida de um ponto de vista dialético entre eu e mundo, a partir de estruturas prerreflexivas que configuram diferentes formas desse ser-no-mundo. É a partir dessas estruturas fundamentais (temporalidade, espacialidade, corporeidade e interpessoalidade) que se entenderá tanto os quadros patológicos quanto as personalidades e modos de existência prévios, que são também condições de possibilidade para as patologias[12].

Essa perspectiva dialética é privilegiada ao lidar com uma questão tão complexa quanto o uso de drogas, em que se devem entender as relações entre sujeito, droga e contexto, incluindo a personalidade prévia do sujeito, sua história e como se insere no mundo, como a substância atua naquela pessoa, qual o contexto de uso, como a droga modifica a relação daquela pessoa com o mundo, qual o local social que a substância ocupa e quais os desencadeantes para seu uso[4]. O contexto macrossocial também é importante, não só porque a ciência psicopatológica frequentemente é convocada a opinar quanto às questões relativas ao proibicionismo, mas também porque as culturas das diferentes drogas também podem mediar a inserção do sujeito no mundo, como se verá mais detidamente no caso do *crack*.

O FENÔMENO DA EMBRIAGUEZ

Pode-se exercitar o pensamento fenomenológico para compreender, de maneira geral, como o fenômeno do embriagar-se ocorre sem que necessariamente configure um quadro patológico. A modificação abrupta e voluntária do estado de consciência, de maneira transitória, é o que se busca ao ingerir uma substância exógena, que altera as proporções de si e do mundo. A estrutura fundamental na qual esse fenômeno ocorre é a temporalidade, que se constitui fora da temporalidade biográfica pesada, severa e habitual, possibilitando um escape, sensação de liberdade e consequente euforia[13]. A temporalidade normalmente é constituída de passado, presente e futuro, com suas projeções e possibilidades de realização abertas, porém restringidas pelos acúmulos narrativos retidos e as condições de possibilidade condensadas no momento presente. Ainda que se possa argumentar que a sensação de liberdade da embriaguez seja ilusória, pois sua voluntariedade encerra-se no próprio ato de embriagar--se, após o que a própria convocação do aparato psíquico pela ação da substância se torna o novo limitador das possibilidades, a suspensão temporária da historicidade possibilitando uma percepção mais agradável do instante podem tornar a existência mais suportável e distanciada[14].

O poeta Charles Baudelaire[15] (1821-1867) descreve com precisão a natureza temporal da embriaguez:

> "É preciso estar sempre embriagado. Aí está: eis a única questão. Para não sentirem o fardo horrível do Tempo que verga e inclina para a terra, é preciso que se embriaguem sem descanso.
> Com quê? Com vinho, poesia ou virtude, a escolher. Mas embriaguem-se.
> (...)
> Para não serem os escravos martirizados do Tempo, embriaguem-se"

Naturalmente, a alteração radical da temporalidade virá acompanhada de mudanças perceptíveis nos outros fundamentos estruturais. Para sustentar a instantaneidade temporal, o espaço será comprimido, de forma a conter a instabilidade dessa modalidade existencial[13]. Essa compressão será vivenciada de diferentes maneiras: na horizontalidade do espaço relacional, possibilitará uma sensação de maior aproximação do outro, maior contágio pelos afetos circulantes, o que pode chegar a experiências de êxtase ou catarse – ou de irritabilidade, caso o afeto e a disposição sejam desfavoráveis, contexto em que a compressão espacial favorece o atrito[16]. Se ao invés de se estender à horizontalidade do mundo compartilhado, o contexto, substância e estrutura favorecerem uma compressão de espaço na verticalidade, a embriaguez pode aumentar a autoimplicação e atribuição de sentidos a ideias e figuras mitológicas e etéreas. A compressão máxima da espacialidade será observada no corpo, onde sensações físicas serão intensificadas, com limites menos precisos com o mundo circundante.

Ainda que a alteração de espaço vivido seja de compressão, a sensação subjetiva pode ser de expansão e maior alcance ou domínio, tanto do ambiente quanto das pessoas presentes nele, permitindo uma interpessoalidade mais fluida e direta. Ainda que com a condensação espacial muito centrada no corpo as relações tendam a ser superficiais, ou até maniformes, é da interpessoalidade que pode surgir a possibilidade de reduzir a potência paralisante da embriaguez[13,17].

É possível compreender a ambiguidade enquanto elemento comum na experiência da embriaguez: na sensação de expansão e leveza em uma espacialidade que é comprimida, na percepção de fluidez e intensidade em relações interpessoais que tendem a ser superficiais e de liberdade em um ato que submete a estrutura à ação de uma substância exógena. Essa ambiguidade reflete justamente o contraste da experiência de instantaneidade, buscado no embriagar-se, também ambígua em sua essência – pois não é possível o contraste de apenas um dos polos de uma matiz sem evidenciar simultaneamente o outro. Ou, nas palavras de um dos autores, Messas[18]: "A temporalidade biográfica assim circunscreve-nos por todos os lados: temos de manter uma reserva de identidade para que conjuremos a alteridade em nós mesmos".

AS ADICÇÕES

Até agora foram analisadas pela perspectivava fenomenológica as mudanças nos componentes básicos da consciência em sua relação com o mundo na experiência de embriagar-se. Tal análise é estrutural, ou seja, não se foca, como outras abordagens, em comportamentos objetivos ou significados subjetivos atribuíveis à experiência. Ainda que se busque uma essência geral do fenômeno, explicada em termos de temporalidade, as implicações disso na estrutura vão depender de um amplo contexto já mencionado, que inclui a(s) substância(s) e contexto de uso e a estrutura prévia da pessoa em sua relação com o mundo.

Portanto, não se pode falar de um caminho único que leva alguém, do ato corriqueiro da embriaguez, a uma alteração estrutural mais profunda que se observa no embriagar-se contínuo. O que se observará como patológico será a desproporção antropológica[19] que refletirá um engessamento das possibilidades de movimento nos eixos temporoespaciais até que se tornem rígidos e limitem gravemente as possibilidades existenciais. Segundo Messas[18]:

> "A embriaguez torna-se, contudo, risco quando é recebida por uma existência cuja temporalidade estrutural é vulnerável ao fracasso por meio da dominação do instante sobre as demais dimensões temporais. É em condições extremas antropológicas que melhor se visualiza essa suscetibilidade. Quando a força exógena da embriaguez, projetando-se sobre a temporalidade da existência, exalta ainda mais

uma característica estrutural desta ou, no polo oposto, quando a estrutura da existência necessita medularmente da força conservadora da embriaguez (sem prejuízo de que em algumas biografias haja a síntese das duas condições), temos o caldo de cultura para que o ato trivial de saída da temporalidade histórica se desfigure em toxicomania."

Assim, a ambiguidade destacada anteriormente aos poucos perde seu relevo, e na embriaguez contínua já não há uma instantaneidade em relação a um todo histórico, nem uma oscilação temporal entre permanência e transformação. A temporalidade torna-se mais indefinida, até uma experiência de descolamento e atemporalidade. Nos casos mais graves, em que o uso de substância é o elemento central, a temporalidade circula a seu redor, com um passado que se limita ao último uso e o futuro desaparece[17]. Ou a pessoa está em um presente atemporal do efeito da droga ou a corporeidade da abstinência e da fissura levam-na para o único futuro possível, que é a busca da substância. Na intensificação da condensação, o corpo se torna então mineralizado, mero veículo da substância, e as relações interpessoais são sempre mediadas por essa intencionalidade (ou o outro é um possível facilitador ou um obstáculo ao uso), portanto inautênticas[17].

Cabe aqui uma observação de que esse tipo de deslocamento de todo o aparato vivencial ao redor da substância necessita em geral não só de condições de possibilidade na estrutura, mas também depende do potencial de deformação que a substância em si é capaz de provocar por suas características farmacológicas. No caso de opioides e do álcool, por exemplo, o aprisionamento estrutural e a condensação do corpo podem ser tão intensos que os sintomas de abstinência podem levar à morte.

Pode-se analisar ainda o caso do *crack*, que ainda que não cause sintomas de abstinência graves a esse ponto, tem como característica farmacológica a grande velocidade de instalação e dissipação de seu efeito em comparação com a forma inalada ou injetável da cocaína, com maior instabilidade do estado embriagado e necessidade mais frequente de reintoxicações[12]. Na experiência da intoxicação pelo *crack* também ocorre uma ampliação da horizontalidade, com tendência a euforia e pensamento mais produtivo, que frequentemente dão lugar a irritabilidade ou agressividade. A esse espalhamento horizontal associa-se uma rigidez de movimento em relação ao mundo, e o indivíduo vê-se aderido a ele, na chamada "existência fusional"[18]. Colado a seu papel social, o usuário submete-se incondicionalmente às regras sociais, seja permanecendo em posição de culpa e aspiração do que se prescreve como adequado socialmente, seja aderido a estruturas hiper-hierárquicas – como dentro do funcionamento das próprias "cracolândias"[18]. O estreitamento identitário concomitante a esse processo leva a um aumento de materialidade das vivências, com alucinações auditivas ou visuais, ou sintomas persecutórios – quando aqueles que o perseguem e de quem ele não pode se esquivar (familiares, polícia, traficantes) lhe atormentam mesmo quando não estão presentes.

Se for possível pensar que o candidato a uma existência fusional mediada pelo *crack* tende a procurar uma experiência de atemporalização e a-historicidade pela adesão às estruturas sociais, evidentemente existem particularidades no contexto social desses usuários que chegam à situação de rua que, assim como as características individuais prévias, também constituem condição de possibilidade para o desfecho descrito. Trata-se de pessoas que frequentemente vêm de uma situação de vulnerabilidade social extrema, em que a falta de outros arcabouços identitários a que uma existência saudável adere com intensidades variáveis por períodos também diversos de tempo, como vínculos familiares, escola e trabalho, leva à hipertrofia da identidade de classe e experiências de exclusão, em um país em que a estrutura social é extremamente rígida[12].

CONSIDERAÇÕES TERAPÊUTICAS

Ainda que se possa observar o afunilamento existencial e a rigidez e desproporção estrutural nas adicções, a forma como isso ocorre individualmente e em contextos socioculturais específicos impede que, similarmente à impossibilidade de chegar a uma essência comum da adicção, chegue-se a um tratamento comum.

Dito isso, pode-se identificar a partir do que foi colocado até aqui que diante de uma atemporalização que deforma toda a experiência, um objetivo óbvio da terapêutica é retomar a importância dialética da temporalidade histórica. É só a partir dessa retomada que a pessoa pode novamente colocar-se no mundo em uma temporalidade com componentes do passado, presente e possibilidades de futuro. Para ajudar o paciente nisso, é necessária a capacidade de identificar o lastro de seu passado e buscar projeções de futuro dentro de seus termos e suas perspectivas. Mas, no início do tratamento, quando ainda só há presente, é o vínculo com o terapeuta naquele instante que pode fazer com que o paciente volte, e a própria sequência de atendimentos ser um auxiliar na costura de uma temporalidade. DiPetta[17] defende grupos abertos que possam abarcar essa dimensão do instante, e nesse momento a única pergunta possível seria "como eu me sinto?" no lugar do habitual "quem sou eu?".

O terapeuta empresta seu próprio aparato psíquico de forma a criar condições de possibilidade de experimentar, pouco a pouco, dialéticas no tempo e ampliações no espaço. Para isso, pode ser necessário ser firme de maneira a servir de suporte, com o cuidado necessário para que a rigidez requerida pelo movimento do paciente seja elástica (caso contrário correria o risco de se quebrar em autoritarismos e abusos de poder)[18].

Compreendendo o funcionamento existencial do adicto, é mais tolerável ao clínico lidar com a fragilidade de movimentos protensivos, próprios do futuro, e que muitas vezes ganham a euforia da instantaneidade no momento em que o paciente, inebriado pela relação interpessoal com o terapeuta, faz planos de abstinência e de diversas mudanças que quer empreender no futuro, planos que, por serem inautênticos, se esvaem no momento da recaída. Esse é um momento de particular fragilidade, em que muitas vezes o paciente busca a internação como única solução possível, também com a urgência característica dessa modalidade de tempo. A abordagem fenomenológica permite, nesse caso, avaliar a pertinência desse tipo de intervenção diante do tratamento como um todo: qual seria o potencial de uma internação de alterar as proporções estruturais? Se a intervenção permitir uma construção temporoespacial baseada em vínculos interpessoais fora da instituição, com um período predeterminado, saídas programadas e uma continuidade terapêutica ambulatorial, ela terá um efeito completamente diverso de uma instituição com características manicomiais, com apagamento da identidade, dificuldade de visitação (por política institucional ou por isolamento geográfico) e massificação do tratamento – contexto em que a atemporalização e impessoalidade institucionais só reforçarão a estrutura toxicômana: a pessoa vive a instantaneidade da instituição e da abstinência enquanto estiver restrito a esse espaço, e volta ao padrão anterior de uso após a alta, só alternando a quais forças estará submetido.

Considerando que o uso de drogas tem componentes históricos, morais, culturais e econômicos complexos e muitas vezes conflitantes, o tratamento de álcool e drogas torna-se palco de embates políticos em que ganham aqueles que têm interesses econômicos e demagógicos e perdem aqueles que precisam de assistência e os profissionais que têm menos recursos e opções terapêuticas para sustentar seu trabalho. A possibilidade de multiplicidade de opções terapêuticas vai ao encontro do referencial metodológico da fenomenologia, alinhada à abordagem centrada na pessoa norteadora do Sistema Único de Saúde (SUS), para um ideal de política pública que ofereça, de acordo com as necessidades e evidências, de farmacoterapia a psicoterapias, de abordagens multidisciplinares em centros de atenção psicossocial (CAPS) a consultórios de rua, de leitos adequados de internação a estratégias de redução de danos.

Finalmente, é importante retomar que a restrição existencial pelo uso de substâncias em muitos casos estão associados a grande vulnerabilidade social, com pessoas cujas vidas foram previamente afuniladas por uma estrutura social rígida, em um país que nunca acertou suas contas com um passado escravocrata. Tratamentos em saúde mental, por mais bem-estruturados e orientados pelas melhores evidências científicas existentes, nunca serão capazes de sanear essa realidade, sendo fundamentais ações que visam à promoção de saúde. Isso inclui a promoção de espaços que possibilitem o contrário do fenômeno de afunilamento – espaços de valorização e promoção de arte e cultura, por exemplo, especialmente nas periferias, acesso a educação e ações afirmativas que melhorem a possibilidade de acesso e medidas sociais que visem a reduzir as iniquidades. Afinal, se se for consequente com a compreensão dialética do ser-no-mundo, não será possível limitar as ações no polo subjetivo, sem nunca se endereçar às questões do mundo.

REFERÊNCIAS BIBLIOGRÁFICAS

1. Sodelli M. A abordagem proibicionista em descontração: compreensão fenomenológica existencial do uso de drogas. Ciência & Saúde Coletiva. 2010;15(3):637-44.
2. Carneiro H. O uso das drogas como impulso humano e a crise do proibicionismo. In: Figueiredo R, Fefferman M, Adorno R, organizadores. Drogas e sociedade contemporânea: perspectivas para além do proibicionismo. São Paulo: Instituto de Saúde; 2017. p. 23-32.
3. MacRae E. Antropologia: aspectos sociais, culturais e ritualísticos. In: Seibel SD, Toscano Jr A. Dependência de drogas. São Paulo: Atheneu; 2011. p. 25-34.
4. Reale D, Carezzato F. Drogas e tratamento: panorama crítico. In: Figueiredo R, Fefferman M, Adorno R, organizadores. Drogas e sociedade contemporânea: perspectivas para além do proibicionismo. São Paulo: Instituto de Saúde; 2017. p. 280-304.
5. American Psychiatric Association. Diagnostic and statistical manual of mental disorders, 5.ed. (DSM-5). Washington: American Psychiatric Association; 2013.
6. Hasin DS, O'Brien CP, Auriacombe M, Borges G, Bucholz K, Budney A, et al. DSM-5 criteria for substance use disorders: recommendations and rationale. Am J Psychiatry. 2013;170(8):834-51.
7. Harrison PA, Fulkerson JA, Beebe TJ. DSM-IV substance use disorder criteria for adolescents: a critical examination based on a statewide school survey. Am J Psychiatry. 1998;155:486-92.
8. Tamelini MG, Messas GP. Phenomenological psychopathology in contemporary psychiatry: interfaces and perspectives. Rev Latinoam Psicopatol Fundam. 2017;20(1):165-80.
9. Andreasen NC. DSM and the death of Phenomenology in America: an example of unintended consequences. Schizophrenia Bulletin. 2007;(3)1:108-12.
10. Straus EW. Psychiatry and philosophy. Springer Berlin Heidelberg; 1969.
11. Messas GP, Fulford KW, Stanghellini G. The contribution of human sciences to the challenges of contemporary psychiatry. Trends Psychiatry Psychother. 2017;00(0):1-3.
12. Messas G, Vittuci L, Garcia L, Dutra R, Souza J. Por uma psicopatossociologia das experiências dos usuários de drogas nas cracolândias/cenas de uso do Brasil. In: Souza J, organizador. Crack e exclusão social. Brasília: Ministério da Justiça e Cidadania, Secretaria Nacional de Política sobre Drogas; 2016. p. 163-89.
13. Messas G. Psicose e Embriaguez: psicopatalogia fenomenológica da temporalidade. São Paulo: Intermeios; 2014.
14. Vianna FC. Psicoterapia: um enfoque fenomenológico-existencial. In: Silveira DX, Moreira FG. Panorama atual de drogas e dependências. São Paulo: Atheneu; 2006. p. 228-33.
15. Baudelaire C. O Spleen de Paris: pequenos poemas em prosa. Tradução: Leda Tenório da Motta. Imago; 1995.
16. Messas G. On The essence of drunkenness and the pathway to addiction: a phenomenological contribution. J Addict Behav Ther Rehabil. 2014;3:(2).

17. DiPetta G. Psychopatology of addictions. J Psychopathology. 2014;20:471-9.
18. Messas G. A existência fusional e o abuso de crack. Psicopatologia fenomenológica contemporânea. 2015;4(1):124-40.
19. Blankenburg W. A dialectical conception of anthropological proportions. In: De Koonig A, Jenner F, editores. Phenomenology and psychiatry. London: Academic Press; 1982. p.35-50.

10

Sexualidade: uma leitura fenomenológica da perversão sexual

Gabriel Engel Becher
Lucas de Oliveira Serra Hortêncio

INTRODUÇÃO

O desenrolar deste capítulo demonstrará que a escassez de referências teóricas no tocante à sexualidade no interior da fenomenologia impeliu a juízos metodológicos e construções categoriais originais. A primeira dessas imposições fez-se no próprio título do texto. A utilização do termo perversão, a despeito de nomenclaturas parentes, justifica-se por dois argumentos básicos: um de natureza histórica; outro, conceitual.

Na perspectiva epistemológica, perversão foi o termo empregado tanto por setores não científicos quanto por toda uma tradição filosófico-científica, com destaque especial para a teoria psicanalítica, para designar comportamentos sexuais aberrantes. Além do componente tradicional, tal perspectiva permite englobar uma gama maior de fenômenos do que os descritos pelos manuais nosológicos, conferindo, portanto, relevância em sua aparição em um ensaio que se propõe fenomenológico.

Parece, ainda, que o termo carrega a concepção própria do fenômeno que se busca descrever. Sua origem remete à expressão latina *pervertere*, cujo significado se aproxima da ideia de subversão, inversão, colocar-se à margem, corrupção, colocar de cabeça para baixo. Nota-se que a especificidade da expressão reside no conceito de contraposição à norma, ou seja, não se trata de negligenciar, por opção ou ignorância, a regra expressa e seguir caminho diferente do proposto. Trata-se de, conhecida a expectativa, construir o novo a partir da subversão do antigo.

A opção por "perversão sexual" enquanto objeto singular, e não como categoria plural, pois, não é aleatória. Indica-se assim que o escopo do trabalho será a busca pela essência, pela qualidade comum das perversões sem que isso imponha a desconsideração das idiossincrasias.

Em contraposição à perversão, o termo parafillia, amplamente difundido na psiquiatria contemporânea conforme se abordará ainda no escopo deste capítulo, será utilizado apenas a título de citação. Sua concepção aponta para uma leitura mais superficial dos fenômenos que os restringe a meros desvios de atração ou amor. É necessário ainda pontuar que o reino das parafilias é o dos manuais diagnósticos. A despeito da utilidade de tais instrumentos, eles são baseados em uma leitura operacional e criteriológica da realidade que pouco acrescenta no intento por uma redução fenomenológica.

HISTÓRICO

Historicamente, o adoecimento sexual perverso habita um lugar entre teorias: de um lado, o referencial neurobiológico contíguo à tinta moralizante de uma época; de outro, as teses psicanalíticas calcadas no modelo da representação do aparelho psíquico.

As primeiras notações sobre sexualidade inerentes ao campo da psiquiatria pertencem ao alemão Richard von Krafft-Ebing[1], em sua obra decana *Psychopatia sexualis*, cuja publicação data de 1886. Nela, a perversão sexual aparece arrolada no contexto das "paraestesias" (e a própria construção vocabular já antecipa elementos para se pensar o modelo epistemológico do autor: tanto o prefixo *para-* revela a noção de sexualidade desviante que compõe a tonalidade moral quanto o radical *aesthesis* explicita a sensorialidade que marca o organicismo dualista próprio do paradigma científico que permeia a obra).

Há que se considerar Krafft-Ebing como um homem de sua época: 1) pioneiro em uma proposta nosológica em relação aos aspectos médicos do instinto e do comportamento sexual; e 2) produto de um contexto sociocultural em que a incipiente leitura científica-empírica do mundo convivia em proximidade com a versão dogmática e implacável da religião. Em 1), destaca-se que *Psychopatia sexualis*, obra cuja motivação fora o empréstimo de uma recém-criada linguagem psiquiátrica sexual ao campo legal, é estruturada por meio de classificação taxonômica de tudo aquilo que, na visão do autor, concernia aos instintos e comportamentos sexuais do homem; não há, pois, a preocupação com a busca de lugares comuns do ser sexual, ou de extratos que inserissem a sexualidade na condição antropológica do homem. Em 2), nota-se que o texto de Krafft-Ebing é paradoxalmente protótipo da psiquiatria eminentemente empírica insurgente, alavancada pelo positivismo científico e moral norteador das ciências que vigoravam no cenário europeu da época, e disseminador de certo discurso conservador, no cerne da cultura judaico-cristã que propagava de maneira assertiva a moralidade, a culpa e a abstinência dos prazeres instintivos de modo rígido; é nesse trânsito antitético que a letra do texto em análise se apresenta, carregando consigo de modo invariável algumas dessas contradições. Tem-se, assim, que a obra de Krafft-Ebing, marco zero da aparição da sexualidade no contexto da psiquiatria, é de relevância histórica incontestável, ao passo que não se sustenta singularmente enquanto um inventário fenomenológico rumo aos alicerces do adoecer no campo sexual.

Qualquer empreitada intelectual que se proponha a analisar a sexualidade humana deve prestar justa referência a Freud e à teoria psicanalítica. Não pelo caráter pioneiro, visto que outros já haviam se aventurado na análise da sexualidade humana, normal e patológica. A referência se dá pelo fato de que Freud teria colocado a sexualidade em local privilegiado dentro de sua teoria do funcionamento mental, em especial no que refere ao desenvolvimento da personalidade. Uma breve visita ao ideário freudiano, com sua terminologia inconfundível, pertence à contextualização aqui arrolada. Os próximos parágrafos se ocuparão de uma sucinta descrição dos fatos psicanalíticos supracitados, menos com intuito de desenvolvê-los no cerne de uma leitura fenomenológica da sexualidade, e mais com a concessão da relevância histórica que possuem.

Em relação à perversão, assim como com vários outros conceitos, o entendimento freudiano evoluiu ao longo do tempo. Em textos mais antigos como em *O Fetichismo*, de 1927, Freud associa, por exemplo, o fetichismo, experiência anormal ao olhar do outro enquanto sintônica ao indivíduo que a pratica, à negação da realidade que se impõe quando o menino se depara com a ausência de falo da mãe. Dessa forma, o objeto fetichizado tornar-se-ia o falo da mãe, um apêndice da realidade que dela não se descola, e que protege o indivíduo da ansiedade insuportável diante do terror real.

Escritos mais maduros, já sob a influência de outros teóricos da psicanálise, avançam para uma noção mais abrangente da perversão, tendo sido inclusive desenvolvida por autores contemporâneos. A perversão deixa de ser uma estrita forma de desvio sexual, para se configurar como uma quase-realidade. Em outras palavras, diante da ameaça e da angústia insuportáveis, desenha-se uma nova realidade em que o indivíduo se sente no controle aparente da situação. Diferentemente do que ocorre na psicose, não há perda da crítica, mas o perverso mantém uma convicção dupla, vive entre a realidade que prefere, mas sabe não existir, e aquela que sabe ser real, mas não pode aceitar.

Tal leitura se reveste de interesse ao mesmo tempo que conta com boa coerência interna; no entanto, assenta-se em um modelo teórico do desenvolvimento humano, que, apesar de nascido da prática clínica, não se constrói a partir das experiências primárias da consciência. Todavia, ao se despir esse modelo dos aspectos inerentes ao modelo psicanalítico, essa tradição fornece-

-nos uma ideia que vale maior aprofundamento: a perversão como uma forma possível de existência e não apenas um conjunto de comportamentos. A referência à psicanálise em escritos fenomenológicos que abarcam a sexualidade humana, assim, encontra justificativa. Em *O caso Jürg Zünd*, Binswanger ataca a psicanálise enquanto referencial teórico para o estudo da sexualidade ao mesmo tempo que afirma que a esfera sexual está submetida à estrutura completa do *Dasein*. No Capítulo 5 de sua *Fenomenologia da percepção*, intitulado "O corpo como ser sexuado", Merleau-Ponty elogia a psicanálise na medida em que a ela coube a tarefa de reintegrar a sexualidade no homem.

Na cronologia da investigação da perversão sexual como objeto das humanidades em sua interface com a medicina, destacam-se dois autores contemporâneos entre si: Michel Foucault, com sua obra *História da sexualidade*[2], e Georges Lantéri-Laura, com sua obra *Leitura das perversões: história de sua apropriação médica*[3]. Embora as empreitadas de ambos não fossem particularmente ocupadas do fenômeno sexual do homem posto em situação com categorias inerentes ao mundo, são merecedoras de algum destaque por terem sido pioneiras em pinçar a sexualidade, como tema acadêmico do século XIX, de um contexto eminentemente empírico para uma proposta humanística, mas ainda assim familiar à psiquiatria como especialidade médica. A intersecção dos autores reside no fato de analisarem a construção dos limites definidores da perversão a partir do prisma coletivo, não se restringindo aos contornos da psique individual. Cabe ressaltar, de modo singular, que a análise de Lantéri-Laura é ainda mais original, na mesma medida em que, ao contrário de Foucault, coloca a visão psicanalítica da sexualidade entre parênteses, a fim de garantir-lhe um estatuto autônomo às ciências e preconcepções teóricas. É isso que torna pérvio o caminho da sexualidade nas demais áreas do conhecimento, e que amplia seu campo de discussão, mais firmemente, na fenomenologia e na psicopatologia.

No seio do modelo diagnóstico neokraepeliano, o que há de mais próximo à perversão sexual é, hoje, categorizado pela Classificação Internacional de Doenças em sua 11ª edição (CID-11) e pelo *Manual diagnóstico e estatístico de transtornos mentais* da Associação Psiquiátrica Americana em sua 5ª edição (DSM-5) como parafilias e transtornos parafílicos. Em primeiro plano, cabe salientar que os manuais diagnósticos fizeram a opção pelo número plural, em uma primeira disparidade com a jornada que se propõe neste capítulo, privilegiando a segmentação de molde atomístico do objeto que se doa à empreitada essencialista. Não bastasse, o modelo constrói categorias disjuntivas, levando a distorções como indivíduos pertencentes à mesma categoria que guardam pouquíssimas características em comum.

Ademais, delineia-se que as seções sobre sexualidade que compõem tais manuais estão em constante revisão e atualização (haja vista a própria criação do termo "transtornos parafílicos", que data da publicação do DSM-5, a partir de uma subordinação da amplidão da potência sexual individual à patologia). Um olhar mais cuidadoso mostra que a maior parte dessas mudanças se deu pelo aumento do número de transtornos elencados e não pela sofisticação do entendimento em relação a eles, movimento que lembra, ainda que não declaradamente, a empreitada de Krafft-Ebing. Tal circunstância expõe uma tentativa frustra de aproximar a visão clínica da sexualidade, em sua faceta operacional, ao desenrolar sociocultural que é próprio dela, e que já é algo mais próximo da experiência de sexualidade em si. Assim, declarados os referenciais históricos e epistemológicos que carregaram a análise das experiências sexuais perversas ao conhecimento atual, está outorgada a autorização para se devolver a sexualidade ao campo fenomênico. A partir do método fenomenológico como guia para a ciência psicopatológica, buscar-se-á, na sequência, evidenciar que o fenômeno sexual ilumina os polos relativos à constituição da estrutura subjetiva e intersubjetiva, enquanto relação corporal entre indivíduo e mundo, desmembrada no tempo e no espaço. A sequência deverá reafirmar, então, a posição merleau-pontyana pela vida sexual como intencionalidade original. Afinal, para o autor, existe osmose entre sexualidade e existência, rumo ao sentido geral.

CONSCIÊNCIA, IMATURIDADE E OBJETO

Prestada devida referência à tradição teórica, cabe desenvolver, do ponto de vista fenomenológico, os aspectos definidores da vivência perversa sexual enquanto possibilidade existencial. O ponto de partida situar-se-á na relação que a consciência estabelece de maneira pré-objetiva com os objetos do mundo.

Poder-se-ia justificar tal opção pela constatação óbvia de que o comportamento sexual dito aberrante se dá necessariamente na relação entre o sujeito e algum aspecto do mundo. Ainda que verdadeira, essa proposição é restritiva e contrariaria a posição adotada até este ponto de que a estrutura perversa ultrapassa a manifestação sexual explícita. Assim, faz-se necessário atualizar a tese até a noção de que o comportamento perverso se organiza a partir da busca intencional de um objeto externo à consciência, ainda que, não raro, o alvo possa ser o corpo objetificado do próprio indivíduo.

O direcionamento e a natureza da relação estabelecida são delimitados pelas possibilidades de circunscrição da consciência; em outras palavras, a fronteira entre os espaços externo e interno é fato determinante nas perspectivas de conexão. Assim, o exercício teórico, ainda que não necessariamente se sustente *a posteriori*, permite postular o estado de fronteira inexistente, onde a consciência não percebe limites e toda intencionalidade do mundo parece ser originada de si mesma. No outro extremo, se as margens estão extremamente bem estabelecidas, os dois espaços coexistem de maneira pacífica, garantindo a possibilidade de percepção da intencionalidade do objeto em direção à consciência. Apenas nesse último caso é factível o reconhecimento do outro e a existência de alteridade segundo Husserl na *Quinta Meditação Cartesiana* de 1931, assegurada por procedimento intencional intersubjetivo que se depura no tempo e que depende, pelo eu constituinte do outro que transcende sua esfera individual, da analogia entre corpos em movimento.

Postulando um espectro de organização, pode-se imaginar a estruturação de situações intermédias das mais variadas nas quais o reconhecimento de intencionalidade e as possibilidades de relação sejam bastante particulares. No entanto, a distinção entre as formas medianas e os polos parece residir no desconforto oriundo do contato com o mundo, tanto na situação em que se ignora a intenção externa quanto naquela em que esta é aceita, ou seja, a proximidade com o estrangeiro não causa desconforto. Fora dos extremos, há o risco de encontro com intencionalidades que trespassam o aceitável pelas bordas da consciência e, portanto, colocam em xeque o estatuto próprio da existência.

Com o exposto, parece razoável reafirmar a ideia de que a perversão se configura a partir da impossibilidade de relação completa com outra consciência intencional como tal, sendo resultado de uma frágil delimitação entre as vivências internas e as externas. A imaturidade de circunscrição leva a restrição de conexão a objetos com os quais se pode apenas estabelecer certa relação intencional imperfeita, seja por característica inerente ao objeto, seja como resultado do alijamento de sua natureza em razão do presumido controle ambiental. Dessa forma, estarão incompletas as condições mínimas de uma consciência plena, i.e., a relação com outro sujeito, a saber: vitalidade, humanidade e juízo, i. e., a relação com outro sujeito.

A construção desse *continuum* de possibilidades de objetos ou alvos permite organizar e correlacionar diversos dos comportamentos ditos perversos. Nos níveis mais primitivos, podem-se imaginar indivíduos incapazes de conexão salvo com objetos inanimados, percebidos intencionalmente como tal. O paralelo com a prática clínica traz o exemplo clássico dos fetichistas, grupo no qual se pode aventar que, ainda que a escolha do objeto de desejo seja idiossincrática, a proximidade simbólica com uma conexão real talvez possa ser um indicativo de maturidade.

No sentido crescente do espectro, encontram-se objetos que aparentam consciência por investimento do sujeito que o observa, por analogia. Aqui poderiam encaixar-se modelos como a necrofilia e o uso de bonecos humanoides. Ainda que o primeiro caso consiga relacionar-se com uma intencionalidade real destemporalizada e o último restrinja-se a um protótipo artificial de humanidade, em nenhuma das situações o relacionamento com a vitalidade do outro é acessível.

A capacidade de conexão com objetos vivos inicia-se com alvos cuja humanidade nunca existiu, portanto dotados de intencionalidade não reflexiva e mais facilmente sobrepujada pelo sujeito. Nesse contexto, a plena experiência de alteridade ainda é ausente e o mito da consciência única mantém-se de pé. Quadro diferente quando se observam os comportamentos ditos pedofílicos nos quais a relação com um objeto humano somente é imaginável por tratar-se de objeto não dotado de juízo.

Em termos da natureza do objeto, a variação mais sutil parece residir nas relações com seres humanos adultos e capazes. Ainda que o olhar displicente pudesse julgar existir relação plena entre semelhantes, no entanto, a presença de condições materiais nem sempre é garantia de uma relação não perversa. A relação pode ser estabelecida não com o objeto humano, mas com sua versão reificada e ceifada de sua totalidade; um ser humano tão complexo quando aquele que o busca é diminuído a uma condição ou categoria, por exemplo, homens loiros, bombeiro, professora. Tal condição encerra a eventualidade da igualdade de polos e demonstra limites ainda incompletos da fronteira psíquica.

A RELAÇÃO SEXUAL E SUA ESTRUTURA INTERSUBJETIVA

Uma empreitada que se proponha fenomenológica no campo da psicopatologia da perversão sexual não pode prescindir de uma discussão mais pormenorizada no que compete à interatividade. Não há que se falar em "sexual" sem contemplar de modo mais abrangente que se trata de uma relação entre sujeitos, ou entre sujeito e objeto. Qualquer tentativa de redução do fenômeno sexual, portanto, requer um olhar aprofundado não só sobre aquele que se projeta sexualmente sobre o outro ou sobre os objetos do mundo, mas também sobre o modo como se dá essa relação, no contexto da intencionalidade pré-reflexiva – e de sua face vivenciada. Reserva-se, assim, um lugar em evidência para a referência à intersubjetividade da sexualidade convencional, em sua forma e em sua finalidade, para que se possa alavancar uma compreensão da intersubjetividade na perversão sexual, um fenômeno de mundo compartilhado.

Convencionar-se-á o termo "cortejo" como sendo o representante lexical da composição formal das etapas e processos que compõem a aproximação entre um homem e outro (ambos dotados das características primordiais: vitalidade e juízo), portanto capazes de oferecer consentimento), no contexto da sexualidade convencional, ou entre um homem e um objeto (em sua concepção mais ampla, ou seja, tudo aquilo que não representa um homem na plenitude de sua existência subjetiva e do exercício de sua autonomia), no contexto da perversão sexual. Será designado ainda o termo "finalidade" para abranger a via derradeira da direção de sentido das etapas do cortejo, ou seja, a resultante das forças de atração entre seres cujo fim se possa antecipar como sendo de natureza sexual. A atribuição de nomenclatura própria a este ensaio fenomenológico se deve, como supracitado, à necessidade de originalidade no trato da temática sexual.

O cortejo, mais que no campo da sexualidade, pode ser lido no campo do erotismo. Em outras palavras: o cortejo pertence não só à ordem do instinto sexual, segundo Zutt, mas também ao "âmbito fisionômico-estético" do mundo[6]. Está situado no limite entre o biológico e o antropológico (histórico-cultural), como metonímia da variedade de possibilidades da "configuração estética da vida". É no contexto da percepção de si em relação ao outro, enquanto experiência fisionômica, como um contato de consciências situado no mundo, que o cortejo se pode desdobrar de modo aparente.

Pelo viés etimológico, "cortejo" advém da ideia de uma cerimônia, de uma estrutura preconcebida, formatada enquanto ritual de um rol de indivíduos no contexto de uma cultura. O que se coloca premente, assim, é justamente a forma que é típica dessa reunião cujo espaço é ocupado e compartilhado pelos indivíduos que dela participam. Não por acaso, é ao aspecto formal do cortejo que se reporta. Ainda em relação à seleção do termo, cabe mencionar que ele possui outra face que igualmente interessa: é também certa maneira de se dirigir a um indivíduo selecionado em meio a tantos; é a eleição de um outro particular (ou particularmente amável) em um contexto em que se destaca do mar de outros, por elementos que são os seus tão singulares e que, ao intencionarem a estrutura própria (de maneira pré-objetiva ou mesmo reflexionada), garantem esse destaque e o contato que se segue à percepção com particular gentileza e cortesia. O cortejo é a formalização do amor.

Inserido no alicerce formal da intersubjetividade sexual, o cortejo também dispõe de uma dimensão vivenciada: da identificação do outro que desperta a potência sexual individual, trazido à aparição na consciência, e já em destaque em relação aos demais indivíduos no que toca à elevação do instinto, ao pleno consentimento rumo ao compartilhamento da experiência sexual em sua totalidade. É nessa trajetória, constituída por etapas que se sucedem e que rumam a graus mais íntimos de disposição intersubjetiva, que se dá o cortejo; a percepção nela age como termômetro, determinando que se possa transcender de uma troca de olhares e gestos à distância ao toque corporal e ao encontro carnal, perpassando pela mediação da linguagem. É no espaço de qualquer solução de continuidade dessa trama que emerge a perversão sexual.

Não há que se conceber qualquer processo que agrupe os homens enquanto coletividade sem atribuir-lhe uma direcionalidade; a sexualidade, cujo processo formal se supradescreve como "cortejo", requer, pois, uma "finalidade". A pergunta que cabe, nessa etapa do processo, se pode enunciar: seria a direcionalidade da ligação sexual entre dois um modo para diferenciá-la da ligação não sexual? Sim, pois a relação sexual pressupõe a flexibilização da unidade dos ligantes, congregando-os em um ("*single united*", referência a Medard Boss[7]). Outro modo de se aceder à particularidade fusional do fenômeno do encontro sexual é pela definição hegeliana de amor, a primeira etapa de reconhecimento recíproco ligado à existência corporal, como "ser-si-mesmo em um outro".

A direção inequívoca de qualquer interação que se pretenda sexual é, portanto, a síntese de dois em um. A "finalidade" da sexualidade é a reciprocidade, a experiência da extinção de toda e qualquer fronteira do corpo material rumo ao espaço infinito de íntima abertura ao outro, que penetra, e que também acolhe. O orgasmo, momento sexual apoteótico, é a concretização hedônica do pleno encontro, em que se convergem corpos e existências, na efemeridade de um instante e na condensação do espaço de interseção. Não há maior intimidade que na comunhão sexual.

Dedicados os parágrafos anteriores ao enfoque dos fenômenos da imaturidade (atrelada à constituição dos sujeitos e objetos sexuais) e da intersubjetividade (desdobrada no seu aspecto formal e direcional) na sexualidade convencional, há que se engendrar percurso pelos fenômenos psicopatológicos que se vinculam à perversão sexual (cuja essência se depura imediatamente do sujeito/objeto sexual, e do modo como se relacionam). É no espaço privilegiado do adoecimento e de seus desbalanços que essa essência se revela, e se pode constatar de modo mais puro e exposto. É na descrição de casos emblemáticos de indivíduos sexualmente perversos, e dos modos como tal perversão se desdobra nas fisionomias do mundo, que reside o caráter essencial da sexualidade do homem. Os próximos parágrafos estarão dedicados a esses relatos, de natureza empírica; serviram, como não poderia deixar de ser, de base para as reflexões até então elencadas e, revisitados à luz destas, permitirão seu desenvolvimento contínuo.

A CLÍNICA DA SEXUALIDADE HUMANA

Esta seção será iniciada abordando as facetas fisionômicas da sexualidade dirigida a crianças. Não apenas por se tratar de certa forma de perversão à qual as lentes da cultura se voltam especialmente, mas também por aclarar fenômenos de singular pertinência à discussão que interessa.

Um rapaz, ao redor de 30 anos de idade, advogado em início promissor de carreira, busca ajuda, após insistência de familiares mais próximos, após terem sido descobertas no computador da família mídias envolvendo nudez infantil e crianças em práticas sexuais; havia algo em comum entre as várias partes desse material: protagonistas do sexo masculino, entre 10 e 14 anos de idade (dotados de esparsos caracteres físicos masculinos maduros, portanto). Interpelado a fim de expor a profundidade de seu interesse por crianças, revelou ter tentado se aproximar sexualmente de um primo aproximadamente uma década e meia mais jovem, oferecendo-lhe doses de bebidas alcoólicas para que pudesse estar desinibido e convidando-o a assistirem juntos a filmes pornográficos. A intenção declarada tanto da posse das mídias como da aproximação em direção ao seu primo era a de poder observar atentamente as características anatômicas de um órgão sexual masculino saudável e em pleno desenvolvimento, obtendo assim parâmetros de comparação em relação ao seu próprio. Isso explicitado torna clara a associação com certo evento biográfico significativo do rapaz: aos 8 anos de idade, tivera um procedimento cirúrgico peniano com resultantes sequelas anatômicas e um incômodo perene com o aspecto exterior e com o funcionamento do órgão. Para além dessa vivência de natureza sexual, há que se ressaltar que o rapaz apresenta algumas qualidades dignas de nota: a despeito de um início bem-sucedido de carreira profissional, possui círculos sociais restritos e mais comumente voltados a atividades masculinas de faixas etárias mais jovens, como filmes de super-heróis; apresenta repertório de emoções bastante restrito e reage com severas dificuldades quando confrontado com situações de seu desagrado (como resistência quando contrariado e desmaios quando exposto a situações que o convocam a afetos intensos); é dotado de aspecto jovial, estatura reduzida para os padrões sociais e tom de voz estridente.

A descrição clínica acima expõe certo fenômeno clinicamente significativo no tocante à perversão sexual voltada à infância, que é o fato de aquele que se aproxima sexualmente de uma criança não ser senão também pueril em sua constituição existencial e em seu desenvolvimento rumo à maturidade sexual. Em outros termos, interessar-se sexualmente por uma criança é possibilidade estrutural una para aquele que, a despeito do aparato fisiológico-anatômico adulto, está encerrado em um mundo vivencial tipicamente infantil. Tal aspecto também fica claro quando se coloca em análise a sexualidade de deficientes intelectuais (i. e., aqueles que não possuem rendimentos cognitivos maduros e compatíveis com os que são usualmente observáveis na idade adulta); também costumam se aproximar de jovens e crianças, compartilhando da experiência de descoberta das possibilidades sexuais do mundo, em um momento em que já se situam em um contexto biológico propício para tal. É na ressonância com um outro à sua semelhança que o sujeito se comporta no campo sexual.

Um segundo caso de interesse na empreitada rumo à essência da perversão sexual, na particularidade da experiência intersubjetiva, é o classicamente concebido *donjuanismo*, aqui ilustrado: um homem, em meados de 40 anos de vida, solteiro e sem relacionamentos íntimos estáveis, era reconhecido entre os seus por ser galante e possuidor de bons meios de se aproximar das mulheres que lhe interessavam. Era frequentador assíduo de ambientes sociais e festivos, que gostava de explorar por seus contatos amistosos sempre bem-sucedidos e por aproximações românticas seriadas e de mecanismo apurado; não era infrequente que, ao final do evento, saísse acompanhado. Após bem desenvolver o cortejo, com minúcias e requintes em cada uma das etapas de seu processo, direcionando-o inequivocamente ao seu fim sexual, costumava estar com uma mulher entre quatro paredes. O inesperado da trajetória ocorre justamente nesse ponto: em momento de distração de sua companheira casual, o homem saía de cena, e deixava o ambiente sem qualquer consumação do ato sexual. Ela já não se fazia necessária, na mesma medida em que o homem estava de antemão satisfeito: seu fim era a conquista. Nesse modelo, a perversão da sexualidade se revela, intersubjetivamente, no deslocamento da finalidade do cortejo, que se desprende do ato sexual final e se aloja na própria obtenção do consentimento por parte do outro, sem que a concretização da relação sexual, portanto o prazer carnal recíproco e solidário, faça parte da proposição. Não havia notável referência a culpa ou angústia por parte do sujeito *donjuanista*, uma vez que seu instinto sexual, focado na exploração sem desenlace, já estaria satisfeito. A vivência de sofrimento, nesse caso, estaria associada a uma nulidade na elaboração de sentido mais amplo para um projeto de si, em que a finalidade da sexualidade estaria diretamente ligada à possibilidade de vinculação afetiva e construção familiar, e o deslocamento dessa finalidade originaria restrição significativa nessa projeção.

Na sequência, destaque para um caso peculiar: jovem do sexo masculino, aproximadamente 20 anos de idade, viajou à Europa para uma experiência cultural e profissional logo após ter finalizado os estudos de primeiro grau no Brasil; de início, já distante dos familiares, relata tédio e concomitante elevação do desejo sexual, em um contexto em que não dispunha de relações sociais sólidas e sequer dominava com acurácia o idioma local. Encontrou, como solução provisória, uma forma virtual de vazão à sexualidade: exibia-se pela *webcam* para mulheres do mundo todo; mostrar seu corpo nu, com enfoque em seu pênis rígido, e ser retribuído com a imagem da nudez da correspondente, geograficamente distante, era sua fonte primordial de excitação. Paulatinamente, progredia a uma nova forma de desvelar sua sexualidade: frequentava parques de naturismo (locais onde a nudez se insere eticamente não só em um modelo não sexual de compartilhamento do ambiente, mas também na prática do respeito mútuo) e se exibia ereto a alguns presentes pré-selecionados principalmente pelo seu desaviso, chocando-os. Com o passar do tempo, não satisfeito em alcançar a atenção do outro pela interface da nudez sexual, começou a convidá-los ao toque e ao ato sexual propriamente dito, em comportamentos crescentemente arriscados e desafiadores à convenção local. Aqui, salta aos olhos a transgressão do jovem às regras do senso comum, do acordo tácito que regia o ambiente de sua frequência, sexualizando a nudez que lá estava evocando a pureza da liberdade.

Ao final do seu período estrangeiro, e já imbuído da perversão de sua vivência sexual, o jovem retornou ao Brasil, ao seu seio familiar e à rotina que anteriormente lhe era própria, elementos que traziam à tona um contorno da sua experiência como em tempos pretéritos. É nesse âmbito que certa circunstância peculiar se iniciou: no ínterim de atividade cotidiana qualquer, o jovem passou a apresentar sequências de fantasias exibicionistas intrusivas, intensas e frequentes, acompanhadas de intensa angústia, experimentada em nível psíquico e corporal – a única maneira que encontrou para expulsar tais fantasias, correlatas à sua vivência sexual subvertida, era a de mutilar seu pênis, removendo-o completamente de seu esquema corporal, como forma metonímica e concreta da expulsão de qualquer sexualidade da existência que era a sua. O que choca, tanto quanto a perversão fundamental da sexualidade do jovem pela via do exibicionismo que o apartava das convenções sociais implícitas à convivência, foi sua coragem de, factualmente, ter materializado essa tentativa de emasculação, corrigida cirurgicamente; é a evidência de que a totalidade da experiência do jovem, consumida pela alteração que fora gestada no campo de sua sexualidade, padecia.

Por fim, a menção a um caso em cujas sutilezas residem os aspectos que remetem à essência da perversão sexual. Trata-se de uma moça de 26 anos que buscou consulta queixando-se de incapacidade de estabelecer qualquer laço de intimidade aprofundado em seus relacionamentos afetivos, plurais em sua trajetória biográfica, porém sempre vivenciados de modo superficial, portanto efêmeros em duração e nunca definidores de uma trajetória robusta. Retomando sua história de vida, tem-se que nunca se sentira contemplada e querida pela mãe, única representante de seu cuidado na infância, dado que o pai havia abandonado a família logo após seu nascimento; pelo contrário, sentia-se participante de uma vida sexual materna de excessos: numerosos parceiros com quem se relacionava nos diversos cômodos da casa, sem discrição ou privacidade (destaque ao relato de uma noite em que a moça, dormindo no andar de cima de uma beliche, sentia as vibrações lânguidas do estrado da cama, cujo andar de baixo sediava uma relação sexual).

Alcançou discreta autonomia quando de seu ingresso na universidade: cursaria enfermagem, profissionalizando-se na primazia do cuidado para com o outro. Foi nessa época que conheceu seu primeiro namorado, um rapaz tímido com quem teve a primeira relação sexual; foi nessa mesma época que se abriu à sexualidade de maneira enfática, não conseguindo se fidelizar ao companheiro, do mesmo modo pelo qual não se sentia afetivamente próxima dele. Nos relacionamentos seguintes, a narrativa se repetia: relações afetivas superficiais, sexualidade intensa e insaciável no cerne da infidelidade. A vivência de descontrole era latente, masturbando-se à exaustão e mantendo relações sexuais com homens que não escolhia. O término precoce de cada namoro se tornava inevitável. O último, todavia, representou-lhe um novo rumo: em um esboço de união entre sua afetividade débil e sua sexualidade exacerbada, um rapaz com quem frequentava casas de *swing* (troca de parceiros) e com quem dividia a mesma pluralidade sexual. Pela primeira vez, experimentava, em alguma medida, a comunhão com um homem; na mesma proporção, passou a manifestar ataques frequentes em que referia intensa ansiedade e sintomas corporais inequívocos, como aceleração da respiração e dos batimentos cardíacos, formigamentos difusos, além de uma sensação indefinida de desespero e não pertencimento a si.

O marcado interesse desse relato para a reflexão proposta ao longo do capítulo se dá pela congregação dos dois elementos essenciais da perversão sexual: em primeiro plano, o modo pela qual a moça se situava no mundo compartilhado, interagindo em desproporção entre a conexão afetiva e sexual que estabelecia com seus companheiros e parceiros; em segundo plano, e em conformidade ao plano da intersubjetividade, a crise pela qual passou a moça quando finalmente tangenciou a superação da dicotomia afetivo-sexual supracitada, crise esta compatível com sua própria imaturidade, refletida no outro. Em termos merleau-pontyanos[8,9], pode-se dizer que estava desprovida da estrutura simbólica de seu comportamento (sexual), não conseguindo experimentar o objeto com o qual se relacionava como simultaneamente afetivo e sexual; o sincretismo que regia a experiência díspar dessas relações era a marca de seu próprio ser, cujos alicercem aparentaram ruir quando finalmente não mais se manifestava declaradamente o descompasso.

CONSIDERAÇÕES FINAIS

A experiência sexual é, portanto, face inerente à vida interativa e corporal do homem, e pode padecer em relação aos diferentes modos pelos quais o indivíduo se dispõe sobre si mesmo, seu corpo e seu mundo de relações. A possibilidade psicopatológica de ser perverso partilha, portanto, da condição antropológica do ser sexual.

REFERÊNCIAS BIBLIOGRÁFICAS

1. Von Krafft-Ebing R. Psychopatia sexualis. Londres: F.A. Davis; 1886.
2. Foucault M. História da sexualidade I: a vontade de saber. Rio de Janeiro: Graal; 1984.
3. Lantéri-Laura G. Leitura das perversões: história de sua apropriação médica. Rio de Janeiro: Jorge Zahar; 1979.
4. Organização Mundial da Saúde. Classificação Estatística Internacional de Doenças e Problemas Relacionados à Saúde: CID-10, décima revisão. Trad. do Centro Colaborador da OMS para a Classificação de Doenças em Português. 3. ed. São Paulo: EDUSP; 1996.
5. American Psychiatric Association. Diagnostic and statistical manual of mental disorders, 5.ed. (DSM-5). Arlington: American Psychiatric Association; 2013.
6. Zutt J. Psiquiatría antropológica: sexualidad, sensualidad y carácter. Madrid: Editorial Gredos; 1974.
7. Boss M. A phenomenological approach to sexual perversions. In: De Koning AJJ, Jenner FA, editores. Phenomenology and psychiatry. Londres: Academic Press; 1982.
8. Merleau-Ponty M. Fenomenologia da percepção. São Paulo: Martins Fontes; 2015.
9. Merleau-Ponty M. A estrutura do comportamento. São Paulo: Martins Fontes; 2006.
10. Giami A. Médicalisation de la société et médicalisation de la sexualité. In: Jardin A, Queneau P, Giuliano F, editores. Progrès thérapeutiques: la médicalisation de la sexualité en question. Paris: John Libbey Eurotext; 2000. p. 121-30.
11. Von Krafft-Ebing R. Psychopatia sexualis, 1ª ed. Tradução de Claudia Berliner. São Paulo: Martins Fontes; 2001.
12. Husserl E. Meditações cartesianas e conferências de Paris. Tradução de Pedro M. S. Alves. Rio de Janeiro: Forense Universitária; 2012.

11
Anorexia nervosa

Luara Nagata Otoch
Raphael Felice Neto

INTRODUÇÃO

A compreensão dos transtornos mentais pela psiquiatria atual baseia-se no uso das categorias nosológicas, nas quais a caracterização descritiva completa dos sintomas mentais possibilita o diagnóstico diferencial entre as patologias. O enfoque em uma psicopatologia puramente descritiva está alinhado com a abordagem biomédica em que transtornos mentais são entidades naturais de alguma suposta disfunção neurobiológica subjacente que os explica. Nesse contexto, pressupõe-se que o estudo dos sintomas isolados permite a identificação de entidades diagnósticas específicas que, por sua vez, possibilitam a predição da história natural e resposta ao tratamento.

O *Manual diagnóstico e estatístico de transtornos mentais* – 5ª edição (DSM-5)[1] postula que os transtornos alimentares se caracterizam por uma perturbação persistente na alimentação ou no comportamento relacionado à alimentação que resulta no consumo ou na absorção alterada de alimentos e que compromete significativamente a saúde física ou o funcionamento psicossocial. Para firmar-se o diagnóstico de anorexia nervosa (AN), há três critérios essenciais: restrição persistente da ingesta calórica; medo intenso de ganhar peso ou de engordar ou comportamento persistente que interfere no ganho de peso; e perturbação na percepção do próprio peso ou da própria forma[1].

Stanghellini e Aragona[2] propõem uma elucidação sobre os significados da palavra "psicopatologia" e diferencia o uso atual – no qual o termo é tido como sinônimo de "sintoma mental", e seu foco são os conteúdos mentais "patológicos" e as expressões anormais de comportamentos – da compreensão fenomenológica, em que "psicopatologia" se refere a uma exploração global das experiências do paciente, que visa a desvelar uma estrutura de subjetividade que atua como condição de possibilidade ao surgimento de experiências anormais. Na investigação fenomenológica há, portanto, uma mudança da atenção direcionada apenas aos sintomas (base do diagnóstico nosográfico) para o olhar voltado a uma maior gama de fenômenos: as experiências do paciente, sua relação consigo mesmo e com o mundo – o mundo-da-vida. Fenômenos anormais (sintomas) são aqui entendidos como o resultado de uma profunda modificação da subjetividade do ser em relação ao mundo.

Este capítulo tem por objetivo analisar as alterações vivenciais que atuam como condições de possibilidade para a manifestação do quadro de AN.

CORPOREIDADE

A forma de vivenciar a corporeidade é um aspecto central na AN. No que tange à formalização de critérios diagnósticos, o DSM-III traz pela primeira vez o reconhecimento da AN e da bulimia nervosa (BN) como duas categorias específicas[3]. Desde essa edição, mantendo-se presente nas subsequentes, para firmar-se o diagnóstico de AN é necessário haver uma perturbação no modo de vivenciar o peso ou a forma corporal, o que é definido como distorção da imagem corporal[4]).

Gaete e Fuchs[5], ao explorar a conceituação da imagem corporal nos transtornos alimentares, apontam a ênfase representacional que vem sendo utilizada por pesquisadores e clínicos ao longo do tempo. Ou seja, a imagem corporal é tida como uma imagem mental do próprio corpo, que poderia ser capturada de maneira objetiva, como um "retrato". No entanto, esse conceito seria fruto de uma tradução incorreta, resultando em uma longa história de confusão conceitual e terminológica até o presente.

Segundo Gallagher[6], o termo *schéma corporel*, presente na obra *A fenomenologia da percepção* de Merleau-Ponty, foi erradamente traduzido como imagem corporal (*body image*), apesar de o autor ter sido cuidadoso em diferenciá-los. Gallagher então retoma essa distinção e define imagem corporal como o conteúdo intencional da consciência que consiste em um sistema de percepções, atitudes e crenças relativas ao próprio corpo, enquanto o esquema corporal é um sistema pré-noético (automático) de processos que regulam constantemente a postura e o movimento – um sistema de capacidades sensoriomotoras que funciona sem a necessidade de monitoramento perceptivo.

Dentro da tradição fenomenológica, a corporeidade é entendida distintamente entre corpo-sujeito, corpo-vivido (*Leib*) e corpo-objeto (*Körper*). O primeiro está relacionado ao conceito de *schéma corporel* de Merleau-Ponty[7], ou seja, diz respeito a um eu mesmo como agente encarnado temporoespacialmente no mundo; minha experiência direta a partir de uma perspectiva "de dentro", de primeira pessoa, o corpo-que-sou. O segundo é o corpo percebido "de fora", em uma perspectiva de terceira pessoa, o corpo-que-tenho.

Em estados não patológicos, oscila-se entre a vivência do corpo como corpo-sujeito e corpo-objeto. Segundo Merleau-Ponty[7], o corpo é simultaneamente sujeito-objeto, nem puramente aquilo que percebe, nem aquilo que é percebido, mas constantemente os dois. Na maior parte do tempo, o corpo situa-se como pano de fundo da existência, um campo de atenção pré-consciente, funcionando como um conjunto de esquemas proprioceptivos e cinestésicos que torna possível que o sujeito experiencie situações em primeiro plano[8]. Svenaeus[9] exemplifica da seguinte maneira: "embora eu tenha essa presença constante do corpo, não preciso pensar nisso da mesma maneira que um objeto. Ao movê-lo, concentro-me no projeto, não no corpo que realiza esse movimento. Por exemplo, ao subir um lance de escada, não preciso me concentrar na flexão do joelho". "Desejo um certo resultado e as tarefas relevantes são distribuídas espontaneamente entre os segmentos apropriados" (p. 172)[7]. "Meu corpo age sem a minha reflexão consciente – não preciso olhar para baixo para ver onde está minha perna, porque já estou ciente disso. O corpo desaparece em segundo plano, sem exigir ação explícita, permitindo que eu me concentre em outros objetos." Às vezes, porém, o corpo aparece resistindo e perturbando os projetos do sujeito no mundo. Um exemplo paradigmático é a dor: nessa experiência, o corpo passa a estar em primeiro plano, ou seja, vira objeto da consciência.

Na AN, há um desequilíbrio dessa dialética entre corpo-sujeito e corpo-objeto, em favor do último. O corpo passa a ser experienciado em primeiro plano, presente a todo momento, deixando de ser o veículo que abre possibilidades ao ser-no-mundo para estar na linha de frente do campo atencional da consciência.

Os rituais de checagem corporal exemplificam essa alteração. Tais rituais são definidos como a prática de verificar repetidamente os aspectos do corpo por meio de diferentes comportamentos: examinar partes específicas do corpo usando roupas ou acessórios para julgar a forma ou peso, pesagens repetitivas, olhar-se no espelho continuamente, entre outros. Muitos autores compreendem tais comportamentos como decorrentes de uma alteração cognitiva[10], porém dentro da perspectiva fenomenológica, pode-se compreendê-los como manifestação direta da vivência do corpo em primeiro plano como corpo-objeto.

Messas e Fukuda[11] trazem que, ontologicamente, a essência de um transtorno mental é um estilo de paralisação da movimentação da existência, fazendo com que esta se fixe em demasia em um determinado ponto. Dessa forma, na AN, a desproprocionalidade da vivência corporal em favor do corpo-objeto é patológica e impossibilita o pleno desenvolvimento da existência.

CORPOREIDADE E AFETIVIDADE

O termo *embodiment* situa a corporeidade para além do corpo em si, uma vez que diz respeito ao ser corporal no mundo como uma condição existencial que envolve experiências subjetivas e intersubjetivas[5]. A fenomenologia da afetividade proposta por Thomas Fuchs[12] conecta corpo, *self* e mundo por meio do conceito de intencionalidade afetiva: é através do corpo-sujeito que as vivências afetivas ocorrem e, por meio delas, que o ser-no-mundo cria um campo de significações e valências para o mundo. A vida afetiva é o que garante um colorido às experiências, que dirão ao sujeito o que é importante ou insignificante, atraente ou repulsivo, assustador ou convidativo, entre outros. Não fosse a vida afetiva, o mundo apareceria ao sujeito em neutralidade.

E de que forma o corpo-sujeito permite essas vivências afetivas? Por meio das emoções.

As emoções aqui não são entendidas como estados mentais no interior de uma consciência, mas sim o próprio meio de conexão entre o corpo-vivido e o mundo – não há como dissociar sujeito e situação. É por meio do corpo sensível, que funciona como uma caixa de ressonância, que sujeito e situação se conectam. Por exemplo, diante de uma situação ameaçadora, o corpo-vivido reagirá com manifestações autonômicas (coração acelerado, tremor, reações viscerais), ativações musculares e movimentos posturais (cerrar de mandíbula, tensão muscular), que são o próprio meio da intencionalidade afetiva. É através dessas sensações que o corpo-sensível está ligado a uma situação ameaçadora e, em decorrência dessa experiência, ao corpo-vivido será solicitada uma ação, seja ela como potencial ou efetiva – nesse caso, por exemplo, a fuga. Dessa forma, Fuchs afirma que as emoções têm um componente centrípeto ("ser tocado") e um componente centrífugo (convoca ao movimento). Através das emoções somos "movidos a nos mover"[12].

Ainda Gaete e Fuchs[5] hipotetizam que, para pacientes com AN, os aspectos de "ser tocado" e "ser movido" pelas emoções são experimentados como uma maneira insuportável de sentir o corpo. Portanto, as emoções que seriam experiências normais nas vivências intersubjetivas tornam-se extremamente assustadoras para esses pacientes. A objetificação do corpo, através da supressão da ressonância corporal, seria assim uma defesa inconsciente contra tal ameaça do corpo-vivido sensível. Sem a ressonância corporal, a intencionalidade afetiva das emoções é perdida, trazendo uma sensação de alívio, como se nada de relevante estivesse ocorrendo em suas vidas. É esse tipo de "neutralidade" que os pacientes com AN procuram alcançar. Logo, ao suprimir a ressonância corporal, o corpo perde seu caráter de corpo-sujeito. A maneira através da qual há o desbalanço em direção ao corpo-objeto será discutida a seguir.

TRANSTORNOS ALIMENTARES

Diversos estudos buscam identificar fatores de risco e eventos de vida que estariam associados à abertura de um quadro de transtorno alimentar. É bem estabelecido na literatura que pacientes com baixa autoestima, perfeccionismo e tendência a experienciar afetos negativos são associados a maior chance de desenvolver um quadro de AN.

Tanto a AN quanto a BN parecem ser precedidas por uma maior frequência de eventos estressores, ou seja, momentos em que o experienciar das emoções estariam exacerbados, quando comparadas a controles normais[13].

É comum que as narrativas de anorexia comecem com um cenário em que um jovem recebe comentários sobre seu peso ou forma corporal[9,14,15] e tal situação motiva o início de uma dieta. Svenaus[9] e Bowden[16] retomam o conceito do "Olhar" de Sartre que postula que, sob o olhar do Outro, o sujeito passa a assumir um papel de objeto no mundo deste, ao invés de estar na posição daquele que percebe o mundo. Ambos baseiam-se nesse conceito para dizer que, sob o olhar do outro, o sujeito torna-se parcialmente objetificado e recorrem ao exemplo do sentimento de vergonha. Diante da vergonha, o sujeito percebe seu corpo como centro das atenções, o que "torna impossível o desempenho corporal espontâneo"[17]. O corpo passa momentaneamente de agente que abre possibilidades a um objeto percebido.

Bowden[16] vai além e propõe que, diante da vergonha do próprio corpo, este é experienciado como um objeto extremamente visível a todos; ele ocupa um espaço maior do que nas circunstâncias cotidianas, torna-se volumoso. Essa experiência do corpo em evidência é traduzida nesse momento cultural como "sentir-se gordo". A autora propõe que, diante da baixa autoestima dos pacientes, o sentimento intenso de vergonha do corpo é incorporado. Essa incorporação pode ser estar ligada à manutenção do sentimento de "estar gordo" mesmo diante da perda progressiva de peso que ocorrerá na AN.

Retomando os conceitos das emoções tendo o corpo como caixa de ressonância a "ser tocado" e "ser movido", o comentário sofrido pelo paciente a respeito de seu corpo provoca experiência da expansão dele, o qual a ser o foco do olhar do outro, objetificando-o no sentimento de vergonha. Pode-se supor que a ação convocada por esse sentimento é a contração, o recolhimento. O paciente começa então uma dieta para dar conta desse corpo objetificado, "gordo".

Considerando que esse comentário ocorre em um contexto no qual esse paciente está passando por outros eventos estressores de vida em que as emoções estariam exacerbadas, o momento do início da dieta pode então funcionar como o gatilho para o desbalanço do equilíbrio dialético entre as experiências de corpo-sujeito e corpo-objeto, em favor do último. Como proposto por

Gaete e Fuchs[5], a supressão da ressonância corporal via reificação do corpo aparece como mecanismo de defesa às vivências emocionais, substituindo essas ameaças ao concentrarem-se rigidamente em seus corpos como objetos de controle. O traço de perfeccionismo desses pacientes contribui para que a dieta seja levada com êxito e, ao controlar o corpo-objeto, os pacientes obtêm uma sensação de segurança e autoestima que não possuíam anteriormente. É comum ouvir dos pacientes a seguinte afirmação: "quando tudo está fora de controle, pelo menos a minha alimentação e o meu corpo eu posso controlar". Nesse sentido, o que aparece ao profissional de saúde como sintoma pode ser entendido como solução do conflito para o paciente, possibilitando também a compreensão do porquê a patologia é vivenciada como egossintônica para o paciente anorético.

A supressão da ressonância corporal traduz-se na incapacidade de vivenciar as emoções, o que pode ser lido como o sintoma de alexitimia muito presente na AN. Além disso, pode-se entender como essa condição atua como fator perpetuante do quadro psicopatológico: se é através das emoções que o sujeito cria campos de valores e significâncias que lhe dão substrato para compreender o que está em jogo em cada situação, ao suprimi-las o paciente fica cada vez mais restrito em suas possibilidades de adaptar-se aos conflitos da vida cotidiana, tornando o controle do corpo ainda mais necessário diante de suas dificuldades[5]. Quando o quadro psicopatológico torna-se crônico, pode-se observar a restrição extrema do campo vivencial desses pacientes, apenas estando presente a preocupação com o corpo-objeto.

Diante do exposto, compreende-se também a dificuldade do acesso interpessoal do terapeuta diante de pacientes portadores de AN.

CONSIDERAÇÕES FINAIS

A abordagem fenomenológica realizada neste capítulo visa a buscar a compreensão da AN como uma alteração pré-reflexiva na forma de experienciar o corpo. Dessa forma, busca-se lançar luz sobre as particularidades do ser-no-mundo desses pacientes e compreender como tais alterações possibilitam o surgimento do quadro psicopatológico.

O desafio que se impõe é de que maneira propor terapêuticas que não se restrinjam ao nível sintomático – comportamentos alimentares, comportamentos de checagem corporal – para buscar estratégias que atuem no desequilíbrio dialético entre corpo-sujeito e corpo-objeto.

REFERÊNCIAS BIBLIOGRÁFICAS

1. American Psychiatric Association. Diagnostic and statistical manual of mental disorders: DSM-5. Arlington: American Psychiatric Association; 2017.
2. Stanghellini G, Aragona M. An experiential approach to psychopathology: what is it like to suffer from mental disorders? Cham: Springer; 2018.
3. American Psychiatric Association. Diagnostic and statistical manual of mental disorders: DSM-III. Washington: American Psychiatric Association; 1981.
4. American Psychiatric Association. Diagnostic and statistical manual of mental disorders: DSM-IV. Washington: American Psychiatric Association; 1995.
5. Gaete MI, Fuchs T. From body image to emotional bodily experience in eating disorders. Journal of Phenomenological Psychology. 2016;47(1).
6. Gallagher S. Dimensions of embodiment: body image and body schema in medical contexts. In: Toombs SK, editor. Handbook of phenomenology and medicine. Philosophy and Medicine. v. 68. Springer, Dordrecht; 2001.
7. Merleau-Ponty M. Phenomenology of perception. London: Routledge; 2006.
8. Gallagher S. How the body shapes the mind. Oxford: Clarendon Press; 2013.
9. Svenaeus F. Anorexia nervosa and the body uncanny: a phenomenological approach. Philosophy, Psychiatry, & Psychology. 2013;20(1):81-91.
10. Mountford V, Haase A, Waller G. Body checking in the eating disorders: associations between cognitions and behaviors. Int J Eat Disord. 2006;39(8):708-15.
11. Messas G, Fukuda L. O diagnóstico psicopatológico fenomenológico da perspectiva dialético--essencialista. Revista Pesquisa Qualitativa. 2018;6(11).
12. Fuchs T. The phenomenology of affectivity. In: Fulford KWM, Davies M, Gipps RGT, Graham G, Sadler JZ, Stanghellini G, et al., editores. The Oxford Handbook of Philosophy and Psychiatry Oxford University Press; 2013.
13. Morgan CM, Vecchiatti IR, Negrão AB. Etiologia dos transtornos alimentares: aspectos biológicos, psicológicos e sócio-culturais. Rev Bras Psiquiatr. 2002;24(3):18-23.
14. Pike KM, Hilbert AE, Wilfley DG, Fairburn CT, Dohm FA, Walsh B, et al. Toward an understanding of risk factors for anorexia nervosa: a case-control study. Psychol Med. 2008;38(10):1443-53.
15. Machado BC, Gonçalves SF, Martins C, Hoek HW, Machado PP. Risk factors and antecedent life events in the development of anorexia nervosa: a Portuguese case-control study. Eur Eat Disord Rev. 2014;22(4):243-51.
16. Bowden H. A phenomenological study of anorexia nervosa. Philosophy, Psychiatry & Psychology. 2012;19(3):227-41.
17. Fuchs T. The phenomenology of shame, guilt and the body in body dysmorphic disorder and depression. J Phenomenological Psychology. 2002;33(2).

12

Dor crônica: uma visão fenomenológica

Leonardo Peroni de Jesus

A Dor – tem Algo de Vazio –
Não sabe mais a Era
Em que veio – ou se havia
Um tempo em que não era –
Seu futuro é só Ela –
Seu Infinito faz supor
O seu Passado – que desvela
Novos Passos – de Dor.

Emily Dickinson. *"Não sou ninguém"*. Poemas.
Tradução Augusto de Campos. Campinas: Unicamp; 2009.

INTRODUÇÃO

Dor, em uma visão médica geral, pode ser definida como uma experiência sensorial negativa, com componentes emocionais, sociais e cognitivos. É muito provável que muitos de nós, neste exato momento, estejamos sentindo algum tipo de dor, porém com localizações, especificidades e durações variadas. A semiologia médica tradicional separa a dor, para seu melhor estudo, a partir das características acima descritas: se é uma dor de cabeça ou uma dor no joelho, por exemplo, se é uma dor sentida como queimação, pontada ou aperto, ou então se é uma dor aguda ou crônica.

É muito importante, em diversos aspectos, a separação de uma dor aguda de uma dor crônica. Pode-se definir, em um critério temporal, uma dor crônica como a dor contínua ou recorrente de duração mínima de 3 meses. Dores agudas são de melhor definição etiológica, pois são mais claramente resultado de uma lesão aguda em algum tecido do corpo e de localização anatômica mais exata. Já as dores crônicas são consideradas de etiologia mais difícil de determinar, frequentemente refratárias às medidas terapêuticas empregadas e gerando incapacidades prolongadas ao indivíduo que delas padece.

O ônus pessoal e social da dor crônica é imenso. Acredita-se que nos Estados Unidos são gastos aproximadamente 90 bilhões de dólares anualmente com tratamento, compensações trabalhistas e litígios envolvendo doentes com dor crônica. Soma-se a isso o que se considera uma epidemia de abuso e dependência de opioides (medicação frequentemente usada para controle da dor), acumulando mais de 33 mil mortes por ano relacionadas a complicações clínicas pelo mau uso desse tipo de medicamento. Assustadoramente, acredita-se que metade dessa população estava em uso de analgésicos opioides prescritos por médicos em centros de tratamento.

A simplificação da dor, especialmente a crônica, como um mero processo neurofisiológico, ou mesmo como suposta sensação desencarnada, sem intencionalidade, tem levado, conforme os dados acima, a frequentes falhas terapêuticas e consequentemente a perpetuação do processo de adoecimento e patologização do indivíduo que padece desse mal. A despeito de médicos dedicados, de enfermeiros atenciosos e de equipe multidisciplinar tecnicamente capacitada, a dor, como sintoma, muitas vezes se mostra imperativa e persistente.

De forma contrária, a caracterização da dor crônica como algo complexo, como experiência individual corporificada, intencional e com significados próprios, pode trazer o caminho das pedras para um possível e real alívio do sofrimento apresentado por esses pacientes. Neste capítulo espera-se mergulhar em alguns aspectos subjetivos e estruturais que estão, ontologicamente, no cerne da vivência do fenômeno dor crônica, contrariando muitas vezes o pensamento empírico vigente. Parte-se da constatação de que a dor, mais do que puramente resultado de estímulos periféricos teciduais e tradução de determinadas regiões cerebrais, é, acima de tudo, um fenômeno que reorganiza experiências de tempo, espaço e direcionalidade. A partir dessa análise, direciona-se para uma reflexão acerca da terapêutica empregada a partir de um paradigma fenomenológico.

TEMPORALIDADE E DOR CRÔNICA

A literatura de orientação filosófica e fenomenológica acerca da temporalidade é extensa, e possui nomes de destaque como Husserl, Heidegger, Bergson e Merleau-Ponty. Este último, em sua obra *Fenomenologia da percepção*, demarca a temporalidade como vivência essencial e inseparável de qualquer fenômeno e experiência, mesmo que não apreendida consciente ou racionalmente.

Para a análise de um fenômeno de tamanha complexidade e que gera tanto impacto e modificações na relação consigo mesmo e com o mundo, como a dor crônica, inicia-se pela compreensão de aspectos da temporalidade vivida nessa situação específica. Passado, presente e futuro, instâncias comuns na experiência de tempo de todos os indivíduos, mesmo que não constantemente racionalizadas ou mensuradas, passam a apresentar algumas características peculiares e que estão intimamente ligadas às características clínicas e aos desfechos dos tratamentos da dor crônica.

É muito comum nas entrevistas com pacientes portadores de dores crônicas, independentemente de sua localização e possível origem, uma marcante separação entre o "antes da dor" e o "depois da dor", surgindo assim uma experiência de interrupção no processo comum da vida com o advento da dor, como uma grande ruptura dos anéis que formariam a corrente de uma vida ordinária.

O passado, consequentemente, acaba se resumindo unicamente a uma vida sem dor. Pouco conectado com o presente, esse passado muitas vezes se torna idealizado como a vida perfeita e feliz, um período livre de medicamentos e tratamentos. Para alguns autores, a vivência da dor crônica estaria acompanhada de uma relação intencional corporificada ao passado, uma verdadeira paixão saudosa de uma vida que deixou de existir.

Tal vivência idealizada e desconectada do passado é um dos elementos estruturais que podem dificultar o tratamento de pacientes portadores de dor crônica. Na ruptura, mesmo que parcial, do presente com o passado, podem-se perder outros elementos de uma vida comum e saudável, como carreira profissional, aspirações pessoais e relações familiares. O "antes da dor" torna-se, apesar de desejado, cada vez mais distante e idealizado, sendo o "estar doente" a única posição existencial possível.

Passa-se à análise do presente, este já alocado no período "depois da dor". Mais precisamente, pode-se definir a vivência de presente na dor crônica como a dor de agora, a sensação do instante, o reinado do sensorial. Ocorre, através da dor, a experiência de uma força centrípeta, tendo como resultado uma constrição temporoespacial de mundo. O momento atual é vivenciado como penoso, arrastado, sendo isso refletido na relação do doente com seu tratamento, este também prolongado, vivido como lento demais, sem trazer os resultados esperados.

É comum no manejo clínico desses pacientes que eles se mostrem restritos, em termos de experiências de mundo, unicamente aos percalços de seus tratamentos. Frequentemente discursam com assustadora desenvoltura sobre medicamentos e tratamentos não medicamentosos pelos quais tenham passado, com utilização de termos técnicos geralmente reservados a profissionais da área de saúde. Sabem ainda demarcar com exatidão datas e dosagens de medicação relacionadas à peregrinação por sua melhora.

A presentificação da experiência de mundo, sendo o presente em questão vivido como longo e duradouro, assim como a dor crônica, pode tornar o paciente monotemático. É necessário lembrar que o único vínculo desse presente penoso com o passado idealizado é o tema dor. E este irá se repetir podendo congelar relações e possibilidades de mudança. Resta, a partir disso, a sensação intuitiva, através do contato, de algo definitivo, pleno e imóvel nesses pacientes. Existe uma forma específica e conservadora de ser e se relacionar com o mundo a partir da dor, em um longo e duradouro presente de queixas refratárias.

Isso pode ser captado na observação e impressão de alguns profissionais, especialmente aqueles treinados a partir da metodologia semiológica e terapêutica médica tradicional. Eles frequentemente se queixam de que alguns pacientes portadores de dor crônica, especialmente os mais graves, parecem não querer melhorar. Obviamente aqui não se está falando de vontade, ou volição como função cognitiva, porém, a partir do exposto acima, a possibilidade de melhora não está dada. Estruturalmente não há direcionamento para o futuro. Há apenas um longo e doloroso presente, encerrado e definitivo. Nesse sentido a dor resulta em uma constrição clara da temporalidade, frustrando os tratamentos médicos tão sedentos por transformações no tempo, por mudanças de um estado patológico para um estado normal.

Conforme se caminha no raciocínio da vivência temporal, chega-se às questões relacionadas ao futuro, já esboçadas anteriormente. Sedentos por um apaixonante e idealizado passado sem dor e aprisionados em um presente congelado e monotemático, os pacientes portadores de dor crônica apresentam uma vivência de futuro com muitas incertezas, um futuro fragmentado e, acima de tudo, refém do tempo específico dos tratamentos médicos a que indivíduo se submeterá.

Apresentar incertezas em relação ao futuro é uma experiência comum e compartilhada, e assim deve ser; caso contrário, este seria em um mundo de psicóticos cheios de certezas do que o destino lhes reserva. Porém, quando se fala em incertezas de futuro em quadros de dor crônica, refere-se à vivência de futuro surgida da quebra dos anéis de uma temporalidade comum em uma vida ordinária, citada anteriormente na divisão temporal entre "antes da dor" e "depois da dor". É quase um futuro que não acontece e que nunca se realizará, efeito do presente penoso e de uma intensa perturbação da direcionalidade estrutural e da intencionalidade temporal individual, um futuro ancorado e desacelerado na patologia presente. A incerteza ontológica provém também do reinado absoluto do tema "dor" na existência desses pacientes. No mesmo sentindo do passado idealizado, "sem dor", a incerteza do futuro provém do "talvez sem dor". Fatigados pelo congelamento que os impede de progredir, e por múltiplos tratamentos sem sucesso no cessar da dor, o otimismo em relação ao que virá torna-se cada vez mais escasso, por estar focado unicamente no tema "dor".

Como não existem elementos ordinários de uma vida comum (deixados para trás em um passado que parece cada vez mais distante) que estejam projetados ao futuro desses indivíduos, o tempo a vir, que não é presente, torna-se dependente e aderente ao tempo dos procedimentos e tratamentos que virão. Existe assim uma fragmentação da vivência temporal de futuro, que se torna dependente das datas marcadas para cirurgias, infiltrações anestésicas, novos medicamentos. O futuro já não pertence ao indivíduo, mas sim a sua doença e seu tratamento.

Podem ocorrer momentos de tentativa de retomada de controle desse futuro por parte do paciente, porém não como um movimento real e autêntico de reapropriação dos rumos da vida e restauração dos laços temporais rompidos com uma existência comum, mas, de forma conservadora, restam apenas movimentações laterais e de pouca direcionalidade, e que respeitam o reinado da dor quando ela se instala. Dentro da prática clínica veem-se, frequentemente, pacientes que de forma desesperada tentam controlar o futuro imediato através do controle dos horários de tomada das medicações. Para o desespero da equipe que assiste tais pacientes, especialmente em momentos de internação hospitalar para exames ou procedimentos específicos ou mesmo ajuste medicamentoso, podem ocorrer tentativas de controle milimétricas em relação ao tempo de administração das medicações por parte dos pacientes, talvez o único recurso existencial para não sucumbir ao futuro de um tempo terceirizado, alheio ao seu. Dez minutos de atraso já podem ser motivo para um grande desgaste na relação com a equipe e tratamento.

Os elementos aqui expostos de vivência de temporalidade relacionados ao fenômeno vivido dor crônica serão ainda, em parte, retomados, seja na análise de espacialidade que se seguirá, seja na abordagem da terapêutica baseada em um paradigma fenomenológico. Naturalmente, apesar de separadas neste capítulo para fins didáticos, tempo e espaço, como categorias ontológicas da existência humana, correlacionam-se na composição de uma forma específica de ser no mundo.

ESPACIALIDADE E DOR CRÔNICA

Existe, na experiência de dor, uma perda da naturalidade da relação de nós com nossos corpos. Enquanto escrevo este capítulo, sinto meus dedos digitando, meus cotovelos apoiados, a coluna lombar apoiada no assento da cadeira, porém não paro para pensar como sinto meus joelhos ou minhas orelhas, por exemplo. Isso porque são partes do corpo que não se encontram em destaque, ou que não estão sendo diretamente utilizadas na atividade que realizo nesse momento. Não se percebem as partes do corpo que não estão sendo utilizadas, a não ser que se faça isso voluntariamente ou, então, caso haja dores. Pode surgir, na vivência da dor crônica, um estranhamento constante daquela parte do corpo que dói, como se ela não fosse pertencente ao Eu. Tais partes corpóreas cronicamente doloridas são associadas a sentimentos de incapacitação e alienação com o mundo, sendo assim, de certa forma, separadas pelo Eu. Surge assim uma relação desarmônica e paradoxal entre o Eu e o corpo que dói. Este se torna algo a ser carregado, como um objeto ou um tema desagradável, não uma parte comum do todo corpóreo.

Assim, espacialmente, existe um descolamento entre o indivíduo completo e sua parte que dói, uma fragmentação da experiência corpórea a partir da intrusividade da dor sentida. Paradoxalmente, apesar dos sentimentos de raiva e hostilidade em relação à dor, na relação com o mundo esta não ficará escondida ou ignorada, mas será a rainha que irá governar. Gera-se um novo *modus operandi* estrutural na relação com os outros e o mundo, onde a dor se concretizará como tema central horizontal e norteador das interações. Na continuidade da dor e na continuidade da queixa dolorosa, paradoxalmente, o Eu que dói se resume à parte do corpo dolorida, descolando-se do Eu anterior.

Essa nova organização estrutural das interações espaciais cria, consequentemente, no campo das relações, limitações existenciais importantes, com o paciente sendo apenas um paciente à procura de um médico, podendo se mostrar apenas através da máscara tenebrosa da dor. A dor exerce assim seu papel de limitador das possibilidades existenciais e de vetor centrípeto na estrutura psíquica temporoespacial.

Naturalmente, tais características geram um forte vínculo com a modalidade médica de tratamento da dor. Uma das únicas possibilidades de relação interpessoal desses indivíduos, diante das alterações estruturais exercidas pela vivência da dor crônica, é a de doente-cuidador (sendo a figura de cuidador aqui não representada apenas pela figura médica, mas de toda uma equipe que costuma estar envolvida no tratamento desses pacientes). Pode-se caracterizar esse vínculo gerado como técnico, formal e estruturado, sem características de verticalidade e transcendentalidade. Conforme ele é exercitado, mais tematizado e descolado do todo existencial, fica o corpo que dói; consequentemente, mais inatingível ao contato se encontra o ser além da dor e da doença. Próximo e acessível se encontram apenas seus sintomas e sua doença.

A abordagem médica pode cristalizar as dificuldades de contato acima descritas. Muito preocupado em quantificar a classificar sintomas, o pensamento médico tradicional muitas vezes submete tais pacientes a tentativas frequentes de avaliação de sua dor através de escalas visuais objetivas (aquelas em que o paciente dá nota de 0 a 10 para a sua dor, sendo 0 para dor ausente e 10 para a pior dor possível ou dor insuportável). Estas podem ser utilizadas rotineiramente na evolução dos quadros clínicos, porém com pouco comprometimento em relação à complexidade do fenômeno da dor e, consequentemente, em um reducionismo iatrogênico em que o paciente, já distanciado e alienado espacialmente de sua dor, é treinado a enxergá-la de fora, como mero expectador de um processo em terceira pessoa. É possível compreender a necessidade da tentativa de tornar mais objetivas e quantificadas certas experiências humanas para uma análise e abordagem terapêutica técnicas, porém o autor discorda quando tais medidas reducionistas se encontram no cerne logístico de certos tratamentos, especialmente para pacientes mais refratários em relação a sua dor. Com isso, introduz-se o próximo tema deste capítulo, que abordará, a partir do todo o exposto anteriormente, as possibilidades terapêuticas a partir de um paradigma fenomenológico da dor crônica.

ASPECTOS TERAPÊUTICOS DA DOR CRÔNICA

É importante ressaltar que as análises expostas neste capítulo possuem fundamentação na literatura fenomenológica existente e inspiração na prática clínica cotidiana do autor. Como médico psiquiatra, o autor se defronta com casos graves de dores crônicas, geralmente casos refratários estando muitos deles em condição de hospitalização, em que os colegas de outras especialidades já se encontram com poucos recursos terapêuticos possíveis disponíveis para controle da dor. A gravidade desses pacientes é algo a se levar em consideração quando se analisam as alterações estruturais psíquicas geradas pela dor crônica. Porém, é importante também demarcar que tal análise, mesmo baseada em casos refratários, pode auxiliar no manejo e tratamento de situações clínicas menos graves, já que a complexidade do fenômeno da dor está também presentes nesses. Para esta sessão escolheu-se descrever um desses pacientes hospitalizados, uma mulher com dores graves e refratárias. Um caso de má evolução e de difícil manejo, em que o principal desafio e dificuldade da equipe médica que a assistia eram a desospitalização.

Tratava-se de uma mulher ao redor dos 40 anos de idade, casada, com dois filhos, internada pela quarta vez em um período de apenas 2 meses para controle de dor. Possuía história de há pelo menos 7 anos de dor lombar à direita, associada a hematúria e infecções urinárias de repetição. Diagnosticada como portadora de doença renal rara, sendo submetida a uma nefrectomia à direita, com posterior migração da dor lombar para o lado esquerdo e manutenção do sangramento ao urinar. Segundo relatava, havia apresentado relativa melhora nos períodos gestacionais e importante piora com falência de negócio familiar gerenciado por ela havia 3 anos.

Passara por vários centros de referência para tratamento de dor, nunca com resposta satisfatória. Apresentava muita restrição a uso de agentes analgésicos, pois teria alergia a vários deles, porém necessitando de analgésicos cada vez mais potentes para controle de sua dor (especialmente opioides potentes de uso parenteral). Após as altas hospitalares sua dor intensa retornava quase de forma imediata, procurando serviços de emergência e sendo internada novamente.

O contato inicial com a paciente era pouco comum para o que se esperaria de alguém sofrendo de dores lancinantes: bastante solícita e receptiva, em nenhum momento se mostrava incomodada com dores físicas; em uma conversa inicial com poucas pretensões o contato estabelecido era plácido e polido. Parecia não existir angústias, não existiam queixas no campo psíquico. A despeito da tentativa inicial de conhecê-la melhor, ou seja, sua vida e suas relações pessoais, a conversa imediatamente era levada, a partir das respostas da própria paciente, para a história da doença, e nesta se detinha de forma prolongada, contando cada detalhe, citando e destrinchando cada termo médico. Temas como casamento, maternidade, relação com os pais e aspirações profissionais eram figurantes diante da superioridade do tema doença, e para aqueles reservava poucas palavras, dando respostas tangenciais que logo derivavam novamente para o tema doença e tratamento. Por vezes dizia que seu marido e seus familiares já não compreendiam mais sua doença, que já tinham desistido dela e estavam seguindo suas vidas. Realmente os pais pouco a visitavam; com as inúmeras internações e ausência da filha precisavam cuidar dos netos pequenos, que já moravam com eles e frequentavam a escola perto da casa dos avós. Mesmo o marido relatava que a vida se organizara com a doença grave da esposa, e, apesar das baixas expectativas em relação a sua melhora, esperava uma saída, pois as fortes dores e a doença tinham "acabado com a vida de sua mulher".

Se internada parecia não haver angústias, já a expectativa de uma alta precoce gerava temores e reivindicações sobre tratamentos mais eficazes e necessidade de melhora da dor que tanto a perseguia. Por outro lado, quando eram propostas novas terapêuticas específicas e discutidos seus aspectos médicos, tais temores iam embora, agradecia a atenção que vinha recebendo, fazia comparações da competência dos profissionais que a assistiam agora em relação aos do passado.

Partindo do contato, peça fundamental para a análise que será discorrida e momento rico da análise fenômeno estrutural, viu-se que, na entrevista inicial, já houve uma ligação direta entre paciente e o entrevistador, ligação não só no sentido de ser atenciosa ou cooperante, mas no sentido de uma disposição própria, intensa e única para o contato com o médico; ou seja, a ligação do Eu não se dava com outro ser que a visse aberta a possibilidades existenciais múltiplas (mãe, esposa, filha, profissional), mas a um ser técnico, profissional, médico, que preenchia os requisitos de uma relação parcial, de uma paridade doente-cuidador.

Logo, depara-se com uma estrutura que encontra no atendimento médico a estabilidade e perpetuação de sua estrutura congelada. Naturalmente, e sem muita demora, o zelo inicial da equipe hospitalar foi substituído por uma sensação de fracasso, frustração, raiva e rejeição. No lugar da "boa paciente", cheia de dores e precisando ser tratada, apareceu um caso difícil, refratário e de internação prolongada. A cada conduta, a cada prescrição parecia a paciente estar mais doente e com mais dores, e a necessidade do uso de analgésicos potentes era cada vez maior. Por outro lado, aos olhos dos profissionais mais sensíveis, chamava atenção a calma e placidez com que a paciente colocava suas queixas, o abandono familiar, e estes começavam a se perguntar qual era o sofrimento verdadeiro dessa existência. Será que sentia dor? Queria apenas mais remédio para uma possível dependência de opioides? Preferia o hospital a sua própria casa?

Ficou claro, ao longo do seguimento, que após novas investidas terapêuticas a paciente apresentava piora das dores e da necessidade de medicação de resgate. Quanto mais seus sintomas eram destrinchados, quanto mais era monitorada, quanto mais sua dor era ranqueada, pior ficava (pelo menos em termos de queixas, ou seja, mais se queixava). Quanto mais era tratada como doente grave, mais se apresentava dessa forma. Conforme a modalidade de relação doente-cuidador era aprofundada, mais o Eu além da dor ficava inatingível. Dessa forma e com esse entendimento, buscou-se inicialmente, junto com a equipe, uma mudança na postura do tratamento no sentido de evitar iatrogenias, ou seja, cultivar o contato, o vínculo, porém sem ser agressivo nas condutas, o que inevitavelmente voltava para a equipe como frustração na mesma proporção da intensidade da investida terapêutica. Era importante, dessa forma, acolher as queixas, forma única de essa paciente de estar no mundo e manter a vinculação imediata, exatamente para que ela fosse uma possibilidade de modificação da estrutura patológica vigente. Tal mudança exigiria, além de paciência, muita delicadeza, movimentos leves e sutis; caso contrário a iminência de tentativa de movimentação e modificação da relação seria refutada de forma brutal com dores lancinantes e refratariedade às medicações.

Com isso foi possível diminuir a raiva presente na equipe, que se encontrava tão paralisada quanto a própria paciente e substituir a "prescrição raivosa" por uma observação cuidadosa, um contato mais leve e sorridente, que pudesse incluir aos poucos outros elementos de uma relação humana não parcial, elementos de intimidade e afeto. Usando como ponto de partida a vinculação da paciente a uma relação com o outro, mesmo que parcial, buscou-se sua modificação, mostrando a equipe exausta em relação a que caminhos seguir e que postura assumir. O mesmo foi feito com o marido, trabalhado para não empatizar apenas com as queixas da paciente, mas com seu sofrimento mais profundo, aquele proveniente de uma estrutura congelada diante do fluxo da vida. Isso permitiu, aos poucos, enxergar o que havia por trás da terrível máscara da doença física. Outros temas surgiram na relação da paciente com os profissionais como família, casamento, frustrações pessoais. De repente, com a criação de uma relação menos parcial com o outro e com o mundo, o Eu antes da dor passou a ser mais acessível. A estrutura congelada da paridade doente-cuidador passou a ser menos rígida, e consequentemente mais propensa a movimentações, mesmo que mínimas. Em um desses momentos foi possível realizar a modificação medicamentosa necessária que possibilitaria a alta, sendo aceita pela paciente e seu marido.

Nesse caso, mas também em outros casos igualmente graves, e aproveitando para retornar a um tema levantado na introdução deste capítulo, uma das preocupações médicas envolvidas era a dependência de opioides desenvolvida pela paciente. Ela realmente existia e foi comprovada com o aparecimento de tolerância a doses altas desse tipo de medicamento e crises de abstinência. Porém é muito importante, do ponto de vista fenomenológico, destacar não ser o fenômeno da dependência o ponto central das alterações estruturais psíquicas do ser em questão. O uso da medicação opioide não era um pilar de estabilidade dessa paciente, não existia uma direcionalidade intencional à substância propriamente dita. A dependência química gerada representava, além de expressão de uma estrutura psíquica congelada em uma doença supostamente incurável e intratável, um reforçado dela, intensificando de forma secundária, a partir das experiências corpóreas geradas pela abstinência, o *status quo* dessa estrutura e de sua forma de se relacionar com o mundo.

Tratar de pacientes com dor crônica significa, a partir desse paradigma fenomenológico, exercitar a possibilidade de retemporalização existencial desses indivíduos, permitindo assim ao Eu se apropriar da experiência dolorosa, não a tornando puramente tematizada e mundanizada nos glossários médicos. A partir disso, podem ser possíveis sentimentos negativos menos intensos à corporeidade imposta pela dor, tornando factível a convivência com ela, a aceitação de uma vida apesar da dor, de um futuro mesmo que com dor, redimensionando a trajetória existencial de quem está sofrendo.

REFERÊNCIAS BIBLIOGRÁFICAS

1. Dellaroza MSG. Caracterização da dor crônica e métodos analgésicos utilizados por idosos da comunidade. Rev Assoc Med Bras. 2008;54(1):36-41.
2. Di Petta G. L´incontro: scacco ala sostanze. Fenomenologia della cura tossicomane. Rev Psicopatologia Fenomenológica Contemporânea. 2015;4(1):52-84.
3. Hellström C, Carlsson S. The long-lasting now: disorganization in subjective time in long-standing pain. Scandinavian Journal of Psychology. 1996;37:416-23.
4. Honkasalo M-L. Chronic pain as a posture towards the world. Scandinavian Journal of Psychology. 2000;41:197-208.
5. Leder D. Toward a phenomenology of pain. Rev of Existencial Psychology and Psychiatry. 1987;19:255-66.
6. Merleu-Ponty M. Fenomenologia da percepção. Tradução Carlos Alberto Ribeiro de Moura. 4. ed. São Paulo: WMF Martins Fontes; 2011.
7. Osborn M, Smith JA. Living with a body separate from the self. The experience of the body in chronic benign low back pain: an interpretative phenomenological analysis. Scand J Caring Sci. 2006;20:216-22.
8. Sanches LM, Boemer MR. O convívio com a dor: um enfoque existencial. Rev Esc Enferm USP. 2002;36(4):386-93.
9. Soelberg CD, Brown RE Jr, Du Vivier D, Meyer JE, Ramachandran BK. The US opioid crisis: current federal and state legal issues. Anesth Analg. 2017;125(5):1675.
10. Teixeira MJ. Dor: manual para o clínico. São Paulo: Atheneu; 2006.

13

Tipologia, temperamento e caráter: uma contribuição da psicopatologia fenomenológica para o estudo das personalidades

Daniel Victor Barbosa Magalhães
Israel Montefusco Florindo
William Isao Miyamoto
Guilherme Messas

INTRODUÇÃO

Classificar é humano, estando nossa vida entrançada nos mais diversos sistemas de classificação. A história da psiquiatria envolve também a história da criação, do esvaecimento e do ressurgimento de diversos sistemas classificatórios encaixados no paradigma coexistente da metamorfoseante epistemologia psiquiátrica.

No período histórico em que Lantéri-Laura[1] destaca como tendo se constituído o terceiro paradigma da psiquiatria moderna, ganha força o conceito de estrutura e abrem-se as portas para crescentes esforços na descrição e classificação dos modos de ser no mundo, transtornados ou não. Entretanto, diante da diversidade de modelos e teorias, o campo do estudo da personalidade mostra-se com notáveis emaranhados conceituais, com sobreposições, incongruências e imprecisões de termos e conceitos (escreveu Féré: "aqueles que debatem sobre classificações psiquiátricas soam como os trabalhadores de uma torre de Babel").

Na evolução das contribuições psicopatológicas a este tema, dois importantes métodos foram utilizados: a caracterologia e a tipologia. A caracterologia é mais descritiva, enumera os traços de um caráter; a tipologia se orienta em direção ao típico e, dessa maneira, forma como um quadro no qual vem se ordenar os traços do caráter. No plano fenomenológico, de acordo com Minkowski[2], "típico" designará, antes de tudo, o que de imediato, sem cálculo e sem comparações explícitas, se impõe como tal. Ele corresponde então a uma imagem que levamos conosco.

"Que belo tipo de idoso!" Ou "Que belo idoso!", no senso estrito, não quer dizer de maneira alguma que a grande maioria dos idosos são assim, mas que em certos casos, excepcionais talvez, um idoso venha a ilustrar o que a velhice – talvez somente quanto imagem, mas uma imagem que nada tem de abstrata – é chamada a ser"[2].

HISTÓRICO DA EVOLUÇÃO DO PENSAMENTO TIPOLÓGICO

Apesar de não tão utilizado contemporaneamente, o pensamento tipológico relacionado às afecções mentais tem um histórico longo, sendo de serventia para seu entendimento, e, consequentemente, sua aplicabilidade, conhecer-se alguns dos principais autores que pensaram sobre tipos aplicados ao conhecimento da personalidade humana, seja patológica ou não.

OS GREGOS E O INÍCIO DO PENSAMENTO TIPOLÓGICO

Hipócrates, no século IV a.C., desenvolveu sua teoria sobre saúde e doença envolvendo quatro tipos de humores: sangue, fleuma, bile branca e bile negra. A teoria não fazia referência a características comportamentais ou temperamento. Foi Galeno, no século II a.C., que desenvolveu a primeira tipologia do temperamento. Os quatro temperamentos primários foram nomeados de acordo com o humor predominante no corpo: sanguíneo, colérico, melancólico e fleumático. Para cada um desses tipos foi dada uma descrição comportamental, inaugurando o método de postular diferenças comportamentais baseadas em mecanismos fisiológicos.

A TIPOLOGIA KANTIANA

Immanuel Kant[3], em sua obra *Anthropology* (1798), apoiou-se sobre o legado de Galeno para desenvolver uma tipologia na qual os quatro tipos básicos de temperamento e seus traços psíquicos seriam determinados pelas propriedades do sangue: sua temperatura e tendência à coagulação. Essas propriedades determinariam a energia vital (oscilando entre excitabilidade e sonolência) e as características comportamentais dominantes (emoções *versus* ações).

As emoções dominam os temperamentos sanguíneo e melancólico. O temperamento sanguíneo caracteriza-se por emoções fortes, rápidas mas superficiais, ao passo que para o melancólico as reações emocionais lentas, duradouras e profundas são típicas. Os dois temperamentos restantes foram separados em relação às características das ações. O colérico age de forma rápida e impetuosa, enquanto o fleumático atua lenta e inertemente com uma falta simultânea de reações emocionais.

JASPERS E A NOÇÃO DE TIPO IDEAL

Jaspers, a partir de ideias propostas pelo sociólogo Max Weber, introduz o conceito de tipo ideal no campo da psiquiatria. O tipo ideal, de acordo com Weber, seria um construto pelo qual o ser humano tentaria conhecer a realidade, sem necessariamente representá-la. "Um tipo ideal é formado pela acentuação unilateral de um ou mais pontos de vista e pela síntese de uma grande quantidade de fenômenos individuais difusos, mais ou menos presentes e ocasionalmente ausentes, que são dispostos de acordo com este ponto de vista unilateralmente acentuado num construto de um pensamento unificado". O tipo ideal seria então um "caso puro", desprovido de ambiguidades, cujas características se apresentam com grande relevância. É, portanto, um construto fictício, pelo qual um caso particular poderia ser medido.

Ao transpor esse conceito à psiquiatria, Jaspers encontra no tipo ideal uma grande contribuição para a questão de classificação dos transtornos mentais, bem como uma possibilidade de lidar com a dificuldade relacionada ao ato diagnóstico.

A partir desta ideia, Jaspers divide os transtornos mentais em três grupos:

- Os quadros de origem somática (por exemplo, a sífilis terciária), em que o substrato anatomopatológico da doença é conhecido e, portanto, passível de métodos diagnósticos como em outras áreas médicas.
- Os quadros idiopáticos ou endógenos, cujo substrato orgânico encontra-se atualmente inacessível, mas que se supõe existir, e cujos representantes principais são a esquizofrenia e a psicose maníaco-depressiva. Para estes quadros, defende que a partir da utilização dos tipos ideais pode-se chegar ao diagnóstico.
- Por fim, reúne em um terceiro grupo os quadros cujo diagnóstico médico não poderia ser feito, existindo como única possibilidade a adoção de um diagnóstico tipológico. Como exemplos, cita as reações anormais da experiência pessoal, neuroses e transtornos de personalidade.

Para Jaspers, um diagnóstico categorial é possível de ser feito para o primeiro grupo de transtornos, já que seria possível determiná-lo a partir de um substrato orgânico. Para os demais, tendo em vista a inexistência ou o desconhecimento de um substrato somático, o diagnóstico a partir do tipo ideal seria mais adequado.

Ao agrupar as doenças e os transtornos mentais em grupos a partir dos tipos, Jaspers tenta dar um passo em direção a um estudo mais aprofundado na problemática etiopatogênica dos transtornos mentais, problemática até hoje com poucas respostas. Conceitos como endógeno, apesar de utilizados até hoje, são ainda vagamente definidos, como veremos adiante.

KRETSCHMER: ESQUIZOIDIA E CICLOTIMIA

Em sua obra *Structure du corps et caractère*[4] Kretschmer elabora uma tipologia em estreita conexão com a nosografia psiquiátrica, tendo como base a nosologia estabelecida por Kraepelin, que definiu dois grupos nosológicos de importância – a *dementia praecox* e, relacionando-se por contraste em relação à evolução, a psicose maníaco-depressiva.

Essa divisão entre as psicoses proposta por Kraepelin – de um lado uma psicose que rompe o contato entre sujeito e seu ambiente assim como simultaneamente o submete a um processo de quebra, e do outro em que uma outra doença grave mas que não leva a tamanha quebra – serviu de base para a tipologia de Kretschmer[4]. Essa tipologia contribuiu para o aprofundamento das noções psicopatológicas, desembocando em fatores essenciais da existência humana. Kretschmer estabelece dois grupos: "psicose maníaco-depressiva"-cicloidia-ciclotimia, e esquizofrenia-esquizoidia-esquizotimia. Os termos cicloidia e esquizoidia designariam traços de caráter salientes, frequentemente na fronteira da psicopatia, enquanto ciclotimia e esquizotimia penetrariam no domínio do não mórbido.

Uma característica importante desta classificação é a bipolaridade: cada tipo comporta dois polos. As duas reações salientes da ciclotimia são a felicidade (e a necessidade de florescer que a acompanha) e a tristeza (com a penosa sensação de inibição que ela suscita). O ciclotímico passa facilmente de uma a outra, mas esses dois elementos se encontram em proporção variável em cada indivíduo desse grupo.

O esquizotímico se move igualmente entre dois polos. Esses dois polos são a hiperestesia e a anestesia afetivas (proporção psicoestésica), que podem facilmente se confundir em suas manifestações. O esquizoide hipersensível procurará ocasionalmente colocar essa sensibilidade ao abrigo de choques do mundo exterior, fechando-se em si mesmo, distanciando-se do seu entorno tanto quanto o esquizoide que passeia através do mundo com desinteresse e frieza. Falta ao esquizoide essa nota quente e natural que caracteriza as manifestações do cicloide. Facilmente levado ao abstrato e ao absoluto, ele pecará por excesso nesse sentido. O esquizoide tenderá mais a fatores intelectuais e racionais, e se mostrará dessa forma frequentemente de uma rigidez excessiva.

Nesta classificação, à oposição do somático e do psíquico vem se substituir a noção de unidade organopsíquica, com a atribuição a cada uma das duas classificações um tipo morfológico particular. À classificação ciclotímica corresponde o tipo pícnico, com suas linhas redondas e harmoniosas, pele fresca e rosada, sistema ósseo e musculatura gráceis. À esquizotimia correspondem o tipo atlético e o tipo astênico, desarmoniosos, duros e angulosos em seu aspecto geral. A título de ilustração, vem ao espírito a imagem de Dom Quixote e de Sancho Pança, imagens vivas destes tipos, no que tange ao aspecto físico e modo de ser.

A esquizoidia e a cicloidia não se ligam assim mais particularmente a um ou outro traço usual de caráter, mas à maneira pela qual esse traço se exprime e se exterioriza com relação à realidade ambiente, conferindo uma nuance especial a todas as manifestações que se desenvolvem no quadro assim dado, chegando até o fundo que as sustenta. A esquizoidia e a cicloidia de maneira alguma se excluem, mais parecendo comportar-se como dois opostos complementares, cada um tendo seu papel a desempenhar. Elas podem coexistir no mesmo indivíduo, em proporções variáveis, necessitando cada caso de uma análise aprofundada, afastando assim os "diagnósticos – etiqueta", ainda que seguindo de perto as tendências da nosologia.

BLEULER: A SINTONIA

Bleuler[5], seguindo o caminho iniciado por Kretschmer[4], em sua classificação substitui o termo ciclotimia por sintonia, destacando como fundamental não a oscilação entre estados opostos, mas a capacidade de vibrar em uníssono com o ambiente. Por outro lado, a esquizoidia caracteriza-se pela separação entre Eu e Mundo, guardando para si as fontes de suas atividades, por meio das quais integra-se no mundo e deixa sua marca pessoal. Bleuler eleva estes dois conceitos a Princípios Vitais, cada um com suas fraquezas e vantagens, chamados a afirmar seu valor, unindo-se na condição humana e formando um quadro que pode oferecer condições favoráveis para a realização de projetos.

MINKOWSKI E O PENSAMENTO FENÔMENO-ESTRUTURAL

Minkowski[6], em sua obra *La esquizofrenia*, enfatiza que as noções de esquizoidia e sintonia são apenas uma maneira de várias possibilidades de se enxergar as diferenças constitucionais de indivíduos (cita, por exemplo, as constituições de Delmas e Boll: paranoica, perversa, mitomaníaca, ciclotímica e hiperemotiva). Seriam, no caso, diferentes tentativas de situar diversos conceitos da psiquiatria contemporânea[7] e, portanto, não sendo conceitos que se sobrepõem.

Adverte também que tais conceitos, embora possam se aplicar a indivíduos sem patologia, derivam de conceitos nosográficos e não consideram, assim, mais do que certos aspectos da vida. Permitem que se ressalte particularidades que podem ser postas em relação às noções clínicas vigentes, possibilitando uma tentativa de aproximação entre o patológico e o não patológico.

> "Tentar, por exemplo, reduzir as diferenças observadas entre os habitantes do norte e do sul (da França) a estas duas noções equivaleria, em nossa opinião, a uma tarefa tão pueril quanto inútil. Diríamos também que o russo é mais sintônico que o francês porque nele a atmosfera afetiva torna-se frequentemente um objetivo por si mesma, porque se vê levado a cultivá-la, vendo nela o sentido mesmo da vida, muitas vezes em prejuízo da ação, enquanto para o francês a afetividade sempre está subordinada a um dinamismo pragmático que a guia e a limita? Desde logo que não."

Ao enfatizar a esquizoidia e sintonia como possibilidades inerentes ao ser, levanta também algumas questões que até hoje carecem de respostas claras. Questiona, por exemplo, se é possível encontrar uma constituição esquizoide em todos os indivíduos esquizofrênicos. Levanta, dessa forma, a noção de esquizofrenia como fragmentação de dois fatores de ordem diferente: a esquizoidia, fator constitucional, mais ou menos variável por si mesmo ao longo da vida individual; segundo, é o fator nocivo, de natureza evolutiva, suscetível de determinar um processo mórbido mental.

Tendo como ponto de partida o estudo da esquizofrenia, Minkowski[6] desenvolve a ideia de autismo como "perda de contato vital com a realidade", além do desenvolvimento da observação do "racionalismo mórbido", uma hipertrofia das funções racionais, inadequado e sem ancoragem na realidade, com um enfraquecimento de uma maneira de pensar mais intuitiva e adaptada à vida do dia a dia. Não entraremos em detalhes em relação ao detalhamento de cada uma destas alterações neste capítulo; contudo, vale demarcar uma mudança fundamental em relação ao pensamento dos seus predecessores (em especial Bleuler): para Minkowski[6], as mudanças decorrentes da patologia esquizofrênica são ligadas não a alteração de alguma função específica, indo além de um simples conjunto de sinais e sintomas; para ele, a mudança se dá no todo da personalidade. Minkowski, influenciado por Bergson e seu estudo sobre tempo, volta-se ao estudo das alterações de temporalidade vivida. Neste sentido, uma alteração de juízo não seria um fator essencial do delírio, mas sim as distorções na estrutura, no sentido de vivência de tempo e espaço. O delírio seria a expressão das alterações estruturais do tempo e espaço vividos.

A partir do terreno assim estabelecido, novas noções foram surgindo, com a formação de uma tipologia baseada em aspectos da estrutura vivida, como a oposição do tipo racional e tipo sensorial. O racional deleita-se, sente-se à vontade no abstrato, no imóvel e no sólido, seu pensamento vem se moldar sobre "o objeto". Ele pensa mais do que sente, falha em capturar o essencial de uma maneira imediata, a mudança e o intuitivo lhe escapam. Ele discerne, recorta e separa. Os objetos, com seus limites recortados, ocupam assim uma posição privilegiada em sua visão de mundo, e seu ponto de vista frequentemente se distinguirá pela precisão da forma.

O sensorial vive, pelo contrário, no próprio hiperconcreto, sob o risco de ser dominado por ele em certos momentos. Ele sente bem mais do que pensa e é guiado em suas reações por esta capacidade de "sentir" de muito perto os seres e as coisas. Ele vê o mundo em movimento, movimento que se relaciona com o dinamismo primitivo da vida, que tem precedência sobre o objeto em sua imobilidade e domina assim a visão de mundo, em detrimento da precisão da forma. É um concreto sentido e vivido, e não pensado; relacionado não ao mundo concreto e estático dos objetos, mas ao objeto em sua forma "nua", como um produto da abstração. Enfim, ele vê o mundo em "imagens".

Essas imagens são sentidas e vividas como tais, em sua imediaticidade primitiva, mais produção que reprodução. Sem dúvida, elas também podem ter relação com os objetos, mas estes objetos não são mais simplesmente percebidos ou representados, eles são vividos em seu pertencimento natural ao mundo (cosmos), em seu âmbito vivido, naquela margem particular que os amarra ao todo e que encontra sua expressão plenamente natural nas metáforas.

F. MINKOWSKA: A GLISCROIDIA

Paralelamente às suas descrições dos transtornos mentais associados à epilepsia, e também partilhando da mesma visão estrutural de Minkowski, F. Minkowska procurava também a constituição "epileptoide" por meio de suas investigações genealógicas – termo ambíguo e utilizado em outros contextos, sendo preferido o termo gliscroidia (do grego *glischros*, viscoso).

Trata-se de uma afetividade concentrada, condensada, viscosa, que adere aos objetos do ambiente e não se separa tão facilmente quanto as variações do meio exigem, não seguindo mais os movimentos deste. O epileptoide é, por excelência, um ser afetivo (o que o diferencia do esquizoide), mas esta afetividade é viscosa e carece de mobilidade.

Experienciando a dificuldade de vibrar em uníssono com as pessoas, e não conseguindo ocupar-se com a ampla variedade de pessoas, esses indivíduos preferencialmente fixam sua afetividade sobre os objetos (daí o amor pela ordem e organização), agrupamentos (família, nação – o tom pessoal é ausente) e ideias de ordem geral com notas sentimentais e místicas (paz universal, religião). No campo intelectual, são lentos, atêm-se aos detalhes e perdem de vista o conjunto. As mudanças e as coisas novas não os atraem, têm pouca iniciativa e não criam nada de novo, pelo contrário, guardam com apreço as tradições.

A constituição epileptoide, assim como a esquizoide e a sintônica, possui dois polos: polo adesivo e polo explosivo, unidos por uma relação estreita, quase causal. A adesividade excessiva determina uma acumulação, uma estase – a afetividade segue cada vez menos os apelos vindos do exterior, a descarga torna-se mais e mais insuficiente, criando para o indivíduo uma atmosfera irrespirável, tempestuosa – que acaba por encontrar uma saída sob a forma de descargas explosivas, frequentemente de uma violência sem precedentes, altamente desproporcionais ao motivo que pode as ter desencadeado, fútil e às vezes inexistente.

Com a descrição da gliscroidia, a classificação fundamentada pela afetividade em si torna-se ultrapassada. A afetividade adesiva manifestava-se somente como sinal de um quadro geral, de uma estrutura particular. O que agora toma frente é o jogo constante entre apego à realidade e separação dela. Como genialmente resumido por Bleuler: "o esquizoide separa-se demais da realidade, o epileptoide não se separa o suficiente, e o sintônico o faz tanto quanto é necessário".

OS PODERES FORMAIS

A evolução das ideias em psicopatologia vai se direcionando então sobre os fenômenos fundamentais. A descrição do tipo sensorial modificaria o próprio fundamento da classificação. Ainda mais, colocaria as características fundamentais em perspectiva. Estamos diante agora não mais de dois princípios vitais, mas de três poderes formais fundamentais: o poder racional, o poder afetivo e o poder sensorial.

O primeiro encontra-se centrado sobre o objeto, sobre a coisa. O segundo tem por objeto o ser humano enquanto nosso próximo, tal como nos é dado antes de tudo no encontro humano. Já o terceiro encontra-se centrado sobre o Todo, sobre o cosmos, sobre as imagens que, em direção a nós, advêm dele. Seu reino é aquele da profundidade, profundidade que lhe é própria e diferente da dos sentimentos.

Cada um destes três poderes formais circunscreve uma espécie de setor na vida, que, alternadamente construído sobre o modelo do objeto, do próximo e do cosmos, conhecerá suas leis. O homem, preso a suas particularidades individuais, terá em si a predominância de um ou outro poder formal. Essa predominância determinará a estrutura formal de sua vida, o modo essencial de viver e de ver o mundo.

Assim se determina a noção do mundo das formas. Este mundo tem sua própria vida, por meio dele o indivíduo "percebe" a realidade ambiente, mas também se expressa e se exterioriza, de modo que ele vem a colorir tudo o que desse indivíduo, por este viés, podemos conhecer.

LUDWIG BINSWANGER E AS PROPORÇÕES ANTROPOLÓGICAS

Binswanger, em uma de suas obras mais importantes, *Três formas da existência malograda*[8], bebendo das fontes filosóficas de Heidegger, propõe-se a investigações que "...ocupam-se apenas da estrutura fáctica ou ôntica de determinadas formas e transformações existenciais. (...) Aqui, estaremos sempre tratando de temas e pesquisas concernentes ao homem puramente enquanto homem. Assim, a extravagância, a excentricidade e o amaneiramento revelam-se (...) como ameaças humanas universais, isto é, imanentes à existência humana."

Binswanger, diferentemente de Heidegger, não concebe o ser-no-mundo como uma estrutura universal do ser humano, mas como uma unidade concreta de um si-mesmo e do mundo inerente a cada um dos seres humanos, ressaltando então nesta obra, a partir da captura de três formas essenciais do ser quanto homem, estruturas distintas da existência malograda; utiliza-se do conceito de proporções antropológicas, em que, a partir de um dado desbalanço das categorias estruturais da consciência humana, seria possível ocorrer uma determinada forma patológica. Como exemplo, destacamos a extravagância, uma desproporção antropológica entre "o subir à altura, e o caminhar na amplidão adentro". A atração da amplidão, na direção horizontal da significação, corresponde mais à discursividade, ao experimentar, à tomada de posse do mundo, ao alargamento de horizonte – remetendo ao conceito de vibrar com o mundo da sintonia. Já a atração da altura, o subir na direção vertical da significação, corresponde mais à aspiração de se elevar acima da pressão e angústia das coisas terrenas, conquistar um ponto de vista superior, a partir da qual pode-se apropriar-se de tudo o que experimentou, vir a ser e realizar-se a si mesmo, decidir-se – remetendo ao conceito de esquizoidia enquanto autodeterminação e separação eu-mundo.

TELLENBACH E A VISÃO ENDOCOSMOGÊNICA

Hubertus Tellenbach, em sua célebre obra entitulada *La melancolia*[9], traz, de forma magistral, o conceito de endogeneidade como forma de buscar compreender a forma de ser-no-mundo correspondente ao indivíduo cujas características inerentes à sua própria estrutura permitem que este indivíduo, como possibilidade inerente à sua existência, apresente-se com episódios melancólicos monopolares: o *typus melancholicus*. A partir da sua concepção da endogeneidade, Tellenbach descreve o *typus melancholicus*, uma personalidade pré-mórbida característica dos posteriormente acometidos por melancolia, e caracterizado por uma série de traços como o afã pela ordem, escrupulosidade, rigor com valores morais, dentre outros. Expor de que forma se chega aos fundamentos essenciais das características do *typus melancholicus* a partir da conceituação da endogeneidade foge do escopo deste capítulo; contudo, vale a pena enfatizar o conceito do que se caracteriza como endógeno em sua obra: "Junto ao soma e à psique, apresenta-se, pois, o endon como terceiro "campo de causas". Sua caracterização é, a princípio, extremamente incerta. Parece pertencer à região do soma – embora muito mais no "como" da corporeidade do que no "que" da mesma. Parece implantar seus efeitos no meio somático, e manifestamente de modo tal que possa liberar no somático, entregando-lhe processos muito determinados, embora ainda não demonstráveis, dos quais procedem aquelas notáveis alterações do psíquico que se designam como psicoses endógenas. A psiquiatria já advertiu a especificidade peculiar destas psicoses, qualificando-se certeiramente como mediante o conceito de endógeno; porém até agora não se conveio a que se aplica o conceito".

Nota-se, assim, que o conceito de endogeneidade já se mostrava, à época da publicação da obra de Tellenbach[10], algo um tanto vago, e que, ao longo dos anos, pouco adquiriu maior especificidade. Considerava-se então o endógeno como uma região obscura do inexplicado, que se esperaria ser substituída, com o tempo, por outro campo de causas: o somático. Vê-se que, até os dias atuais, pouco se modificou essa ideia do endógeno. Consegue, contudo, apontar algumas de suas características, dentre elas, o aspecto da herança.

Tellenbach, ao perscrutar a problemática da "endologia", como assim coloca, correlaciona o endon com a ideia heideggeriana do homem como ser-aí, e o "estar-lançado". Questiona que determinação existencial da existência (*Dasein*) foi modificada, e se o surgimento dessas modificações pode ser mostrado em todos os fenômenos da melancolia. Como caracterização fenomênica da própria endogeneidade, encontra-se, portanto, a modificação do todo do ser-humano. Como toda consciência é uma consciência implantada no mundo, Tellenbach denota que, no exemplo da melancolia, seria uma psicose endocosmogênica, isto é, como uma estrutura que se desvela a partir das próprias características estruturais do indivíduo e do ambiente específico que o circunda; uma interação entre fatores endógenos e ambientais, visão geradora que não havia sido enfatizada anteriormente.

Assim, a partir da herança se dá uma determinada constituição, com suas próprias condições de possibilidade. As influências ambientais e interpessoais interagem com esta constituição, mais especificamente as influências que se relacionam seletivamente com as possibilidades específicas e as tornam realidade. A constituição reagirá e incorporará mais facilmente as influências adequadas à sua disposição receptiva. Ocorre, desta forma, um "criar-se-a-si-mesmo" da personalidade.

APLICAÇÕES PRÁTICAS DO CONCEITO DE TIPOLOGIA

Para além da discussão já realizada, podemos citar diversas outras maneiras de aplicar esse tipo de abordagem.

Minkowski[7], por exemplo, aponta que diversos autores tentaram, baseados na classificação utilizada, oferecer propostas de "tratamento" para padrões de personalidade considerados disruptivos, com o ponto comum de sugerirem o desenvolvimento de funções pouco desenvolvidas e uma "adaptação" à realidade. Ele destaca que não é minimamente necessário demandar de um indivíduo o que ele não pode dar, mas, por outro lado, trata-se de tirar dele tudo o que, em função da sua tipologia, ele pode nos oferecer. Entre os sintônicos, há lugar para desenvolver, a partir de uma idade bem jovem, interesses mais impessoais, suscetíveis de torná-los menos dependentes de sua necessidade constante de contato com o ambiente, enquanto o esquizoide-autista demanda, ao contrário, ser orientado em direção ao mundo exterior e em direção a uma atividade pragmática. Se é indicado demandar ao indivíduo a se "adaptar à realidade", é nossa incumbência oferecer a ele essa realidade sob uma forma que para ele seja mais fácil de assimilar.

Binswanger[8], com sua visão espacial, refere que a terapia consistiria, especificamente no caso da extravagância, em levar o doente até um ponto onde ele consiga ver como está constituída a estrutura total da existência humana ou do ser-no-mundo, resgatá-lo da extravagância trazendo-o de novo à terra, único ponto a partir do qual poderia tentar uma nova partida e uma nova escalada. Em outras palavras, consistiria em buscar um novo equilíbrio entre as proporções antropológicas da verticalidade, centrada no eu, e a horizontalidade, muito calcada na intersubjetividade, em prol desta última.

Tellenbach[10], em seu estudo da caminhada *do typus melancholicus* até a melancolia e a influência dos fatores externos, vê como forma de estabilização uma neutralização, ruptura e evitação das diversas formas de situações patógenas cuja pressão pode produzir a alteração melancólica.

Mais contemporaneamente, psiquiatras como Wolfgang Blankenburg[11] e Otto Dorr[12], partindo da noção binswangeriana de proporções antropológicas, propõem uma terapêutica dialética entre os extremos das proporções antropológicas. Partindo desta visão, a patologia seria um desbalanço em direção a uma das polaridades dialéticas. Desta forma, o tratamento não visaria adaptar o paciente a uma inexistente "média", e sim buscar, a partir do campo de possibilidades deste mesmo indivíduo, e do grau de liberdade que ele apresenta, uma reproporção das categorias antropológicas da estrutura do mesmo, ao tentar aproximá-lo de seu polo oposto. A ideia de saúde e doença fica, então, delegada para um segundo plano, evitando-se possíveis conceituações associadas como "deformações" ou "déficits de funções psíquicas", bem como se evita a ideia de normalidade e anormalidade.

A perspectiva dialética possibilita também enxergar o "positivo no negativo e o negativo no positivo". "Acessar um paciente esquizofrênico é muito difícil se não nos identificarmos, ao menos minimamente, com o que está acontecendo a ele"[11], assim como perceber pontos fortes, como sua autenticidade, sua capacidade de perceber coisas que passam à visão de outros, sua sensibilidade.

Podemos também citar como exemplo a histeria, associada atualmente quase que exclusivamente a fatores negativos, ou explicada a partir de mecanismos de defesa de origem neurótica. A partir da visão dialética fenômeno-estrutural, a histeria pode ser enxergada também a partir de seus aspectos positivos, como por exemplo "uma maneira de ser que evita o congelamento em um projeto de vida repleto de padrões rígidos de comportamento e moral, que evita a super-identificação com papéis sociais, que são fatores que contribuem para que um determinado sujeito adentre um quadro de melancolia"[12]. Assim, a histeria se colocaria como polaridade dialética de, por exemplo, um indivíduo obsessivo, cuja vida volta-se muito mais para si, que se preocupa em demasia com mudanças de seu próprio corpo e que necessita de uma relação de ordem com o ambiente em torno. Os histéricos "vivem de maneira espontânea, quebram regras, manejam de maneira habilidosa as relações sociais, conseguindo por vezes deixar seus amantes muito apaixonados. O resultado então é que a histeria é o polo positivo da obsessividade – com sua capacidade de trabalho, perseverança e instinto de força –, e vice-versa"[12].

Outro ponto de utilidade para o uso da tipologia seria a possibilidade de avaliação de mudanças a partir de intervenções terapêuticas. Como exemplo, pode-se citar o estudo de F. Minkowska, que demonstrou alterações estruturais em pacientes esquizofrênicos submetidos a intervenções biológicas, com mudanças em características tipológicas; avaliou uma reproporção dos pacientes, que caminharam de uma polaridade mais esquizoide em direção a uma caracterização mais gliscroide.

F. Minkowska também estudou indivíduos em diferentes fases do desenvolvimento e conseguiu perceber que há uma tendência de mudança estrutural com o decorrer do desenvolvimento: haveria uma tendência das crianças pequenas a uma aproximação ao polo gliscroide, e, com o passar do tempo e com o desenvolvimento do pensamento abstrato, o indivíduo tenderia a uma polarização mais esquizoide.

CONSIDERAÇÕES FINAIS

O pensamento tipológico, a partir da perspectiva fenomenológica-estrutural, pode constituir uma ferramenta capaz de ampliar a capacidade de compreensão do indivíduo com o qual nos encontramos, fornecendo maneiras diferentes de abordagens de situações comuns no dia a dia clínico: seja ampliando uma capacidade de entendimento que por muitas vezes é diminuída devido a uma abordagem nosológico-categorial como também contribuindo para um maior entendimento de possibilidades terapêuticas, ação de tratamentos e até mesmo do desenvolvimento do todo da personalidade. A abordagem fenômeno-estrutural, ao enfocar nas problemáticas de constituição de cada indivíduo, enfatiza que, ao mesmo tempo em que o indivíduo não é uma "tabula rasa", mera justaposição sucessiva de elementos, também não se encontra inteiramente determinado e estanque em seu campo de possibilidades de existência.

REFERÊNCIAS BIBLIOGRÁFICAS

1. Lantéri-Laura G. Ensayo sobre los paradigmas de la psiquiatría moderna. Fundación Archivos de Neurobiología. Editorial Triacastela; 2000.
2. Minkowski E. Traité de psychopoathologie. Institut Synthélabo pour le progrès de la connaissance. Le Plessis-Robinson; 1999.
3. Kant I. Anthropology from a pragmatic point of view, ed. Robert B. Louden, introduction by Manfred Kuehn, Cambridge University Press; 2006.
4. Kretschmer E. Structure du corps et caractere: recherches sur le problème de la constitution et la science des tempéraments. Paris: Payot; 1921.
5. Bleuler E. Dementia praecox ou grupo das esquizofrenias. Lisboa: Climepsi; 2005.
6. Minkowski E. La esquizofrenia: psicopatología de los esquizoides y los esquizofrénicos. Fondo de Cultura Econômica; 2000.
7. Minkowski E. El tiempo vivido. Fondo de Cultura Económica; 1973.
8. Binswanger L. Três formas da existência malograda. Rio de Janeiro: Zahar; 1977.
9. Tellenbach H. La melancolia. Visión histórica del problema: endogenidad, tipología, patogenia y clínica. Madri: Ediciones Morata; 1976.

10. Tellenbach H. Melancholy as endocosmogenic psychosis. From (1982) Phenomenology and psychiatry. In: The Maudsley reader in phenomenological psychiatry. Cambridge University Press; 2012.
11. Blankenburg W. La pérdida de la evidencia natural. Una contribución a la psicopatología de la esquizofrenia. Santiago de Chile: Ediciones Universidad Diego Portales; 2013.
12. Dörr Zegers O. Personality disorders from a phenomenological perspective. Actas Esp Psiquiatr. 2008;36(1):10-9.
13. Berrios GE. Classificações em psiquiatria: uma história conceitual. Rev Psiq Clin. 2008;35(3);113--27.
14. Helman Z. Structure and evolution in the development of structural psychopathology. In: Helman Z (ed.). Structural psychopathology. New York: Brunner/Mazel; 1984.
15. Jaspers K. General psychopathology. Johns Hopkins Paperbacks; 1997.
16. Raballo A, Pelizza L. Affective temperaments. In: The Oxford handbook of phenomenological psychopathology. Oxford University Press; 2019.
17. Strelau, J. The history and understanding of the concept of temperament. In: Temperament. perspectives on individual differences. Philadelphia: Springer; 2002.

14
Transtornos de personalidade *borderline* na ótica fenomenológica

Caio Borba Casella
Gustavo Bonini Castellana

INTRODUÇÃO

As primeiras descrições de quadros clínicos semelhantes aos que hoje recebem a nomenclatura de transtorno de personalidade *borderline* (TPB) datam do final do século XIX, quando Kahlbaum, junto com seu discípulo, Hecker, descreveu um quadro de alterações das relações sociais e da personalidade em adolescentes, os quais apresentavam dificuldade em compreender regras morais e hábitos culturais, podendo apresentar também flutuações abruptas de humor e comportamento. Eles denominaram essa condição de "heboidofrenia"[1].

Alguns anos depois, Bleuler descreveu o quadro de "esquizofrenia latente", que englobava algumas das características descritas por Kahlbaum[1]. O termo *borderline* só veio a ser usado em 1938 por Stern, um psicanalista nascido na Hungria e radicado nos EUA, para denominar um conjunto de pacientes que provocava o surgimento de fortes reações contratransferenciais nos terapeutas e que podiam apresentar uma regressão importante na falta de um ambiente mais estruturado[1].

Alguns anos após, em 1953, Knight usou o termo "estado *borderline*" para descrever pacientes difíceis de serem classificados clinicamente, que ficavam na fronteira entre os chamados quadros neuróticos e os psicóticos. Mas mesmo após essas publicações, a nomenclatura ainda não era unificada e o quadro ainda era considerado próximo ao das esquizofrenias, usando-se termos como "pré-esquizofrenia", "esquizofrenina ambulatorial", "esquizofrenia pseudoneurótica", "esquizofrenia pseudopsicopática" e "*borderland*", entre outros, para denominá-lo[2].

Um trabalho de 1979 de Spitzer et al. contribuiu para embasar essa divisão. Esses autores pontuaram que o termo *borderline* era usado majoritariamente para se referir a dois quadros distintos: "esquizofrenia *borderline*" e "personalidade *borderline*". O primeiro, referindo-se a traços persistentes de personalidade instáveis e vulneráveis, e o segundo, a características também permanentes, porém mais associadas ao espectro das psicoses, como ideias autorreferentes, pensamento mágico, alterações da comunicação e isolamento social. Os autores então elaboraram questionários diagnósticos para esses dois quadros e aplicaram em 808 pacientes "*borderline*" e 808 pacientes "controle", conseguindo uma boa divisão entre esses dois tipos de pacientes "*borderline*".

Influenciado por esse estudo, o conceito de "esquizofrenia latente" ou "*borderline*" é então dividido, na terceira edição do *Manual diagnóstico e estatístico de transtornos mentais* (DSM-III) entre dois quadros distintos: os "transtornos de personalidade esquizotípico" e "transtorno de personalidade *borderline*", marcando a mudança do quadro *borderline* do campo das psicoses para o dos transtornos de personalidade, conceito que perdura ainda hoje[1]. Atualmente na sua 5ª edição[3], o DSM mantém a denominação "transtorno de personalidade *borderline*".

O TPB é descrito nos sistemas classificatórios oficiais, ou seja, DSM-5[3] e a 10ª edição da Classificação Internacional de Doenças (CID-10)[*4] – como um padrão pervasivo de instabilidade na autoimagem, nas relações interpessoais e na regulação afetiva, além de comportamentos impulsivos em diversas esferas, como uso de substâncias, relações sexuais, compulsões alimentares, etc.[3,4]. Sentimentos crônicos de vazio, explosões intensas de raiva e comportamentos autolesivos são considerados característicos desse quadro e, baseado nessas classificações, estima-se que 5,5 a 5,9% da população apresentaria TPB ao longo de sua vida. Alguns autores apontam que essa proporção pode ser ainda maior quando se tem apenas amostras clínicas, chegando a até 20%[5,6]. Trata-se, portanto, de tema de grande relevância na prática clínica de psiquiatras, psicólogos e médicos de pronto-atendimentos.

Talvez pela já mencionada sobreposição histórica com os quadros esquizofreniformes, para os quais há rica literatura em psicopatologia fenomenológica, somente nos últimos anos os principais autores dessa tradição passaram a contribuir com publicações sobre o tema. Este capítulo tem a intenção de mostrar que tais contribuições são fundamentais para o melhor diagnóstico e condução terapêutica desses casos.

---

* Na CID-10 o quadro é denominado "transtorno de personalidade emocionalmente instável", tendo como subtipos o impulsivo e o *borderline*.

A análise das categorias fenomenológicas fundamentais – temporalidade, identidade/*self*, intersubjetividade, espacialidade e corporeidade – e sua correspondência com os critérios diagnósticos dos manuais oficiais permitirão compreender melhor o vivido desses pacientes a partir de suas manifestações clínicas mais comuns. A comparação com transtorno afetivo bipolar (TAB), esquizofrenia e melancolia também tem esse propósito. Por fim, serão apresentadas considerações fenomenológicas sobre o tratamento psicofarmacológico e psicoterapêutico.

TEMPORALIDADE *INTRA-FESTUM*: A IMPULSIVIDADE DO PACIENTE *BORDERLINE*

A temporalidade do paciente com TPB caracteriza-se por uma grande imersão no presente, o qual está desarticulado do passado e do futuro, como se o paciente estivesse vivendo uma sucessão de "agoras". É uma "maneira de viver puramente momentânea, separada de todo passado, assim como de todo futuro"[7]. Esse presente não tem nenhuma articulação simbólico-linguística e não é integrado à narrativa da pessoa com TPB[8].

Essa temporalidade está associada a uma das principais características clínicas desses pacientes – a impulsividade. A grande presentificação dá margem ao surgimento de diversos impulsos que, em uma estrutura temporal mais íntegra, poderiam ser inibidos a favor de um objetivo maior futuro. No entanto, sem um distanciamento do presente necessário para isso, o paciente *borderline* está mais vulnerável a explosões de raiva, episódios de auto ou heteroagressividade, compulsões alimentares ou outros impulsos potencialmente danosos[9].

Essa não integração dos momentos presentes em uma sucessão temporal contínua prejudica um aprendizado a partir das experiências do passado e o surgimento de uma progressão histórica. Fuchs[9] destaca que esses pacientes não se projetam para o futuro, eles apenas "tropeçam" nele. Sem a integração entre as experiências passadas e a antecipação do futuro, o presente, caracterizado por uma intensidade e transitoriedade, prescinde de uma maior profundidade. Isso dá margem, ainda segundo Fuchs, para o surgimento de sentimentos de vazio e tédio. Para fugir desses sentimentos, há uma busca por prazeres momentâneos, o que ajuda a manter essa estrutura de imersão em um presente sem conexão com as outras instâncias temporais. Kimura deu o nome de *intra-festum* a essa temporalidade, descrevendo-a assim:

> "Absorver-se na imediaticidade correndo o risco de perder-se a si mesmo, recobrir o vazio da existência pelo êxtase momentâneo entusiástico, realizar os princípios de vida e de morte – aqui estão todos os traços essenciais de uma orgia e, de forma

atenuada, de todas as festas, que é necessário constantemente repetir para enganar o vazio e o tédio da banalidade da vida cotidiana. É a presença imediatamente presente que constitui precisamente sua dimensão temporal típica. Poderíamos dizer que o doente estado-limite se encontra no meio desse mundo da festa. Assim, seu modo de existir pode ser explicitado em termos *intra-festum*." (p. 30)[10]

É importante ressaltar que não se trata de uma busca pelo divertimento e prazer em si, mas sim de uma tentativa de diminuir o vazio e o desespero existencial.

A descontinuidade temporal também está associada ao fenômeno de "cisão" (*splitting*). O objeto perceptual é visto de forma unilateral, separado de seu contexto histórico. Não há uma integração entre os eventos temporais para se permitir uma estabilidade na representação do objeto, de forma a se assimilar seus diferentes lados simultaneamente; o objeto é totalmente bom ou mal de acordo com a experiência daquele momento presente, podendo mudar completamente de acordo com a sucessão dos eventos. Esse fenômeno pode ocorrer inclusive a respeito da imagem que o paciente cria de si, que pode oscilar entre visões de grandiosidade ou de algo negativo, de nobreza ou corrupção, etc., de acordo com o estado afetivo daquele momento[9].

FRAGMENTAÇÃO DA IDENTIDADE/*SELF*: AS PERTURBAÇÕES DA AUTOIMAGEM E SENTIMENTO CRÔNICO DE VAZIO

A vivência temporal descontínua e presentificada, não permitindo a construção de uma identidade narrativa, manifesta-se como uma sensação contínua de inconsistência e fragmentação do *self*. Como foi descrito a respeito da cisão, não há o passado e o futuro para dar constância à identidade dos objetos, incluindo a percepção do próprio *self*[9] e da autoimagem. Ainda segundo o autor, as dificuldades de se manter relações afetivas duradouras são a marca dessa fragmentação do *self*, e por isso mesmo a identidade sexual pode ser instável. Isso se manifesta também através de uma incoerência na memória autobiográfica, com uma inconsistência no relato de determinados eventos ou mesmo o esquecimento de alguns deles.

Parte do senso de *self* também depende da interação com o Outro para ser construída[11]. Memórias intersubjetivas, criadas nas interações, ajudam a definir o *self* através do tempo[9]. Como já discutido, os pacientes com TPB têm dificuldades em manter relações duradouras. A vida pode parecer uma sucessão de episódios desconectados em que entram e saem pessoas significativas, não permitindo a formação de memórias intersubjetivas estáveis, o que contribui para a fragilidade do *self*. Ao mesmo tempo, por conta dessa fragilidade e dessa sucessão de episódios, há um grande medo de abandono, que é vivenciado como uma perda de parte do próprio *self*, de forma muito dolorosa[9].

Um outro aspecto bastante presente na vida dos pacientes com TPB é a ocorrência de experiências traumáticas, as quais também afetam a integridade do *self*[12]. Esse trauma pode ter ocorrido na forma de episódios de abuso físico, sexual e/ou emocional, porém, muitas vezes, ele está presente apenas como um ambiente invalidante. Trata-se de um ambiente no qual a comunicação de experiências privadas, como sentimentos e emoções, não é seguida por respostas adequadas do outro. Pelo contrário; com frequência essas experiências são ignoradas, negadas ou diminuídas pelo outro. Isso "ensina" que a autopercepção da pessoa desses eventos e essa expressão é incorreta ou socialmente inaceitável[13]. Não há um reconhecimento pelo outro, que seria essencial para contribuir na formação de seu senso de *self*[12].

A invasão de memórias traumáticas, vividas com muita intensidade como algo presente, e não como um evento passado, também perturba a linha de consciência e ajuda a manter a fragmentação temporal dos pacientes com TPB[12]. Os eventos traumáticos também aumentam a susceptibilidade à dissociação, outro fator que dificulta a construção de uma coerência na narrativa de sua vida[9].

Por tudo o que foi visto, é compreensível que "perturbação de identidade: instabilidade acentuada e persistente da autoimagem ou da percepção de si mesmo" esteja entre os critérios do DSM-5 para TPB[3].

INTERSUBJETIVIDADE: RELACIONAMENTOS INSTÁVEIS E SENTIMENTOS DE ABANDONO

Desde os primeiros anos de vida, a presença do Outro é essencial para a construção do próprio senso de *self* e da identidade narrativa. É preciso de um outro que compreenda as ações e projetos, e para quem se possa contar a história de vida, para que essa identidade narrativa vá se formando. Para o bebê, é preciso de um cuidador que provenha segurança, espelhamento e uma tradução de suas experiências, em um processo no qual ambos experimentam uma sintonização mútua *(attunement)*. A partir da repetição dessas experiências, o indivíduo vai internalizando padrões de relacionamento do estar com o outro e construindo com ele uma história compartilhada, em uma temporalidade intersubjetiva[12].

De acordo com Stanghellini e Rosfort[12], o TPB pode ser visto como um transtorno precoce da sintonização social e da temporalidade intersubjetiva. Essa dependência do outro ajuda a compreender o fato de que uma alta proporção dos indivíduos com TPB tiveram, nos seus primeiros anos de vida, um ambiente em que esse Outro não estava presente de forma adequada, e, portanto, pouco propício à formação dessa identidade intersubjetiva.

O crescimento nesse ambiente invalidante, isto é, sem a presença de um outro para espelhar, modular e nomear as experiências afetivas da criança, contribui para que ela não desenvolva essas capacidades por si só e, por consequência, não consiga regular suas emoções[13]. Ao longo do seu desenvolvimento passam a ter dificuldade em ver o outro como alguém seguro em momentos de estresse emocional. Isso tudo, aliado com sua temporalidade presentificada, com dificuldade em controlar seus impulsos, caracterizam a deficiência na regulação emocional.

Os pacientes *borderline*, não raramente, sentem-se invadidos por suas emoções, sem conseguir distanciar-se delas para refletir, e, assim, afetos negativos tendem a serem externalizados como se pertencessem ao Outro (fenômeno conhecido na psicanálise como identificação projetiva), à custa de uma perda de um senso estável de *self* e da incapacidade de estabelecer relações intersubjetivas realistas[9].

Um outro aspecto marcante da intersubjetividade é a tendência dos pacientes *borderline* a "inundar" a relação com o Outro[14]. A relação pode ser vista como um "palco" onde os sintomas aparecem, dificultando ainda mais a formação de vínculos estáveis. Isso aparece mesmo na relação terapêutica, sendo muito frequentes os relatos de terapeutas extremamente desgastados pelo contato com pacientes com TPB, o que pode inclusive interferir no tratamento[13].

Nesse cenário aparecem também os comportamentos manipulativos. Em geral, esses comportamentos são vistos como uma forma de produzir uma resposta do outro de forma indireta[15], o que Stanghellini[16] chamou de função aloplástica, como quando é feita uma ameaça de suicídio para evitar o término de um relacionamento amoroso. Por conta disso, são considerados comportamentos não empáticos e que acabam gerando sentimentos negativos no Outro. Esse autor defende que esses comportamentos têm, na sua essência, uma função explorativa, epistêmica, de tocar o outro: "estabelecer o contato com o outro, de forma a obter uma experiência e uma representação do outro mais distintas" (tradução livre).

De forma análoga ao que ocorre na infância, em que a criança, através da manipulação de objetos, vai explorando e aprendendo sobre o mundo, o paciente com TBP apresentaria esses comportamentos como uma forma de obter um contato com esse Outro e conhecê-lo, conseguindo então delimitá-lo de forma mais precisa, de forma a ter uma representação mais definida do mundo externo, já que o Outro não apresenta limites e definições claras.

CORPOREIDADE: INSTABILIDADE AFETIVA, RAIVA E COMPORTAMENTO AUTOLESIVO

A intersubjetividade marcada pela falta de limites claros e a identidade fragmentada ajudam a compreender uma das emoções centrais nesse transtorno: a disforia. A pessoa com TPB oscila entre um humor disfórico, em que o Outro parece difuso, opaco, e um afeto de raiva, em que o outro ganha limites mais claros, mas, ao mesmo tempo, adquire características ameaçadoras e persecutórias[12].

Para Stanghellini e Rosfort[12], emoções correspondem a intencionalidades encarnadas, dando um direcionamento ao mundo vivido, direcionando o foco a algum objeto, impelindo movimentação, etc. Elas também têm um papel na sintonização e comunicação com os outros. As principais emoções presentes na personalidade *borderline* são a disforia e a raiva.

Rossi Monti e D'Agostini[14] definem disforia como "uma condição de humor experienciada como desagradável, negativa e opressiva, com todas as características de estados de humor, ou seja, um estado duradouro, desprovido de objeto intencional, não motivado, rígido, de difícil articulação, englobando todo o horizonte do sujeito e afetando sua relação com o mundo, os outros e com ele mesmo" (tradução livre).

Ela se caracteriza, segundo esses autores, por três elementos – tensão, irritabilidade e impulso. No estado disfórico, há uma tensão interna, associada a mau humor e uma tendência à ansiedade, hipervigilância e hiper-reatividade. A irritabilidade seria uma das principais características da psicopatologia da personalidade *borderline* e o impulso reflete uma impaciência e intolerância que logo se traduz em uma tendência para ação, geralmente brusca e acompanhada de emoções muito intensas[14].

Ela é vivida como algo muito desconfortável, mas do qual a pessoa não consegue se libertar, pois não é externa ao seu *self*. A disforia não deixa de ser um obstáculo ao movimento, mas, ao mesmo tempo, como mencionado, gera um grande impulso para um movimento sem uma direção definida. Para Stanghellini e Rosfort[12], a disforia:

> "exerce uma força centrífuga que fragmenta as representações da pessoa *borderline* de si e dos outros, assim contribuindo para sua experiência dolorosa de incoerência e vazio interno, seu sentimento ameaçador de incerteza e inautenticidade nos relacionamentos interpessoais e seu sentimento excruciante de insignificância, futilidade e inanidade da vida. Mas ela também implica um senso de vitalidade, ainda que desorganizado, sem alvo e explosivo – uma vitalidade desesperada" (p. 262, em tradução livre)[12].

No humor disfórico, o Outro aparece com um aspecto nebuloso, pouco definido, fora de foco. Isso dificulta a atribuição de significados às coisas e a interpretação das intenções do Outro, dificultando a leitura de seu estado mental e contribuindo para a criação de um ambiente de dúvida e hesitação[16].

Por outro lado, o sentimento de raiva contribui para reestabelecer a coesão do *self* e a criar uma imagem do Outro mais definida que é, no entanto, ameaçadora e tenebrosa[8]. Explosões agudas de raiva surgem intermitentemente de um basal disfórico na personalidade *borderline*. Mas diferente da disforia como quadro nosológico, ela tem um objeto intencional claro e é bastante associada a comportamentos agressivos.

Assim, a movimentação sem um alvo claro pode será acompanhada de uma sensação de perda de controle sobre o próprio corpo, dando ensejo aos comportamentos de heteroagressividade. Já os comportamentos autolesivos, tão frequentes e estigmatizantes, teriam uma função restauradora da corporeidade, sendo como uma forma de tentar aumentar a coesão, por meio do estímulo físico e doloroso no corpo, de um *self* ainda mais difuso e desintegrado em estados de intensa disforia. Embora possa se tratar, em parte, de uma manifestação da temporalidade presentificada, o comportamento autolesivo não pode ser compreendido somente à luz da impulsividade, já que se trata de um ato, muitas vezes, refletido e "escolhido" pelo paciente.

ESPACIALIDADE: SINTOMAS DISSOCIATIVOS E PSICÓTICOS

As alterações temporais descritas na personalidade *borderline* são acompanhadas de mudanças espaciais também. Como a experiência do "agora" está colada ao *self*, não há o espaço que costuma separar a pessoa dos eventos, não oferecendo o distanciamento necessário para reflexão nem a proteção presente normalmente, contribuindo para uma sensação de ameaça[12]. O espaço disfórico é vivenciado como um espaço difuso, sem saliências, que não oferece um direcionamento nem uma saída dessa vivência aflitiva.

O paciente *borderline* vivencia um grande desconforto ao vivenciar uma espacialidade difusa, sem contornos claros. Essa "vitalidade desesperada"[12] é entremeada por episódios de raiva, que conferem maior contorno ao *self* e ao mundo, porém à custa de torná-lo ameaçador. A dificuldade de constituir a própria identidade, as hesitações quanto ao papel do outro e a temporalidade desarticulada são representados pelos sintomas dissociativos e compensadas, em alguns casos, pela formação de estados persecutórios transitórios, chamados de ideias deliroides por não constituírem uma certeza estruturada, como nos delírios esquizofrênicos.

DIAGNÓSTICOS DIFERENCIAIS

Depressão melancólica

A depressão que o paciente com TPB pode apresentar é fenomenologicamente distinta da depressão do melancólico. A depressão clássica do melancólico caracteriza-se por um sentimento de "falta de sentimentos", com uma hiporressonância afetiva com os outros, enquanto na depressão *borderline* abundam sentimentos de vazio e solidão, além de um mau humor difuso e lábil, com grande irritabilidade e acessos de raiva. Anedonia é típico da depressão melancólica, mas também pode estar presente na depressão *borderline*, embora com características um pouco diferentes. Nas pessoas com TPB, a anedonia caracteriza-se por um sentimento doloroso e irritante de vazio, uso de substâncias, vida sexual intensa e comportamentos autolesivos, que, entre outras formas frequentemente danosas, são formas de o paciente tentar lidar com esse sentimento, como discutido anteriormente[8].

O sentimento de culpa também tende a ser o tema principal das depressões melancólicas, em que o sujeito sente que fez algo errado a alguém. Na depressão *borderline*, por outro lado, a pessoa sente que foi vítima de um erro. Pode ocorrer uma culpa persecutória no *borderline*, em que a pessoa sente que foi humilhada pelo Outro, que revela suas falhas, enquanto na depressão melancólica a pessoa já se sente humilhada e culpada por si só[8].

Para Kimura[10], não costuma ocorrer um sentimento de culpa no paciente *borderline* por conta de sua temporalidade presentificada – não haveria nenhuma consciência do *post-festum*, não havendo demanda de reestabelecimento de um estado anterior. Nos melancólicos, há um grande predomínio da temporalidade passada.

De forma análoga, em geral as depressões melancólicas são deflagradas por episódios de perda, que são vivenciados como culpa da própria pessoa, enquanto a depressão *borderline* tende a seguir episódios em que a pessoa se sente abandonada – ou seja, sente-se vítima do comportamento do Outro[8]. Kimura[10] descreve o quadro de duas pacientes com esse transtorno que desenvolveram quadros de depressão após a separação de alguém íntimo, levando a um grande sentimento de vazio e de aniquilação do *self*.

A corporeidade também é vivenciada de forma diferente nos dois quadros. Nos melancólicos, ela caracteriza-se por uma superidentificação com o corpo: este é vivido como materializado, rígido e pesado, sem energia. Por outro lado, na depressão no TPB, como mencionado, há uma vitalidade intensa e sem direcionamento, associada ao quadro disfórico. O corpo muitas vezes não é vivenciado como sujeito a um controle voluntário, dando ensejo a episódios mais impulsivos[12].

Transtorno afetivo bipolar (TAB)

A temporalidade no TAB é radicalmente diferente da temporalidade no TPB. No TPB, como visto anteriormente, há uma temporalidade presentificada e desarticulada do passado e do futuro, sem o estabelecimento de uma narrativa histórica. No TAB, por outro lado, a estrutura pré-reflexiva passado-presente-futuro está preservada. Segundo Borda[17], a maioria dos relatos de fases de humor nos pacientes com TAB consiste em experiências de uma percepção de aceleração ou lentificação da passagem do tempo, mas não de uma descontinuidade da experiência narrativa, o que permite uma estrutura de *self* mais estável do que no TPB. Na experiência temporal do TAB fora dos episódios depressivos ou maníacos há uma super-representação do passado, na forma das dificuldades vivenciadas previamente, e do futuro, no medo de novos episódios de perda de controle em possíveis fases futuras[17].

As flutuações de humor que ocorrem no TPB também são radicalmente diferentes das do TAB. A instabilidade emocional do TPB em geral se refere a uma flutuação entre irritabilidade e raiva, diferente das oscilações entre depressão/euforia/eutimia, que também são mais independentes do contexto[14]. Ainda que a irritabilidade possa estar presente nos quadros maníacos, esta é diferente da disforia dos pacientes *borderline*. Nos primeiros, ela raramente vem acompanhada dos sentimentos de raiva, vergonha, ressentimento, rancor, indignação, humilhação e de ideias deliroides características do *borderline*. Por outro lado, humor eufórico e delírios de grandeza congruentes com esse humor são características de mania, bem como a excitação continuada, distinta da impulsividade do paciente *borderline*[12].

Esquizofrenia

O paciente com TPB pode eventualmente apresentar sintomas psicóticos transitórios, porém sua apresentação é bastante diferente dos quadros de esquizofrenia. Os sentimentos de raiva e vergonha podem desencadear esses fenômenos na pessoa com TPB e eles possuem uma característica ôntica (e não ontológica, como nos esquizofrênicos) – eles se referem a preocupações da existência diária, como o medo de abandono ou a opinião dos outros sobre si. No caso dos delírios persecutórios no TPB, o perseguidor em geral é alguém significativo para a pessoa, como um parente ou o terapeuta[12].

As relações emocionais com os pacientes com TPB também costumam ser muito mais intensas e ricas do que as com os pacientes com esquizofrenia. Além disso, a temporalidade dos dois quadros é bastante distinta. Enquanto no TPB predomina a presentificação desarticulada do passado-futuro, chamado por Kimura[10] de *intra-festum*, a temporalidade do esquizofrênico é marcada pela antecipação do futuro e orientação para o distante, com pressentimentos e pressa, estando em jogo a possibilidade de ele poder vir a ser ele-mesmo ou não, descrito pelo autor como *ante-festum*[7].

TRATAMENTO

Falar em tratamento de um transtorno de personalidade parece ser um contrassenso. A rigor, "se é" uma personalidade, mais do que "se tem" uma personalidade[18]. Ademais, estabelecer fluxogramas a partir de estudos científicos seria também contrário à própria essência da fenomenologia, para a qual os diagnósticos de transtorno da personalidade não representam mais do que a nomeação de formas de ser-no-mundo, consideradas patológicas pelo sofrimento que sentem ou que causam nos demais[19].

Seria, portanto, incoerente com o apresentado até aqui, propor tratamentos *standard* para essas apresentações[†]. Será sempre preciso considerar as particularidades de quem apresenta o diagnóstico, para não incorrer no risco de propor uma abordagem nomotética, quando se faz necessário uma abordagem ideográfica.

Destarte, aqui serão abordadas apenas diretivas gerais que distinguem a abordagem terapêutica inspirada pela fenomenologia de outras abordagens, restando sempre necessária a exploração dos casos individualmente para a construção de uma proposta terapêutica consistente.

Em relação à psicofarmacologia, o uso de antipsicóticos promovem uma certa elasticidade da temporalidade, diminuindo os fenômenos impulsivos, enquanto os antidepressivos podem promover uma anestesia da corporeidade. Como regra geral, a escolha de um ou de outro pode ser pautada na seguinte análise da temporalidade e da corporeidade: quanto mais presentificado (e impulsivo) o paciente, mais se beneficiará do uso de antipsicóticos. Quanto mais corporificada a vivência (emoções "à flor da pele"), mais se beneficiará do uso de antidepressivos. Nos tipos híbridos, o uso de estabilizadores de humor, tais como topiramato, valproato e lamotrigina, deve ser considerado.

---

† Para uma revisão completa das evidências científicas no tratamento farmacológico de TPB, ver metanálise da Cochrane[20].

Os autores deste capítulo entendem que a escolha do medicamento específico deve ser pautada na experiência do profissional e no perfil de efeitos colaterais, que não podem ser jamais desprezados, sendo bastante criticáveis a polifarmácia, a banalização do ganho de peso como efeito colateral ou o uso de benzodiazepínicos indiscriminadamente.

O núcleo do tratamento do paciente *borderline*, no entanto, estará na exploração psicoterapêutica de sua identidade a partir da intersubjetividade presente no encontro com o psicopatologista. O psicólogo ou psiquiatra nessa condição deverá funcionar como uma caixa de ressonância do paciente, permitindo a este identificar seus sentimentos, traduzindo para o paciente os sentimentos percebidos para, pouco a pouco, ajudá-lo a reconhecer sua própria identidade.

Como lembra Stanghellini[16] em relação à manipulação costumeiramente presente nessa relação, ao terapeuta caberia reconhecer esses comportamentos como um fenômeno que pode ser explorado para dar mais informações sobre a forma de estar no mundo desses pacientes, e não apenas como um comportamento sintomático a ser eliminado. Ele deveria reconhecer essa diferença existencial dessa forma de estar no mundo desses pacientes e tentar acessá-la saindo de sua atitude natural, empatizando assim com o paciente, em uma "empatia de segunda ordem".

A perspectiva fenomenológica propõe que ambas as modalidades terapêuticas sejam consideradas para o paciente *borderline*, já que dificilmente o tratamento avançará sem uma dessas ferramentas. No entanto, o psicopatologista deve ser criterioso no uso de psicotrópicos, evitando a medicalização, isto é, tratar o sofrimento do paciente como uma doença cujo tratamento é exclusivamente medicamentoso, mantendo sempre em vista que o tratamento psicoterapêutico é a condição principal de sucesso do tratamento. Como afirma Jaspers[21] sobre o sentido da prática médica na psicoterapia: "Erra o médico que, cuidando do existir humano total e contemplando o homem, o submerge no evento biológico, do mesmo modo que erra quem inverte a liberdade humana num ser-assim tão empírico quanto a natureza, possível de usar-se tecnicamente como recurso terapêutico" (p. 954)[21].

Ainda segundo Jaspers[21], "quando se trata de psicoterapia, a necessidade de envolvimento do médico é tão séria que só se satisfaz em caso isolados, se é que jamais se satisfaz" (p. 960). Para que esse envolvimento seja possível e favorável ao paciente é necessário, no entanto, evitar uma atitude "honesta" (paternalista) que valorize somente o somático, reduzindo, ao invés de expandir, a autonomia do paciente em sua vida. Da mesma forma, deve-se evitar a atitude "céptica", que "aconselha, alivia, instrui, sem penetrar muito, sem resolver profundezas" (p. 962). Ambas as atitudes inviabilizam a empatia genuína, que é a ferramenta necessária para que o psicopatologista possa compreender e dar sentido às vivências do paciente.

REFERÊNCIAS BIBLIOGRÁFICAS

1. Dalgalarrondo P, Vilela WA. Transtorno borderline: história e atualidade. Rev. Latinoam Psicopatol Fundam. 1999;2(2):52-71.
2. Gunderson JG, Singer MT. Defining borderline patients: an overview. Am J Psychiatry. 1975;132(1):1-10.
3. American Psychiatry Association. Diagnostic and statistical manual of mental disorders. 5.ed (DSM-5). Washington: American Psychiatric Association; 2013.
4. Organização Mundial da Saúde. CID-10. Classificação Estatística Internacional de Doenças e Problemas Relacionados à Saúde. 10. rev. São Paulo: Universidade de São Paulo; 1997.
5. Al-Alem L, Omar HA. Borderline personality disorder: an overview of history, diagnosis and treatment in adolescents. Int J Adolesc Med Health. 2008;20(4):395-404.
6. Gunderson JG, Herpertz SC, Skodol AE, Torgersen S, Zanarini MC. Borderline personality disorder. Nat Rev Dis Primers. 2018;4:18029.
7. Kimura B. Temporalidade da esquizofrenia. Contraste entre a temporalidade da esquizofrenia e das psicoses delirantes não-esquizofrênicas. Rev Latinoam Psicopatol Fundam. 1998;1(4):30-54.
8. Stanghellini G, Rosfort R. Emotions and personhood exploring fragility – making sense of vulnerability. Oxford: Oxford University Press; 2013.
9. Fuchs T. Fragmented selves: temporality and identity in borderline personality disorder. Psycopathology. 2007;40(6):379-87.
10. Kimura B. Fenomenologia da depressão estado-limite. Rev Latinoam Psicopatol Fundam. 1998;1(3):11-32.
11. Jørgensen CR. Disturbed sense of identity in borderline personality disorder. J Pers Disord. 2006;20(6):618-44.
12. Stanghellini G, Rosfort R. Borderline depression: a desperate vitality. J Consciousness Studies. 2013;20(7-8):153-77.
13. Linehan MM. Cognitive-behavioral treatment of borderline personality disorder. New York: Guilford; 1993.
14. Rossi Monti M, D'Agostino A. Borderline personality disorder from a psychopathological-dynamic perspective. J Psychopathology. 2014;20:451-60
15. Potter NN. What is manipulative behavior, anyway? J Pers Disord. 2006;20(2):139-56; discussion 181-5.
16. Stanghellini G. De-stigmatising manipulation: an exercise in second-order empathic understanding. S African J Psychiatry. 2014;20(1):4.
17. Borda JP. Self over time: another difference between borderline personality disorder and bipolar disorder. J EvalClinPract. 2016;22(4):603-7.
18. Dorr O. Psiquiatría antropológica: contribuciones a una psiquiatría de orientación fenomenológico--antropológica. Santiago del Chile: Editorial Universitaria; 1995.
19. Schneider K. Las personalidades psicopáticas. 8. ed. Madrid: Morata; 1980.
20. Lieb K, Vollm B, Rucker G, Timmer A, Stoffers JM. Pharmacotherapy for borderline personality disorder: Cochrane systematic review of randomised trials. Br J Psychiatry. 2010;196(1):4-12.
21. Jaspers K. Psicopatologia geral - Psicologia compreensiva, explicativa e fenomenologia. 8. ed. São Paulo: Atheneu; 2005.

15
Histeria

Flávio Guimarães-Fernandes

INTRODUÇÃO

O conceito de histeria está presente desde Hipócrates, cuja ideia era a de que o útero é um organismo vivo, análogo a um animal dotado de uma certa autonomia e de uma possibilidade de deslocamento, ainda no século IV a.C.[1]. Sua importância como construto teórico e aplicação prática para a psicopatologia faz com que o termo seja de uso corrente entre os profissionais da área de saúde mental, ainda que os manuais diagnósticos da Classificação Internacional das Doenças e do *Manual diagnóstico e estatístico de transtornos mentais*[2,3] privilegiem o uso de outros termos. Tal escolha se deu pelo fato de o termo histeria ter adquirido diversos significados no vocabulário médico, sendo utilizado ora como sinônimo de uma estrutura de personalidade, ora como um sintoma, ou até mesmo como sinal da ausência de uma doença propriamente dita.

Em virtude das ambiguidades de seus significados no campo da psicopatologia, é necessária uma investigação psicopatológica mais profunda e consistente que permita adentrar pela fenomenologia da histeria[4], para assim compreender a essência que a caracteriza.

Para isso, neste capítulo propõe-se, a partir da *epoche* fenomenológica, suspender a experiência natural para melhor compreender esse modo de ser no mundo histérico. A partir da análise do mundo da vida do histérico apreende-se a estrutura essencial da histeria, que a diferencia qualitativamente das demais estruturas. Esse aprofundamento por meio da psicopatologia fenomenológica tem como finalidade aprimorar a prática clínica e contribuir com o estabelecimento de condutas farmacológicas e terapêuticas[5] nos diferentes casos de histeria, divididos aqui em duas apresentações clínicas mais comuns: a personalidade histérica e o sintoma histérico.

À guisa de conclusão, será proposta a ideia de que a histeria pode se apresentar sob a insígnia de diferentes manifestações psicopatológicas, mas sua estrutura fundamental se caracteriza essencialmente pela hipossuficiência relacional e respectiva compensação corpórea, bem como pela heteronomia singular e espacialidade clara e sintônica, conceitos explorados a seguir.

A PERSONALIDADE HISTÉRICA

A personalidade histérica é aqui entendida como o modo de ser marcado, do ponto de vista comportamental, por teatralidade, superficialidade das emoções e necessidade de ser o centro das atenções. Nas classificações nosográficas atuais são definidas como transtorno de personalidade histriônica[2,3]. No entanto, chama-se aqui de personalidade histérica tanto as manifestações da personalidade ditas patológicas (transtornos de personalidade) quanto as não patológicas, tendo em vista que o critério diferencial entre uma e outra dependerá exclusivamente do grau de sofrimento imposto a si ou a outrem, sem haver diferenças qualitativas entre elas[*]. Tal distinção, presente até hoje nas classificações nosográficas oficiais, fazem eco à definição de Schneider[7] para os transtornos da personalidade (à época chamadas de personalidades psicopáticas): "aqueles que sofrem ou fazem sofrer". Feitas essas ressalvas, apresenta-se a seguir uma análise da estrutura antropológica da personalidade histérica a partir das categorias fenomenológicas fundamentais: interpessoalidade, corporeidade, temporalidade e espacialidade.

Interpessoalidade

De acordo com Jaspers, "a personalidade histérica tem a necessidade de aparecer diante de si e dos demais como mais do que é, como vivendo mais do que é capaz de viver"[8]. Essa descrição psicopatológica, ainda que limitada ao campo descritivo das vivências típica da psicopatologia jarsperiana, revela uma característica marcante da interpessoalidade da personalidade histérica.

Ao analisar essa vivência sob a ótica da psicopatologia fenômeno-estrutural e observar a camada estruturante prerreflexiva que a sustenta, percebe-se que uma desproporção calcada na alteridade em relação ao outro é o aspecto

---

* Para uma discussão mais aprofundada sobre a noção de patologia nas classificações nosográficas atuais ver Guimarães-Fernandes e Castellana[6].

central da constituição do mundo vivido do histérico. Kimura[9] analisa que o conceito de individualidade se origina no ponto de contato entre eu-mesmo e a situação interpessoal que estou vivendo no momento. A intencionalidade corporal espontânea entre o comportamento verbal e o não verbal efetua essa ligação de uma maneira em que o indivíduo vive a si mesmo e ao coletivo como uma subjetividade integrada. No histérico essa integração entre o eu e os outros apresenta-se desproporcionada, há um eu hipossuficiente que se relaciona com o outro.

Nesse desequilíbrio há uma desproporção antropológica[10] em favor da alteridade. O outro se apresenta à pessoa histérica como mais importante, conforme aponta Messas: "No mundo vivido, a movimentação existencial histérica é a de mobilização de tudo aquilo que possa retirar o eu histérico de sua posição de inferioridade e hipossuficiência, concedendo-lhe, ainda que falsamente, uma posição de centralidade"[11]. Essa mobilização para atrair a atenção do outro faz com que, por um lado, a pessoa se expresse de forma dramática, ou seja, flexível, intensa e teatral, em que ela é o centro das atenções nas relações interpessoais; por outro lado, essa apresentação faz com que suas representações sociais adquiram um aspecto de superficialidade, fugacidade e inautenticidade, o que leva Kraus a afirmar que "as personalidades histéricas estão sempre desempenhando papéis"[12].

Essa desproporção leva o histérico a participar de uma maneira acentuada do jogo de papéis[13]. A metáfora entre os jogos de papéis humanos e os papéis desempenhados por atores em uma peça teatral facilita o entendimento dessa característica histérica, como aponta Kraus: "um dos elementos contidos no conceito grego de pessoa como máscara é a dialética entre o ser em si e o ser como se, entre a identidade do eu e a identidade do papel, entre factualidade e transcendência. O ator é, simultaneamente, ele mesmo e o personagem representado. E esta dualidade foi sinalizada no teatro grego através da máscara. Quanto mais o ator se transformar no personagem representado, ele será menos si mesmo, e, ao contrário, se o seu eu é muito manifesto, o perfil do personagem representado será perdido"[12]. Essa identidade social faz com que a identidade histérica seja descrita como "identificação que não permanece", "fragilidade de identidade do histérico" e, por fim, "estrutura formal: parecer em lugar de ser"[12].

Essa constante necessidade do outro faz com que o histérico esteja sempre atento ao momento presente vivido. Assim, pelo fato de que as vivências histéricas carecerem de um lastro bibliográfico, sendo mais determinadas pelo tempo presente, trazem consigo uma maior fluidez em relação às questões morais, e suas vivências afetivas são vividas de maneira mais fugaz. Novamente, na relação interpessoal, essa rápida transformação de estados, sentimentos e valores dá, àquele que se relaciona com o histérico, um tom de que este é superficial e imaturo. É necessária uma paridade ontológica na relação com o outro para que uma relação horizontal possa ser formada. Nesse caso, a relação histérica, que se dá com um outro forte, além de não permitir essa relação equilibrada, provoca um distanciamento relacional em que o outro é mantido sempre em uma posição de supremacia e superioridade em relação ao eu[11].

A representação de qualquer papel e, por consequência, a expressão de um comportamento que permita comunicação e identificação entre os seres de uma sociedade exigem, daquele que representa, a capacidade de apreender uma significação de mundo compartilhada. Portanto, nessa representação, o histérico mimetiza de forma teatral essas significações. Para a apreensão desses sentidos, sua capacidade de sintonizar muito aguçada[14] faz com que a pessoa histérica seja inundada pelos sentidos de antemão dados pelo outro e pelo mundo[11]. Diferentemente do melancólico, que capta e adere firmemente aos papéis sociais, o histérico adere apenas superficialmente a esses papéis, sendo sua significação hiponômica. Como as valorações dependem do momento histórico-social em que vive o histérico, este pode assumir suas diversas formas de apresentação desde que sirvam para retirar o outro de sua indiferença, dando esse aspecto camaleônico à personalidade, evidenciando assim sua heteronomia. A expressão máxima dessa heteronomia hiponômica[11] pode ser observada nos quadros de múltiplas personalidades, ou então em quadros de pseudologia fantástica em que há uma confusão daquele que vive entre realidade e fantasia, entre o personagem e o eu[7].

A despeito dessas características que trazem potencial sofrimento à personalidade histérica ou ao outro que com quem convive, destaca-se que a histeria tem sua importância antropológica e social, ao dar relevo ao espaço coletivo, em oposição aos quadros esquizoides em que há uma grave retirada do humano em seu imbricamento com o mundo[15]. Desse modo, a histeria serve como uma espécie de rede social, que permite a aparição da autenticidade do outro, conforme aponta Messas: "O exame da histeria mostra como existir de maneira autêntica também pode se dar por meio de um existir hierarquizado, no qual o outro é insubstituível e antropologicamente necessário"[11]. Além disso, a partir dessa estruturação social por essa forma de ser no mundo, os indivíduos de destaque e os valores sociais podem ser mais facilmente reconhecidos e explicitados.

Esse movimento fugaz histérico traz consigo um valor social, pois esse modo de ser histérico não se prende a papéis determinados, não recai em aprisionamento de valores, como faz o melancólico; não vive para dentro como um obsessivo, mas se coloca para fora, permite ser admirado pelo outros, é espontâneo, libera seus instintos[13]. Essa dualidade que ao mesmo tempo se subordina ao outro mas retira-o de sua posição habitual revela uma função criativa responsável, muitas vezes, pela renovação dos padrões e comportamentos da sociedade. Conforme aponta Messas: "A pessoa histérica não apenas [...] conduz à ruptura das fronteiras do habitual, mas de certo modo confina o outro a fazê-lo, seduzindo-o para que assuma experiências no limite de si mesmo"[11].

Espacialidade

A espacialidade na personalidade histérica é marcada pela clareza do espaço coletivo[14] em desproporção ao espaço escuro. Essa aproximação entre o espaço claro e o espaço coletivo, em oposição antropológica ao espaço escuro e individual, foi proposta por Minkowski da seguinte forma: "me situo, pois, nesse espaço [claro] e ao fazê-lo me torno semelhante, ao menos por um lado do meu ser, às coisas circundantes exatamente como elas [...]. O espaço se converte assim em 'domínio público' [...]. Também neste espaço é onde vejo os meus semelhantes olharem, se moverem, atuarem, viverem como eu. O espaço claro é um espaço preferencialmente socializado, no sentido mais amplo da palavra"[16].

Pode-se observar facilmente essa posição espacial do comportamento cotidiano dos histéricos com seus comportamentos chamativos, suas afetações sentimentais, interjeições enfáticas, vestimentas vistosas, seu apreço pela aparência e a estética e exageros ao passar perfumes[14]. Os comportamentos são modos de aparição pautados no coletivo. Há uma necessidade de se ocupar espaço, de ser notado e considerado atraente. O histérico movimenta-se muito bem em espaços coletivos, facilmente se adapta às situações que esse espaço impõe: são alegres, descontraídos, agem de maneira mais espontânea e instintiva[13], basta adentrar um ambiente que facilmente se nota a presença de uma pessoa histérica. A histeria salta aos nossos olhos: movimento, gesto, voz, postura, roupa, perfume, e, enfim, presença, fazem com que a pessoa não passe desapercebida.

Novamente a metáfora do teatro nos é favorável nesse caso. O histérico atua na coletividade como um ator no centro do palco, as luzes e a atenção da plateia são voltadas a ele e ali ele pode exercer os papéis para o deleite da coletividade. Há uma posição, ainda que falsa, de centralidade do eu histérico que determina também uma posição periférica ao outro com o qual se relaciona[11]. Dessa forma, para atrair a atenção da plateia, como no teatro, o ator se utiliza de expressões, emoções e comportamentos intensos que se modificam a cada ato, permitindo assim um aumento de visibilidade. Essa visibilidade e aparição necessitam de uma distância do público. As relações histéricas, como as paixões, em que os movimentos são mais de encenação do que de ação[11], devem manter o outro à distância, visto que esse outro é colocado em uma posição de superioridade. Uma real aproximação, em que ambas as pessoas se igualam em suas equivalências e, a depender do momento, efetuam trocas em que ora um ora outro assumem o protagonismo da relação, não é possível de ser concretizada pelo histérico, pois isso exigiria dele que o seu outro poderoso passasse a uma situação de cotidianidade e banalidade, passando a não mais ser interessante. Uma paciente exemplifica bem essa situação, ao dizer que "[momentos após a relação sexual] coisas aparentemente simples que o meu parceiro faz me deixam enojadas e com repulsa, por exemplo, o fato de ele calçar suas meias e sapatos".

Se há, na individualidade histérica, uma dificuldade de se formar relações, é interessante notar que essa sintonização e essa estruturação do histérico no coletivo permitem que essas estruturas forneçam um arcabouço relacional interessante aos seres humanos enquanto seres sociais. É como se essas estruturas ligassem uns aos outros, permitindo assim um comércio em relação aos valores e comportamentos de uma época e dessem, à sociedade, uma unidade de identificação. Se se comparar, por exemplo, essa estrutura com um tipo proporcionado com pouca horizontalidade e muita verticalidade, como o "extravagante" em Binswanger[15], pode-se encontrar uma sustentação argumentativa: "aquilo que designamos com a expressão 'extravagante' está condicionado pelo fato de o ser-aí ter se 'atolado' em uma determinada 'ex-periência' [...]. Assim, o ser-aí 'empacou' [...]. Mais ainda: semelhante absolutização só é possível depois que o ser-aí se isolou do trato e do comércio com os outros". Ou seja, enquanto a posição esquizoide permite um isolamento, uma experimentação de si que habita um certo mundo não compartilhado, a posição histérica é de intensa troca e sociabilidade.

Essa pendulação em direção ao coletivo faz com que a estrutura tenha uma vulnerabilidade, seu corpo fica muito à mercê do espaço externo de significação e pode experienciar uma certa distorção perceptiva que pode ser identificável no caráter sugestionável dessas personalidades observáveis nos casos de hipnose, como se verá a seguir.

Corporeidade

O corpo do histérico apresenta-se com todas as peculiaridades dos outros arcabouços fenomenológicos da constituição de uma estrutura. É um corpo que opera à mercê dos desejos e valores do outro. Dessa forma, o corpo que pode se apresentar mais erotizado, já que a erotização é um caminho fácil para aproximação com o outro, o é muito mais na medida em que atrai a indiferença do outro para si do que propriamente um desejo de realização sexual efetiva.

Pelo contrário, muitas vezes o ato sexual, ainda que bem-sucedido, pode rapidamente representar, para o histérico, uma situação de repulsa, visto que o gozo, ou qualquer outro elemento carnal, retira o outro de uma situação de superioridade e o iguala a uma situação absolutamente mundana e cotidiana, passando o histérico agora a não mais ter interesse em seu parceiro. Também esse funcionamento mais teatral do que autoral pode provocar uma certa surpresa quando os outros respondem à sua sedução ou provocação sexual[17].

Isso demonstra também um corpo que se comporta pautado no coletivo: o apreço pela moda, as afetações na fala e no comportamento, a apresentação caricatural diante do outro e as expressões corporais que podem chegar ao extremo do maneirismo exemplificam esse corpo situado no espaço coletivo e social, e, portanto, mais expostos ao outro. É um corpo instrumentalizado[18] e excessivamente colocado em função do outro, e, portanto, muito sugestionável, como na hipnose.

Ao mesmo tempo, em estruturas mais maduras, a instrumentalização consciente do corpo próprio pode levar ao histérico saber se "entre-ter", como diria Oto Dörr: "(ter a si e ao outro em um 'entre') como ninguém"[13], o que faz com que os histéricos sejam mais objetivos, procurem a satisfação de seus desejos com mais liberdade e independência em relação às regras sociais. São bem quistos pelos outros, são alegres, descontraídos, facilmente notados em ambientes sociais. Aqui o movimento se faz muito presente, o corpo é um instrumento de apresentação muito interessante. Costuma ser um corpo mais inquieto, móvel, vistoso, com grandes trocas em relação ao outro.

Como será visto na sequência, a hiperpresentificação é característica da temporalidade histérica, no entanto essa observação se dá também pela observação corporal. A movimentação corporal histérica é muito intensa, por vezes se assemelha a situações de ansiedade ou hiperatividade. A impulsividade também é uma apresentação comportamental que muitas vezes pode estar presente, como na realização de compras sem necessidade, ou pelo uso desmedido de substâncias ou um apreço excessivo por medicações como os benzodiazepínicos. Esse corpo está mais sujeito a situações de sofrimento passivo, como na hipocondria ou nas fibromialgias, dores crônicas, ou crises epiléticas psicogênicas[11].

Temporalidade

Diante das descrições sobre a histeria acima, a vivência do histérico só pode ser calcada por uma temporalidade marcadamente presentificada. Uma estrutura flexível, de vivências intensas, sintonizada com o ambiente social externo que não está presa a moralismos e valores, necessita de uma constante atualização temporal em que a retenção do passado ou as projeções futuras não são tão marcantes quanto o presente e não determinam o comportamento histérico. O histérico está sempre pautado no outro, no "externo" a si[14], e necessita de uma constante reatualização de sua estrutura para que isso aconteça.

Contudo, essa presentificação histérica se dá no nível de alteração biográfica da temporalidade, e não é, portanto, uma alteração constitutiva da temporalidade do eu, como no caso da melancolia ou da esquizofrenia[19]. A impulsividade do histérico, um possível uso de substâncias, um comportamento intenso, por vezes semelhante a um quadro hipomaníaco ou de desatenção e hiperatividade, demonstram essa preponderância do tempo presente, que por vezes pode ser tão intensa, funcionando comportamentalmente como um transtorno de personalidade *borderline*, ou seja, um presente que se constitui sem passado ou futuro em que "eu posso me identificar com meus impulsos momentâneos e me livrar do fardo do passado, dos escrúpulos morais. A fragmentação [temporal] está 'além do bem e do mal', além da inocência e da culpa"[20]. Mais uma vez a origem da dificuldade de essa personalidade amadurecer se faz presente.

O SINTOMA HISTÉRICO

A "neurose histérica" era assim classificada nos manuais nosográficos com o significado de um conjunto de sintomas somáticos de origem psicológica inconsciente até a década de 1980, no lançamento do DSM-III. Até então o DSM era orientado pela psicanálise, que atribuía a ele um caráter psicopatológico originado em mecanismos de defesa que não conseguiriam recalcar adequadamente, devido a um excesso de sobrecarga afetiva, os traumas que foram efetivamente sofridos ou as fantasias de um desejo insustentável para o sujeito. A representação inconsciente apareceria na forma de sintomas, visto que esse excesso afetivo não pode ser inteiramente esquecido e então a representação seria direcionada a um órgão ou membro corporal que a explicitaria, descarregando assim seu excesso afetivo[21-23].

A partir do DSM-III, em uma tentativa de se afastar do discurso psicanalítico e passar a investigar as sintomatologias psiquiátricas de maneira mais "científica"[11], o termo histeria deixou de ser usado e paulatinamente foi reclassificado até os tempos atuais. Hoje, no DSM-5, esse diagnóstico encontra-se sob o guarda-chuva nosográfico do termo transtornos de sintomas somáticos e transtornos relacionados e transtornos dissociativos (DSM-5). Ambos se constituem sobre a ideia de que os sintomas corporais no primeiro e psíquicos no segundo não têm correlação anatomopatológica e são causas de sofrimento e perda de funcionalidade.

Observa-se, muitas vezes, que esses mesmos sintomas se modificam ao longo do tempo no mesmo paciente, colocando em xeque a validade dos diagnósticos psiquiátricos nesses casos. Na dissociação, por exemplo, observa-se a separação de funções mentais normalmente íntegras no paciente, como memória, identidade, percepções, emoções e desejos[24], compondo sintomas psicopatológicos chamados de desrealização e despersonalização típicos da histeria. No entanto, tais sintomas podem estar também presentes em quadros psicóticos, depressivos/ansiosos, *burnout*, transtorno de estresse pós-traumático, intoxicação exógena e episódios graves de melancolia[25]. O mesmo se dá com os fenômenos de conversão e somatização, que podem estar presentes em outros transtornos da personalidade, quadros depressivos, ansiosos, e mesmo psicóticos[17,25,26].

Portanto, é necessário buscar na fenomenologia dos sintomas a estrutura que subjaz a eles para assim diferenciar a aparição dos sintomas em uma estrutura histérica, na qual os sintomas corporais adquirem a centralidade das queixas do paciente, ou em outras apresentações psicopatológicas no qual tais sintomas são coadjuvantes. Acredita-se que essa diferenciação é fundamental para o ordenamento clínico do psicopatologista e direcionamento das melhores estratégias de cuidado ao paciente, e por isso passa-se a explorar as características que permitirão afirmar a presença de uma estrutura histérica nesse tipo de sintomatologia.

Para entender a pletora sintomatológica da histeria e sua característica camaleônica e mutável, é necessário o entendimento do funcionamento fenomenal do corpo. O corpo próprio é que abre para o horizonte de percepções e significações que é o mundo. "Trata-se somente de reconhecer que a 'atitude de conjunto' veiculada pelo corpo habitual é forjada como que na 'periferia' da vida humana, em uma atmosfera de generalidade independente de uma tomada de decisão voluntária"[27], é o corpo vivido analisado por Gaete[28]. Esse corpo vivido é dotado de memórias internas que não são somente de ordem motora, mas também afetivas. Como comenta Sacrini: "Não que haja uma causalidade psíquica a se impor ao substrato fisiológico, mas sim a manutenção de uma 'atitude existencial', que, por ser anterior ao reconhecimento objetivo da situação, pode perdurar". A história de uma vida pessoal, um projeto existencial que tenta dar sentido a si mesmo, não é redutível à estereotipia cíclica dos processos orgânicos, mas só por meio deles se realiza. "O homem concretamente tomado não é um psiquismo unido a um organismo, mas esse vai e vem da existência que ora se deixa ser corporal e ora se dirige aos atos pessoais."[29] O corpo fenomenal mantém uma ambiguidade entre aspectos objetivos e subjetivos, entre facticidade e transcendência.

Desse modo, o que se diz muito sobre a "saída honrosa" dos histéricos diante de uma frustração ou necessidade de posicionamento insuportável à estrutura não pode ser entendido fenomenologicamente nesses termos. Para que haja uma saída é necessária uma tomada de posição. Nesse sentido haveria, de alguma forma, uma atividade consciente do histérico, mas os sintomas somáticos são um fenômeno que estão "aquém do 'saber e da ignorância, da afirmação e negação voluntárias', que se referem à generalidade na qual a vivência do corpo se sedimenta". Há anteriormente ao reconhecimento e apreensão pela consciência tética uma situação em que o corpo próprio realiza uma espécie de adesão geral e permite uma certa abertura de um horizonte perceptivo. Desse modo argumenta Sacrini, retomando Merleau-Ponty[27]:

> "É sobre essa adesão geral que 'o campo mental imediatamente disponível ao sujeito é delimitado. A crise é ao mesmo tempo o modo de fugir da situação e estar presente nela. A liberdade subjetiva nunca é total, ela se desenvolve conforme o campo geral da qual partiu. E como a generalidade corporal dura no tempo, as atitudes pelas quais o corpo adere ao mundo 'tornam-se consistentes como coisas, [...] fazem-se estrutura' (p. 190)[27], perpetuando, por vezes, o que foi uma decisão como um complexo autônomo que submete a própria vontade [...]. Assim, a 'função de projeção', pela qual os estímulos constituem um mundo de objetos, o qual aparece como independente das intenções práticas do corpo, é também responsável pela cristalização de atitudes emotivas gerais que resistem ao próprio sujeito."

Acontecem, então, no fenômeno histérico aqui relatado, mais dois desequilíbrios. O primeiro é uma desproporção em relação ao espaço claro de significação de mundo. "A experiência traumática não subsiste a título de representação, no modo da consciência objetiva e como um momento que tem sua data; é-lhe essencial sobreviver como um estilo de ser e em um certo grau de generalidade"[29] como parte da forma típica de uma vida, que, nesse caso, se estrutura a partir das significações corporais preestabelecidas em relação com o mundo e com os outros. Mas como a desproporção se dá em relação ao espaço claro de significação e esse corpo opera ainda de modo sintônico com o mundo, a ligação do sujeito com o mundo-da-vida se manifesta em seus diversos sintomas, que se alteram a depender do que passa ao seu redor. A importância do outro também se mantém e ele é necessário para a aparição dos sintomas, visto que, na interpessoalidade, o outro funciona como polo condutor de seus comportamentos[11], e, portanto, o segundo desequilíbrio aqui representado é a hipossuficiência relacional. Diferentemente da personalidade histérica, essa desproporção aparece agora posterior às vivências limites da estrutura. Para que o eu não caia no vazio existencial e para que ainda possa permanecer atado à vida, ele passa agora a estruturar-se a partir do coletivo, a partir do outro, pois o seu eu está como que fragilizado, débil, devido à desproporção inicialmente relatada. Porém, aqui, a compensação comportamental observada na espacialidade se dá em um eu-histérico que já não tem mais as propriedades constitutivas intactas, como no caso da personalidade histérica, e, portanto, seus estados de exaltação tendem a ser mais descontínuos, com variações emocionais bruscas e contraditórias entre si[11].

Na corporeidade, os fenômenos histéricos são ainda mais visíveis. Segundo Messas: "A incapacidade da manutenção da temporalidade biográfica faz com que o corpo perca suas características de instrumento de realização de um projeto de vida, transformando-se no palco passivo da perda da falha na integridade antropológica das vivências"[11]. Nesse caso há um outro desequilíbrio das proporções antropológicas. O corpo físico (*Körper*) adquire agora um protagonismo em relação ao corpo vivido (*Leib*), passando a ficar em primeiro plano, como no caso dos sintomas somáticos. Ou, ainda, o histérico pode apresentar, àquele com quem se relaciona, um corpo vivido fragmentado, como no caso das conversões ou dissociações. De modo semelhante ao que ocorre na anorexia nervosa, esse corpo ainda pode apresentar uma diminuição de seu tônus afetivo com o aparecimento da *belle indifférence*, ou, devido à dificuldade em lidar com os afetos, o eu-histérico pode apresentar rompantes de agressividade mesmo em situações aparentemente sem grandes frustrações.

A própria presentificação histérica, ainda que se não se dê na constituição do *self*, como na esquizofrenia, provoca uma perda de um equilíbrio saudável entre suas proporções antropológicas, também transcendentais[11]. Esse desequilíbrio provoca um descompasso entre facticidade e transcendência, entre os meus atos e seus significados. "Quando o futuro se contrai ou se fecha dessa maneira, ele pode tirar a capacidade de autodeterminação, ou seja, de interpretar e dar significado de sua própria situação"[30]. A vida humana saudável desenvolve-se em um movimento dialético entre permanência e transformação, que se dá pela variação das proporções antropológicas vividas[31]. A histeria, em seus comemorativos dissociativos e conversivos, caracteriza-se pela perda dessa proporcionalidade antropológica, em dimensões vitais para o desenrolar biográfico[11].

A ESSÊNCIA DA HISTERIA

Observa-se até agora que a estrutura histérica é caracterizada pela hipossuficiência interpessoal, com uma estruturação do eu colocada de modo mais desproporcionado no coletivo, ou, nos termos de Minkowski, no espaço claro de significação, incorporada em um corpo vistoso e ágil, marcada principalmente pelo tempo presente.

Algumas dessas características estruturais podem ser encontradas em outras manifestações psicopatológicas. Nos obsessivos, por exemplo, nota-se uma relação interpessoal em que o outro é poderoso, mas o arcabouço psicopatológico que sustenta tal hipossuficiência é diferente, já que o desequilíbrio é experienciado pelo obsessivo na sua incapacidade de atender a uma suposta demanda de perfeição do outro, que nada mais é do que uma expectativa especular da incapacidade própria de atingir essa perfeição. Nesse caso o eu do obsessivo nunca atinge a essa expectativa e ele então se experimenta como aquém do outro que imaginariamente pode atingir essa expectação. Porém, essa experiência do obsessivo se dá no espaço escuro e próprio da significação[16], com um eu coeso e inflexível em relação aos valores e moralidades próprios e da sociedade. Nesse caso, o reequilíbrio se dá no retirar-se de cena, visto que assim as imperfeições não são reveladas a outrem.

A espacialidade calcada no espaço coletivo também é insuficiente para definir o aspecto qualitativo central da histeria. O *typus melancholicus*, por exemplo, é um modo de ser no mundo que também se estrutura a partir do espaço "externo", porém a captação de valores feita no coletivo (heteronomia) ao qual é submetido é hipernômica: há uma adesão exagerada aos papéis, ao contrário da heteronomia hiponômica do histérico[11], ou seja, ainda que o histérico capture os valores do coletivo, ele adere muito pouco a esses papéis.

A corporeidade vistosa pode ser observada em quadros de hipomania/mania, ou mesmo de ansiedade, assim como a temporalidade mais presentificada se apresenta nos quadros de transtorno de personalidade *borderline*, estruturas esquizoides, autísticas, adictas ao uso de substâncias, impulsivos, entre outros.

Por isso, pode-se dizer que a característica essencial da estrutura histérica é a dramaticidade. A origem grega da palavra drama remete à ideia de ação, movimento[32], e de fato há na histeria um corpo que se movimenta, que é vistoso, que age. Além disso, esse movimento é percebido pelos estados de ânimo corporais, que são rapidamente alterados a depender do que acontece em suas relações interpessoais[11]. Essa ação e esse movimento perduram mesmo quando em Aristóteles[32,33] o conceito de drama adquire acepção teatral: as trocas de papéis do histérico em suas relações sociais são rápidas e intensas, conservando a origem da palavra.

Além disso, o histérico atrai, a si, o outro, de modo que ele passe a não mais ser indiferente, como bem definiu K. Schneider em suas "personalidades necessitadas de estima"[7]. Diferentemente do psicótico, em que o mundo lhe parece como uma trama contra si, no histérico esse mundo lhe aparece como um grande palco em que ele pode aparecer ao outro. Essa característica de centralidade na relação também está presente na ideia de drama, em seu significado teatral. A plateia se volta e presta atenção à cena e aos atores que se apresentam. Aristóteles mesmo já apresenta o fato de que o ator que dramatiza imita o mundo[33], a arte parte de símbolos e significados da vida cotidiana. Portanto, para que o drama ocorra, é preciso imitação, que, em sua origem etimológica, parte da mesma raiz de imago, "termo [que] se refere principalmente a uma imagem ou semelhança visual". Há então uma relação muito estreita entre visão, sintonia e espaço claro que não pode ser descartada e que é observada nessas estruturas[14].

Por estar muito conectado ao mundo, a percepção do histérico é mais intensa e suas respostas são, ao mesmo tempo, mais rápidas. A dramaticidade figura-se, agora, não mais segundo sua acepção grega, mas segundo aquela que é própria da língua portuguesa, como tocante, emocionante, admirável, impressionante e, ao mesmo tempo, ridículo, trágico, patético, difícil[34] (vide dramático). Características essas facilmente observadas no contato interpessoal com essas personalidades. Portanto, a situação existencial do histérico é marcada por uma intensidade emotiva, pautada nas relações sempre por um outro forte e uma estruturação dada no coletivo. Assim, como diria Messas: "a pessoa histérica não crê ou descrê em/de si mesma, mas é dominada por um conjunto de sentimentos ou comportamentos que acabam por sujeitá-la a tal ponto que já não faz sentido medir a situação em termos de crença ou descrença, de verdade ou mentira, de autenticidade ou inautenticidade"[35]. Há aqui tão somente um modo antropológico de ser no mundo.

REFERÊNCIAS BIBLIOGRÁFICAS

1. Trillat E. História da histeria. São Paulo: Escuta; 1991.
2. American Psychiatric Association. Manual diagnóstico e estatístico de transtornos mentais, 5.ed (DSM-5). Porto Alegre: Artmed; 2014.
3. Organização Mundial da Saúde. Classificação Estatística Internacional de Doenças (CID-10). vol. 1. São Paulo: Edusp; 1994.
4. Stanghellini G. The meanings of psychopathology. Curr Opin Psychiatry. 2009;22(6):559-64.
5. Messas G. A noção de estrutura na psicopatologia/psicologia fenomenológica. Uma perspectiva epistemológica. Psicopatologia Conceitual. São Paulo: Roca. 2012. p. 51-62.
6. Guimarães-Fernandes F, Castellana GB. O que é transtorno mental? Conceitos fundamentais sobre o diagnóstico em psiquiatria. In: Guimarães-Fernandes F, Humes EC, Cardoso F, Hortêncio LOS, Miguel EC (eds.). Cínica psiquiátrica: guia prático, 2.ed. Santana de Parnaíba: Manole; 2021. p.2-9.
7. Schneider K. Las personalidades psicopáticas: Morata; 1980.
8. Jaspers K. General Psychopathology. Baltimore: The John Hopkins University Press; 1997.
9. Kimura B, editor. On future. The 7th International Conference on Philosophy, Psychiatry and Psychology Time, Memory and History Abstracts; 2004.
10. Blankenburg W. A dialectical conception of anthropological proportions. In: de Koning AJJ, Jenner FA, editores. Phenomenology and psychiatry. Grune & Stratton; 1982. p. 35-50.

11. Messas G, Zorzanelli R, Tamelini M. The life-world of hysteria. The Oxford handbook of phenomenological psychopathology. Oxford University Press; 2019.
12. Kraus A. Comparación fenomenológica entre la estructura de la histeria y de la melancolía. Psiquiatría antropológica. Murcia: Secretariado de Publicaciones de la Universidad; 1987. p. 71-88.
13. Dörr Zegers O. Los trastornos de personalidad desde una perspectiva fenomenológica. Actas Españolas de Psiquiatría. 2008;36(1).
14. Guimarães-Fernandes F, Castellana GB, Ceron-Litvoc D. Dramaticity as essence: structural-phenomenological analysis of hysteria. A dramaticidade como essência: uma análise fenômeno-estrutural da histeria. Revista Psicopatologia Fenomenológica Contemporânea. 2019;8(1):1-33.
15. Binswanger L. Três formas da existência malograda. 1977.
16. Minkowski E. El tiempo vivido: estudios fenomenológicos y psicológicos: Fondo de Cultura Económica; 1973.
17. Gabbard GO. Psiquiatria psicodinâmica na prática clínica. 4. ed. Porto Alegre: Artmed; 2006.
18. Blankenburug W. Hysterie in anthropologischer Sicht. Praxis der Psychotherapie. 1974;19:262-73.
19. Fuchs T. Temporality and psychopathology. Phenomenology and the Cognitive Sciences. 2013; 12(1):75-104.
20. Fuchs T. Fragmented selves: temporality and identity in borderline personality disorder. Psychopathology. 2007;40(6):379-87.
21. Nasio J-D. A histeria: teoria e clínica psicanalítica. Rio de Janeiro: Zahar; 2017.
22. Roussillon R. As condições da exploração psicanalítica das problemáticas narcísico-identitárias. ALTER–Revista de Estudos Psicanalíticos. 2012;30(1):7-32.
23. Breuer J. Representações inconscientes e representações inadmissíveis à consciência – divisão da mente. Considerações teóricas. Rio de Janeiro: Imago; 1974.
24. Spiegel D, Cardeña E. Disintegrated experience: the dissociative disorders revisited. J Abnormal Psychology. 1991;100(3):366.
25. Figueira ML, Madeira L. Hysteria, dissociation, conversion, and somatization. The Oxford handbook of phenomenological psychopathology. Oxford University Press; 2019.
26. Sadock BJ, Sadock VA, Ruiz P. Compêndio de psiquiatria: ciência do comportamento e psiquiatria clínica. Porto Alegre: Artmed; 2016.
27. Ferraz MSA. O transcendental e o existente em Merleau-Ponty. São Paulo: Humanitas; 2006.
28. Gaete MI, Fuchs T. From body image to emotional bodily experience in eating disorders. J Phenomenological Psychology. 2016;47(1):17-40.
29. Merleau-Ponty M. Phénoménologie de la perception (1945). Paris: Gallimard; 1976.
30. Aho K. Affectivity and its disorders. The Oxford handbook of phenomenological psychopathology. Oxford University Press; 2019. p. 459.
31. Messas GP. Ensaio sobre a estrutura vivida: psicopatologia fenomenológica comparada. Roca; 2010.
32. Moisés M. Dicionário de termos literários. São Paulo: Cultrix; 2002.
33. Suñol V. Mimesis en Aristóteles: reconsideración de su significado y su función en el Corpus Aristotelicum. Universidad Nacional de La Plata; 2009.
34. Houaiss A, de Salles Villar M, de Mello Franco FM. Dicionário Houaiss da língua portuguesa. 2003.
35. Messas G, Zorzanelli R, Tamelini M. The life-world of hysteria. The Oxford handbook of phenomenological psychopathology. Oxford University Press; 2019.

16
Ansiedade e pânico

Carolina Ribeiro Colombo

A EXPERIÊNCIA DA ANSIEDADE

Agonizo se tento
Retomar a origem das coisas
Sinto-me dentro delas e fujo
Salto para o meio da vida
Como uma navalha no ar
Que se espeta no chão
Não posso ficar colado
A natureza como uma estampa
E representá-la no desenho
Que dela faço
Não posso
Em mim nada está como é
Tudo é um tremendo esforço de ser
Angústia – *Secos e Molhados*

Este capítulo abordará a experiência da ansiedade e do pânico sob a óptica da psicopatologia fenomenológica. O conjunto de obras para pesquisa dos temas é relativamente escasso, o que dificultou a possibilidade de pluralidade desejada de análises e compreensões fenomenológicas acerca dos temas. Pode-se considerar tal aridez como consequência de décadas de hegemonia de um estilo de psiquiatria que tem por compreensão fundamental o sintoma advindo de uma resposta sobretudo por desbalanços químicos cerebrais, perdendo espaço e valor (no campo desse estilo) as análises mais profundas e verticais, que respeitem a complexidade humana.

Dados recentes mostram um vertiginoso aumento da incidência de transtornos ansiosos na população mundial.

Globalmente, estima-se que 284 milhões de pessoas sofreram um distúrbio de ansiedade em 2017, equivalendo à média de 3,8% da população mundial, tornando-se o transtorno de saúde mental ou neurodesenvolvimento mais prevalente; no Brasil, a prevalência de transtorno ansioso de 6,07% em 2017[1]. Somente em um período de 10 anos, de 2005 para 2015, houve um aumento de 14,9% dos casos de pessoas diagnosticadas com transtorno de ansiedade[2]. Tais dados epidemiológicos não deixam dúvidas sobre a relevância na saúde pública, além da relevância pessoal, dessa psicopatologia.

A ansiedade é uma característica central de muitas apresentações psicopatológicas, apresentando uma fenomenologia incrivelmente rica e multiforme, sendo manifestação central em quadros como ansiedade generalizada, fobia, obsessão, compulsão, pânico, mas também presente em diversas outras condições como psicose, autismo, transtorno de personalidade e transtornos de humor. Por outro lado, a ansiedade pode ser interpretada como expressão de quem somos, estando presente quando experimentamos a preocupação, a lembrança da finitude e da morte, a contingência, a impotência, o absurdo e/ou a dúvida fundamental (p. 551)[3]. Isso mostra a importância de sempre se atentar e analisar a difícil fronteira entre o "normal" e o patológico.

Antes de entrar na parte psicopatológica, é importante apresentar um breve panorama histórico do conceito de ansiedade, pois a compreensão de outrora diz sobre a compreensão de hoje.

Historicamente, o conceito da ansiedade não se inicia com as noções de medo e de ansiedade, mas com a melancolia. Por muito tempo, acreditou-se que a ansiedade fazia parte do conceito muito mais amplo de melancolia – um termo que pode ser encontrado no *Corpus hippocraticum*, escrito por Hipócrates e seus alunos (século V a.C.), e que se refere ao excesso de bile negra, em condições a que agora se refere como depressão, agitação ou disforia. A bile negra era um dos quatro humores, sendo os outros a bile amarela, o sangue e a fleuma. O resultado do desequilíbrio entre esses fluidos – influenciados não apenas pela composição dos quatro elementos (terra, fogo, água e ar) no ambiente, mas também pelo clima, a posição dos planetas, a lua e as estrelas, a época do ano, hábitos de comer e beber e esforços físicos e mentais – geravam doenças e enfermidades (p. 552)[3].

De acordo com Glas[3],

> "grande parte da tradição descritiva da psicopatologia, em relação à ansiedade e suas manifestações patológicas, iniciou em meados do século XIX, com descrições de dores no peito relacionadas ao medo (Flemming, 1848), agorafobia (Benedikt,

1870; Westphal, 1872), irregularidades do ritmo cardíaco em circunstâncias de guerra (Da Costa, 1871), neurose de guerra (MacKenzie, 1916;1920) e a chamada síndrome do esforço (Lewis, 1918;1940). Kraepelin descreve ataques de ansiedade (espontâneos e especialmente pânico noturno), ansiedade relacionada a obsessões e compulsões, fobia social, agorafobia e ansiedades associadas a ações automáticas" (Kraepelin, 1899) (p. 553, tradução livre)[3].

Para o francês Pierre Janet, um dos grandes psicopatologistas do século XIX/XX, a ansiedade pertence ao nível mais baixo da hierarquia dos sintomas psicopatológicos, uma teoria da integração de diferentes funções mentais. Ele descreve a ansiedade como a manifestação corporal final de uma "diminuição do nível de tensão mental", em seu trabalho sobre obsessões e psicastenia. Quando atingido o nível mais alto do funcionamento psíquico, essa diminuição da tensão é sentida como uma diminuição do sentido da realidade (uma forma de despersonalização crônica) e como um sentimento de incompletude (ineficácia; como se as ações não fossem seguidas por uma mensagem confirmando sua execução). Obsessões, compulsões, ansiedade visceral e tiques motores ou vocais são os principais sintomas desse estado denominado psicastênico, juntamente com a intolerância ao esforço e a fadiga (p. 553)[3].

Já Freud via a ansiedade como resultado da ameaça interna ao invés de externa, surgindo em duas formas: as neuroses de ansiedade (distúrbios do sistema nervoso) e as chamadas psiconeuroses (histeria e a neurose obsessivo-compulsiva). As neuroses de ansiedade são concebidas como distúrbios do sistema nervoso, e as psiconeuroses, por exemplo a histeria e a neurose obsessivo-compulsiva, como resultado de conflitos internos não resolvidos, os quais normalmente dizem respeito a impulsos agressivos e sexuais e suas expressões censuradas. O trabalho pioneiro de Freud (1895, 1926) anunciava o início da psicoterapia e teve um enorme impacto psicológico e cultural na autoconcepção dos cidadãos ocidentais (p. 554)[3].

Partindo-se de obras de filósofos como Blaise Pascal (1669), Sören Kierkegaard (1844/1980) e Martin Heidegger (1927), foi possível pensar a ansiedade como uma expressão de um desejo frustrado de autorrealização, já não sendo mais uma emoção primordial ou o indicador psíquico de perigos concretos, internos ou externos. A ansiedade passa a ser algo mais abrangente – é a expressão imediata de um rompimento da estabilidade da pessoalidade, a destruição iminente de forças vitais que mantêm as funções mentais juntas (p. 554)[3].

A abordagem antropológica (existencial) sugere existir uma forma de ansiedade muito mais do que apenas uma emoção, não sendo o oposto de um sentimento de segurança, de se estar em casa. Pelo contrário, é o oposto da atividade "sintética" do eu, a pessoa em sua busca por totalidade e significado, é uma fragmentação do eu, levando ao surgimento de forças biológicas caóticas e sem forma (p. 554-5)[3].

Após 1930, o estudo da ansiedade não parece ter sido uma prioridade por cerca de três décadas, mudando de figura somente na década de 1950, com o surgimento da psicofisiologia e com as descobertas dos efeitos ansiolíticos dos benzodiazepínicos, resultando em uma enxurrada de pesquisas sobre seus efeitos no sistema nervoso central. Isso anuncia o início de um intenso fluxo de pesquisas experimentais, farmacológicas, clínicas, longitudinais, epidemiológicas, genéticas e familiares sobre a existência e o curso dos transtornos de ansiedade, porém deixando-se de lado hegemonicamente a continuação dos estudos psicopatológicos sobre ansiedade em sua experiência mais profunda e não somente como um sintoma (p. 555)[3].

Conforme o autor, com a terceira edição revisada do *Manual diagnóstico e estatístico de transtornos mentais* (DSM-III), organizado pela Associação Americana de Psiquiatria (APA) na década de 1980, a ênfase na precisão descritiva levou à nomenclatura de vários tipos de ansiedade e ao abandono do conceito de neurose, considerado muito vago. O DSM-III distancia-se não apenas do modelo de conflito psicodinâmico, mas também da tradição existencial. O conceito global e "profundo" de outrora é substituído por uma descrição e classificação refinadas de sintomas mais "superficiais", resultando na transição de uma abordagem predominantemente dimensional (disposicional) para uma abordagem categórica da psicopatologia (p. 518-54)[3].

É importante lembrar que a ansiedade faz parte de qualquer situação que gere algum tipo de estresse bom ou ruim, agudo ou crônico, estando também na esfera do "normal". Evolutivamente, vem de uma reação natural dos instintos humanos primitivos quando era necessário responder a uma ameaça seja lutando, seja fugindo. Portanto, a ansiedade por si só não é ruim e pode ser crucial para salvar vidas, ainda que se presente cronicamente ou de forma muito intensa, possa ser insalubre à saúde física e mental. É natural alguém sentir-se ansioso quando se está passando por uma situação financeira difícil e se tem pagamentos no final do mês; para uma pessoa não habituada a falar em público; na véspera de uma prova importante; por um evento esperado (uma festa, receber um prêmio, seu casamento); aguardando o resultado de uma biópsia; em um assalto; quando no trabalho devem-se atingir grandes metas em pouco tempo; quando se está atrasado para um voo.

Assim, esse sentimento se vincula a algo que está por vir, a um futuro vivido relativamente próximo (ou mentalmente próximo, ainda que não corresponda temporalmente), experimentado muitas vezes com preocupação ("pré-ocupação" – ocupar-se mentalmente por algo antes que isso aconteça). Da mesma maneira, habitualmente, uma criança não se preocupa com sua aposentadoria; com o aluguel que terá que pagar quando morar fora da casa dos pais, pois são possibilidades não presentes em suas preocupações com o porvir; um idoso não se preocupa em qual emprego ficará ou que melhores escolhas tomar para sua construção de vida (a depender de sua condição socioeconômica, é claro), já que o tempo de "futuro" que lhe resta é em tese menor que de um jovem adulto.

Porém, tanto esse futuro pode não somente estar com uma carga maior no presente, o que seria uma ansiedade "normal", quanto pode invadir brutalmente o presente, sendo vivido como um futuro terrível, o qual não só contempla os piores cenários como é vivido sendo quase uma certeza. Exemplificando, pode-se ter medo de não passar em uma prova e, em razão disso, apresentar episódios de diarreia, insônia, picos de taquicardia, sudorese e tremor meses antes e, durante o exame, ter um grande "branco"; ou uma pessoa que decide não sair mais de casa para ir ao supermercado, para trabalhar ou visitar seus amigos, pois teme ser atropelada, sequestrada ou ser vítima de algo pavoroso, passando o mundo a se transformar em um ambiente inóspito; o sujeito que sente a mais difícil faceta da ansiedade por ter seu mundo e as pessoas ao seu redor como não familiares, como estranhos, que sente seu corpo já não sendo mais pertencente de si mesmo, mas sim controlado por certas vozes terríveis que o ordenam a se matar.

Vê-se assim que:

> o termo "ansiedade" denota uma variedade incrível de manifestações. A ansiedade pode se expressar como agitação, mas também como um estado de paralisia; como preocupação sutil, sem qualquer sintoma somático, mas também como uma tempestade de sensações físicas sem conteúdo mental claro; como evasão comportamental, mas também como pensamentos ou sentimentos sem nenhuma manifestação comportamental; como uma forma ampliada de um medo comum, mas também como uma obsessão quase psicótica, sem qualquer base na realidade. Em alguns casos, há uma ampla gama de medos e preocupações; em outros casos, a preocupação permanece limitada a um tópico (p. 556, tradução livre)[3].

Assim, para destrinchar a complexa vivência da ansiedade, é necessário entender principalmente a importância do tempo sobre ela. Nesse intuito, a análise psicopatológica feita por Fuchs[4], a partir de conceitos husserlianos sobre o tempo, dividindo-o didaticamente sob três aspectos fundamentais, parece ser de grande valia:

- Temporalidade subjetiva, subdividindo-se em:
  - Implícita (tempo vivido ou tempo interno).

- Explícita (tempo experimentado – "*experienced time*").
- Temporalidade intersubjetiva.
- Psicopatologia do tempo subjetivo e intersubjetivo.

A temporalidade subjetiva implícita é caracterizada como uma imersão completa da vivência em uma atividade em que a noção do tempo é perdida (passando a ser pré-reflexiva), como quando uma criança está completamente tomada e entregue em seu "brincar". Já a temporalidade subjetiva explícita se dá quando a temporalidade experienciada se sobrepõe ao modo implícito, sendo este interrompido, por exemplo, quando a consciência se volta para um estrondo, como uma "fenda no agora", explicado pelo autor, e, portanto, o que até então fora um tempo contínuo passa a se destacar desse presente, tornando-se uma sensação de tempo "consciente".

De maneira semelhante à temporalidade subjetiva implícita e explícita, Fuchs aborda a corporeidade: *Leib* (corpo vivido), caracterizado como "ser-corpo", é intermediário da performance diária (p. ex., quando se está absorto em um afazer, se esquecendo do tempo e do corpo), enquanto o *Körper* (corpo experienciado), como "ter-corpo", é utilizado como instrumento deliberativo e experienciado como objeto, obstáculo (p. ex., quando se está doente e o tempo passa vagarosamente, sentindo - o de maneira "pesada")[4]. Assim, tanto no tempo subjetivo explícito quanto no *Körper* pode-se dizer que a intencionalidade da consciência é o agente.

Na temporalidade intersubjetiva, Fuchs[4] explica que há uma sincronização do próprio ciclo do organismo com o ritmo cósmico (dias, meses, ano). O contato com os outros resulta em uma constante "sintonização" temporal comum de forma não consciente, da qual advém o sentimento tácito de se estar temporalmente ligado aos outros, havendo um mesmo tempo intersubjetivo (p. ex., por rotinas diárias, semanais; acontecimentos comuns em determinadas fases da vida, como começar a ir para escola, iniciar um trabalho, casar-se, etc.). Assim, quando há sincronicidade entre o tempo de si e o tempo do mundo, gera-se a sensação de bem-estar, de "experiência de fluxo" temporal e consonância com os demais.

Porém, as dessicronizações podem ser vividas de duas maneiras: em um "muito cedo" e em um "muito tarde", havendo aceleração ou atraso do próprio tempo em relação aos processos sociais, respectivamente. Para a experiência de "muito cedo", faz-se necessário um "esperar", tendo como possibilidades de resposta paciência, impaciência, tédio, agitação. Já na experiência do "muito tarde", pode surgir a sensação de "pressão do tempo" a fim de recuperar um atraso[4]. Além disso, pode haver o sentimento de não corresponder a uma vida esperada, de "ter sido deixado para trás", uma vez que o tempo social "não espera ninguém".

Assim, pode-se pensar a ansiedade como uma mistura de "tipos de dessincronizações", em que a sensação de "muito tarde" gerada na imposição do tempo do mundo sobre o tempo do indivíduo leva a uma demanda de "muito cedo" para se "estar no tempo/na hora" do que se imagina ser o tempo expectado de si, do outro, do mundo, tentando se viver o futuro com uma âncora no presente.

A ansiedade vivida dessa maneira é muito frequente também em casos de *burnout*, podendo inclusive ser uma das hipóteses para o aumento dos números de ansiedade e depressão atualmente observada epidemiologicamente, e também como fenômeno do mundo contemporâneo capitalista que cada vez mais acelera, cobra, obriga concorrências, gera disparidades socioeconômico-culturais e impõe pressa – seguindo o lema de que "tempo é dinheiro" –, gerando cada vez mais empregos precários e trabalhos extenuantes (em cargas horárias e/ou psíquicas) e, portanto, menos tempo livre. Assim, de acordo com Han[5], vive-se em um mundo pobre de interrupções, de entremeios, de tempos intermédios e, portanto, de contemplação.

Além da visão de mistos de dessincronização, a estrutura temporal fundamental e a dissecação do tempo vivido (implícito) podem ser de grande relevância para se compreender a ansiedade, explicitada na passagem a seguir:

> "A mera sucessão de momentos conscientes, como tal, não poderia estabelecer a experiência de continuidade. É apenas quando esses momentos se relacionam mutuamente em uma intenção direcionada para frente e para trás que a sequência de experiências é integrada em um processo unificado. Husserl chamou isso de síntese de protensão (antecipação indeterminada do que ainda está por vir), apresentação (impressão primária ou momentânea) e retenção (reter o que acabou de ser experimentado à medida que se esvai). Isso pode ser ilustrado com uma melodia ou uma frase falada: ouvimos os tons atuais (apresentação), mas ao mesmo tempo ainda estamos cientes dos tons que acabamos de ouvir (retenção), e esperamos vagamente a continuação da melodia (protensão). Consequentemente, o que é percebido não é uma sequência de tons discretos, mas um processo dinâmico e auto-organizado que integra os tons ouvidos para criar uma melodia. Para usar a terminologia de Husserl, esta é uma síntese "passiva", ou seja, uma síntese automática, não uma realizada ativamente pelo sujeito. Ele fornece a base para o que Merleau-Ponty mais tarde chamou de "arco intencional" de atividade dirigida, ou seja, para as formas temporais predominantes por meio das quais nossa apreensão (por exemplo, de uma melodia) e ação (por exemplo, falar uma frase) ocorre" (p. 3, tradução livre)[4].

Isto posto, pode-se dizer que na vivência ansiosa há um "desbalanço protentivo", ou seja, a experiência do tempo está muito mais voltada para o futuro do que para o presente ou para o passado (p. ex., "quando eu fizer a prova", "se eu tiver um câncer"), ainda que se trate de um futuro sem possibilidade de vir a ser presente por conta de um fato do passado, como ocorre na melancolia (p. ex., "se eu não fizesse tal escolha, eu não sofreria"), patologia associada muitas vezes à ansiedade.

Assim, sob a ótica fenomenológica, a temporalidade parece ser a coordenada estrutural chave para a compreensão do repertório de experiências inscritas no âmbito da ansiedade. Dentre elas, a experiência do pânico será destacada a seguir.

A EXPERIÊNCIA DO PÂNICO

> "O estado de pânico não ameaça ninguém em sua violenta busca de uma salvação que mais não é do que o engodo da morte inelutável."
>
> P. Fédida – prefácio de *Pânico e desamparo*[6]

Como aponta Berrios e Porter[7], muitos autores na história se debruçaram para descrever o fenômeno da crise de pânico, como Morel em 1866 (*délire emotif*), Freud em 1890 (*Angst Neurose**/"neurose de angústia") e Heckel em 1917 ("ataques paroxísticos de ansiedade"), não sendo, portanto, um fenômeno moderno.

O ataque ou crise de pânico é descrito como uma crise abrupta tomada por um sentimento de terror e pavor (pode ocorrer a partir de um estado calmo ou de um estado ansioso) que alcança um pico em minutos, ocorrendo taquicardia, sudorese, tremores ou abalos, sensações de falta de ar ou sufocamento, pensamentos catastróficos associados à morte, sensação de dor ou desconforto torácico, náusea ou desconforto abdominal, sensação de tontura, instabilidade, vertigem ou desmaio, calafrios ou ondas de calor, parestesias (anestesia ou sensações de formigamento), desrealização (sensações de irrealidade), despersonalização (sensação de distanciamento de si mesmo), sensação de alguma desgraça iminente, desejo de sair correndo, gritar ou fugir, medo desesperador de perder o controle ou de "enlouquecer".

Há também apreensão intensa e preocupação persistente de se ter uma nova crise – do que venha a acontecer e não do que de fato está acontecendo,

* Há traduções do original, em alemão, que *Angst Neurose* é traduzido como neurose de angústia. "Neurose de ansiedade" veio de algumas traduções do inglês para o português, de acordo com Berrios e Porter[7].

gerando frequentemente novas crises de forma antecipatória – ou de ter consequências, por exemplo, de acabar tendo um infarto, de realmente vir a "enlouquecer". Além disso, podem ocorrer ataques precedidos por ansiedade de baixa intensidade e por preocupações excessivas com eventos negativos relativamente pequenos ou improváveis de ocorrerem, mas que vão aumentando até levar a uma intensa ansiedade e, assim, a uma nova crise de pânico. Também correm muitas vezes mudanças desadaptativas significativas no comportamento relacionado aos ataques (p. ex., comportamentos que têm por finalidade evitar que se venha a ter novos ataques de pânico, como a esquiva de exercícios ou de situações desconhecidas). Dentro dos manuais diagnósticos, a classificação de transtorno de pânico requer que as crises sejam inesperadas e recorrentes.

Sob o ponto de vista da psicopatologia fenomenológica, tal vivência pode ser analisada didaticamente por meio de categorias fenômeno-estruturais como: corporeidade, temporalidade, espacialidade, ipseidade (Eu x Eu) e intersubjetividade (Eu x Mundo).

Para melhor compreensão, propõe-se ilustrar com o relato hipotético uma vivência da crise pânico, relatada após o término da crise, marcada por angústia, mutismo e paralisia:

> "Estava em um dia e local qualquer, simplesmente tomado por minhas preocupações diárias e pensamentos corriqueiros, quando subitamente senti que algo, do nada, ficou muito estranho. Nesse mesmo instante, meu coração acelerava tanto que a qualquer momento "arrebentaria" minha caixa torácica. Faltava-me o ar, minhas mãos tremiam, meu corpo suava, meu peito doía. Pensava a todo instante: será que estou infartando?! Será que estou morrendo?! A sensação de que eu não era eu era absolutamente real e avassaladora. Era um estranho de mim mesmo, ao me ver como um outro, como um terceiro. Nada que visse me parecia real... nada me era familiar.... era um medo intenso sem que soubesse do quê e por quê. Tive pavor de estar ficando louco naquele exato momento, sentindo lentamente minha consciência e existência derreter em queda livre em um abismo profundo e eterno. Sentia estar perdendo completamente o controle e isso era aterrorizante! Tive vontade de sair correndo sei lá para onde, queria somente sair daquele lugar em que estava, de berrar como tentativa de expulsão daquela experiência sem nome que me tomava por completo. Mas o que pensariam de mim?! Estava totalmente paralisado. Só queria que aquilo que parecia estar durando uma eternidade, aquela angústia lancinante, acabasse logo."

Nesse exemplo paradigmático da experiência de uma crise de pânico, o corpo, que até então se movimentava como instrumento, *Leib*, que pensava em qualquer outra coisa que não ele mesmo, passa a ser o foco da atenção de sua própria consciência após descargas autonômicas, caracterizando-se nesse momento, portanto, como *Körper*. Assim, o corpo que antes funcionava como meio de expressão de modo implícito e tácito torna-se então estranho, não familiar, explícito e um meio de resistência.

Uma possibilidade de compreensão da vivência de um corpo que se torna estranho de si mesmo é o aumento da auto-observação e da hiper-reflexividade, advindos de uma tentativa de compensação fenomenológica do rompimento ocorrido no senso de autocongruência, gerando, porém, o efeito oposto, o de maior estranhamento consigo mesmo como consequência. Um bom exemplo nesse sentido é quando se para atentamente e se presta atenção na palavra verbalizada enquanto a repete em voz alta diversas vezes, o que fará com que se sinta uma estranheza ou mesmo uma perda de significado daquele vocábulo; ou se se toma como foco da atenção o movimento das pernas e dos pés enquanto se anda, provavelmente essa execução motora deixará de ser um movimento natural, harmônico e é possível tropeçar. Portanto, quando o foco da atenção passa ser o próprio corpo (ou o próprio pensamento), este deixa de ser "transparente" para si mesmo, passando a ser um anteparo "opaco".

Tal experiência de hiper-reflexividade corporal pode levar a vivências de auto-observação sob a perspectiva de um terceiro, surgindo as experiências de despersonalização e desrealização, que são aspectos de um mesmo tipo de "comunicação desarmônica" - a não realização do encontro do Eu consigo mesmo e do Eu com o Mundo, respectivamente, sendo possíveis de permanecer presentes depois de algumas horas pós-crise[8].

No instante da crise, com angústia e pavor, a consciência é arrastada para o agora em seu sentido mais estrito e o tempo que antes fluía sem ser sentido (tempo subjetivo implícito) é tomado pela atenção da consciência naquele pontual momento (tempo subjetivo explícito) em poucos instantes. O tempo experimentado pela consciência é de tal maneira presentificado, que se dilata como se houvesse ocorrido um "furo" no tempo, podendo ser sentido como algo atemporal ou mesmo eterno, ainda que tenham se passado alguns minutos (as crises apresentam duração média de 20 minutos), mas que é vivido como uma eternidade e com extrema angústia.

Com a dilatação do aqui-agora, o espaço também passa a ser alvo da consciência, podendo ser vivenciado como estreito, apertado, sufocante. São comuns pensamentos de vontade de "extravasamento espacial", como sair correndo do local, de gritar, sendo vivido como algo que está à beira de se "perder os limites". O espaço pode também ser vivido como estranho, desconhecido, perigoso, "irreal" (vivência da desrealização), podendo assim haver vivências de explicitações parciais de experiências tácitas do mundo ao se pôr em xeque algumas experiências pré-reflexivas (p. ex., como ocorre na desrealização e despersonalização).

Além disso, é muito frequente a agorafobia como experiência concomitante ao pânico ou ocorrendo de maneira isolada nos mesmos pacientes. Davidson[9] dá ênfase com a teoria merleau-pontyana na relação entre sociabilidade dos espaços públicos e os sujeitos que os preenchem. A autora assim explica:

A presença de outros e suas projeções podem, pelo menos para o agorafóbico, colocar em dúvida a estabilidade da situação espacial. Ela pode perder a noção essencial de que sua localização corporal não é 'uma entre muitas, mas o centro em relação a todos os locais' (Bannan 1967: 74) (p. 655, tradução livre)[9].

As pessoas povoam o espaço com sua presença física e mental, fazendo com que ele se torne carregado por múltiplos elementos sensoperceptivos. Aquele que sofre de agorafobia, segundo Davidson[9],

> "não tem a capacidade de afirmar sua própria espacialidade subjetiva em face dos espaços dos outros. Quando submetidos a altos graus de estimulação sensorial, os pacientes sentem-se 'aprisionados'. Os espaços de contestação de outros vivenciam seus sentidos, e eles podem ficar sobrecarregados e ansiosos ao ponto de sofrerem um ataque de pânico" (p. 656, tradução livre)[9].

A experiência da ipseidade, do Eu em relação ao próprio Eu, pode ser vivida com estranheza, havendo a sensação de que "Eu não sou Eu mesmo" (despersonalização), em que se é visto de fora de si mesmo, como uma terceira pessoa. Pode-se dizer que, em parte dos casos, há uma breve alteração da ipseidade, um "abalo" das estruturas psíquicas, sem que haja "quebra" ou "rachadura" na estrutura do Eu, que são próprias das psicoses esquizofrênicas[10].

Na relação intersubjetiva, "os outros" também podem ser parte dessa vivência de estranhamento. A hiper-reflexividade, experienciada como "consciência observadora de si", pode levar à vivência do paciente de se estar sendo alvo de atenção e de olhares alheios, estando assim todos os vetores da consciência apontados para si, em uma espécie de percepção centrípeta do mundo, o que pode desencadear preocupações excessivas com o julgamento alheio, chegando até mesmo a certa vivência de persecutoriedade.

É também muito frequente que a experiência do pânico tenha de fundo uma ansiedade existencial. Essas crises podem estar misturadas com sentimentos de vulnerabilidade e desamparo, revelando tanto situações concretas de vulnerabilidade e/ou desamparo quanto preocupações gerais sobre a existência. Pereira (p. 12)[11] aponta que a presença de um profundo sentimento de insegurança e de não tolerância à falta de garantias da existência foi observado em pacientes com crises de pânico e também no contexto de fobia e agorafobia. Nesse sentido, o autor destaca que

> "o pânico coloca em primeiro plano uma certa fenomenologia da derreliação†, dado que diz respeito à existência confrontada com uma situação de desamparo total e encontrando-se, de repente, abandonada e desprovida de qualquer ajuda, seja humana ou divina." (p. 26)[11]

Nessa mesma lógica, para Glas[3], os ataques de pânico podem ser misturados com sentimentos mais sutis e difusos de vulnerabilidade e desamparo.

É importante frisar que a angústia é uma dimensão existencial fundamental da condição humana, principalmente no ocidente, exercendo um papel positivo e necessário para a organização na totalidade do humano. Ela encontra-se instalada na alma individual, indeterminável, uma vaga nostalgia repleta de desejo inconciliável, que lança o sujeito em uma busca sem qualquer outra garantia a não ser a de seu próprio desejar (p. 21)[11]. Todavia, há um limite incerto entre o sano e o enfermo dentro do campo experiencial da angústia que nos mostra sua natureza dupla, sendo a outra face dessa, extremamente paralisante e podendo vir a se constituir como patológica, como é o caso da neurose de angústia ou, na nosologia atual, o transtorno de pânico. A luta contra ela, em muitos casos, serve somente para aumentá-la, e, ao contrário, assimilá-la pode levá-la a sua trégua.

Pereira[11] refere que J. Boutonier dividia a angústia do ponto de vista clínico em quatro formas, sendo duas delas a angústia de libertação – na medida em que o ser humano é capaz de se angustiar pelo próprio fato de ser um ser livre – e a angústia de aniquilamento. Esta última questiona a própria experiência imediata de ser, tratando-se de uma angústia do "disforme", de se desfazer mais do que morrer, de viver sob uma forma monstruosa, irreconhecível, fragmentada, com perdas do limite do Eu. Nesses estados o indivíduo não encontra ancoragem para delimitar sua identidade (nem humana, nem divina) e nem para distinguir as qualidades do seu corpo, o que os aproximam de processos psicóticos, sendo então feito por Pereira[11] um paralelo com o pânico, no sentido de corroborar com a hipótese de uma breve alteração da ipseidade durante a crise de pânico, valendo ressaltar que tal crise não leva por si só à psicose ou à fratura do Eu.

Assim, houve como objetivo neste capítulo apontar a relevância epidemiológica e a complexidade das experiências da ansiedade e do pânico, descritas

† No sentido de desamparo, abandono.

há séculos, dissecando-as sob o ponto de vista da psicopatologia fenomenológica. Após tentar destrinchar a ansiedade sob vários ângulos, principalmente sob a temporalidade, conclui-se que esse sentimento pode ser vivido tanto fora do espectro patológico (como natural e presente em muitos momentos e de muitas maneiras na vida) quanto de maneira a levar a uma enfermidade e também estar entremeado em outras condições clínicas psiquiátricas. Para a compreensão da vivência do pânico, foram abordados conceitos considerados cruciais para seu entendimento, como a hiper-reflexividade e a angústia, lembrando que esta última pode estar presente de diversas maneiras na experiência humana, seja ela no campo da enfermidade, seja no campo existencial.

Finalizando, considera-se importante não compreender as psicopatologias simplesmente como sintomas, mas sim como desafios epistêmicos colocados de forma tão capital na clínica a fim de tentar compreender a natureza de tais sentimentos, interpretar as vivências de acordo com o que o paciente relata e como se relaciona com elas e de que maneira ocorre o encontro da biografia com fatores socioculturais, uma vez que elas são indissociáveis, assim como na teoria heideggeriana do *Dasein* (Ser-aí), que mostra ser indissociável o Ser e o Mundo. Essas deliberações diagnósticas devem, idealmente, ser realizadas sem julgamentos preestabelecidos, para então ser possível escutar os significados existenciais a partir da experiência do paciente, para posteriormente então tentar decifrá-la em uma condição existencial e, se for o caso, também patológica, por muitas vezes sem haver uma fronteira bem estabelecida entre ambas.

REFERÊNCIAS BIBLIOGRÁFICAS

1. Ritchie H, Roser M. Mental health. Publicado online em OurWorldInData.org. Documento eletrônico. 2018 [acesso em 16 jan. 2021]. Disponível em: https://ourworldindata.org/mental-health.
2. World Health Organization (WHO). Depression and other common mental disorders: Global Health Estimates. Geneva: World Health Organization; 2017 [acesso em 15 jan. 2021]. Licence: CC BY-NC-SA 3.0 IGO. Documento eletrônico. Disponível em: https://apps.who.int/iris/bitstream/handle/10665/254610/WHO-MSD-MER-2017.2-eng.pdf.
3. Glas G. Anxiety and phobias: phenomenologies, concepts, explanations. In: Fulford B et al., organizadores. The Oxford handbook of philosophy and psychiatry. Oxford: Oxford University Press; 2013. p. 551-73.
4. Fuchs T. Temporality and psychopatology. Phenomenology and the Cognitive Sciences. 2010; 12(1):1-30.
5. Han BC. Sociedade do cansaço. Petrópolis: Vozes; 2015.
6. Pereira MEC. Pânico e desamparo. São Paulo: Escuta; 2008.
7. Berrios GE, Porter R. Uma história da psiquiatria clínica – III. A origem e a história dos transtornos psiquiátricos. As neuroses e o transtorno de personalidade. São Paulo: Escuta; 2012.
8. Fuchs T. The psychopathology of hyperreflexivity. J Speculative Philosophy. 2010;24(3):239-55.
9. Davidson J. A phenomenology of fear: Merleau-Ponty and agoraphobic life-worlds. Sociology of Health & Illness. 2000;22(5):640-60.

10. Madeira L, Carmenates S, Costa C, Linhares L, Stanghellini G, Figueira ML, et al. Basic self-disturbances beyond schizophrenia: discrepancies and affinities in panic disorder – An empirical clinical study. Psychopathology. 2017;50:157-68.
11. Pereira MEC. Psicopatologia dos ataques de pânico. São Paulo: Escuta; 2003.
12. American Psychiatric Association. Manual diagnóstico e estatístico de transtornos mentais, 5. ed. (DSM-5). Porto Alegre: Artmed; 2014.
13. Braz Aquino CA, de Oliveira Martins JC. Ócio, lazer e tempo livre na sociedade do consumo e do trabalho. Rev Mal-Estar Subj. 2007;7(2).
14. Fuchs T. The cyclical time of the body and its relation to linear time. J Consciousness Studies. 2018;25(7-8):47-65.
15. Gebsattel VEFV. El problema de la despersonalizacion: antropologia de la angustia In: Antropologia Medica. Madrid: Rialp; 1966.
16. Heidegger M. Ser e tempo. 10. ed. Petrópolis: Vozes; 2015.
17. Jansson L, Nordgaard J. The psychiatric interview for differential diagnosis: varieties of anxiety. 10.2 Panic Attacks. Suíça: Springer; 2016. p. 194-5.
18. Lassance MC, Sparta M. A orientação profissional e as transformações no mundo do trabalho. Revista Brasileira de Orientação Profissional. 2003;4(1-2):13-9.
19. Merleau-Ponty M. Fenomenologia da percepção. 4. ed. São Paulo: Martins Fontes; 2011.
20. Mohammed A. Panic disorder; MEDSCAPE. Documento eletrônico. 2018 [acesso em 15 jan. 2021]. Disponível em: https://emedicine.medscape.com/article/287913-overview#a5.
21. Navarro VL, Padilha V. Dilemas do trabalho no capitalismo contemporâneo. Psicologia & Sociedade. 2007;19(Edição Especial, núm. 1):14-20.
22. World Health Organization (WHO). Depression and anxiety are increasing. Investing in treatment for depression and anxiety leads to fourfold return. 2016 [acesso em 16 jan. 2021]. Documento eletrônico. Disponível em: http://www.who.int/mediacentre/news/releases/2016/depression-anxiety-treatment/en/.
23. Yano Y, Meyer SB, Tung TC. Modelos de tratamento para o transtorno do pânico. Estudos de Psicologia. 2003;20(3):125-34.

17

O tempo vivido na ansiedade entrelaçada à esquizofrenia

Camila Souza
Virginia Moreira

INTRODUÇÃO

A esquizofrenia, ao longo da história da psiquiatria e da psicopatologia, ocupou lugar de destaque em pesquisas e investigações clínicas[1]. O ar de enigma e mistério que circundava o mundo vivido esquizofrênico evocava a sua incompreensibilidade psicológica[2] dada as alterações profundas nos níveis mais elementares da consciência humana[3].

O estudo das psicoses, e a esquizofrenia em especial, é tema central e fundante da fenomenologia clínica[2] e ocupa lugar de destaque no cenário contemporâneo desta área em relação às investigações científicas[3-5]. A compreensão fenomenológica da esquizofrenia ultrapassa dimensões puramente cognitivas e intelectuais ao considerá-la um transtorno da intersubjetividade, uma vez que há um prejuízo na conexão do sujeito com o mundo[1,3,6].

Encontramos na esquizofrenia algumas características como delírios, alucinações, desorganizações do pensamento, etc.[7]. Além dessas características, estudos recentes têm reconhecido a correlação da esquizofrenia com a ansiedade[8,9]. A prevalência da ansiedade na esquizofrenia ocorre em torno de 30% dos casos[8,10]. Mais do que um sintoma, Hall[9] assinala que a ansiedade faz parte do caminho que constitui a experiência de adoecer na esquizofrenia e precisa ser investigada.

Neste capítulo trilhamos um percurso situado no terreno da fenomenologia clínica para compreendermos o fenômeno da ansiedade no mundo vivido (*Lebenswelt*) esquizofrênico. A noção de mundo vivido, oriunda da fenomenologia de Husserl[11] e desenvolvida posteriormente por Merleau-Ponty[12], corresponde ao horizonte sob o qual nossas experiências se desvelam no sentido da intersubjetividade. Dentre as condições de possibilidade do mundo vivido (psico)patológico, encontramos a temporalidade[13,14].

As alterações na experiência do tempo, que ocorrem mediante uma dessincronização do arco temporal intersubjetivo[15], são constitutivas das experiências de adoecer na ansiedade e na esquizofrenia. No presente capítulo, discutimos o estudo de caso clínico de Clarice para compreendermos a experiência do tempo vivido na ansiedade no mundo vivido esquizofrênico.

MÉTODO

Este capítulo relata um dos casos clínicos que fez parte da pesquisa de doutorado da primeira autora, orientada pela segunda autora. Trata-se de uma investigação de base qualitativa por meio da construção de um estudo de caso fenomenológico, o qual nos possibilitou uma exploração vasta do objeto de estudo em questão, a saber: o tempo vivido na ansiedade no mundo vivido esquizofrênico.

É válido destacar que os estudos de caso surgiram no terreno da prática clínica em aconselhamento e psicoterapia com o intuito de validar as propostas terapêuticas vigentes[16,17]. Para a elaboração dos casos clínicos alguns passos são necessários, a saber: escolha do caso em consonância com o objetivo do estudo; coleta de material sobre o caso investigado; análise e explanação da investigação trilhada[17].

Neste capítulo apresentamos o estudo de caso clínico de Clarice*, que tem como característica a descrição e a compreensão do fenômeno investigado, a saber: o tempo vivido na ansiedade entrelaçada à esquizofrenia. Para isso, recorremos à fenomenologia filosófica de Merleau-Ponty[12,18,19], cuja proposta reside no desenvolvimento de uma lente ambígua para compreender o entrelaçamento intersubjetivo entre sujeito e mundo. Como afirma Merleau-Ponty (p. 14)[12], "o mundo não é aquilo que eu penso, mas aquilo que eu vivo" e, na elaboração do estudo de caso fenomenológico, há uma experiência compartilhada como coexperiência entre participante e pesquisador.

Por partimos de uma lente crítica pautada na fenomenologia da ambiguidade de Merleau-Ponty, este estudo de caso fenomenológico foi elaborado de acordo com o contexto experiencial e intersubjetivo construído na imediaticidade dos encontros entre a pesquisadora e a participante. Clarice fazia acompanhamento no Centro de Atenção Psicossocial (CAPS) Geral da Secretaria Regional (SER) III do município de Fortaleza no estado do Ceará e foi diag-

* Nome fictício utilizado neste artigo para resguardar a identidade da participante da pesquisa.

nosticada com transtorno esquizoafetivo do tipo depressivo (F. 25.1), além de apresentar queixas recorrentes de ansiedade.

Para a realização deste estudo de caso fenomenológico, utilizamos o instrumento encontro clínico, o qual ocorre por meio de uma interação, como uma conversa, com a participante para explorar e encorajar a liberdade dela ser e expressar, em suas falas e em seus gestos, os sentidos de seu mundo vivido. Este instrumento é dividido em duas etapas diferentes e complementares, a saber: 1) a realização dos encontros clínicos com a participante da pesquisa; 2) a escrita dos relatos descritivos, ou seja, textos escritos em que a pesquisadora descreve a experiência vivida e compartilhada com a participante imediatamente após a realização da escuta no encontro clínico[20].

Elaboramos relatos descritivos após cada encontro clínico com a participante desta pesquisa, material este utilizado para a construção do estudo de caso fenomenológico[5] de Clarice. Os encontros clínicos ocorreram às terças-feiras, dia em que a participante estava presente no CAPS Geral da SER III, e somaram um total de 13 encontros realizados ao longo de 6 meses.

Após o encerramento dos encontros clínicos com Clarice, fizemos a compilação de todos os relatos descritivos para a análise do estudo de caso fenomenológico. O primeiro passo desse processo residiu na releitura sucessiva dos textos para compreendermos a experiência vivida nos encontros clínicos com a participante. Durante esse processo, identificamos os tons e os movimentos que permearam os encontros clínicos para, em seguida, separarmos as temáticas emergentes nos subitens deste artigo. Por fim, tecemos articulações teóricas mediante um processo dialético cíclico e sempre aberto.

Esta pesquisa foi realizada mediante aprovação do Comitê de Ética da Secretaria Municipal de Saúde de Fortaleza (COGTES) e da IES com base nas Resoluções n. 466/2012[21] e n. 510/2016[22].

DESCRIÇÃO DO CASO CLÍNICO

Durante a realização desta pesquisa, Clarice contava 42 anos de idade, morava com a mãe, as irmãs e alguns sobrinhos. Iniciou seu acompanhamento no CAPS Geral da SER III em agosto de 2009 com queixas de nervosismo, ansiedade, insônia, medo de morrer e apresentava episódios psicóticos com delírios persecutórios e alucinações.

Clarice começou a falar e a andar depois dos cinco anos de idade e atribui isto ao fato de ter sido atacada por um cachorro quando criança. Este machucara sua orelha, e a participante precisou fazer uma cirurgia reconstitutiva. Aos 26 anos de idade, decidiu consagrar sua vida a Deus e entrou para o convento

Toca de Assis. Nesta época, Clarice relatou ter passado por episódios de agressividade, perseguição, choros constantes, acordava durante a madrugada e andava a esmo pelo convento, além de ouvir vozes que diziam que sua vida não valia nada. Após uma "crise de nervos", Clarice abandonou a Toca de Assis e foi encaminhada para atendimento no CAPS Geral da SER III.

As queixas de ansiedade e medo eram muito presentes em sua fala e em seus gestos. Em relação ao seu histórico clínico diagnóstico, encontravam-se muitas alterações em seu prontuário. Seu primeiro diagnóstico, em 2009, foi de transtorno de ansiedade generalizada (F41.1). Em 2013, foi registrado novo diagnóstico, agora de transtorno afetivo bipolar (F31). Nova mudança ocorreu em 2016 para esquizofrenia (F20) e retardo mental leve (F70). Em 2017, Clarice voltou para o diagnóstico F31. Em 2019, após nova avaliação psiquiátrica, foi diagnosticada com transtorno esquizoafetivo do tipo depressivo (F25.1).

Clarice valorizava os espaços em que podia falar de si e de suas questões, pois ao conversar e "colocar pra fora" seus medos e angústia se sentia aliviada. Manteve-se engajada nos encontros clínicos, com poucas faltas e atrasos, até o encerramento da pesquisa. Em nosso último encontro, Clarice agradeceu o espaço de escuta e disse que sentiria falta, sobretudo por preferir conversas individuais a grupais, como ela era atendida no CAPS, mas entendia o fim da pesquisa.

Além dos encontros clínicos, sua assiduidade também acontecia nas atividades do CAPS de modo geral. No início desse estudo, Clarice participava de dois grupos terapêuticos, a saber: psicoterapia de grupo às segundas-feiras e grupo de artes/autocuidado às terças-feiras, além de fazer acompanhamento com médico psiquiatra. Em seu prontuário havia poucos registros de faltas nestas atividades.

A ansiedade no mundo vivido na esquizofrenia

Para facilitar a compreensão do caso clínico de Clarice, optamos por descrever e discutir os temas centrais abordados pela participante ao longo dos encontros clínicos. Inicialmente, apresentamos trechos dos relatos descritivos produzidos após os encontros clínicos, os quais se encontram nos Quadros a seguir. Ressaltamos que os trechos de falas diretas de Clarice foram apresentados no corpo do texto por meio do uso de aspas. Por fim, tecemos articulações teóricas que visaram dialogar com as temáticas apresentadas com o fenômeno do tempo vivido na ansiedade.

A experiência de se sentir ansiosa e a corporeidade

Clarice iniciava os encontros clínicos queixando-se de ansiedade. Esse era um dos discursos mais presentes em sua fala, sempre se referindo à ansiedade como "uma coisa muito ruim" que a desorganizava. As suas primeiras descrições de ansiedade ocorriam por meio das sensações corporais que a incomodavam como sudorese, tremedeira, mãos frias e taquicardia – "meu coração fica batendo forte". Clarice também se queixava de pensamentos invasivos, batia na cabeça, falava de forma acelerada sobre seus medos do futuro por não saber o que iria acontecer em sua vida. Sentia-se assim constantemente e quando seus pensamentos acelerados se intensificavam, Clarice não conseguia se controlar. Ao mesmo tempo em que Clarice ansiava pelo futuro, ela também o temia e atribuía isto à mordida que sofreu de um cachorro quando era criança. Para Clarice esta foi a primeira causa de sua ansiedade. Desde então passou a perder o controle diante de mudanças.

A ansiedade é frequentemente experienciada como estado de sofrimento[23]. No vivido de Clarice, este se traduz por meio de sensações de incômodo "em que a pessoa vive angustiada, tensa, preocupada, permanentemente nervosa ou irritada" (p. 646)[24], o que ilustra alguns dos sintomas da ansiedade[7,24,25].

Os sintomas indicam que algo se passa[2,26] e, na experiência vivida na ansiedade de Clarice, eles apontam para alguma coisa além deles próprios, a saber: o fenômeno da experiência de adoecer. Estes constituem significados particulares para a participante uma vez que também se entrelaçam ao seu mundo vivido. É por meio dos sintomas de sudorese, taquicardia, tremedeira e mãos frias que Clarice se reconhece como alguém ansiosa, uma vez que tais sintomas apontam para a ansiedade como uma experiência vivida no corpo. Esta pode ser configurada como experiência sensorial, as quais são as primeiras portas de acesso ao mundo e a nós mesmos[27,28], e com Clarice não é diferente.

O tempo é um dos pilares de sustentação da experiência sensível. Esta não é estática, pois há uma simultaneidade entre a sensação e o movimento. Só podemos sentir por que estamos em movimento contínuo e ininterrupto em nosso contato com o mundo, fruto do devir humano[28]. No mundo vivido de Clarice, a experiência sensível vivida na ansiedade, ao invés de conectá-la ao instante agora, traz à tona o futuro (medo do desconhecido) e o passado (lembrança traumática do cachorro). Ambos, ameaçadores e temidos, revelam as incertezas que a cercam.

Nos encontros clínicos em que a participante afirmava se sentir ansiosa, sua sensação se tornava evidente para mim por meio da aceleração de seu ritmo. Ao descrever cada sensação corporal de ansiedade, Clarice se movimentava inquieta na cadeira, balançava as mãos, tocava a testa e o peito ao mesmo tempo em que falava de forma acelerada. Sua inquietação transbordava em seu corpo, em seus movimentos, em seus gestos e em sua fala. Tentava acompanhá-la por meio de uma escuta atenta e livre de a priori, ao mesmo tempo em que me percebia sentindo dificuldade em caminhar no mesmo ritmo da participante. Era como se estivéssemos em velocidades diferentes. E estávamos! Por vezes, eu não conseguia compreender o que ela me dizia por atropelar palavras e misturar sentidos.

A ansiedade vivida por Clarice reverberava em seu corpo e em seus movimentos, pois o corpo "é o invólucro vivo de nossas ações" (p. 292)[18]. O corpo não é apenas matéria, objeto isolado em si mesmo, mas a principal ponte de conexão do sujeito com o mundo[12,18,19].

Esta é uma dinâmica ambígua da corporeidade, uma vez que o corpo é simultaneamente sujeito e objeto[12]. No vivido de Clarice, a integração desta ambiguidade se dá na dinâmica do corpo próprio. Isto só é possível porque o corpo próprio reside no tempo e no espaço[12,29].

> "A corporeidade se faz no movimento, em interação com o mundo e o outro, na história, na sociedade. Isso implica afetar e ser afetado, ver e ser visto, sentir e ser sentido, tocar e ser tocado. Nesse movimento vivo (...) vai se esboçando um modo singular de ser no mundo, de perceber, um estilo motor de andar, ver, falar, ouvir, se movimentar, capaz de expressão e de transformação." (p. 30)[30]

O movimento do corpo próprio de Clarice expressava as significações vividas por ela de forma pré-reflexiva e pré-verbal, uma vez que o corpo vibra e ressoa seus sentidos interpessoais[31]. Na experiência da ansiedade, a dinâmica e os ritmos corporais são acelerados[32], e estes reverberam no ponto de entrelaçamento da experiência compartilhada entre a participante e a pesquisadora durante o encontro clínico. A aceleração corporal de Clarice aponta para uma correlação entre tempo e corpo, uma vez que o tempo abre o horizonte de experiências vividas na dinâmica do corpo próprio.

Clarice utilizava o discurso de suas irmãs para inibir suas frustrações diante as expectativas não realizadas e a incerteza, durante a espera, de seus sonhos se concretizarem. Como assinala Minkowski[33], existir significa habitar o tempo. Isto pode ocorrer tanto pelo resgate do passado com a recordação

A incerteza e a inquietude na espera

Desde o primeiro encontro clínico, Clarice afirmava que tinha um grande sonho na vida. Ela queria casar, ter filhos e constituir uma família. Ansiava por esse momento acontecer logo e, ao se dar conta de que esse sonho estava longe de ser alcançado, inquietava-se. Clarice nunca viveu um relacionamento amoroso e, devido sua idade – 41 anos – sabia da dificuldade de ter filhos biológicos. Ainda assim, Clarice aguardava a realização de seu sonho e, na espera, sentia-se triste, frustrada e ansiosa. Esta questão apareceu em todos os encontros clínicos com Clarice, e a partir do sexto somou-se a vontade de ser independente, de trabalhar e ter sua própria casa. Em dados momentos, o desejo de ter marido e filhos passou a oscilar. Clarice ora afirmava querer, ora não. "Eu tenho 41 anos, vou casar pra quê?! Se eu tiver um filho, não vou vê-lo ser adolescente". As irmãs de Clarice lhe diziam que não valia a pena namorar e casar, pois dava trabalho e havia situações de abuso e violência. A participante incorporou este discurso em suas falas, sobrepondo-o aos seus.

quanto pela antecipação do futuro, já que o presente é dinamizado por estes dois movimentos[34,35].

Entretanto, em Clarice, encontramos uma espécie de desorganização do horizonte do tempo devido a uma paralisação, estagnação do tempo vivido evidenciada pelo estado de espera[32,34,35]. Ao invés de se movimentar rumo ao porvir[33-35], o presente de Clarice se esvaziou e foi invadido pela não realização do futuro, experienciada pela participante como ansiedade.

> "A aceleração ou antecipação do próprio tempo em relação a problemas externos torna necessária a espera. A espera nos impõe uma estrutura temporal mais lenta, à qual podemos responder com paciência ou impaciência. Mas também o tédio destaca desagradavelmente a discrepância entre a própria motivação ou interesse e a falta de estímulo externo ou possibilidades de ação." (tradução livre, p. 7-8)[15]

A objetividade do tempo demonstrada pelo marco cronológico da idade de Clarice, como sinaliza Husserl[36], faz parte da unidade de sua experiência e a põe em contato com o mundo factual como uma espécie de bússola que orienta a vida cotidiana. A contagem dos anos não é suficiente para a compreensão do tempo vivido[2,15,33] de Clarice, mas a entrelaça ao mundo diante a duração de sua própria história.

No decorrer dos encontros clínicos com Clarice, o CAPS Geral da SER III ficou com carência de profissionais da saúde. Aguardava-se a convocação dos profissionais concursados após o vencimento dos antigos contratos. Este fator reverberou no vivido de ansiedade de Clarice, pois a participante não sabia se seria ou não atendida. O medo pela incerteza do futuro também se mostrava no mundo vivido de Clarice em relação ao temor do inferno. Clarice é bastante religiosa e, em sua juventude, tentou consagrar sua vida a Deus ao entrar para a Toca de Assis, uma fraternidade vinculada à Igreja Católica. Suas primeiras "crises de nervos", como ela própria chama, ocorreram durante o período de reclusão no convento. Clarice manifestou um estado psicótico em que ouvia vozes, as quais lhe diziam que ela não valia nada e que deveria se matar. Nesse período, Clarice se sentia perseguida e vigiada por uma das freiras. "Ela está sempre atrás de mim, me olhando". Mesmo quando não havia ninguém, Clarice ficava em estado de espera e de alerta ao ponto de, em dado momento, tentar agredir a freira. Clarice pede perdão a Deus e afirma que confia e espera Nele respostas sobre como deve viver. Ao mesmo tempo, demonstra impaciência, pois espera há "muito tempo" [ênfase na palavra muito]; há 41 anos, sua vida inteira. Não sabe se deve casar ou não; ter filhos ou não; e aguarda essa resposta de Deus, pois Ele deve escolher o seu destino. O lugar do não saber lhe era sofrido e Clarice falava que estava fadada a "esperar, esperar, esperar", demonstrando sua frustração. Na inquietude da espera Clarice vivencia a ansiedade e se percebe estagnada.

Nossa vida, em essência, possui uma orientação básica que a direciona ao futuro[33-35]. Tal direção, denominada por Minkowski[33] de ímpeto vital, possui seis categorias específicas, a saber: desejo, esperança, prece, ação ética, atividade e espera[33,34]. Esta última é experienciada por Clarice como sofrimento vital atrelado ao vivido da ansiedade por não saber o que irá acontecer com seus sonhos, uma vez que a espera "engloba todo o ser vivente, suspende sua atividade e a congela, ansiosa, esperando" (tradução livre, p. 80)[33].

Como assinala Minkowski[33], na espera "nós vivemos o tempo no sentido inverso. Nós vemos o futuro vindo em nossa direção e esperamos que o futuro se faça presente" (tradução livre, p. 80). Clarice espera conseguir seu atendimento psiquiátrico, construir sua própria família por meio do casamento e da maternidade e não ser lançada ao inferno. Durante sua espera há uma contensão das possibilidades de agir sobre o mundo, tornando a espera um evento dolorido, sofrido. Diferente da dor, a espera é um fenômeno temporal que engloba o futuro imediato no momento presente[33] e, em experiências (psico)patológicas encontramos uma perda de sincronia neste campo temporal[15].

> "A espera, assim, penetra o indivíduo até as entranhas, enche-o de terror diante da massa desconhecida e inesperada. A espera primitiva é assim ligada a uma angústia intensa; ela é sempre uma espera ansiosa. Isso não é surpreendente, uma vez que ela é uma suspensão da atividade que é a própria vida." (tradução livre, p. 80)[33]

É importante destacar que a ansiedade vivida na espera de Clarice também se entrelaça com o estado paranoico e alucinatório da participante durante a crise psicótica vivida no convento. Como apontam Goghari e Harrow[37] há uma alta prevalência de comorbidades entre a ansiedade e a esquizofrenia, inclusive em quadros esquizoafetivos como o de Clarice. Estes últimos são considerados transtornos episódicos, uma vez que os sintomas esquizofrênicos aparecem simultaneamente a episódios de humor do tipo maníaco ou depressivo[7,38]. Esta mistura situa o transtorno esquizoafetivo em um campo de fronteira, dificultando o seu diagnóstico[39].

Para além das definições nosológicas, no caso de Clarice, encontramos a experiência psicótica entrelaçada a um vivido de ansiedade e esta é uma expressão da alteração do tempo vivido da participante, que se percebe em estado de alerta, espera e insegurança em seus delírios persecutórios. Há um prejuízo da sincronização intersubjetiva, o que desintegra a continuidade presente-passado-futuro[40]. Abrem-se lacunas, fissuras no fluxo da consciência que são preenchidas por experiências alucinatórias e delirantes[6]. No caso da participante, temos as vozes que lhe dizem que sua vida não possui valor e o delírio persecutório da freira.

A ansiedade de Clarice se configura como parte de seu mundo vivido delirante ao se entrelaçar às vozes e às ilusões que sensorialmente percebe, sendo

O medo e a fuga para o "mundo de sonhos"

Havia um distanciamento entre Clarice e o mundo que a cercava. A participante tinha muitos medos sobre como seria seu futuro e afirmava que o seu "mundo de sonhos" era mais confortável. Clarice criou uma realidade alternativa, nomeada por ela como "mundo de sonhos" ou "mundo de fantasia", e passava horas e horas imaginando sua vida da forma como gostaria de vivê-la, construindo sua própria história pela imaginação. Clarice fechava os olhos e se perdia em seu mundo particular. Sentia-se plena e realizada nesse "mundo de sonhos". Nele, Clarice trabalhava como professora de teologia, era casada e morava com o marido. Sentia-se plena e realizada com essa vida. Quero muito ter esse mundo".

experienciada como uma tensão que tenta preencher o vazio impregnado nas fissuras e lacunas que se abrem no fluxo temporal de sua consciência. É uma ansiedade antecipatória que retira Clarice da possibilidade de experienciar o percurso natural do porvir, o qual se encontra obstruído diante o prejuízo de sua relação intersubjetiva com o mundo.

No desejo reside o grande significado da vida, pois ele abre possibilidades para a realização daquilo que não se tem[34]. Próprio à vida em geral, o desejo possui horizontes infinitos ao ir além daquilo que se possui no agora, configurando-se como uma categoria temporal relacionada ao futuro. Porém, diferente da espera que arrasta o indivíduo de forma imediata e contínua, no desejo a experiência se alonga ao se distanciar do agora e ocorrer de maneira mediata[33].

O que Clarice deseja só se concretiza em seu mundo de sonhos e fantasias, e este permanece imutável com o passar dos anos, pois perdura com a mesma narrativa e configuração, a saber: casamento e filhos. Seu "mundo dos sonhos", atrelado à dinâmica do tempo vivido, fundamenta-se no desejo e em seus traços de permanência. O desejo "pode ser comparado à forma que anima a matéria, pois sem a forma a matéria se perderia, assim como sem o direcionamento do desejo a vida explodiria ou implodiria" (p. 380-381)[34]. É no desejo vivido em seu "mundo de sonhos" que Clarice encontra alento e sentido, mas também o vivencia como frustração quando acorda e se dá conta da distância entre a vida real e aquela que sonha alcançar.

O mundo dos sonhos de Clarice parece suprir aquilo que falta em sua realidade concreta. Ele é parte de seu mundo vivido e, mais do que breves momentos de imaginação sobre as possibilidades da vida como acontece com as

> Ao criar uma realidade própria, Clarice se distanciava do mundo factual. Fugia para o seu "mundo de sonhos", em que era casada, trabalhava, não era "doente mental" e morava em sua própria casa. "Aquilo que o homem sonha, Deus realiza". Clarice falava de seus sonhos com urgência, pois queria ser feliz "logo" apesar de afirmar que precisava esperar o "tempo de Deus". Mas este é um tempo diferente do que ela precisava para se sentir bem naquele momento, o seu "tempo pessoal". Um se contrapunha ao outro e, enquanto esperava, Clarice mergulhava em seu mundo de fantasias. Ao descrever como era o seu "mundo de fantasia", dizia que se desligava em qualquer lugar, "é até perigoso" para ela mesma, pois se distraia e desfocava da realidade. Já houve situações em que, perdida no imaginário, Clarice se perdeu e quase foi atropelada. Esse mundo é seu espaço de fuga em si mesma, e que lhe ajuda a dar sentido a sua realidade.

pessoas em geral, o "mundo de sonhos" de Clarice é mais vívido. Ele possui um traço de passividade, que sequestra a participante para outra realidade, embebendo-a em esperança.

> "A ideia do futuro, cheio de infinitas possibilidades, é, portanto, mais frutífera que o próprio futuro, e é por isso que encontramos mais charme na esperança do que na posse, no sonho do que na realidade. Encontramos especialmente o encanto na esperança, porque ela abre em grande parte o futuro diante de nós." (p. 86)[33]

A esperança, categoria temporal aliada ao desejo, é vivida de acordo com a mesma direção que rege a espera, a saber: futuro-presente[33]. Como assinalam Costa e Medeiros[34], "a esperança nos libera da ansiedade e do aperto da espera; ela desvia o contato com o presente imediato e dirige o olhar do eu para uma instância mais distante" (p. 381). Para além de um otimismo ou pessimismo, a esperança possui uma dinâmica contemplativa e construtiva que consegue estar presente após diversas derrotas[33,34]. Entretanto, no vivido de Clarice, a espera se sobrepõe à esperança, pois Clarice tem pressa.

O fenômeno do tempo vivido no "mundo de sonhos" de Clarice se dá na interseção entre o real e o imaginário. O mergulho da participante no imaginário – "mundo de sonhos" – reflete seu alheamento a outrem e ao mundo[12], fragmentando seu contato com a realidade. O imaginário, atrelado às alterações da

Dessincronização, ansiedade e hiper-reflexividade

Em nosso quinto encontro clínico, Clarice fazia aniversário de 42 anos. Ao me encontrar no CAPS, me procurou para dizer que não estava se sentindo bem e gostaria de conversar. Após adentrarmos a sala de atendimento individual, a participante narrou que se sentia mal devido a idade. No dia a dia, às vezes Clarice percebia que envelhecia, mas entrou em contato com esse processo de forma mais evidente na passagem dos anos comemorada por seu aniversário. Para Clarice, o tempo estava passando e seus sonhos ainda não haviam se realizado como ela ansiava. Clarice compartilhou nesse encontro clínico que se sentia bastante ansiosa e, devido à ansiedade, tem comido bastante. "Nunca comi tanto". Dizia que comer a ajudava a acalmar a ansiedade, pois tinha "algo na comida" que a tranquilizava. Pedi para Clarice me descrever o que seria esse "algo" e a participante relatou que a comida "preenche alguma coisa". A sensação de vazio lhe acompanhava e a ansiedade se refletia na busca pelo preenchimento desse abismo.

síntese intersubjetiva do tempo vivido, se constitui em um mundo de sonhos que preenche e dá sentido à sua realidade fragmentada. Longe desse mundo, Clarice experiencia o tormento vivido na espera sob a forma de ansiedade.

No imaginário, Clarice consegue estabelecer uma espécie de aproximação das pessoas e de si mesma, podendo agir e se movimentar, mesmo se encontrando concretamente sozinha no real. É uma experiência ambígua, em que a aproximação de outrem e do mundo se dá por meio de seu distanciamento[2]. Na tentativa de agir sobre o mundo (real), Clarice atua presa em si mesma (imaginário) e, como afirma Fuchs[15], "a realidade congelada da ilusão prende o curso do tempo biográfico explícito, a fim de compensar a fragmentação do tempo vivido" (tradução livre, p. 20).

Real e imaginário se entrelaçam e borram suas fronteiras no mundo vivido de Clarice. Apesar da tentação de se perder no imaginário, atrativo e esperançoso, é impossível uma ruptura completa do real, pois real e imaginário se constituem mutuamente[12,41].

Quando a experiência do tempo não se evidencia na percepção, por ser pré-reflexivo, falamos do tempo vivido ou implícito. Há uma sincronia entre as experiências humanas e o mundo. Entretanto, alguns hiatos podem ocorrer, o que rompe com a sincronização do tempo implícito, tornando-o explícito e se agrupando às tradicionais distinções entre passado, presente e futuro[15,42].

Em nosso nono encontro clínico, Clarice fez referência à religião, um dos pontos mais importantes e inquestionáveis de sua vida, como algo interligado a seu sofrimento. Disse que resolveu ser freira para viver a religiosidade, mas o convento destruiu sua vida. "Queria voltar no tempo! Se pudesse, não entraria no convento, onde tudo deu errado". Clarice ansiava por apagar o passado "como fazem nos cadernos". Dizia que, se pudesse apagar o passado, ela estaria casada e com um filho. Sentia raiva do "maldito cachorro" que a atacou quando criança e de sua estadia no convento, pois atribuía a tais episódios a culpa por sua estagnação. A participante descrevia o seu sofrimento ao ver pessoas em relacionamentos amorosos, seja na vida real ou na ficção – filmes, novelas, etc. "Eu não consigo olhar para a minha irmã e o marido dela quando estão juntos", também contava que não conseguia assistir a cenas românticas em filmes. Pedi que Clarice me descrevesse como era para ela ver tais cenas, seja na vida real ou no cinema, e a participante contou que sentia que "o tempo vai passando, passando, passando e eu vou ficando para trás". Nesse momento afirmou, "é muito difícil sonhar".

Na experiência descrita por Clarice, o tempo explícito emerge devido à lacuna que separa o desejo e a realização[42], ou seja, o desejo de seus sonhos e a ausência de sua realização. O tempo torna-se conscientemente experimentado para Clarice na incompletude de sua experiência vivida no instante agora. O futuro, que ainda não aconteceu, presentifica-se na espera e na expectativa[15,42], materializando por meio da aceleração vivida na ansiedade.

Ao tornar-se explícito, o tempo perde sua sincronicidade com o agora e passa a ser vivido por meio da retardação e da aceleração[15,42]. No mundo vivido de Clarice, a aceleração é ilustrada por meio da ansiedade na urgência do futuro ocupar o presente. Já a retardação é vivida na tentativa de recuperar um passado que não pode mais retornar[15].

A dessincronização – bem como a sincronização – do tempo vivido de Clarice se sustenta na intersubjetividade do tempo, uma vez que este fenômeno é um arranjo de processos individuais e sociais em correlação[15,42] que se entrelaçam e se constituem mutuamente temporalizando a existência[12] da participante.

A experiência do tempo se vincula ao ritmo da vida e em como ela se constitui, uma vez que o tempo experienciado não existe enquanto coisa em si, como uma entidade metafísica[15,42,43]. Mas antes, a dessincronização do tempo vivido ocorre quando o tempo é experimentado em relações, "principalmente em relação aos outros" (tradução livre, p. 9)[15]. No mundo vivido de Clarice, a paralisação do tempo vivido ocorre por meio da perda de sincronia com o tempo do mundo e de seu distanciamento de outrem, sobretudo em relações amorosas.

A experiência de estar "parada no tempo" é aprofundada pela participante nos dois últimos encontros clínicos. O que mais lhe angustia, afirma, é "ver o tempo correndo e não consigo fazer nada". Clarice retrata a experiência de paralisação do tempo vivido, entrando em contato com uma sensação descrita por ela como "desespero e ansiedade" por não conseguir se mover, ansiando para que o futuro se faça presente. Nestes encontros, percebi que Clarice narrava situações como se fossem atuais, quando em realidade elas ocorreram há vários meses ou anos. Nem sempre ficava claro em seus relatos que se tratava de uma lembrança ou memória distante, tornando confusa minha comunicação com a participante. Era como se houvesse fragmentos, lapsos na continuidade de sua fala que prejudicavam a coerência do que era compartilhado comigo durante o encontro clínico.

Nos momentos compartilhados com Clarice, a descrição foi fundamental, pois permitiu "retornar a este mundo anterior ao conhecimento do qual o conhecimento sempre fala" (p. 4)[12] ao nos distanciarmos de uma análise reflexiva prévia do mundo vivido da participante. Pudemos nos aproximar de seu mundo vivido da forma como ele nos apareceu, confuso, inibido, paralisado, ansioso e fragmentado.

A perda de sincronia temporal no mundo vivido de Clarice se traduzia como experiência de paralisação do tempo implícito. Ao mesmo tempo em que a participante deseja agir sobre o mundo, não conseguia, pois se encontrava como alguém preso em uma areia movediça. Quanto mais tentava se mover, mais Clarice afundava. Era nesse momento que a ansiedade aparecia, a saber: na fronteira entre a impossibilidade e a necessidade de movimento inerente ao fluxo do devir humano.

Era muito presente nos encontros clínicos com Clarice a participante fazer referências a pensamentos acelerados e invasivos. Em nosso primeiro encontro, Clarice falou de suas frustrações e tristezas por não haver realizado seus sonhos de casamento. Sentia-se triste, ansiosa e com muitos pensamentos ruins – inclusive de morte. Nesse momento, falava sem parar de forma rápida, acelerada e, por vezes, desconexa para mim que a ouvia. O tema "pensamentos ruins" retornou no encontro seguinte, quando Clarice afirmou ser muito difícil não sucumbir às vozes que a mandavam acabar com sua vida. Clarice resistia a elas, pois temia o inferno. "Isso é obra do demônio". Ao lhe perguntar sobre estas vozes, Clarice dizia que são os pensamentos que lhe invadiam. São tantos que sentia dificuldade em acompanhá-los [bateu na cabeça com a mão ao afirmar isso]. "É um incômodo na minha cabeça, uma agonia, uma ansiedade e me dá vontade de sair correndo". Para fugir dos pensamentos, Clarice se colocava em movimento. Organizava a casa, limpava, varria, passava o pano, passeava com os cães, punha água nas plantas. Sentia-se bem quando se ocupava, pois "descansa a cabeça", já que vivia pressionada, ansiosa e "agoniada" com "o mundo na cabeça". Ao mesmo tempo em que falava da profunda tristeza em não ter realizado seus sonhos [casamento], dizia não saber o que queria para si. "Nem eu sei o que eu quero. Ou é matrimônio ou é vida consagrada". As irmãs lhe diziam que casar era ruim, e Clarice passou a incorporar esse discurso, ao mesmo tempo se lembrava do período do convento e dizia que foi "muito ruim". Também não podia trabalhar, pois "o cachorro me mordeu e trouxe todo esse destroço na minha vida.".

Ao mesmo tempo em que encontramos a alteração do tempo implícito descrita acima por meio da perda de sincronia com o tempo do mundo[15], o mundo vivido de Clarice também nos dava indícios de uma segunda forma de alteração temporal, talvez um pouco mais sutil que a primeira em sua experiência. Durante os encontros clínicos, percebíamos uma fragmentação da experiência temporal de Clarice manifestada por meio de sua fala embotada e desconexa, em que o senso de continuidade temporal estava perdido em alguns momentos pela participante, dificultando o nosso acesso ao seu mundo vivido. Este fator tornava confusa para a pesquisadora à comunicação com a participante, e a percepção desta alteração temporal só foi possível devido a continuidade dos encontros clínicos.

No mundo vivido de Clarice, a ansiedade se entrelaça à aceleração de seus pensamentos. É um processo que a participante vivencia como invasão, pois ela própria não consegue acompanhá-los e nem alcançar seu eixo formativo. Clarice fala destes pensamentos como elementos externos, que se originam fora dela e, de repente, a atacam – ou a invadem. Seu desejo imediato é se colocar fora de si mesma, longe de tais pensamentos que carregam consigo suas dores, angústias e frustrações. A sensação de invasão, no vivido de Clarice, faz parte de sua ansiedade.

A fala desorganizada de Clarice reaparece neste relato descritivo, apontando-nos novamente para uma fragmentação de seu arco temporal. Os pensamentos acelerados e invasivos reverberam no encontro clínico por meio de sua fala confusa e também acelerada, devido ao prejuízo na continuidade da estrutura temporal retenção-presentação-protensão[2,15,40,42]. Essa fissura do arco intencional da temporalidade de Clarice se expressa por meio da antecipação do futuro, a qual se traduz sob as formas do medo e da ansiedade.

É importante destacar que, entrelaçada à antecipação do futuro, Clarice faz referência a vozes que lhe apontam o caminho do suicídio. Estas são tidas como algo alheio, externo, pois a fragmentação temporal enfraqueceu a experiência de *self*[31] da participante em uma espécie de alienação de si mesma e do mundo. Como afirma Fuchs[44], "um pensamento que invade o arco intencional fragmentado carece do senso de gerência; não é mais meu. Aparece contra a minha intenção e 'me fala' como se fosse uma força alienígena" (p. 234), como algo de fora e, portanto, invasor, sejam as vozes ou os demais pensamentos.

Há uma perda de significação no campo experiencial, agora atravessado pela racionalização mecânica e hiper-reflexiva como forma de preenchimento das lacunas que se abriram no início do quadro clínico de Clarice[15]. A hiper-reflexividade, característica básica dos quadros esquizofrênicos, é definida por uma consciência exacerbada e automática de si[6,15,40,44].

Além das vozes e dos pensamentos invasivos, a consciência hiper-reflexiva de Clarice está em constante monitoramento de si mesma no que concerne a origem de sua doença mental, aos seus desejos e as suas expectativas diante a antecipação do futuro. É um movimento automático, acelerado e experienciado por meio da ansiedade em seu mundo vivido.

CONSIDERAÇÕES FINAIS

Neste capítulo buscamos contribuir para a construção de uma fenomenologia clínica do tempo vivido na ansiedade no mundo vivido esquizofrênico. Para isto, retornarmos aos fundamentos da gênese de constituição da experiência de adoecer na ansiedade de Clarice ao assumirmos um posicionamento que repousa na ambiguidade da relação sujeito e mundo tendo como base o *Lebenswelt*.

A temporalização do mundo vivido da participante na ansiedade se tornou visível para nós por meio da corporificação da ansiedade encarnada na aceleração do tempo. Este fenômeno, sem materialidade e concretude em si mesmo, mostrava-se nos encontros clínicos com a pesquisadora por meio das alterações rítmicas nos gestos, nos movimentos e nas falas por meio da alteração da velocidade das palavras que fluíam sem sentido e direção de Clarice são marcas de um tempo encarnado que ressoam na dinâmica do corpo próprio o sofrimento de suas experiências de adoecer na ansiedade.

Constatamos que, mais do que um sintoma, a ansiedade é um fenômeno que compõe o vivido global de Clarice. No modo de funcionamento da participante, encontramos a centralidade da alteração do tempo na experiência de adoecer, e a ansiedade se desvelou na perda de sincronia entre o tempo vivido e o tempo do mundo por meio da aceleração. Esta esteve presente no caso de Clarice por meio da inquietude da espera, da busca por movimento diante a paralisação da existência, da dinamização do corpo próprio e da antecipação de medos e desejos.

No mundo vivido de Clarice, encontramos traços de um modo de funcionamento psicótico, em que a participante transita entre o real e o imaginário. Há uma alteração na relação intersubjetiva de Clarice com o mundo, a qual dissolve a unidade temporal passado-presente-futuro ao fragmentar seu contato com a realidade. Abriram-se lacunas no fluxo da consciência da participante, as quais evidenciavam uma forma de fragmentação temporal percebida pela pesquisadora como coexperiência compartilhada nos encontros clínicos por meio de uma dificuldade de acessar e, por vezes, entender as falas, os gestos e os movimentos de Clarice. A ansiedade ganhava lugar exatamente nessas lacunas; nos fragmentos da consciência temporal da participante. Tanto que era especialmente quando Clarice mergulhava no imaginário, ou seja, em seu "mundo de sonhos" que a inquietude da aceleração vivida na ansiedade se dissipava.

Outro elemento que apontou para a ansiedade na fragmentação do tempo vivido de Clarice foi o fenômeno da hiper-reflexividade, em que a participante apresentou uma espécie de consciência exacerbada e automática de si mesma. Os pensamentos eram vividos como alheios ou alienígenas, e lhe invadiam. Neste modo de funcionamento, a ansiedade se desvelou também como experiência vivida na aceleração da consciência hiper-reflexiva de Clarice, uma vez que a participante perdia o senso de gerência sobre si mesma ao ser invadida pelo fluxo de sua própria consciência sob a forma de delírios.

Por fim, consideramos que para uma fenomenologia clínica da ambiguidade a ansiedade se constitui na totalidade da existência humana, cujo fundamento é o tempo vivido. Este é o laço que amarra e integra nosso horizonte experiencial entrelaçado ao mundo, tanto em seus aspectos universais quanto singulares. A ansiedade possui sentidos diferenciados para cada mundo vivido e, em Clarice, encontramos uma experiência de invasão diante da fragmentação do tempo vivido no seu mundo vivido esquizofrênico.

REFERÊNCIAS BIBLIOGRÁFICAS

1. Sass L, Pienkos E, Skodlar B, Stanghellini G, Fuchs T, Parnas J, Jones N. EAWE: Examination of Anomalous World Experience. Psychopathology. 2017;50(1):10-54.
2. Tatossian A. A fenomenologia das psicoses. São Paulo: Escuta; 2006 (texto original publicado em 1979).
3. Irarrázavel. Vulnerability in schizophrenia: a phenomenological anthropological approach. Inter-Cultural Philosophy. 2018;(1):157-67.
4. Englebert J, Stanghellini G, Valentiny C, Follet V, Fuchs T, Sass L. Hyper reflexivity and the first-person perspective: a decisive contribution of contemporary phenomenological psychopathology to the understanding of schizophrenia. L'Évolution Psychiatrique. 2018;83(1):77-85.
5. Souza C, Bloc L, Moreira V. Corpo, tempo, espaço e outro como condições de possibilidade do vivido (psico)patológico. Estudos e Pesquisas em Psicologia. 2020;20(4):1253-72.
6. Sass L, Parnas J. Schizophrenia, consciousness, and the self. Schizophrenia Bulletin. 2003;29(3):427-44.
7. American Psychiatric Association. Manual diagnóstico e estatístico de transtornos mentais, 5. ed. (DSM-5). Porto Alegre: Artes Médicas; 2014.
8. Bulbena-Cabre A, Bulbena A. Schizophrenia and anxiety: yes, they are relatives not just neighbours. Br J Psychiatry. 2018;213(2):498-501.
9. Hall J. Schizophrenia: an anxiety disorder? Br J Psychiatry. 2017;211(5), 262-3.
10. Bulbena A, Anguiano B, Gago J, Basterreche E, Ballesteros J, Eguiluz I, et al. Panic/phobic anxiety in schizophrenia: a positive association with joint hypermobility syndrome. Neurol Psychiatry Brain Res. 2005;12:95-100.
11. Husserl E. A crise das ciências européias e a fenomenologia transcendental. Rio de Janeiro: Editora Forense Universitária; 2012 (texto original publicado em 1954).
12. Merleau-Ponty M. Fenomenologia da percepção. São Paulo: Martins Fontes; 2006 (texto original publicado em 1945).

13. Souza CP, Melo AK, Moreira V. The lived space of Ana: a clinical case study from the perspective of phenomenological psychopathology. Trends in Psychology. 2020;28:16-30.
14. Messas G, Tamelini M, Mancini M, Stanghellini G. New perspectives in phenomenological psychopathology: its use in psychiatric treatment. Front Psychiatric. 2018;9(466):1-5.
15. Fuchs T. Temporality and psychopathology. Phenomenology and the Cognitive Sciences. 2010;1--30.
16. McLeod J. Case study research: in counselling and psychotherapy. London: SAGE; 2010.
17. Yin R. Estudo de caso: planejamento e métodos. Porto Alegre: Bookman; 2015.
18. Merleau-Ponty M. A estrutura do comportamento. São Paulo: Martins Fontes; 2006 (texto original publicado em 1942).
19. Merleau-Ponty M. O visível e o invisível. São Paulo: Perspectiva; 2014 (texto original publicado em 1964).
20. Souza CP. Fenomenologia clínica do tempo vivido na ansiedade, Tese (Doutorado), Universidade de Fortaleza, Fortaleza; 2020.
21. Brasil, Ministério da Saúde. Resolução n. 466, de 12 de dezembro de 2012, do Conselho Nacional de Saúde, do Ministério da Saúde. Brasília: Diário Oficial da União; 2012.
22. Brasil, Ministério da Saúde. Resolução n. 510, de 7 de abril de 2016, do Conselho Nacional de Saúde, do Ministério da Saúde. Brasília: Diário Oficial da União; 2016.
23. Minkowski E. Breves reflexões a respeito do sofrimento (aspecto pático da existência). Rev Latinoam Psicopatol Fundam. 2000;3(4):156-64 (texto original publicado em 1966).
24. Dalgalarrondo P. Psicopatologia e semiologia dos transtornos mentais. Porto Alegre: Artmed; 2019.
25. Berrios GE, Link C. Transtornos de ansiedade: seção clínica. In: Berrios GE, Porter R. Uma história da psiquiatria clínica: a origem e a história dos transtornos psiquiátricos, vol. 3. São Paulo: Escuta; 2012. pp. 863-86.
26. Tatossian A. Sintoma clínico e estrutura fenomenológica. In: Tatossian A, Bloc L, Moreiram V. Psicopatologia fenomenológica revisitada. São Paulo: Escuta; 2016 (texto original publicado em 1978). pp. 41-56.
27. Straus EW. Estesiologia y alucinaciones. In: May R, Ellenberger EAHF (eds.). Existencia: nueva dimensión em psiquiatria y psicologia. Madrid: Editorial Gredos; 1967 (texto original publicado em 1948). pp. 177-211.
28. Straus EW. Uma perspectiva existencial do tempo. Rev Latinoam Psicopatol Fundam. 2000;3:115--23.
29. Saint-Aubert E. Être et Chair. Paris: Librairie Philosophique J. Vrin; 2013.
30. Alvim M. O lugar do corpo e da corporeidade na gestalt-terapia. In: Frazão LM, Fukumitsu KO. Modalidades de intervenção clínica em Gestalt-terapia. São Paulo: Summus; 2016. p.27-55.
31. Fuchs T. Existencial vulnerability: toward a psychopathology of limit situation. Psychopathology. 2013;46:301-8.
32. Aho K. Temporal experience in anxiety: embodiment, selfhood, and the collapse of meaning. Phenom Cogn. Sci. 2020;19:259-70.
33. Minkowski E. O tempo vivido (J. L. Freitas, trad., A. Holanda, rev. técnica). Revista da Abordagem Gestáltica. 2011;17(1):87-100 (Texto original publicado em 1933).
34. Costa V, Medeiros M. O tempo vivido na perspectiva fenomenológica de Eugène Minkowski. Psicologia em Estudo, Maringá. 2009;14(2):375-83.
35. Bush M. Refractions in time: a Minkowskian understanding of being dislocated in time. J Society for Existential Analysis. 2020;31(1):133-41.
36. Husserl E. Lições para uma fenomenologia da consciência interna do tempo. Lisboa: Casa da Moeda; 1994 (Texto original publicado em 1928).
37. Goghari VM, Harrow M. Anxiety symptoms across twenty-years in schizoaffective disorder, bipolar disorder, and major depressive disorder. Psychiatric Research. 2020;275:310-4.

38. Havrelhuk J, Langaro F. Lino's story: psychopathology from the perspective of phenomenology and existentialism. Revista da Abordagem Gestáltica. 2020;26(1):39-52.
39. Sallet PC, Fritzen FM, Fukuda LM. Síndromes psicopatológicas: transtornos psicóticos breves, transtorno esquizoafetivo e transtorno delirante. In: Miguel EC, Gentil V, Gattaz WF (orgs.). Clínica psiquiátrica. Barueri: Manole; 2011. pp. 623-49.
40. Fuchs T, Pallagrosi M. Phenomenology of temporality and dimensional psychopathology. In: Biondi M, Pasquini M, Picardi A (eds). Dimensional psychopathology. Cham: Springer; 2018. pp. 287--300.
41. Moreira V. Clínica humanista-fenomenológica: estudos em psicoterapia e psicopatologia crítica. São Paulo: AnnaBlume; 2009.
42. Fuchs T. Implicity and explicity temporality. John Hopkins Press. 2005;12(3):195-8.
43. Fuchs T. Psychopathology of depression and mania: symptoms, phenomena and syndromes. J Psychopathology. 2014;20:404-13.
44. Fuchs T. Fragmented selves: temporality and identity in borderline personality disorder. Psychopathology. 2007;40:379-87.
45. Ambrosini A, Stanghellini G, Raballo A. Temperament, personality and the vulnerability to mood disorders. The case of the melancholic type of personality. J Psychopathology. 2014;20(4):393-403.
46. Saint-Aubert E. Conscience et expression: avant-propos. Em: M. MerleauPonty, Le monde sensible et le monde de l'expression. Gèneve: Metis Presses; 2011. p.7-38.

18
Transtornos mentais orgânicos

Pedro Fukuti
Marcos Oliveira Carvalho Alves
Vitor Augusto Petrilli Mazon

INTRODUÇÃO

Neste capítulo, discorrer-se-á a respeito da abordagem fenomenológica aos chamados transtornos mentais orgânicos.

O jargão médico chama de transtornos mentais orgânicos aqueles em que, ao contrário dos transtornos mentais não orgânicos, há uma causa (etiologia) orgânica clara e identificável através de exames complementares de imagem, laboratório ou anatomopatológicos. Alguns exemplos são as demências, o *delirium*, o retardo mental, as lesões cerebrais e as encefalites. Suas manifestações clínicas são alterações psicopatológicas, daí o interesse da psicopatologia.

Na prática, suspeita-se de organicidade em um determinado caso clínico quando se depara com alterações cognitivas tais como alterações do nível de consciência, da inteligência, da atenção ou da memória. No entanto, essas alterações típicas de quadros orgânicos também podem ser encontradas em alguns quadros psiquiátricos não orgânicos. E, ainda, quadros não orgânicos também podem apresentar alterações que mimetizem casos orgânicos. Portanto, uma avaliação clínica restrita a essas alterações é bastante limitada[1] e um estudo mais aprofundado dos aspectos fenomenológicos desses transtornos poderia contribuir para uma melhor acurácia diagnóstica.

O capítulo será limitado a apenas alguns quadros clínicos, pois a literatura psicopatológica a respeito dos transtornos mentais orgânicos ainda é escassa, apesar dos esforços de alguns autores como Kurt Goldstein[2], que tentou inaugurar uma "neurologia fenomenológica" ainda no início do século XX, e Eugene Minkowski[3], que trouxe, além de diversas outras contribuições, observações preciosas a respeito das demências, do retardo mental e da neurossífilis. Tais escritos, entre outros, serão abordados a seguir.

Vale ressaltar ainda que, por não ser o foco deste livro, questões epidemiológicas, fisiopatológicas, diagnósticas, prognósticas e terapêuticas só serão mais detalhadas caso sejam indispensáveis para o melhor entendimento do ponto de vista de uma psicopatologia fenomenológica.

DEMÊNCIAS

Demências (do latim *demens*: *de* 'ausência, falta, diminuição'; *mens*: 'mente') são síndromes resultantes do declínio progressivo das capacidades cognitivas, resultando em uma perda significativa da autonomia e da funcionalidade do indivíduo acometido. O sintoma mais marcante é a perda da memória recente. Outras manifestações clínicas comuns são a alteração de linguagem, de raciocínio, de planejamento, da capacidade de realizar tarefas habituais, desorientação no tempo e espaço e diminuição do juízo e da crítica[4].

A prevalência das demências é alta. Em pessoas acima de 65 anos, estima-se que entre 4,5 e 8,3% sejam acometidas, sendo que esse percentual aumenta conforme a idade, chegando a acometer cerca de 40% das pessoas aos 90 anos[5].

Demências podem ter diversas etiologias, sendo as mais comuns a doença de Alzheimer, a demência vascular e as demências de origem mista (Alzheimer e vascular). As menos comuns são a demência frontotemporal, caracterizada por uma alteração importante da personalidade com preservação inicial da memória, e a demência de corpos de Levy, caracterizada por um declínio cognitivo flutuante, alucinações visuais e distúrbios extrapiramidais, entre outras[6].

As demências, por apresentarem substratos histopatológicos bem definidos, são foco de inúmeras pesquisas neurocientíficas e farmacológicas. Apesar disso, tratamentos medicamentosos disponíveis atualmente são pouco eficazes e apenas retardam a progressão da doença.

A atitude fenomenológica, ao contrário da neurológica, não será a de buscar a função cerebral alterada ou deficitária, mas sim enfatizar aquilo que "resta intacto". O que propõe a fenomenologia é uma abordagem compreensiva do mundo vivido dos indivíduos com demência, ou seja, uma perspectiva essencialista dos quadros demenciais.

A doença de Alzheimer e a demência vascular em estágios iniciais e moderados, nas quais a principal alteração é a perda da memória recente e episódica, servem de protótipo para essas investigações fenomenológicas. Algumas vezes serão referidas genericamente como "demência senil" ou simplesmente demência. A seguir, são apresentadas de forma resumida as contribuições mais proeminentes dos principais autores da fenomenologia sobre esse tema.

Eugene Minkowski[3] relata em seu livro *Temps vécu*, de 1933, o caso de uma senhora de 74 anos com demência senil, que esteve internada em um hospital sob seus cuidados por um longo período. Nota que algumas funções psicológicas de sua paciente permaneciam intactas, em especial, o que ele chama de "noção do eu, aqui, agora", ou seja, a doente estava sempre consciente de que ela era ela mesma e de que ela estava ali, naquele local, naquele momento. No entanto, a "noção do em outro lugar, antes, depois" estava alterada. A paciente, por exemplo, confabulava que seu filho a visitara pela manhã quando, na verdade, havia a visitado em um outro dia. Além disso, confabulava que estava no hospital somente naquele momento e que retornaria a seu apartamento em alguns dias, sendo que, na realidade, estava internada há algum tempo e não havia nenhuma perspectiva de retornar a seu apartamento. Ou seja, a paciente era incapaz de se situar no decorrer do tempo, no antes e no depois. Para Minkowski, as confabulações, ao contrário do que um simples mecanismo de compensação para o preenchimento das lacunas da memória, representam, na verdade, algo mais profundo: uma alteração estrutural de ordem temporal. As confabulações são a representação da noção de tempo se impondo em um vazio de imagens mnésicas. Segundo Minkowski: "eles confabulam sempre de uma certa maneira, eles confabulam sempre e unicamente no tempo e traduzem assim a existência de um fator particular susceptível a evocar e manter a noção do passado e a noção do tempo em geral, que é totalmente independente da memória" (p. 347, tradução livre)[3].

Minkowski destaca também um aspecto que ele chama de distúrbio da estabilidade e da continuidade temporal. O presente ou o agora do demente senil, ao contrário do que se poderia esperar de alguém com deficiência da memória, não é puntiforme, mas sim estendido, generalizado e incapaz de se atualizar. O passado é distorcido e deslocado de maneira estereotipada no presente. Por exemplo, no falso reconhecimento, em que o doente acredita conhecer alguém que, na verdade, não conhece, ocorre o deslocamento do passado no presente. Minkowski comenta que a paciente em questão sempre o trata de forma cordial e familiar, porém estereotipada: "Pois lhe declarando que o conhece e acompanhando seus dizeres, como é o caso quase todos os dias, de uma mímica amistosa, o senil consegue estabelecer um contato afetivo com você. Mas esse contato, penetrando no domínio da memória falha, torna-se impessoal, perde, como nós dizíamos, toda a atualidade, torna-se unicamente tempo deslocado perpassando seus limites naturais, perde assim sua tonalidade habitual, determinada sempre pelo instante presente em suas relações com o passado e com o futuro vivido" (p. 347, tradução livre)[3].

Assim, Minkowski conclui que a demência é essencialmente uma patologia da temporalidade, complicada pela junção de transtornos da função cerebral (memória e simbolização).

Otto Dörr[7], em suas investigações fenomenológicas, aponta que as demências podem ser vistas como exacerbações patológicas de alterações fenomenológicas comuns na espacialidade e temporalidade da senescência (envelhecimento saudável).

Segundo esse autor, o espaço vivido do idoso, ao contrário do das crianças – em que predomina o espaço curto e próximo –, é naturalmente distante. Esse distanciamento não se refere somente a fatos pontuais como parar de trabalhar, mas, sim, a um distanciamento mais generalizado de toda a participação da vida. A ambição, o desejo, os projetos estão mais apagados. Isso não é uma passividade ou preguiça, mas uma forma do idoso de estar no mundo. O idoso pode, por exemplo, permanecer por horas sentado, observando a paisagem em um parque, sem que fique entediado ou que seja monótono, contentando-se com a participação da vida quase que apenas como um mero espectador. Na demência, no entanto, esse distanciamento se transforma em diminuição da mobilidade e em paralização, levando a uma incapacidade de atuar no mundo.

O tempo vivido na criança é lento e infinito. No adulto, parece acelerar-se, os anos passam cada vez mais rápido. Na velhice, porém, o tempo volta a se tornar lento. Responsabilidades como ganhar dinheiro, cuidar dos filhos e preocupações cotidianas diminuem, e os idosos podem ficar horas contemplando algo ou se dedicando a algo que os mais jovens considerariam enfadonhos. Isso mostra, no tempo vivido do idoso, uma importante presentificação. O momento presente parece ser mais rico, profundo e prolongado. Ocorre também a presentificação do passado, em oposição aos adultos, e há um grande aumento da importância do passado. Memórias antigas podem ser revividas, reconstruídas com diversos detalhes e experienciadas de maneira bastante intensa. Na demência, essa presentificação leva a uma paralização do devir temporal e, por consequência, a uma incapacidade de atualizar-se no tempo.

Dörr[7] defende também que a essência dos fenômenos da demência poderia se resumir a uma incapacidade do Eu de voltar-se a si mesmo (autorreflexão) e, logo, de tomar uma posição e atitude que supere a vida pré-reflexiva. Essa característica é a fundamental do Eu e é aquela que define o Ser Humano como ser racional e histórico. Ser demente é então deixar de ser Humano.

Vion-Dury et al.[8,9] também se dedicaram ao tema mais recentemente. Segundo esses autores, na demência a consciência, em sua camada mais superficial, onde estão a capacidade de reflexão, a intencionalidade e a capacidade de refletir à distância, esvaece-se, surgindo à tona, desnudada, a consciência pré-reflexiva. Assim, o demente vive o mundo sem nenhuma proteção ou tamponamento reflexivo. Isso explicaria sintomas neuropsiquiátricos comuns em demenciados, tais como agitações e confusões, frequentemente causados por mudanças do ambiente e da rotina em que vivem. Na demência, o alicerce ontológico é o esvaecimento progressivo do *Dasein* (ser-aí/ser-no-mundo; conceito heideggeriano usado no sentido de que a existência humana se dá em um ser implantado no mundo). Nos dementes, o esvaecimento progressivo dos processos reflexivos leva a uma distorção da espacialidade e da temporalidade, resultando em uma presença reduzida ao próprio corpo e a uma atividade estereotipada (plano ôntico). O *Dasein*, como conjunto de possibilidades do ser, retrai-se em suas possibilidades, de forma definitiva, em uma configuração estreita e limitada (plano ontológico). Diferentemente do esquizofrênico, em quem ocorre a total paralisação, na demência o esvaecimento do ser-aí é desbalanceado. O demente fica "mais ser" e "menos no mundo".

Retomando o conceito binswangeriano de "existências malogradas"[10], Vion-Dury[8,9] sugere, na demência, o termo desbotamento ("*estompement*" – tornar menos claro, atenuar) para descrever a forma de existência malograda em que ocorre uma perda progressiva do Eu. O desbotamento aponta para um retraimento do *Dasein*, a diminuição de sua presença, a redução de campos de possibilidade do Ser. O demente desbota de seu Ser próprio (aquele que assume o seu destino) e desbota do mundo dos outros, do mundo público, do mundo da vida.

Retomando Husserl e Heidegger, eles exploram também a perda de palavras que ocorre nos dementes. As palavras são os tijolos do pensamento (logos) e o pensamento é a casa que acolhe toda a percepção do mundo. Assim, o paciente demenciado, desprovido da linguagem, é desprovido da casa do Ser.

Também de forma contemporânea, Summa e Fuchs[11] investigam o processo demencial sob a perspectiva do conceito de *self*. Dialogam com teorias de Ricoeur e Taylors que defendem o *self* como, fundamentalmente, uma narrativa contada pela pessoa e como coleção de memórias episódicas. Assim, Summa e Fuchs apontam que na demência o evento principal é na verdade um esvaecimento do *self*.

Destacam que a memória implícita, aquela que não é conscientemente evocada, mas, em geral, é atuada de forma pré-reflexiva (e que é notadamente corpórea), é preservada. Assim, o paciente, mesmo em estágios avançados, permanece familiarizado com padrões de percepções e comportamentos que lhe são habituais. Essa memória independe da diacronicidade do tempo. A orientação autopsíquica dos demenciados também é preservada, também independente da diacronicidade do tempo. O doente preserva o uso correto do pronome pessoal "eu", mantém noção de sua orientação corpórea no espaço, reconhece lugares e faces que lhe são familiares e sente-se seguro com isso. Summa e Fuchs[11] denominam isso que "resta" de *minimal self*. Assim, os demenciados, mesmo com sua memória autobiográfica deficitária, mantêm certa familiaridade com ambientes conhecidos, situações que foram comuns em sua vida e padrões de comportamento que lhe são habituais. Summa e Fuchs[11] concluem que, apesar do déficit da narrativa coerente, outras camadas da experiência do *self* são preservadas, sugerindo que o Eu narrativo não seria apenas uma identidade socialmente construída, mas algo alicerçado em um senso mínimo de si (chamado por eles de *minimal self*) e na auto-orientação, que estariam preservados na demência.

Em conclusão, pode-se dizer que pouco foi explorado sob a perspectiva fenomenológica da demência. A maioria dos autores de fenomenologia citados anteriormente aponta para a preservação de algumas funções até os estágios finais de demência, o "eu aqui agora"[3], a consciência pré-reflexiva ou *minimal self*[11], e para um distanciamento, um desbotamento do mundo[7-9].

PARALISIA GERAL (NEUROSSÍFILIS)

O termo "paralisia geral" refere-se a uma síndrome decorrente da infecção no sistema nervoso central pelo *Treponema pallidum* na sífilis terciária ou neurossífilis. Tal síndrome é caracterizada por humor exaltado, agitação e aceleração psicomotora, ideias ou delírios grandiosos e importante perda da memória, seguida então de uma paralisia progressiva dos músculos. Costuma surgir anos após a infecção inicial. Tais casos são atualmente raros devido à facilidade de tratamento da sífilis, mas têm grande importância na história da psiquiatria. Na era anterior ao advento da penicilina em 1928, pessoas acometidas frequentemente eram internadas em asilos psiquiátricos.

Novamente Minkowski[3] é um dos autores que aborda esse tema dentro da tradição fenomenológica. Ele contrasta a apresentação psicopatológica da sífilis terciária com aquela própria dos esquizofrênicos e dos demenciados. Assim como nos demenciados e ao contrário dos esquizofrênicos, nos paralíticos gerais a consciência do Eu, a noção do "eu, aqui, agora", é relativamente preservada. Já o passado dos paralíticos parece estar fragmentado e, sobretudo, dissociado, não havendo um senso de continuidade. No entanto, o *elán* vital em seu sentido bergsoniano (impulso original, força motriz que move a vida para frente) permanece ativo e, livre do lastro do passado, invade e toma conta do paciente. Essa profunda alteração estrutural é traduzida em delírios de conteúdo grandioso, no aceleramento e no imediatismo do tempo vivido. São frequentes em seus discursos expressões como: "logo farei algo importantíssimo", "imediatamente farei isso", "agora há pouco andei oitocentos quilômetros" (p. 349, tradução livre)[3]. O esquizofrênico, em contraste, não tem nenhum *elán* vital e encontra-se totalmente paralisado no tempo.

RETARDO MENTAL

O retardo mental ou deficiência intelectual (DSM-5) é um transtorno crônico caracterizado por: acentuado déficit cognitivo, início antes dos 18 anos e deficiência em habilidades sociais, de aprendizado, comunicação, autocuidado, entre outros. Inúmeras podem ser suas causas etiológicas, como doenças genéticas, complicações neonatais e infecções do sistema nervoso, porém, muitos casos são considerados idiopáticos[12].

Minkowski[3] é um dos poucos fenomenólogos a se debruçar sobre esse tema. Relata o contato interpessoal tipicamente pueril no encontro com esses pacientes, mas vai além. Segundo Minkowski, o transtorno gerador, ou seja, a "lesão primária do psiquismo" (p. 219, tradução livre)[3] dos retardados mentais é uma incapacidade de se desprender do pensamento concreto. O doente é incapaz de conceber o outro como uma personalidade e, logo, de se colocar no lugar do outro, acabando, com isso, por superestimar sua própria pessoa. Tal alteração é diferente da pessoa orgulhosa ou arrogante – em que a pessoa julga a personalidade dos outros e se coloca como melhor –; no retardo, o doente é simplesmente incapaz de apreciar o outro como pessoa.

Minkowski destaca também que, na temporalidade do retardo mental, o horizonte temporal, tanto para o passado quanto para o futuro, é reduzido, tendo pouca amplidão. Assim, eles têm pouca capacidade de fazer planos para o futuro e de lastrear seu presente em seu passado.

LESÕES CEREBRAIS

Lesões cerebrais podem ser causadas por uma miríade de condições médicas, como trauma, neoplasia, cirurgia, acidente vascular cerebral, encefalites, epilepsia, etc. Evidentemente, as apresentações clínicas estão muito relacionadas à localização encefálica da lesão. O acometimento dos lobos frontais, por exemplo, quando associado a lesões no córtex pré-frontal orbitofrontal ou ventromedial, levam, em linhas gerais, à desinibição, labilidade emocional e impulsividade[13], com restrições nas relações interpessoais. Além disso, nota-se um julgamento prejudicado, com pouca preocupação com o futuro. Um exemplo clássico disso é o caso Phineas Gage[14], um operário norte-americano que, no século XIX, em um acidente com explosivos na construção de uma linha de trem, teve o córtex pré-frontal perfurado por uma barra de metal, apresentando uma mudança acentuada de seu comportamento, mesmo sem ter tido sequelas motoras[14].

Em 1968, Harlow, médico que acompanhou Phineas Gage 20 anos após o acidente, assim o descreveu[14]:

"[O] equilíbrio, por assim dizer, entre suas faculdades intelectuais e suas propensões animais fora destruído. As mudanças tornaram-se evidentes assim que amainou a fase crítica da lesão cerebral. Mostrava-se agora caprichoso, irreverente, usando por vezes a mais obscena das linguagens, o que não era anteriormente seu costume, manifestando pouca deferência para com os colegas, impaciente relativamente a restrições ou conselhos quando eles entravam em conflito com seus desejos, por vezes determinadamente obstinado, outras ainda caprichoso e vacilante, fazendo muitos planos para ações futuras que tão facilmente eram concebidas como abandonadas... Sendo uma criança nas suas manifestações e capacidades intelectuais, mas com paixões animais de homem maduro" (p. 23)[14].

Goldstein[2], mesmo considerando que as alterações são dependentes da localização da lesão, propõe-se a encontrar uma essência no que ele chama de mudanças comportamentais básicas, resultantes de uma lesão cerebral cortical inespecífica. De acordo com ele, nesses pacientes, as ações que se restringem à manipulação de materiais concretos e tangíveis têm um desfecho favorável. Por outro lado, eles têm dificuldade em transcender a experiência concreta imediata, falhando em pensar de modo mais abstrato, além da esfera do imediato, na esfera da representação. Isso se manifesta em suas ações, percepções, modo de pensar, volição, sentimentos, etc. O paciente age, percebe, pensa, empatiza, calcula, presta atenção, retém, contanto que ele tenha à disposição a possibilidade de manusear diretamente objetos concretos. Por essa razão, de uma maneira geral, por exemplo, eles conseguiriam entender uma pequena história, caso seja uma situação familiar em que eles mesmos participaram. No entanto, eles teriam dificuldade de entender uma história parecida, mas que seja necessário se colocar em uma outra situação ou no lugar de uma outra pessoa. Nessa linha, poder-se-ia dizer que a intersubjetividade desses pacientes também seria pautada por elementos concretos, superficiais, cursando com uma maior puerilidade ao contato e com o predomínio de uma atitude pré-reflexiva, que se manifestaria, por exemplo, com uma maior desinibição sexual, ou com outros atos impulsivos.

Goldstein[2] sugere ainda que esses pacientes estariam incapazes de se separar e de se retirar do mundo. Haveria um "encolhimento" de suas liberdades e, essencialmente, esses pacientes perderiam a capacidade de lidar com o que não é real, com a esfera das possibilidades. Desse modo, a temporalidade estaria presentificada e, tal como no retardo mental descrito por Minkowski, haveria um estreitamento das capacidades retentivas e protentivas, com dificuldade no planejamento futuro e no lastreamento de seu presente em um passado, o que poderia justificar o comprometimento geral no acompanhamento de papéis e regras sociais. Apesar de tais mudanças, esses pacientes manteriam algum senso de continuidade do Eu, como no caso de pacientes demenciados. No entanto, o se situar no antes ou depois tenderia a estar mais preservado.

Por fim, vale ressaltar que há paralelos importantes entre pacientes com lesões cerebrais e aqueles com retardo mental. No entanto, nos primeiros, evidentemente, há uma história clínica compatível com uma mudança muitas vezes brusca, não constitucional, além de alterações prováveis em outros aspectos cognitivos/neurológicos, como déficits motores.

PSICOSES ORGÂNICAS

Existem diversas condições médicas orgânicas que podem gerar quadros psiquiátricos com sintomas ditos psicóticos (ideações delirantes, distúrbios da sensopercepção, como alucinações, por exemplo), desde patologias infecciosas (neurossífilis) até autoimunes (encefalite antirreceptor NMDA). Pacientes epilépticos também podem apresentar psicose e – do mesmo modo – substâncias psicoativas também podem induzir psicoses agudas ou crônicas. Os pormenores desses quadros não serão explorados neste capítulo.

Habitualmente, as psicoses orgânicas possuem características que apontam para algumas diferenças em relação às psicoses não orgânicas, quais sejam, a apresentação atípica, relação temporal com alguma causa médica, relação causal com algum agente etiológico, uma possível instalação mais tardia do quadro e a não evidência de uma psicose primária que possa melhor justificar a apresentação clínica atípica[15]. Vale ressaltar, no entanto, que, em grande parte dos casos, essa distinção entre quadro orgânico *versus* não orgânico não é fácil de ser realizada.

A mera presença ou não de sintomas positivos não facilita essa distinção, sendo muito mais importante, por exemplo, analisar se existem alterações estruturais significativas, como distúrbios da ipseidade, o que apontaria mais para um quadro não orgânico. Segundo Cutting[16], parece haver uma distinção entre os temas predominantes nos delírios das psicoses orgânicas, em que os outros parecem ser as vítimas/personagens principais do delírio e o *eu* apenas um espectador, e as psicoses não orgânicas, nas quais o *eu* estaria intimamente envolvido. Sintomas negativos, usualmente associados à esquizofrenia, também podem ser encontrados nos quadros orgânicos, possivelmente expressão de disfunções orgânicas, cognitivas ou de efeitos extrapiramidais de antipsicóticos. Além disso, na esquizofrenia e em depressões psicóticas, as alucinações ocorrem em todas as modalidades perceptuais, mas o predomínio de alucinações visuais, olfatórias, gustatórias e táteis deve sempre levantar a suspeita de estados orgânicos[17].

Prosseguindo sobre possíveis diferenças entre psicoses orgânicas e não orgânicas, segundo Ey[18], citado por Jansson e Nordgaard[17], as alucinações orgânicas agudas emergiriam sincronicamente ao estado mental causado pela doença cerebral aguda, enquanto, na esquizofrenia, haveria um envolvimento gradual diacronicamente às mudanças estruturais que ocorrem ao longo da experiência. Ainda conforme os autores, na psicose orgânica não haveria dupla orientação em relação às experiências psicóticas, como na esquizofrenia, e os pacientes agiriam em seus delírios e alucinações como se houvesse apenas uma realidade. A psicose esquizofrênica teria usualmente uma característica autorreferente ou pelo menos o conteúdo da psicose seria experienciado com fortes implicações para o paciente. No caso da psicose orgânica, o tema da psicose pode parecer irrelevante, como ver insetos ou sangue saindo da torneira.

Já Keshavan e Jindal[19], citados por Jansson e Nordgaard[17], sugerem que existiriam algumas características psicopatológicas que seriam mais frequentes nos quadros orgânicos que nos não orgânicos, como sintomas catatônicos, alteração do nível de consciência, alucinações visuais, síndromes de falsa identificação (Capgras, p. ex.,) e instalação tardia do quadro. Vale frisar, no entanto, que nenhuma dessas características seria patognomônica de psicose secundária.

CONSIDERAÇÕES FINAIS

Acredita-se que um maior apuro psicopatológico seja indispensável para uma prática psiquiátrica mais acurada e humanizada. A vertente da psicopatologia fenomenológica, particularmente, parece fornecer ferramentas valiosas na busca pela melhor compreensão dos significados das experiências psicopatológicas.

Apesar da inegável importância que os transtornos mentais orgânicos possuem em clínica, ainda existem poucos trabalhos realizados sobre o tópico no âmbito da psicopatologia fenomenológica. Procura-se, assim, apresentar uma pequena contribuição para o desenvolvimento do tema e, do mesmo modo, espera-se que o presente capítulo possa funcionar como incentivo e ponto de partida para novos estudos na área.

REFERÊNCIAS BIBLIOGRÁFICAS

1. Mølstrøm IM, Henriksen MG, Nordgaard J. Differential-diagnostic confusion and non-specificity of affective symptoms and anxiety: an empirical study of first-admission patients. Psychiatry Research. 2020;291:113302.
2. Goldstein K. The organism: a holistic approach to biology derived from pathological data in man. New York: American Book Company; 1939.
3. Minkowski E. Temps vécu. 3. ed. Paris: PUF; 2013.

4. Organização Mundial de Saúde Fact Sheets Dementia [acesso em 14 jul. 2019]. Disponível em: https://www.who.int/news-room/fact-sheets/detail/dementia.
5. Aprahamian I, Martinelli JE, Yassuda MS. Doença de Alzheimer: revisão da epidemiologia e diagnóstico. Rev Bras de Clin Med. 2009;7:25-30.
6. Gallucci NJ, Tamelini MG, Forlenza OV, Diagnóstico diferencial das demências. Rev. Psiq Clín. 2005;32(3):119-30.
7. Dorr OZ. Aspectos fenomenológicos y éticos del envejecimiento y la demência. Rev MEd Chile. 2005;133:113-20.
8. Vion-Dury J, Micoulan-Franchi JA, Balzani C, Cermolacce M, Tammam D, Azorin JM, et al. Phénoménologie des démences (2). "L'awarness" sans le "self" e le double estompent dans la maladie d'Alzheimer. PSN. 2012;10:29-44.
9. Vion-Dury J, Micoulan-Franchi JA, Balzani C, Cermolacce M, Tammam D, Azorin JM, et al. Phenomenologie des démences (1). La Psychiatrie phénomenologique des états démentiels. PSN. 2012;10:35-50.
10. Binswanger L. Três formas da existência malograda: extravagância, excentricidade, amaneiramento. Rio de Janeiro: Zahar; 1977.
11. Summa M, Fuchs T. Self experience in dementia. Revista Internazionale de Filosofia e Psicologia. 2015;6(2):387-405.
12. American Psychiatric Association (APA). Diagnostic and Statistical Manual of Mental Disorders-5th edition. Washington: American Psychiatric Press; 2013.
13. Chow TW. Personality in frontal lobe disorders. Current Psychiatry Reports. 2000;2(5):446-51.
14. Damásio AR. O erro de Descartes: emoção, razão e o cérebro humano. 2. ed. São Paulo: Companhia das Letras; 2010.
15. Keshavan MS, Kaneko Y. Secondary psychosis: an update. World Psychiatry. 2013;12:4-15.
16. Cutting J. The phenomenology of acute organic psychosis comparison with acute schizophrenia. Br J Psychiatry. 1987;151:324-32.
17. Jansson L, Nordgaard J. The Psychiatric Interview for Differential Diagnosis. Springer; 2016.
18. Ey H. Traité des hallucinations. Perpignan: Crehey; 2012.
19. Keshavan MS, Jindal RD. Neurobiology and etiology of primary schizophrenia: current status. In: Sachdev PS, Keshavan MS, editors. Secondary schizophrenia. Cambridge: Cambridge University Press; 2010. p. 3-15.
20. Harlow JM. Recovery from the passage of an iron bar through the head. Publications of the Massachusetts Society. 1868;2:327-47.
21. Vasconcelos MM. Retardo mental. J. Pediatr. 2004;80(2):1678-4782.

19

Psicopatologia diferencial do contato: esquizoides e autistas

Daniela Ceron-Litvoc

A partir da década de 1950, o olhar para os cuidados que devem ser tomados no desenvolvimento da criança sofreu um impacto importante. Um dos autores-chave desse processo, Bowlby (1951), descreve os efeitos negativos da privação materna no desenvolvimento infantil. Suas observações são consideradas revolucionárias para os cuidados destinados às crianças institucionalizadas, assim como para o início de um novo modo de observar o desenvolvimento: um processo que precisa ser cuidado para que o adulto possa atingir com plenitude suas potencialidades.

Concomitante com um olhar mais cuidadoso para o desenvolvimento infantil normal, surge o interesse pela psicopatologia nessa fase da vida. A psiquiatria da infância e da adolescência, que praticamente não existia como uma disciplina, constituiu suas primeiras cadeiras nos anos 1950 nos Estados Unidos e na Europa. Os estudos de Bowlby e o surgimento da Psiquiatria da Infância e Adolescência como uma disciplina marcam o início de um processo de ampliação do olhar para as peculiaridades do desenvolvimento infantil e seus pontos de vulnerabilidade.

Junto aos primeiros passos da Psiquiatria da Infância e Adolescência, surge, na psiquiatria como um todo, a partir da década de 1970, a procura por diagnósticos psiquiátricos padronizados e com algum grau de evidência. Essa tendência proporcionou o aparecimento dos critérios diagnósticos como o *Manual diagnóstico e estatístico de transtornos mentais* (DSM) e a Classificação Internacional de Doenças (CID-10). Tal movimento iniciou-se focado no estudo da população adulta e, na sequência, foi seguido pelos psiquiatras da infância e da adolescência. A apresentação de critérios diagnósticos para quadros psicopatológicos na infância e na adolescência aparece de forma sistemática no DSM-IV em 2000 e na CID-10 em 1996[1-3].

A utilização de critérios padronizados trouxe, de partida, uma maior sensibilidade para o conceito de adoecimento psíquico. Esse fato proporcionou um impacto positivo para a população de crianças e adolescentes que apresentavam processos psicopatológicos, pois aumentou seu reconhecimento nessa faixa etária e a procura por tratamentos[1]. Porém, apesar dessa frente normatizadora da nomenclatura, em relação ao reconhecimento psicopatológico, a psiquiatria da infância e adolescência ainda se encontra em fase inicial, o que se pode considerar como esperado para uma disciplina com menos de um século de história. As primeiras tentativas de diagnósticos psicopatológicos na década de 1960 caracterizaram-se por serem vagas (pouco específicas) e sem comprovações (evidências), utilizando-se de nomenclaturas como "síndrome de mau ajustamento" ou "problemas comportamentais da infância". Apresentavam uma tendência a culpabilizar os cuidados parentais como a essência etiológica da manifestação psicopatológica mesmo sem evidências claras, com o surgimento das descrições da "mãe esquizofrenizante" para crianças com quadros psicóticos e "pais geladeiras" para crianças com alterações na comunicação e na interação[4-7]. Assim também eram os tratamentos, sem especificidade ou comprovação de eficácia[1]. Quando foram normatizados, pela escassez de dados em cada faixa do desenvolvimento, os critérios utilizados para sistematização dos quadros psicopatológicos nas crianças e nos adolescentes foram criados tendo como ponto de partida as concepções das patologias nos adultos. Por essas questões, pode-se dizer que os critérios diagnósticos psiquiátricos ao longo do desenvolvimento ainda estão concebidos em um formato aquém do ideal, promovendo dificuldades reais no reconhecimento psicopatológico por faixa etária que desembocam, de forma frequente, em erros no diagnóstico, reduzindo também a chance de se produzirem tratamentos eficazes e específicos[8].

O reconhecimento do adoecimento psíquico nas crianças e nos adolescentes ocorreu em um contexto histórico diferente do que ocorreu na psicopatologia voltada aos adultos. A psicopatologia para os adultos foi construída em um momento em que a prática permitia observações clínicas detalhadas, preocupando-se com o reconhecimento do objeto observado e o recorte proporcionado pelo observador. Esse momento histórico permite que a leitura fenomenológica da psicopatologia proposta por Jaspers seja aceita como base para o desenvolvimento da psicopatologia como uma disciplina. Ao longo dos anos, mesmo com as mudanças que ocorreram na prática clínica da saúde mental, a padronização de diagnósticos em adultos apoiou-se nas descrições psicopatológicas detalhadas dos séculos XIX e XX como alicerces para sua elaboração. Por exemplo, a forma como são concebidos atualmente quadros como a esquizofrenia, a mania, a melancolia, o transtorno bipolar, entre outros, é derivada diretamente das descrições de autores como Kraepelin[9], Bleuler[10] e Schneider[11].

As descrições clínicas detalhadas poderiam também ter sido utilizadas como alicerce para o reconhecimento da psicopatologia na infância e da adolescência, porém, dois fatores impossibilitaram que isso ocorresse. O primeiro fator é a história recente do reconhecimento do adoecimento psíquico na infância e adolescência. A psicopatologia do desenvolvimento infantil e adolescente é constituída como disciplina em um contexto clínico em que as descrições detalhadas foram substituídas pela prática de compilação de sinais e sintomas. O segundo fator é a forma de reconhecimento clínico atual. A padronização da nomenclatura criou um sistema rígido de sinais e sintomas para o reconhecimento dos quadros psicopatológicos, o que resultou na troca de uma observação clínica detalhada por uma listagem de sinais e sintomas. Como apontam Carlson e Meyer[12], "qualquer um pode testemunhar a degeneração nas entrevistas estruturadas em um jogo de perguntas e respostas: respostas tomadas ao pé da letra, sem a preocupação com o que está por detrás das palavras, com o que não é dito, com o contexto emocional. Este é o risco das pesquisas com escalas e entrevistas estruturadas e não a observação cuidadosa dos pacientes" (p. 939)[12]. Dessa forma, têm-se formado, de forma crônica, profissionais que não foram treinados para o reconhecimento detalhado dos quadros psicopatológicos. Mesmo assim, algumas descrições clínicas realizadas antes do apogeu dos critérios diagnósticos foram determinantes para a categorização de quadros psicopatológicos, como as de Kanner[13] e Asperger[14-16], que delinearam as características do autismo partindo da descrição minuciosa de poucas crianças.

Nesse sentido, pode-se considerar o conhecimento da psicopatologia ao longo do desenvolvimento como um processo ainda em formação. Ainda é distante a capacidade de reconhecer a base dos transtornos psicopatológicos que assolam a infância e a adolescência[1], por isso, pesquisas na evolução individual ao longo do desenvolvimento precisam ser realizadas para aprimorar a capacidade de reconhecimento dos quadros patológicos[12]. Uma das propostas é retomar a descrição de caso típico, por sua capacidade de ilustrar as categorias constantes da essência psicopatológica em cada caso individual, de forma que possam ser reconhecidas e generalizadas para uma compreensão psicopatológica[17-19].

Seguindo por essa linha, serão descritos dois casos clínicos com os quais se pretende exemplificar as nuances do contato que denotam uma estrutura pré-reflexiva distinta entre duas crianças diagnosticadas como pertencendo ao transtorno do espectro autista (TEA) segundo o DSM-5[20].

CASO 1

O paciente era um menino de 6 anos com diagnóstico de TEA desde quando entrou na escola, aos 2 anos. Nessa época, a escola pediu uma avaliação pelo atraso na fala (utilizava poucas palavras, sem intenção de interlocução), pelo pouco contato com pares, pela dificuldade de se manter focado nas atividades em grupo e pela tendência à irritabilidade, maior do que o esperado para a idade, quando contrariado.

O menino fez terapia comportamental no modelo ABA, adquiriu fala e melhorou comportamentos compartilhados e sociais em cerca de 6 meses. Porém, depois dessa melhora inicial, a mãe interrompeu o tratamento por considerar que o filho não apresentava ganhos com a intervenção. O principal motivo da interrupção foi a resistência do filho em frequentar as sessões. Apesar de continuar uma criança tímida, retraída, com pouco contato social, tornou-se mais tolerante ao ambiente e com menor irritabilidade. Aumentou o contato e a comunicação com as outras pessoas, mas manteve a predileção por brincar sozinho.

Por um ano, todos os aparelhos eletrônicos da casa foram retirados de seu uso. Isso porque a mãe percebia que ele tendia a evitar o contato com mais obstinação quando tinha ao seu dispor televisão, *tablet*, celular ou outra fonte de distração solitária. Sem essas possibilidades, o menino passava longos períodos brincando sozinho com brinquedos de encaixar ou classificar. Ainda nesse momento, mãe e filho acharam uma atividade em comum: a leitura. A criança poderia passar horas escutando a mãe ler, sem se cansar. Comentava as histórias dos personagens, o que não fazia sobre as suas vivências. O interesse foi tanto que a mãe, apesar de ver os benefícios dessa atividade em conjunto, teve que restringir o tempo de leitura por ser desmedido por parte da criança.

Quando a segunda filha nasceu, a mãe relata que percebeu que a interação com os dois filhos era muito diferente. Lembra-se de um filho calmo, tranquilo, sem predileção por colo (apesar de gostar), com tendência a explorar o mundo sozinho. Uma criança que ficou deslumbrada quando pode andar e desbravar o mundo, o que fez sem pedir companhia, apenas ajuda. A filha, pelo contrário, solicitava companhia de uma forma que o menino nunca tinha feito. Também percebeu que a filha era mais fácil de ser "lida": sabia melhor o que ela queria e podia antecipar várias situações com potencial de conflito, evitando irritabilidade, o que nunca aconteceu com o seu primeiro filho.

A mãe procurou atendimento novamente, agora com o menino aos 6 anos por novas dificuldades na escola. Seu filho tem uma amiga predileta na escola com quem mantém uma boa interação, mas se nega a interagir com as outras crianças. Simplesmente as ignora. Em um episódio em que uma terceira criança aproximou-se da dupla, ele reagiu de forma violenta. O menino encontra-se em processo de alfabetização, mas se recusa a seguir as orientações da professora. A mãe acha que ele sabe ler, mas ele não segue as atividades como esperado. Faz quando quer, na forma que julga correta. Não discute, esquiva-se. No entanto, tende a ficar muito irritado se se sente obrigado a realizar alguma tarefa.

CASO 2

A família de um menino de 3 anos procura atendimento, pois os pais o percebem diferente do irmão gêmeo. A fonoaudióloga, amiga da família, sugere que ele tem algumas alterações que mereceriam avaliação. Nome fictício: João.

Os pais contam que as duas crianças gêmeas sempre tiveram comportamentos diferentes desde o nascimento, mas que essa diferença ficou mais clara a partir de 1 ano de vida. Com 1 ano, quando comparado ao irmão, João parecia não perceber os estímulos ao seu redor. Procuraram avaliação para surdez, na época, que foi descartada.

As duas crianças entraram na escola com 8 meses de vida. Apesar de os pais estarem preocupados com a sensação que João era excessivamente alheio ao ambiente e pouco responsivo, os profissionais da escola os tranquilizaram. A escola não percebia nada que sugerisse algum problema com a criança e consideraram a avaliação para surdez uma preocupação excessiva por parte dos pais.

Com 18 meses, por orientação da fonoaudióloga, iniciou atendimento com fonoaudiologia. Na época, não emitia nenhum componente de vocalização esperado para a idade, enquanto o irmão gêmeo já ensaiava algumas interações por vocalizações. Adquiriu fala, mas apresentava uma fala com "excessivo sotaque gaúcho". Apesar de o pai ser originário do Rio Grande do Sul, mora em São Paulo há muitos anos, com quase nenhum sotaque e estranhou a sonoridade da fala de João ("ele não aprendeu esse sotaque em casa").

Desde o primeiro ano de vida, concomitante com a sensação de ser alheio aos estímulos externos, os pais também se preocupavam com o comportamento explosivo inesperado do filho. Contam que além de uma intensidade fora do esperado, era totalmente imprevisível. Relatam ainda que o filho chorou por 2 horas no avião por se recusar a usar o cinto de segurança. O choro era tão intenso que o piloto se recusou a decolar enquanto a criança não melhorasse, resultando em um atraso do voo. Por fim, o piloto desistiu de esperar que se acalmasse e se convenceu a partir mesmo com a criança aos prantos. Chorou sem consolo até chegarem ao fim da viagem. Esses episódios de descontroles foram frequentes a partir do primeiro ano de vida, deixando os pais em situação de constante alerta. Nunca sabiam que situação provocaria um novo episódio no filho e não reconheciam nenhuma forma de apaziguamento.

Com a orientação da fonoaudióloga, os pais começaram a antecipar com o João cada etapa de uma atividade. Por exemplo, uma quinzena antes da próxima viagem de avião, relataram todas as etapas da viagem, incluindo o uso do cinto de segurança. Assim, diminuíram os episódios de descontrole em situações em que os pais eram capazes de fazer tal previsão. Em situações novas, João continuou reagindo de forma errática: algumas vezes aceita e se adapta muito bem; outras, não. Isso faz com que os pais não consigam reconhecer um padrão.

João também parecia não perceber o irmão gêmeo até os 2 anos. Agora procura-o com curiosidade. Às vezes expressa frases como: "Como que é o nome desse irmão?", "Esse é o irmão?". Assim como sabe o nome do irmão e mesmo assim pergunta, adquiriu o comportamento de perguntar várias vezes coisas que já sabe. Os pais têm a impressão de que é para se assegurar de que está correto.

PSICOPATOLOGIA DIFERENCIAL

A psicopatologia fenomenológica assume que a psicopatologia é uma alteração de toda a existência e não alterações isoladas de funções psíquicas[21]. A análise proporcionada pela psicopatologia fenomenológica busca, em seu desfecho final, promover uma abordagem terapêutica pragmática que inclua tanto a essência psicopatológica quanto a relação antropológica com o indivíduo e seu ponto do desenvolvimento[18,22,23]. A essência de cada experiência psicopatológica é uma proporção típica antropológica, ou seja, é uma desproporção mantida em um relativo centro de estabilidade em oposição ao que seria o saudável que é um fluxo contínuo de desproporções e proporções que se rearranjam e reagrupam, dissolvendo-se e remodelando-se, de forma a determinar uma estrutura psíquica final harmônica em suas proporções antropológicas. Esse estado desproporcional mantido promove sua assinatura no desenvolvimento ao determinar a experiência de mundo condicionada a essa estrutura pré-reflexiva. Por exemplo, uma criança que se desenvolve sob uma vivência de contato restrito com o externo obterá do mundo à sua volta menos contorno determinado pelo contato do que uma criança aberta sintonicamente para o externo, ávida pelo mundo. Sendo assim, como descrito a seguir, serão delineadas duas essências psicopatológicas entre o que se chamam aqui de esquizoides e autistas e avaliar-se-á o impacto das essências psicopatológicas no dialético e contínuo movimento da estrutura e suas proporções antropológicas ao longo do desenvolvimento e da intervenção terapêutica.

Como já colocado desde o início, serão descritos dois casos que se encaixam sob a nomenclatura de TEA pela norma atual de classificação. Mas, ao mesmo tempo, ao descrever os dois casos, podem-se salientar algumas diferenças no contato que ilustram a proposta do capítulo: enquanto o esquizoide apresenta uma compreensão íntegra de *self* e de experiência de mundo, o autista apresenta-se fragmentado. A essência psicopatológica do esquizoide é o distanciamento no contato, uma restrição na capacidade de ressoar em sintonia com o ambiente por possuir uma menor abertura para o externo; por outro lado, a essência psicopatológica no autismo é uma alteração em uma esfera mais próxima ao cerne estrutural psíquico, na sua capacidade de viver e logo vivenciar tempo e espaço, constituindo uma experiência de *self* fragmentada. Essa diferenciação, como se verá, tem impacto no prognóstico assim como no projeto terapêutico.

CASO CLÍNICO 1: CRIANÇA ESQUIZOIDE

O caso clínico 1 é o tipo ideal que se utilizará para descrever o que será chamado de "contato esquizoide na infância". Como colocado, a literatura descritiva psicopatológica é escassa na seara da infância e adolescência, por esse motivo, utilizar-se-á a descrição de Minkowski[24] sobre esquizoidia (mesmo que realizada considerando uma psique adulta) como base para conceitualizar o contato esquizoide na infância.

Segundo Minkowski, o contato interpessoal é determinado, no que se refere a cada parte integrante da díade, pela abertura individual. Quando a amplitude de abertura é ampla o suficiente, o contato entre duas existências se desenrola em seu formato pleno. A comutação entre o indivíduo e o outro permite que "os acontecimentos penetrem nas fibras da essência da personalidade, vibrem, como uma corda tensa, em uníssono com ela, em maravilhosa harmonia entre o eu e a realidade" (p. 273)[24]. Assim, o eu e seu entorno modulam-se reciprocamente, em uma troca contínua em que o interno e o externo se fundem em uma terceira instância, o que é compartilhado. Personalidades aptas para essa fusão, na nomenclatura proposta por Minkowski, são denominadas como sintônicas. Ao mesmo tempo, os esquizoides seriam personalidades que apresentam uma abertura para o contato mais restrita, promovendo um contato mais distanciado e com trocas menos intensas. São capazes de permutas com o externo, mas as farão de forma consideravelmente menos recíproca do que a personalidade sintônica.

Assim como descrito no caso 1, muitas vezes, no contato com a criança, percebe-se uma discreta tensão em que ambos os interlocutores não sabem de antemão qual será o próximo passo a ser percorrido. Como se, no jogo recíproco da interpessoalidade, existissem tantos elementos subtraídos que a conotação central do encontro interpessoal fosse a experiência de lacunas que transformam a comutação em um fluxo instável com aproximações e distanciamentos, continuidades e ausências constantes. A criança em alguns momentos irrita-se com a falta de correspondência do seu interlocutor, não percebendo que não promoveu dados para que suas expectativas de jogo recíproco fossem contempladas. O interlocutor tende a sentir-se absorto em uma névoa de incertezas, de delicada aproximação de um elemento que promove a experiência de desconhecimento, a despeito do tempo de contato.

A criança esquizoide, ao compartilhar uma experiência com o outro, não compreende que não promove abertura para ser compreendida. Experimentando a realidade de forma distanciada e dominada sob sua perspectiva individual, tende a esperar que seu recorte de mundo seja hegemônico. Espera do seu entorno uma reação condizente com a sua experiência interior. Como a abertura é menor, restrita em intensidade e amplitude, mesmo com um outro que tenha a expectativa de ressoar em uníssono com a criança, a sintonia é restrita pelo distanciamento no contato por parte da criança esquizoide. Sendo assim, tanto a criança quanto seu entorno reconhecem parcialmente a expectativa do outro. A criança, dominada pela experiência interna, distanciada do externo, tende a se frustrar com um externo que não consegue lê-la. Devido à riqueza de seu mundo interior, sua previsibilidade (voltada a si mesma, ela se conhece bem), a criança esquizoide tende a se fechar cada vez mais. Quase autossuficiente, pode recusar um mundo externo que é imprevisível, potencialmente desconfortável ou invasivo.

Ao descrever o atendimento da criança descrita no caso 1, pode-se apontar que ela se coloca em uma posição de desconfiança ao outro: aceita ser atendida, porém com muitas resistências a qualquer tentativa de condução das atividades. Explora o ambiente de forma organizada e sabe orientar-se focada em suas expectativas, no entanto sente a presença do terapeuta ou como desnecessária ou como potencialmente incômoda. Aos poucos, mas sem que isso possa ser acompanhado pelo discurso, mostra alguns sinais de que o incômodo diminui e começa solicitar ajuda para realizar a atividade que tem em mente. Em alguns momentos, irrita-se com a falta de presteza do terapeuta em acompanhá-la em seus desejos, sem perceber que não forneceu nenhuma abertura para que esse desejo pudesse ser compartilhado. Compreende, com uma certa surpresa, quando o terapeuta explica que não saberia o que ela deseja a menos que ela falasse antes. Aceita o conceito de que a linguagem seria um instrumento para ajudá-la a compartilhar o que experimenta. Surpreende-se ao reconhecer que depende dela para abrir-se mais para o contato. Com isso, aumenta paulatinamente a comunicação, mas é um aumento muito mais pautado pela necessidade (quero que você me ajude) do que pelo desejo de compartilhar.

É necessário ressaltar que, ao mesmo tempo em que apresenta uma restrição da comunicação e do contato, que promove um clima permanente de tensão em que seu interlocutor está sempre em um patamar de inadequação ou incapacidade de prever os próximos passos, essa criança promove uma experiência de integridade no contato. Seu interlocutor sabe que ela tem conhecimento do que quer e também é capaz de tomar proveito da experiência externa desde que resguardada das imprevisibilidades e invasões. As interações por linguagem, apesar de restritas, permitem o reconhecimento de uma estrutura organizada e uma capacidade íntegra de compartilhamento de significados. O contato, ainda que distante, mostra uma estrutura harmônica em seus componentes.

CASO CLÍNICO 2: CRIANÇA AUTISTA

Já o segundo caso, apesar da mesma apresentação sintomatológica, se levada em conta a capacidade de comunicação e socialização, apresenta algumas particularidades no contato. A evitação não parece ser por um incômodo ou restrição de abertura, mas por uma desorganização interna que não permite o reconhecimento do outro como o esperado no contato interpessoal. Ou seja, se o caso 1 restringe o contato por distanciamento e diminuição da amplitude na abertura para o externo, priorizando o mundo íntimo, o segundo caso parece ter dificuldade em manter o contato, independentemente da abertura, por não reconhecer a "forma" como se realiza o contato interpessoal. Não evita o interlocutor, mas parece não saber exatamente como se relacionar com ele.

Ao contrário do primeiro caso, que reconhece um padrão de contato interpessoal (distante, desconhecido e potencialmente frustrante), o segundo caso parece não saber o que esperar no contato. Não seria uma restrição das propriedades de sintonia entre dois polos no contato interpessoal, mas uma alteração na forma como a criança autista concebe o mundo, nas suas propriedades estruturais pré-reflexivas.

Quando ocorre o contato interpessoal, a dupla experimenta o compartilhamento de suas vivências temporoespaciais. Esse compartilhamento, essa vivência coconsciente, permite um fluxo de experiências que são originadas individualmente, mas experimentadas pela díade. Rimos juntos, compartilhamos um interesse em comum por um assunto, sou capaz de sentir e me contagiar pela experiência do outro e saboreio a possibilidade de o outro compartilhar as minhas. Para que isso aconteça, as estruturas espaciais e temporais de cada indivíduo promovem a estabilidade para que possa existir uma coexistência tanto temporal quanto espacial de um mesmo evento.

No entanto, a experiência temporal e espacial pré-reflexiva no autismo está alterada de forma que a criança autista tem dificuldade na vivência do "eu-

-aqui-agora". A espacialidade e a temporalidade, estruturalmente, encontram-se alteradas de forma que a vivência de mundo se constitui por meio de uma possibilidade pré-reflexiva diferente da dos demais. A experiência de "eu" como uma unidade, envolta em um espaço compartilhado, é deficitária promovendo uma vivência de fragmentação. O mundo constitui-se sobre uma perspectiva espacial caleidoscópica em que todos os elementos são fragmentados e associados de forma caótica, sem continuidade, sem compor a esfera de conforto que envolve o indivíduo e seus pares, como seria esperado antropologicamente. "É como se ele não tivesse a dimensão dos limites de seu corpo, sons, sensações e toques estão todos misturados, juntos. É como ver o mundo através de um caleidoscópio", relata Temple Grandin[25] (p. 29) ao tentar expressar em palavras a experiência de um autista.

A partir dessa perspectiva, concebem-se as descrições de Kanner sobre as experiências com crianças autistas como exemplos dessa descrição: "Ele estava totalmente entregue aos seus impulsos espontâneos que não se encontravam em nenhuma relação com a situação do meio circundante" (p. 334)[13]. Ou a descrição fornecida por uma adolescente autista: "Eu tento muito agir normalmente. As pessoas acham que é fácil agir como o esperado, mas elas não sabem o que é estar no meu corpo [...]. Se eu pudesse parar, eu pararia. Mas não funciona assim. É como se eu estivesse constantemente brigando com o meu cérebro" (p. 233)[26]. Esses relatos mostram uma experiência de "eu no meu corpo" fragmentada. Espera-se que ao longo do desenvolvimento, a experiência de unidade de eu determine uma corporeidade integrada ao eu. Eu e meu corpo somos uma unidade harmônica em que meu corpo é a parte material que expressa aquilo que sou. Essa vivência de integridade reflete uma proporção antropológica esperada para o desenvolvimento. A experiência humana saudável é, inclusive, ter a concepção de considerar o "eu" e o corpo que constitui esse "eu" em profunda integração. Porém, o relato de Carly promove a experiência oposta: o "eu" e o "corpo" estão em constante luta, oposição ou dissincronia.

A experiência de "eu" não encontra na corporeidade sua continuidade natural, mas é quase um elemento estranho, desgovernado, fragmentado da totalidade. Na constituição de eu saudável, o corpo é parte silenciosa do "eu-aqui-agora", um veículo facilitador, um invólucro protetor e possibilitador para a exploração de mundo. O corpo permite a universalidade do sentir e é sobre essa experiência apriorística que repousa a possibilidade de identificação do "eu". Há uma generalização do "meu corpo" quando de encontro com o "outro corpo", uma percepção do outro[27]. É essa experiência apriorística, essência identificadora da constituição de "eu" que se encontra alterada nessas crianças e adultos que são capazes de descrever seu corpo, desde as primeiras experiências, como, em parte, desgovernado, não formando uma unidade de "eu". Experiência primária de um corpo fragmentado como se vê nos relatos de Carly: "se eu pudesse parar, eu pararia".

Como essa experiência de fragmentação é percebida pelo outro no contato interpessoal? Kanner[13] descreve: "Não era possível extrair conhecimentos do menino, estes se revelavam por acaso" (p. 330). "O que chama a atenção é o seu olhar: na maior parte das vezes [...], este se volta para o vazio, não mergulha no olhar daquele que está diante dele [...]; o seu olhar parece passar somente de forma rápida, periférica, por pessoas e objetos. É como se ele não estivesse presente" (p. 327). "É como se ele não tivesse nenhuma ideia sobre os limites do seu corpo, e sua percepção de visão, sons e tato estão todas misturadas. Deve ser como ver o mundo através de um caleidoscópio" (p. 34)[25].

A intersubjetividade promove um encontro de duas consciências em um espaço e tempo compartilhado. No entanto, as alterações temporais e espaciais pré-reflexivas na criança autista não permitem a sustentação do contato em um tempo e espaço compartilhados com o outro a ponto de promover compartilhamento que promova um fluxo de trocas. Ocorre o encontro, a criança ávida pelo outro puxa a mão da mãe para pedir ajuda, agarra-se ao corpo do pai, pede para participar de seu mundo caótico. Mas cada encontro não promove a estabilidade a ponto de suscitar ao outro a sensação de interesse compartilhado. Entende-se que a criança autista nos solicita (pega nossa mão, manifesta-se), mas não conseguimos compreendê-la. Isso promove um eterno desconhecimento entre as duas partes no contato. Esse desconhecimento do outro pode ser exemplificado na fala do irmão gêmeo do segundo caso: "ele só faz o que ele quer". Esse relato ocorreu em uma sensação conjunta em que a terapeuta observava a tentativa da criança autista de compartilhar o interesse no jogo com seu irmão, mas desistiu após a impossibilidade de manter-se interessado. O irmão autista retrai-se em um jogo de empilhar e o irmão não autista, decepcionado, expressa sua expectativa frustrada com essa frase. Para os olhos da terapeuta, ocorreu a tentativa de compartilhamento, mas a fragmentação de uma das partes não permitiu a sustentação esperada para a segunda parte. Na sequência desse evento, quando provocado pela terapeuta sobre a frase "ele só faz o que ele quer", a criança autista conta que foi ver um desenho animado em que um dos personagens era de outro planeta e diz: "eu descobri que sou de outro planeta".

Quando realiza uma atividade, a criança autista a organiza de forma focada na finalidade de sequenciamento, ordenação, padronização, sem estabelecer as relações simbólicas que seriam esperadas para a idade (p. ex., torre de blocos formando uma construção). Os sequenciamentos de objetos para o interlocutor podem parecer desprovidos de sentido, porém, se tomar como base a experiência de fragmentação e desorganização vivida, pode-se remeter a uma tentativa de organização externa secundária à vivência primária fragmentada. Oriundos de uma espacialidade caótica, a organização externa pode trazer uma estabilidade secundária não vivenciada primariamente. A partir dessa análise, é possível compreender a excessiva importância que crianças autistas dão aos comportamentos padronizados de deslocamento (sempre o mesmo trajeto), a intolerância a mudanças de móveis na casa, de mudança de casa, de ano escolar. Qualquer mudança externa provoca uma quebra no frágil equilíbrio para uma estrutura que falha em produzir a sensação de estabilidade. Se comparar com a criança do primeiro caso, quando essa criança coloca em sequência objetos (o que não era raro), era possível perceber uma ordem interna subjetiva, uma intenção que poderia ter um significado compartilhável, caso a criança promovesse abertura para isso. Com o tempo, as sequências do primeiro caso viraram atividades lúdicas com finalidade (fila para entrar na escola de 3 em 3), o que não aconteceu com o segundo caso.

A construção do repertório social é apreendida a partir do contato intersubjetivo, um longo aprendizado que se inicia desde os primeiros momentos da vida. Esse "*print*" antropológico é visto já na sala de parto com o movimento de imitação da protrusão da língua[28] e só se amplia em intensidade e complexidade ao longo dos anos. Porém, a criança que não é capaz de sustentar-se em uma vivência temporoespacial estável o suficiente para promover o compartilhamento com o outro perderá cronicamente os elementos do contato interpessoal, promovendo um efeito em cascata de gravidade.

As pesquisas que observam direcionalidade do olhar no contato interpessoal podem dar uma mostra do que a fragmentação vivida promove no contato interpessoal. Sem construir um espaço de atenção compartilhada, a criança autista desvia o olhar para os elementos que se movimentam e não mantém o olhar na expressão facial do outro. Assim, ao longo do tempo, a criança não consegue captar, em cada contato dual, os dados relevantes da mímica facial, sincronizar as expressões faciais com o conteúdo afetivo, as sensações presentes, fatos relevantes para a construção da interpessoalidade. Cronicamente defasadas, com a expansão da complexidade do contato dual, o outro se torna cada vez mais um objeto de estranhamento e não de parceria na compreensão do mundo (Figura 1).

O olhar se direciona para o movimento e não consegue se fixar na mímica facial, local capaz de promover valiosas informações através da comunicação não verbal. Essa instabilidade de manter o contato compartilhado, trocar informações, promove um desenvolvimento míope para vários elementos da comunicação e socialização. Como descreve o personagem autista de 15 anos: "Acho as pessoas complicadas. Por duas razões principais. A primeira razão é que as pessoas conversam um bocado sem usar qualquer palavra. Siobhan diz

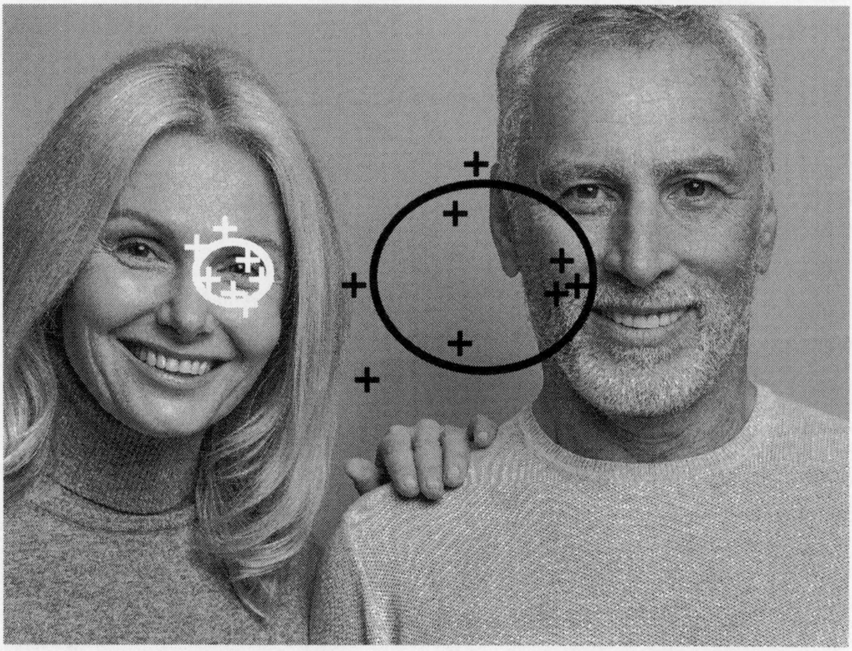

Figura 1 Marcas em branco: direção do olhar das crianças não autistas. Marcas em preto: direção do olhar das crianças autistas.
Fonte: Klin et al., 2003[29].

que quando alguém levanta uma sobrancelha, pode significar muitas coisas diferentes. Pode significar: 'Quero fazer sexo com você' e pode também significar 'Acho muito estúpido o que você acabou de dizer'. Siobhan também diz que se você fecha sua boca e respira ruidosamente pelo nariz, pode significar que você está relaxado, ou que você está aborrecido, ou que você está triste e tudo depende de quanto ar sai do seu nariz e com que rapidez, e qual é o formato da sua boca quando você faz isso, e do jeito como você está sentado e do que você disse exatamente antes e de centenas de outras coisas que são também complicadas demais para decifrar em poucos segundos" (p. 28)[30].

Por essa defasagem crônica na possibilidade de captar o outro no contato interpessoal, algumas crianças autistas procuram mecanismos compensatórios para se relacionar. As experiências oferecidas pelo contexto de contato social mais simples e objetivas são as oferecidas pelos personagens de desenhos infantis. Pela caricatura simplificada das relações, os personagens de desenhos infantis são possíveis de ser apreendidos com alguma integridade apesar da fragmentação. Sendo assim, encontramos uma certa perseverança nas crianças autistas (quando tem acesso a esse tipo de informação) de modular suas interações interpessoais com os elementos simplistas e concretos dos vilões, super-heróis, extraterrestres, dinossauros, etc. Por exemplo, diferentemente do caso 1, a criança do caso 2 tinha uma predileção por um personagem de desenho (super-herói). Muito das interações com o seu interlocutor eram feitas usando padrões apreendidos nas histórias do seu super-herói predileto, como se a criança utilizasse esse repertório simplista de comunicação por não ter construído seu repertório a partir das experiências interpessoais. A criança no caso 1, ao contrário, demonstrava em todas as interações o "seu jeito de interagir", distanciado e restrito no que tange o contato interpessoal, mas com uma experiência de autenticidade (no sentido de único e desenvolvido por aquela estrutura psíquica) facilmente apreendida.

O mesmo raciocínio vale para o contato com os animais em que, assim como os desenhos animados, a fragmentação vivida não inviabiliza o compartilhamento, já que esse é de menor complexidade. "Eu gosto de cachorros. A gente sempre sabe o que um cachorro está pensando. O cachorro pode estar de quatro jeitos. Feliz, triste, zangado e concentrado. Além disso, os cachorros são leais e não dizem mentiras porque não sabem conversar" (p. 11)[30]. Animais podem facilitar e estimular o contato, pois oferecem uma troca com maior possibilidade de compreensão. Essa é uma explicação possível para a funcionalidade da terapia mediada com animais como um elemento facilitador no contato.

DISCUSSÃO

Tanto a criança esquizoide quanto a criança autista apresentam alterações no contato interpessoal com impacto na capacidade de comunicação e socialização. Ambas as crianças se beneficiarão de intervenção terapêutica que possa ajudá-las em seu caminho via uma construção de uma interpessoalidade mais hígida. Porém, essas intervenções podem ter características divergentes, pois estão direcionadas para diferentes modificações estruturais.

As intervenções consideradas efetivas no TEA são focadas no aprendizado de comportamentos sociais, utilizando técnicas de condicionamento e aprendizado por repetição, correção de erros, fadiga, reforço positivo, entre outras[31]. Essas intervenções comportamentais servem como base para crianças que, por alterações pré-reflexivas, não conseguem compreender a forma como se estabelece o contato social e precisam de uma base concreta, simples e prática para melhorar sua performance.

A ilustração da Figura 2 mostra como uma terapeuta comportamental pode trabalhar com uma criança autista para ajudá-la a reconhecer os símbolos de interação social e comunicação não verbal. Na ilustração, Siobhan é a terapeuta que ensina um menino de 7 anos a reconhecer a mímica facial a partir de ca-

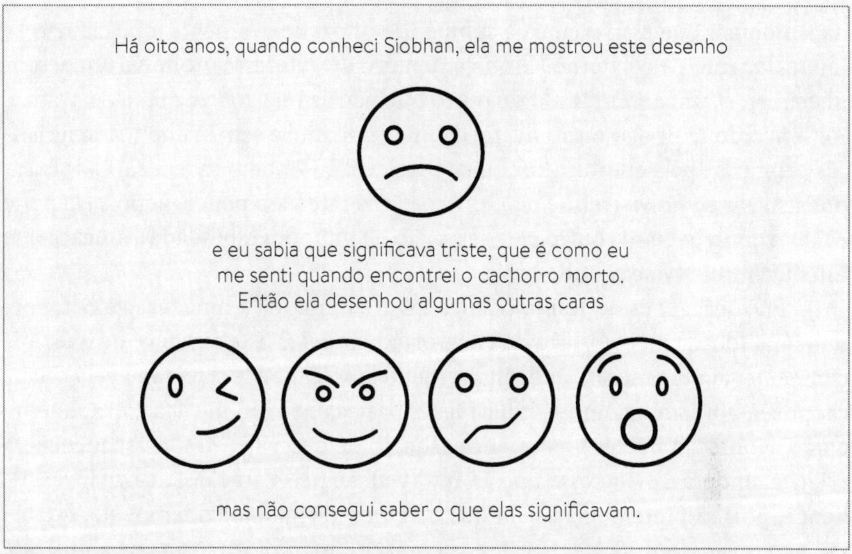

Figura 2 Ilustração de como uma terapeuta comportamental pode trabalhar com uma criança autista para ajudá-la a reconhecer os símbolos de interação social e comunicação não verbal.
Fonte: *O estranho caso do cachorro morto*, p. 9.

ricaturas. Esse tipo de abordagem pressupõe uma estrutura que por si só não é capaz de absorver a comunicação não verbal no natural processo de socialização desde o nascimento por alterações que inviabilizam parcialmente o contato interpessoal como no autismo.

Ao mesmo tempo, esse tipo de intervenção permite uma atuação, via comportamento, que promove uma adequação parcial ao esperado na interação entre duas pessoas. É um tipo de intervenção que pressupõe que a pessoa que a recebe está ávida por aprender como se comunicar e que, sozinha, não possui as bases estruturais para realizar esse processo. Também pressupõe que o déficit estrutural é grande a ponto de permitir a aprendizagem de uma interação interpessoal superficial, caricaturesca, simplificada.

Uma criança esquizoide pode se apresentar clinicamente com dificuldade na comunicação e socialização. Mas o modelo de intervenção tenderia a ser diferente. Uma criança esquizoide, quando se abre para o contato, quando olha para o outro, não é míope. Ela tem estrutura temporal e espacial para vivenciar um tempo e espaço compartilhados, trocar intenções, colocar-se no lugar do outro. Mas, na maior parte do tempo, seu espaço íntimo é tão mais gratificante e interessante que o outro, que se encontra distante e sem brilho pela restrição da sintonia a que essa criança é submetida pré-reflexivamente, que ela não se interessa tanto pelo externo. Cronicamente, o desinteresse promove um desconhecimento, um aprendizado do outro que não se realizou por falta de prática. Ao longo do tempo, o outro ficará, além de distante e sem brilho (características primárias pela abertura sintônica diminuta), também indecifrável, incompreensível e imprevisível. Se no começo ela se interessa pouco, depois ela pode evitar o contato com o outro pela sensação de imponderabilidade e ameaça que um outro imprevisível pode provocar.

Como seria se essa mesma criança fosse submetida a uma terapia comportamental focada na aquisição de comportamentos? Existe a chance de que, inicialmente, alguns mecanismos instrumentais sejam bem recebidos pela criança, pois a ajudam a compreender regras básicas de comunicação, exatamente como aconteceu no caso da criança esquizoide descrita. Mas, na sequência, a criança tenderá a evitar esse tipo de intervenção pela característica de invasibilidade, pois são intervenções em que o vetor é dirigido pelo terapeuta. É o terapeuta que determina os padrões de comportamentos e a forma de aquisição. Em crianças esquizoides, uma intervenção terapêutica muito dirigida promove o risco de aumentar a restrição no contato, com a criança se fechando como uma ostra em seu mundo interno. Se, para esse tipo de quadro, fosse proposta uma intervenção terapêutica que contemplasse a aquisição dos contornos sociais adequados para cada idade, mas em um formato dirigido, pelo menos parcialmente, pelo interesse da criança, poderia promover uma ampliação da abertura para o contato.

Outro ponto importante de salientar é a escuta dos pais. No caso da criança autista, as preocupações dos pais foram rechaçadas pela escola, pelo pediatra e pela primeira avaliação de audição. Os pais desse caso estavam em uma situação privilegiada de comparação: eram filhos gêmeos. Eles perceberam o tempo todo uma discrepância relevante na aquisição de comportamentos sociais das duas crianças. Porém, tiveram dificuldade para que suas percepções fossem compreendidas como relevantes pelas duas principais fontes de triagem para crianças que precisam de intervenção precoce: a escola e o pediatra.

Com a primeira criança, ocorreu o movimento contrário. Como ela não se adaptou ao método ABA de intervenção e a mãe decidiu interromper, essa família foi inicialmente considerada negligente em relação ao seu filho. A mãe descreve que não conseguia que sua percepção de que a terapia comportamental, excessivamente dirigida, estava causando mais irritabilidade e afastamento fosse reconhecida pelos terapeutas. E que sua decisão por interromper a terapia foi solitária, marcada por sofrimento e questionamento sobre a capacidade dos profissionais de "compreenderem" aquela criança tão fechada em seu mundo interno.

CONSIDERAÇÕES FINAIS

Neste capítulo foram descritos dois tipos ideais com a intenção de iniciar uma discussão sobre o reconhecimento psicopatológico diferencial de crianças com alteração no contato social e comunicação. O reconhecimento da essência psicopatológica, como discutido, é ainda incipiente na seara do desenvolvimento infantil e adolescente. Descrever casos típicos com o cuidado de salientar as características psicopatológicas essenciais, remetendo-as à estrutura pré-reflexiva, mostra-se uma ferramenta útil no desenho de intervenções terapêuticas.

REFERÊNCIAS BIBLIOGRÁFICAS

1. Rutter M. Rutter's child and adolescent psychiatry. Philadelphia: Blackwell; 2008.
2. Robins E, Guze SB. Establishment of diagnostic validity in psychiatric illness: its application to schizophrenia. Am J Psychiatry. 1970;126(7):983-7.
3. Rutter M. Classification and categorization in child psychiatry. J Child Psychol Psychiatry. 1965;6(2):71-83.
4. Schuham A. Diaries of mad housewives: on gender role and schizophrenia in the 1950s. Contemporary Psychology. 1989;34(5):490-1.
5. Seeman MV, Göpfert M. Parenthood and adult mental health. In: Parental Psychiatric Disorder. Cambridge University Press; 2015. p. 8-21.
6. Seeman MV, Göpfert M. Psychopharmacology and motherhood. In: Parental Psychiatric Disorder. Cambridge University Press; 2015. p. 241-248.
7. Irwin JK, Macsween J, Kerns KA. History and evolution of the autism spectrum disorders. In: International Handbook of Autism and Pervasive Developmental Disorders. 2011. p. 3-16.
8. Rutter M, Taylor E. Child and adolescent psychiatry. Blackwell Science; 2006.
9. Kraepelin E, Robertson GM. Manic-depressive insanity and paranoia. E. & S. Livingstone; 1921.
10. Bleuler E, Lewis ND. Dementia praecox or the group of schizophrenias. International Universities Press; 1950.
11. Schneider K. Psicopatologia clínica. Fioriti; 2004.
12. Carlson GA, Meyer SE. Phenomenology and diagnosis of bipolar disorder in children, adolescents, and adults: complexities and developmental issues. Development and Psychopathology. 2006;18(04).
13. Kanner L. Child psychiatry. Mental deficiency. American Journal of Psychiatry. 1943;99(4):608-10.
14. Asperger H. Os "psicopatas autistas" na idade infantil (Parte 1). RevLatinoam Psicopatol Fundam. 2015;18(2):314-38.
15. Asperger H. Os "psicopatas autistas" na idade infantil (Parte 2). Rev Latinoam Psicopatol Fundam. 2015;18(3):519-39.
16. Asperger H. Os "psicopatas autistas" na idade infantil (Parte 3). Rev Latinoam Psicopatol Fundam. 2015;18(4):704-27.
17. Aragona M. The role of comorbidity in the crisis of the current psychiatric classification system. Philosophy, Psychiatry, & Psychology. 2009;16(1):1-11.
18. Ceron-Litvoc D. Uma proposta fenomenológico-estrutural para o desenvolvimento humano dos 0 aos 24 meses [tese]. São Paulo: Faculdade de Ciências Médicas da Santa Casa de São Paulo; 2017.

19. Blankenburg W, Dörr O, Edwards E. La pérdida de la evidencia natural: Una contribución a la psicopatología de la esquizofrenia. Universidad Diego Portales; 2013.
20. American Psychiatric Association. Diagnostic and Statistical Manual of Mental Disorders: DSM-5. American Psychiatric Association; 2013.
21. Binswanger L. The case of Ellen West: an anthropological-clinical study. In: May R, Angel E, Ellenberger HF, editores. Existence: a new dimension in psychiatry and psychology. Basic Books/ Hachette Book Group; 1958. p. 237-364.
22. Messas G. On the essence of drunkenness and the pathway to addiction: a phenomenological contribution. J Addictive Behaviors, Therapy & Rehabilitation. 2014;03(02).
23. Stanghellini G, Rossi R. Pheno-phenotypes. Current Opinion in Psychiatry. 2014;27(3):236-41.
24. Minkowski E. El tiempo vivido: Estudios fenomenológicos y psicológicos. FCE; 1973.
25. Grandin T, Sacks O. Thinking in pictures: and other reports from my life with autism. Vintage Books; 2006.
26. Fleischmann A, Fleischmann C. Carly's voice: breaking through autism. Touchstone/Simon & Schuster; 2012.
27. Merleau-Ponty M. A prosa do mundo. Cosac & Naify; 2002.
28. Meltzoff AN. Imitation, intermodal representation, and the origins of mind. Precursors of Early Speech. 1986;245-65.
29. Klin A, Jones W, Schultz R, Volkmar F. The enactive mind, or from actions to cognition: lessons from autism. Philosophical Transactions of the Royal Society B: Biological Sciences. 2003;358(1430):345-60.
30. Haddon M. The curious incident of the dog in the night-time. Vintage Classic; 2012.
31. Peters-Scheffer N, Didden R, Korzilius H, Sturmey P. A meta-analytic study on the effectiveness of comprehensive ABA-based early intervention programs for children with autism spectrum disorders. Research in Autism Spectrum Disorders. 2011;5(1):60-9.
32. Klin A, Jones W, Schultz RT, Volkmar FR. The enactive mind-from actions to cognition: lessons from autism. Handbook of Autism and Pervasive Developmental Disorders. 2013. p. 682-703.

20

Hipercinesia, desatenção e os transtornos de comportamento disruptivo

Paulo Germano Marmorato

Neste capítulo serão reunidos os diagnósticos oficialmente denominados pela psiquiatria como transtorno de déficit de atenção e hiperatividade (TDAH), transtorno opositivo-desafiador (TOD) e transtorno de conduta (TC). Isso se deve ao fato de compartilharem em ampla medida o que mais recentemente tem sido denominado na literatura psiquiátrica como comportamento disruptivo. Este se refere a comportamentos que rompem (do inglês *disrupt*) a relativa ordem ou harmonia do ambiente em que ocorrem. Trata-se evidentemente de uma noção muito genérica que a rigor poderia englobar diversos eventos psicopatológicos que eventualmente desorganizem um ambiente, como um surto psicótico ou um suicídio, por exemplo. No entanto, a desordem causada pelos comportamentos disruptivos aqui considerados é mais especificamente devida à desconsideração de normas básicas de convívio social. São comportamentos expressos por agressividade, desrespeito, intolerância, destrutividade, crueldade, entre outros, como será visto adiante.

É importante frisar que o TDAH é muitas vezes considerado um transtorno de comportamento disruptivo devido a sua alta comorbidade com o TOD e o TC, assim como à dificuldade que o comportamento hipercinético impõe a famílias e escolas, mas nem todos os pacientes com TDAH apresentam problemas de sociabilidade, principalmente aqueles pertencentes ao subgrupo exclusivamente desatento.

O Quadro 1 deve auxiliar a visualização da relação nosográfica entre os diagnósticos aqui abordados.

Será abordado a seguir cada diagnóstico em suas particularidades, assim como seus pontos de convergência. Como o intuito deste capítulo é concentrar-se nos aspectos psicopatológicos, para melhor aproveitamento deste espaço

Quadro 1 Relação nosográfica entre os diagnósticos

Transtornos do comportamento disruptivo	
Transtornos de conduta	Transtorno de déficit de atenção e hiperatividade (TDAH)
Transtorno de conduta	Subgrupo TDAH misto
Transtorno opositivo-desafiador	Subgrupo TDAH hiperativo
	Subgrupo TDAH desatento

não serão expostos aqui os critérios diagnósticos na sua íntegra, mas sugere-se que o leitor os consulte como um complemento de sua leitura. Os sistemas classificatórios da CID-10[1] e do DSM-5[2] são de livre acesso na *web*.

Outra característica fundamental que esses diagnósticos têm em comum é o início de sua apresentação clínica na infância ou adolescência. Seus sintomas podem perdurar em maior ou menor proporção na vida adulta, mas seu início ocorre na grande maioria das vezes mais precocemente.

Se no ser humano em geral as manifestações psicopatológicas são comumente mutáveis, em crianças e adolescentes, devido ao seu marcante processo de desenvolvimento, a mudança na apresentação clínica é quase uma regra e, por isso, uma condição *sine qua non* para sua compreensão. Em outras palavras, a evolução sintomática é com frequência bastante variável e a consideração de sua totalidade temporal é imprescindível para caracterizar a essência do fenômeno psicopatológico.

A consideração do ambiente como possível agente causal, assim como um modulador das manifestações psicopatológicas, em geral, é de longa data tida como imprescindível. A maior necessidade que crianças e adolescentes têm de suporte do ambiente, nas figuras da família e da escola, faze com que seu quadro clínico só seja de fato compreensível através do exame detalhado dos ambientes em que se manifesta e deixa de se manifestar.

Será visto logo adiante que os diagnósticos aqui abordados primam pelos chamados sintomas exteriorizados, isto é, aqueles que se manifestam por comportamentos, rendimentos e efeitos visíveis a um observador externo. No entanto, uma verdadeira análise psicopatológica requererá que o clínico ganhe acesso aos aspectos subjetivos do jovem em questão por meio dos seus afetos e pensamentos, que uma vez revelados conferem outros contornos a sua configuração psíquica.

HIPERCINESIA E DESATENÇÃO

O TDAH é um diagnóstico cujo quadro clínico é caracterizado pela co-ocorrência de alterações primárias nos padrões médios da psicomotricidade e/ou da atenção. Os termos hipercinesia e desatenção serão utilizados para ressaltar a apreciação psicopatológica dessas dimensões psíquicas em um primeiro momento desvinculadas do quadro nosológico propriamente dito.

HIPERCINESIA

Como a palavra indica, a criança hipercinética apresenta uma movimentação corporal bastante acima da média das outras crianças de sua faixa etária. Evidentemente, uma maior atividade corporal em relação aos adultos é natural e saudável no desenvolvimento infantil. Ocorre que a hipercinesia a que se refere aqui vai muito além do que se observa em crianças meramente vivazes ou travessas. Ela é notável pela sua incontinência, de modo que a criança possui pouco controle sobre sua própria movimentação, o que se manifesta pela dificuldade em manter-se quieta ou parada mesmo em curtos intervalos em situações de seu próprio interesse. Isso acarreta prejuízo funcional no sentido de a criança ser menos capaz de realizar atividades esperadas para o seu desenvolvimento em esferas tão diversas como aprendizagem, socialização e a moral.

Por exemplo, uma brincadeira é deixada de lado para a realização de uma segunda atividade antes que a criança realmente aproveite o que a brincadeira tinha a lhe oferecer. E do mesmo modo com uma terceira ou quarta atividade, de modo que ao fim nenhuma foi realizada em sua completude. A criança não se mantém quieta o tempo suficiente para ouvir comunicações simples de seus pares ou de adultos e mesmo sua manifestação verbal pode ser acelerada ou excessiva. A hipercinesia acarreta frequente invasão inadvertida do espaço alheio, assim como esbarrões, atropelos e diversos acidentes decorrentes de descontrole motor no dia a dia. A capacidade de espera também se encontra reduzida, o que leva a criança a se precipitar e atropelar o tempo adequado das atividades em geral. É em geral visível que tal incontinência é pouco mutável pelo controle voluntário da criança, mesmo que ela esteja motivada por recompensas ou ameaçada por punições.

Na obra *O tempo vivido*, Minkowski[3] tece considerações fenomenológicas sobre a atividade e a espera, que são de especial valor para a compreensão da hipercinesia. Sua fenomenologia conceitua a atividade como uma duração temporal ativa, orientada para o futuro através da qual o ser vivo que a realiza apresenta uma expansão de seu espaço vivido. Por outro lado, o ato da espera situa-se no mesmo plano, mas com uma temporalidade em sentido inverso, isto é, não vivencia sua ação em direção ao futuro, mas o futuro vir em direção a ele, e o que lhe cabe é aguardar que ele se torne presente. O excerto seguinte de *O tempo vivido* acrescenta outras ideias preciosas:

> "Se na direção centrífuga o ser vivo separa-se do ambiente pela sua atividade, na direção centrípeta ele retrai seus limites pela espera. É provavelmente a elas duas que a atividade e a espera determinam a atitude geral do indivíduo no mundo. Se na atividade, vindo se desdobrar no meio vazio, sou quase um todo, na espera, reduzido à minha mais simples expressão, por assim dizer, sob a ameaça de ser engolido pelo devir ambiente, sou quase um nada, é provavelmente graças à ação conjugada da atividade e da espera que sou o que sou, isto é, um ser limitado, vivendo no mundo, suscetível de desdobrar sua atividade, suscetível também de suportar os choques vindos de fora. É igualmente provável que a passagem da atenção à atividade e vice-versa contribuam a fazer nascer em nós a noção de uma superfície ativo-sensitiva, sede da interação do eu e do meio ambiente imediato. Aqui, tempo e espaço se confundem em uma espécie de solidariedade vivida, solidariedade na qual o espaço se encontra assimilado ao tempo e não inversamente."[3]

Ao se levar em conta essas ideias de Minkowski, como uma hipercinesia patológica poderia se configurar em uma criança? A disposição hipercinética, isto é, a inclinação constante a orientar a consciência para o futuro imediato propicia a maior adaptação e predileção por atividades que ocorrem em velocidade aumentada, tal como esportes ou *videogames*, em que sensações intensas sejam vivenciadas e rapidamente renovadas. Isso em si não seria negativo se não houvesse nessa constituição uma dificuldade em modular a consciência para a apreensão do mundo de modo mais vagaroso, contemplativo, com atenção aos detalhes e observação de nuances. Assim, é significativo que a capacidade de espera também se revele bastante diminuída, o que ocasiona uma limitação em considerar e apreender o mundo e a vida através dos "choques vindos de fora", de modo que os contornos de si mesmo são menos delimitados por parâmetros externos. Em outras palavras, é reduzida a abertura a estímulos significativos vindos do mundo e particularmente de outras pessoas, o que tende a causar menores reconhecimento e consideração pelas suas necessidades e direitos. Nas palavras de Minkowski, a solidariedade da superfície ativo-sensitiva estaria desviada para as vivências ativas, com predomínio das vivências espaciais sob as temporais.

Mesmo em relação à espacialidade, a hipercinesia constitui uma expansão frágil, pois a despeito de transitar por inúmeros espaços, de movimentar-se por toda parte, as ações possuem pouca delimitação, são demasiado volúveis e breves, de maneira a não deixar algo consistente por onde passa. Em outras palavras, sua espacialidade é, à maneira das bolhas, ampla, porém vazia, pois não se sustenta através de realizações significativas.

Uma estruturação psíquica construída por meio de vivências predominantemente hipercinéticas ocasionaria uma restrição de repertório de capacidades. Com isso seriam bastante reduzidas as construções em longo prazo – as "obras", pode-se dizer – realizáveis pelas atividades que não geram necessariamente gratificação imediata. Nesse sentido, o próprio termo hiperatividade pode ser algo enganoso, uma vez que conota a ideia de muitas atividades realizadas. No entanto, os indivíduos afetados na verdade acabam por realizar poucas atividades de fato completas, bem feitas e efetivas. É por isso que o termo hipercinesia está mais próximo do fenômeno referido, pois diz respeito apenas a grande quantidade de movimentação, resulte essa uma atividade efetiva ou não. Além disso, um outro fator importante para uma expansão forte e duradoura da consciência fica prejudicada: a construção de experiência. Isso porque a experiência requer uma temporalidade que apreende o passado, que reflete sobre os frutos e malogros de suas ações. A hipercinesia, ao gerar uma temporalidade predominantemente voltada ao futuro próximo, reduz assim a sedimentação dos atos passados na consciência.

A incontinência motora pode muitas vezes tomar a forma de impulsividade. Considera-se aqui que a dimensão psíquica da volição está afetada – a forma como suas vontades são constituídas e reguladas. Grosso modo, isso quer dizer que a criança ou o jovem realiza muitas ações incitadas por desejos com mediação reduzida do pensamento, com menor deliberação e consideração pela consequência de seus atos. A impulsividade ocorre em continuidade com a hipercinesia, já que o movimento predomina sobre a espera. É a espera, no sentido amplo do termo, que propicia a condição do pensamento reflexivo e deliberador. O pensamento é contensivo e organizador, dá contorno. Em uma mente atualizada muito predominantemente pelo movimento e pela ocupação de espaço, aspectos da cognição tendem a ficar em segundo plano no desenvolvimento.

Outra consequência é que a hipercinesia e a impulsividade em seus movimentos de contínua de expansão e ocupação de espaço acarretam mais frequentes e intensos choques com objetos das mais diversas naturezas, sejam esses objetos concretos, outras pessoas e até regras e convenções sociais. Esses choques forçosamente impõem barreiras aos seus movimentos e vontades e assim proporcionam mais confrontos e conflitos com o mundo. Daí boa parte da agressividade e dos comportamentos disruptivos resultantes.

Por fim, a visão de ênfase cultural de que a hipercinesia de jovens que recebem o diagnóstico de TDAH é meramente resultante da exposição à miríade de estímulos e aceleração do ritmo ambiental contemporâneo, sem características intrínsecas que a determinem, parece equivocado. De diversos modos um mundo realmente acelerado poderia ser de mais fácil adaptação a crianças hipercinéticas. Mas isso não ocorre, pois em realidade a aceleração atual é acompanhada por maior demanda por rendimento, por diversidade de habilidades e flexibilidade e por atividades efetivamente cumpridas. Dentro da ordem atual, indivíduos realmente hiperativos não seriam necessariamente um problema, desde que efetivos, desde que suas atividades fossem produtivas e gerassem rendimento a despeito de sua possível exaustão. Na hipercinesia referida, as atividades trazem pouco resultado, deixam pouca obra, são atividades empobrecidas, pois pouco permanece além do momento de sua realização.

De fato, hiperativos ficariam em desvantagem pela dificuldade em transitar no mundo em outras velocidades. A compreensão do mundo não lhes está alterada, não lhe causa estranhamento, mas há nesses casos descompasso de tempos e choque de espaços.

DESATENÇÃO

Antes de tocar em alguns aspectos da psicopatologia, é importante lembrar que a atenção é uma função psíquica fundamental, pois tem relação íntima com a consciência. É pela atenção que se dá a apreensão do entorno, do mundo em volta e a realização de atividades simples e complexas.

A atenção é frequentemente alterada em diversos quadros psicopatológicos como depressões, psicoses, intoxicação por substâncias, ansiedade, etc. Nesses exemplos, a desatenção é secundária a outras alterações mentais nas esferas do afeto, do pensamento, do nível de consciência, entre outros. No TDAH, ao contrário, seu acometimento é primário, isto é, intrínseco à sua constituição.

A desatenção se refere a uma ampla variedade de alterações. A atenção é uma função cognitiva complexa que envolve uma série de atividades e capacidades. Assim deve-se ter em conta que a desatenção possui diversos modos relativamente bem explorados pelas ciências cognitivas, que, por conseguinte, afetam com distintas nuances a mente e as vivências de um indivíduo. Concentra-se aqui, no entanto, na apreensão fenomenológica da atenção.

Mais uma vez a fenomenologia de Minkowski[4], agora em *Vers une cosmologie*, auxilia a apreensão da psicopatologia:

> "Na atenção, eu paro em um objeto ou em uma ideia. Eu paro, no entanto, não como faço quando encontro um obstáculo intransponível no meu caminho ou quando quero descansar um instante, ou ainda quando atinjo um lugar já definido. Para a atenção, a ênfase não está no fato de parar, mas justamente no fato de parar em alguma coisa. Em outras palavras, não se trata aqui de um simples parar em um lugar qualquer. Eu paro em alguma coisa e parando aí, eu a elevo acima do que a cerca e reveste, eu a agarro, eu sou e talho, como em relevo, seus contornos e os torno assim mais presentes à minha consciência. É até, parece, a única possibilidade para mim de parar na vida."[4]

É notável que a atenção se configure como uma parada, atitude oposta ao movimento. Além disso, o parar atencional não é aquele do choque, mas é o parar "em alguma coisa", que sugere certa intencionalidade mesmo quando não premeditada. A ação de "ser e talhar" o objeto da atenção na consciência propicia um contato íntimo, no qual a consciência do sujeito é constituída pelo foco da sua atenção, no mais das vezes objetos externos ao sujeito.

A atenção como ato de parar ajuda a perceber do ponto de vista fenomenológico porque distintas dimensões do psiquismo como a psicomotricidade e a atenção podem manifestar alterações associadas em um quadro sindrômico, tal como o do TDAH de tipo misto, justamente em que a hipercinesia e a desatenção ocorrem concomitantemente.

A desatenção é até certo ponto congruente com a hipercinesia, já que a consciência requer certa quietude corpórea e sobretudo mental para uma apreensão mais precisa dos objetos externos e internos. Ainda assim, observam-se pacientes com hipercinesia leve que mantêm bons níveis de atenção para atividades diárias.

Isso se manifesta, por exemplo, na dificuldade para finalizar tarefas, pois a maior distraibilidade faz com que novos estímulos interfiram no foco de atenção da criança, que acaba se atraindo pela novidade em detrimento da atividade que estava em curso. Nesse sentido, o caráter de novidade acaba por ser preponderante. Por isso a desatenção tende a ser percebida mais claramente com o início da vida escolar no ciclo fundamental, pois a partir de então a criança é solicitada a realizar tarefas que exigem atenção mais duradoura. A habitual atenção dessas crianças em *videogames* é possível, pois nestes os estímulos estão em constante mudança e as recompensas ocorrem no curto prazo.

Vale também destacar a distinção psicopatológica que Ceron-Litvoc[5] faz de dois subtipos ideais de desatenção observáveis em crianças. No primeiro, denominado "distraído-dissolvido", a criança tipicamente tem sua desatenção conduzida pelo ambiente. Nesses momentos seus pensamentos "vagam sem controle ou finalidade, sem foco, sem intencionalidade", de modo a configurar uma consciência dissolvida nos estímulos sensoriais e desconectada do fluxo temporal. Em contraste, no segundo, o "distraído-absorvido", a criança se distrai do ambiente por condução de seu mundo interno e seus pensamentos, de modo que "a intencionalidade e a possibilidade de construção de uma linha biográfica individual em um fluxo temporal estão preservadas".

Foi aqui exposta uma breve psicopatologia do que se observa em crianças com o diagnóstico de TDAH. Do ponto de vista fenomenológico as configurações particulares de espacialidade e temporalidade são significativas a ponto de dificultar o desenvolvimento em diversas esferas do psiquismo.

Embora seja estabelecido que para haver uma comorbidade entre TDAH e TOD os comportamentos disruptivos devam também ocorrer significativamente em momentos em que a hipercinesia e a desatenção não sejam marcantes, nota-se que há de fato uma contribuição significativa da psicopatologia do TDAH para a propensão a comportamentos disruptivos, como se verá a seguir.

COMPORTAMENTOS DISRUPTIVOS

A psicopatologia dos comportamentos disruptivos abrange um conjunto muito amplo e complexo de configurações psíquicas, de tal modo que este capítulo não pode comportá-lo em toda sua amplitude. Em razão disso limitar-se-á aqui a expor alguns aspectos fundamentais e formas básicas de suas manifestações. Acrescente-se que a consideração do desenvolvimento psíquico a partir dos primeiros anos é imprescindível para o entendimento dos diagnósticos aqui abordados, já que estes ocorrem tipicamente na infância e adolescência.

A exposição será iniciada com uma breve consideração a respeito do desenvolvimento da interpessoalidade e da socialização, pois considera-se que é nessas esferas da vida mental que se concentra o cerne psicopatológico desses quadros.

Nos primeiros anos de vida a criança desenvolve modos de interagir com outras pessoas que irão embasar os posteriores padrões de sua sociabilidade. Essas interações iniciais se dão com sua mãe e outros cuidadores próximos e de certa forma são mediados por sua constituição psíquica fundamental, constituída pela corporeidade, afetividade, cognição, entre outros. A partir dos primeiros contatos – possivelmente já na vida intrauterina – ocorre um jogo dual em que um organismo se comunica e interage com outro em um processo contínuo de retroalimentação.

Em princípio acolhedor na figura de uma mãe "ideal", o meio ambiente tende gradativamente a oferecer obstáculos à plena satisfação da criança, que instintivamente passa a se adaptar de vários modos a essas adversidades. Um dos modos primordiais é o choro, que comunica incômodos como dor, fome ou frio. Outro modo importante de adaptação é a agressividade. Através desta, a criança demonstra a não aceitação dos obstáculos e age de forma a atacar, ferir ou eliminar a fonte de sua frustração. A agressividade é assim um modo precoce do ser humano se posicionar perante o mundo e ocorre instintivamente antes que qualquer aprendizado venha a justificá-la.

Estudos observacionais indicam que aproximadamente 50% das interações sociais entre crianças de 12 a 18 meses em um contexto de creche podem considerados disruptivos ou conflitivos, o que diminui para 20% por volta da idade de 2 anos e meio, sendo que sua agressividade, na forma de mordidas, tapas e empurrões, é majoritariamente dirigida aos pares, isto é, outras crianças[6]. Há a tendência de a agressão física diminuir e formas de agressão verbalmente mediadas aumentarem entre 2 e 4 anos de idade[7]. De qualquer forma, conflitos interpessoais precoces podem ser considerados como campo de treinamento para crianças desenvolverem e aprenderem estratégias sociais efetivas para assertividade, o asseguramento da posse de objetos e a resolução de conflitos.

Outra mudança no desenvolvimento precoce ocorre no propósito ou objetivo da agressão. Nesse sentido, crianças com menos de 6 anos engajam-se em comportamento agressivo com o propósito de obter objetos, território ou privilégios de outros, o que é chamado de agressão instrumental[8], enquanto crianças ligeiramente mais velhas – a partir de 6 a 7 anos – gradativamente se engajam mais em agressões orientadas à pessoa (agressão hostil), o que funciona como retaliação a outra criança por uma frustração presumidamente intencional em uma atitude de insulto ou outras ameaças à sua imagem[9]. Ao longo da pré-escola e dos primeiros anos elementares parece haver diminuição na agressividade instrumental e aumento na agressão dirigida à pessoa, hostil e retaliatória[10].

É importante ter em mente que a agressividade é uma manifestação inata e precoce de o ser humano se posicionar perante o mundo. É uma importante forma de autoafirmação, de autodefesa, de realização de suas vontades. O desenvolvimento adequado, mediado pelos processos educacionais, tende a fazer com que suas manifestações sejam mais discriminadas e reservadas a ocasiões específicas, principalmente a autodefesa. Uma adequada avaliação deve levar em conta o curso normal do desenvolvimento de comportamento agressivo para se considerar se determinada manifestação agressiva é adaptativa, apenas disfuncional ou patológica. Para tal devem ser levados em consideração parâmetros como faixa etária, contexto, modos de manifestação, emoções e pensamentos associados, etc.

Ao se avaliar a agressividade, um fator especialmente importante a ser considerado é a emoção da raiva. Como emoção fundamental, a expressão da raiva é instintivamente percebida e expressa. Estudos indicam que bebês reconhecem a expressão facial típica de raiva a partir dos 3 meses de idade[11] e suas próprias manifestações são notáveis a partir dos 7 meses por observadores externos[12]. As crises de birra que habitualmente ocorrem entre o segundo e quarto ano de vida mostram de modo claro a raiva em alta intensidade e em caráter avassalador, no sentido de que a criança fica totalmente subjugada pela emoção, o que corresponde precisamente a ideia original de *páthos* ou paixão. A birra também mostra a íntima associação da raiva com a emoção da tristeza e a expressão da agressividade.

A raiva em modo menos intenso e mais pervasivo ao longo do tempo manifesta-se na qualidade de humor e é notada como irritabilidade. Na irritabilidade não há um objeto determinado. Ela é difusa e não possui intencionalidade clara, de modo que não toma totalmente o campo da consciência, mas medeia significativamente a interpretação da realidade. Não ao acaso que a irritabilidade é um critério para o TOD, o que sugere a base temperamental de boa parte das crianças assim diagnosticadas. Uma criança sujeita com maior frequência à raiva ou irritabilidade tem maior risco de manifestar agressividade como tentativa de lidar com as situações difíceis[13].

Essas considerações sobre a agressividade foram feitas devido ao fato de se considerar as patologias aqui abordadas como padrões agressivos de se lidar com o mundo. Em outras palavras, o que está afetado aqui é a interpessoalidade, e em um nível mais amplo a sociabilidade, a qual se poderia considerar como uma interpessoalidade expandida. A intenção é considerar com essa afirmação que a sociabilidade é um contato interpessoal de modo mais amplo e difuso através a participação de reuniões e eventos coletivos, o compartilhamento de instituições e o pertencimento à sociedade através de códigos e normas em comum.

TRANSTORNO OPOSITIVO-DESAFIADOR

Padrões de comportamento opositor e agressivo tipicamente têm seu início na faixa etária pré-escolar e escolar, ou seja, a partir do terceiro ano de vida até o final da infância, mas inícios na adolescência também podem ocorrer. O diagnóstico que se convencionou como TOD reúne uma miscelânea de sintomas e comportamentos que comumente ocorrem em conjunto, mas são subdivididos em três grupos pelas suas semelhanças.

O primeiro grupo refere-se ao "humor raivoso/irritável". Neste predominam reações em que a criança age a partir dos sentimentos de incômodo, raiva e irritação. Esse humor permeia sua apreensão da realidade e incita a interpretação de todas as situações que não vão diretamente de encontro com seus desejos como deliberadamente hostis, o que então tende a gerar respostas agressivas, tanto físicas quanto verbais. Uma parcela expressiva dos jovens com esse perfil, uma vez realizado um ato em que notem ter ferido ou incomodado alguém, é mais propensa a demostrar remorso, o que indica que um importante aspecto de seu contato interpessoal está preservado. São justamente as crianças e adolescentes com esse perfil que com maior frequência evoluem com posteriores quadros de depressão, transtorno afetivo bipolar e ansiedade.

O segundo grupo é o "comportamento questionador/desafiante". Aqui se manifesta a inconformidade da criança a regras e limites que vão contra os seus desejos. Esses comportamentos podem ocorrer de modo reativo, na vigência do humor irritável, mas também com marcante indiferença afetiva. A inconformidade ocorre com os pares, assim como com figuras de autoridade, de modo a ocasionar a redução em atividades cooperativas em diversas situações. Um aspecto significativo, ainda que não essencial ao quadro, é a comum postura de não admissão e reconhecimento de seus erros, com frequente atribuição desses a outras pessoas. A progressão dessa postura pode evoluir com uma ausência de introjeção de normas morais básicas, irresponsabilidade e desonestidade. As crianças com esse padrão estão mais propensas a evoluir com o agravamento sintomático característico do TC mesmo antes da puberdade ou quando este ocorre na adolescência, a persistir na vida adulta.

Por fim, o terceiro grupo é denominado no DSM-5 como "índole vingativa". Pode-se acrescentar que ele não se restringe a retaliações, mas possui um caráter mais amplo, no sentido de atitudes deliberadamente maldosas. Estas, na sua vertente mais amena, manifestam-se por provocações com o intuito de desagradar às pessoas e do ponto de vista afetivo podem ocorrer com indiferença, quando não satisfação, com o sofrimento que causam.

Ao levarmos em conta esses grupos sintomáticos, é possível afirmar que o quadro se caracteriza em sua totalidade como um padrão de dificuldade ou indisposição em estabelecer interações interpessoais e sociais satisfatórias devido à inconformidade em respeitar regras sociais em comum, independentemente de suas causas.

Mesmo que seja inferido que o ambiente, na forma da família ou da sociedade, tenha papel central na gênese de determinado padrão social, o diagnóstico em questão constata apenas que tal padrão foi configurado, independentemente de sua etiologia. Esta certamente deve ter um papel importante na compreensão psicopatológica do caso, mas não é considerada no diagnóstico inicial. Tome-se, por exemplo, duas crianças com padrões disruptivos semelhantes, em que em uma delas este ocorra em um contexto ambiental adequado e em outra se verifique um ambiente familiar negligente e agressivo. Embora a expressão sintomática e comportamental de ambas seja semelhante, a provável gênese espontânea da primeira e reativa da segunda sugerem estruturas psíquicas bastante distintas. De qualquer forma, é importante notar que essa dicotomia tem apenas intuito didático, já que a maioria dos casos é originada por uma grande combinação de fatores de risco de diversas naturezas.

Como exposto anteriormente, uma vez que a agressividade é um recurso instintivo de que as crianças lançam mão para lidar com adversidades, é necessário cuidado e critério para não se diagnosticar TOD ou TC em todos os casos de crianças ou jovens que a manifestem. No caso de crianças hipercinéticas e desatentas, por exemplo, é comum que a maior demanda por autocontrole com o início da idade escolar (a partir de 6 anos) ocasione desadaptações que se traduzam no típico comportamento disruptivo: desobediência em seguir a dinâmica das aulas, recusa em fazer lições, desrespeito aos professores. Muitas dessas crianças passam a ser rejeitadas pelos colegas por não seguirem as regras de brincadeiras e por sempre tentarem impor suas vontades. Uma parcela dessas crianças é a que indica apresentar um comportamento disruptivo sem configurarem um TOD ou TC. Isso porque esses comportamentos são atribuíveis à hipercinesia, impulsividade e desatenção de base e à consequente desadaptação que acarretam. Quando esses sintomas de base são adequadamente tratados, boa parte dos sintomas disruptivos é abolida. No entanto, existe ainda uma boa parcela de crianças (cerca de 50% daquelas com diagnóstico de TDAH) em que o comportamento disruptivo ocorre em situações não relacionáveis com os sintomas de hipercinesia e desatenção, e nesse caso a comorbidade propriamente dita está presente, presumivelmente por ambos os quadros compartilharem fatores de risco inatos e ambientais. Uma vez que a agressividade é um sintoma muito comum em situações de sofrimento na infância, outros quadros psicopatológicos devem ser investigados, tanto como diagnóstico diferencial quanto como comorbidade. Nesse sentido merecem destaque as depressões, o transtorno afetivo bipolar, o abuso de substâncias e os transtornos ansiosos.

Um raciocínio similar deve ser feito em relação a outros acometimentos de natureza cognitiva que ocasionem dificuldades de adaptação ao ambiente – transtornos de aprendizagem, déficits intelectuais, limitações na aquisição linguística, etc. Essas alterações frequentemente ocasionam redução do repertório de recursos para resolução de conflitos e como consequência mais infração de regras uso da agressividade.

TRANSTORNO DA CONDUTA

Jovens que apresentam posturas recorrentemente infratoras são um problema social comum do qual se tem registros desde a antiguidade[14,15]. No entanto, a ideia de que jovens especialmente agressivos ou desajustados podiam apresentar uma psicopatologia ocorreu de forma consistente apenas na Europa ocidental a partir do século XIX, quando uma incipiente psiquiatria infantil se iniciou atrelada a questões judiciais. Já o diagnóstico de TC tal como entendido hoje foi concebido com o advento dos novos sistemas classificatórios, precisamente com o DSM-III em 1980. Considera-se o diagnóstico de TC de grande relevância em razão da sua alta prevalência e como instrumento para identificar que um importante problema de socialização acomete o jovem em questão. No entanto, do ponto de vista psicopatológico, sua configuração nosológica apresenta ao menos dois importantes problemas que devem ser observados e superados em uma avaliação mais profunda.

Em primeiro lugar, toda a sintomatologia elencada restringe-se aos chamados sintomas externalizantes – simplesmente comportamentos constatáveis por um observador externo –, tais como "roubar durante o confronto com uma vítima" ou "destruir deliberadamente propriedade de outras pessoas". Desse modo, nenhum aspecto referente ao campo da consciência, à intencionalidade ou ao mundo interno do sujeito avaliado é levado em consideração. Mesmo aspectos básicos como os pensamentos envolvidos em suas atitudes ou a afetividade que as acompanha não são tidos como relevantes para o diagnóstico mais genérico.

Em segundo lugar, trata-se de quinze comportamentos tão distintos como "mentiras frequentes", "atitudes cruéis para com pessoas" ou "falta às aulas depois dos 13 anos de idade" que devem ocorrer combinados em número mínimo de três pelo período de ao menos 1 ano. Esses quinze comportamentos são agrupados em quatro grandes subconjuntos, a saber, "Agressão a pessoas e animais", "Destruição de propriedade", "Falsidade ou furto" e "Violações graves de regras". O problema aqui é que esse construto possibilita que indivíduos de estruturas psíquicas muito distintas possam receber o mesmo diagnóstico de TC, de modo que este resulta demasiadamente heterogêneo.

Em razão disso considera-se aqui o diagnóstico de TC uma síndrome comportamental, mas não verdadeiramente um quadro psicopatológico singular. Assim sendo, ele possui na clínica a validade de uma triagem, de uma etapa diagnóstica inicial que necessita ser investigada mais profundamente. Com efeito, diante da heterogênea miscelânea de possíveis apresentações e de estruturas psíquicas tão diversas sob o mesmo termo, pesquisadores têm procurado identificar alguns padrões que auxiliem em uma melhor apreensão psicopatológica, dos quais serão destacados alguns parâmetros.

EVOLUÇÃO TEMPORAL

Ao se comparar os critérios para TOD e TC, nota-se claramente que, enquanto no TOD o componente emocional é marcante e os comportamentos tendem a ser reativos, no TC não há componente emocional e os comportamentos são mais complexos, o meio social de ocorrência é mais amplo e as ações são menos reativas e mais deliberadas. Isso está de acordo com a observação geral de que o TOD ocorre em faixas etárias mais precoces, principalmente a partir de pré-escolar e escolar, sendo que cerca de 50% dessas crianças evoluem para quadros compatíveis com TC, principalmente a partir da adolescência.

No entanto, existe um subgrupo de crianças que apresenta o quadro de TC antes da puberdade, considerado de início precoce. Sua grande relevância reside na constatação de que essas crianças possuem risco mais elevado de evolução duradoura ao longo da adolescência e da vida adulta, ao contrário do subgrupo com início na adolescência, em que os comportamentos com maior frequência ficam restritos a esse período da vida e por isso apresentam uma melhor evolução.

Assim, tem-se jovens em que as atitudes disruptivas estão limitadas à adolescência de modo a se configurar uma fase limitada, ainda que possa deixar sequelas importantes. Esses em geral possuem uma maior flexibilidade mental e responsividade a estímulos positivos vindos do ambiente, em contraste com o subgrupo de início precoce, em que há um desenvolvimento duradouro de padrões disruptivos e que sugere uma estruturação mental mais rígida dos modos de perceber e reagir ao ambiente.

Uma segunda distinção significativa refere-se a crianças e adolescentes em subgrupos chamados "socializados" e "não socializados". Os primeiros, a despeito dos comportamentos disruptivos, trazem um histórico de ao menos algumas relações sociais significativas e duradouras. Especialmente entre adolescentes, muitos dos comportamentos delinquenciais são realizados em grupo, assim como o uso de álcool e outras drogas, atos de vandalismo, fugas de casa e roubos. Estes ocorrem como um modo de estabelecer uma identidade e construir reputação e aceitação dentro dos códigos do grupo. São tipicamente atitudes que expressam alguma "rebelião contra a autoridade e os controles familiares, ou o desejo de obter privilégios adultos"[16]. Nestes, os comportamentos problemáticos diminuem expressivamente com oportunidades de trabalho e de relações afetivas duradouras. Isso porque possuem flexibilidade mental para fazer uso de tais oportunidades e em geral estão menos comprometidos em termos de contato afetivo, habilidades sociais e rendimento acadêmico.

Os "não socializados" mais comumente apresentam, na sua ampla variedade de infrações, crimes orientados para vítimas, envolvendo violência e assassinato realizados individualmente[17]. Mais importante, a sua baixa socialização não ocorre apenas devido à rejeição dos pares, mas também pela sua própria indisposição a trocas afetivas autênticas. Amizades e namoros ocasionalmente relatados nesses casos revelam-se como contatos breves e utilitários em uma avaliação aprofundada, sem o estabelecimento de autêntico vínculo interpessoal.

Um terceiro subgrupo digno de nota reúne indivíduos que apresentam os chamados "traços psicopáticos", também chamado de subgrupo "frio e insensível" (*callous-unemotional*). Estes se caracterizam por marcante insensibilidade emocional e falta de empatia. Algumas crianças podem manifestar essa alteração afetiva precocemente, o que aumenta o risco para uma evolução psicopatológica desfavorável, no sentido de se configurar um transtorno de personalidade antissocial na vida adulta. Não por acaso, essas crianças pertencem comumente ao subgrupo não socializado, com um histórico de socialização pobre, pois não sentem a gratificação espontânea de um bom contato afetivo.

Com frequência apresentam autoimagem grandiosa e seu egocentrismo se mostra claramente em relatos em que seu ponto de vista e seus interesses são os únicos levados em consideração, mesmo quando confrontados com outras possíveis perspectivas. A entrevista clínica é um instrumento especialmente sensível nesses casos. O entrevistador pode ver sua disposição empática se transformar em estranhamento devido à inautenticidade que boa parte dos relatos pode transmitir. A naturalidade com que discorrem sobre fantasias de prazer sádico podem deixar um mal-estar marcante. Procuram assumir o controle do ambiente e invadir espaço não autorizado e criam situações constrangedoras propositadamente. Kernberg (2003) interessantemente relata que tais jovens "sentem-se autorizados a soltar gases, engolir muco nasal e limpar suas unhas em frente a outras pessoas, como se os produtos de suas ações fossem altamente valiosos". Quando têm um interesse secundário no seguimento clínico agem de forma sedutora ou charmosa, cuja insinceridade nem sempre é notada a primeira vista. Em diversas dessas situações o clínico se sente a posteriori coagido, invadido ou controlado.

De fato, quando se percorre a via temporal inversa, tem-se identificado que os pacientes diagnosticados com transtorno de personalidade antissocial apresentam histórico de marcantes comportamentos disruptivos desde a infância[17] e de maneira que tal diagnóstico requer a presença de TC ao menos desde os 15 anos de idade, como forma de assegurar a ocorrência de um desenvolvimento estrutural da personalidade e não uma súbita mudança de caráter, como pode ocorrer em alguns casos eminentemente orgânicos – lesões cerebrais por traumatismo cranioencefálico, por exemplo.

A título de ilustração, podem-se propor dois tipos ideais que representariam dois polos opostos das características aqui expostas, ambos diagnosticáveis como TC, mas com estruturas psíquicas bastante distintas.

Um jovem A apresentava comportamentos graves recorrentes já aos 7 anos: torturava animais de modo frio, era totalmente insubordinado a quaisquer solicitações dos adultos, provocava deliberadamente colegas da escola. Sem amizades e com atividades centradas em seus interesses e prazeres. Mostrava ausência de remorso ou arrependimento pelas suas más atitudes e indiferente a punições. Em suma, diagnóstico precoce de TC, não socializado e com traços psicopáticos.

Outro jovem B de histórico normal ao longo da infância, com atividades delinquenciais dos 13 aos 15 anos. Apresentava amizades consistentes, e mesmo os atos que praticou ocorreram em um contexto social. Possuía histórico de mau desempenho escolar que sugeria dificuldades de origem atencionais. Era reativo ao ambiente, com pouco controle de seus impulsos, principalmente quando tomado de raiva. Confrontado com suas atitudes demonstrava arrependimento, mas reconhecia dificuldade de se controlar em situações de conflito maior. Em outros termos, TC com início na adolescência, socializado e reativo.

É importante notar que essas breves descrições de A e B apenas ilustram esquematicamente as polaridades que aspectos de alta e baixa emotividade podem tomar em um TC de modo a configurarem quadros clínicos ideais. Mais importante ainda é lembrar que a totalidade das configurações psíquicas de um jovem deve prevalecer sobre um possível diagnóstico formal. A despeito de generalizações necessárias para a exposição de alguns conceitos e tipos ideias, em se tratando de uma abordagem fenomenológica, é sempre o fenômeno particular encontrado em cada caso que imporá a construção de um raciocínio psicopatológico singular. Em outras palavras, uma leitura fenomenológica de um jovem com histórico agressivo ou delinquencial pode perfeitamente prescindir do diagnóstico de TC ou tê-lo como um componente menor, incidental até, da leitura do todo.

Aspectos da epidemiologia, da etiologia, assim como tantos outros que auxiliam compor um todo do mosaico desses diagnósticos e aspectos de seu tratamento podem ser encontrados em livros texto de referência, dentre os quais sugerem-se Marmorato[18] e Scott[19].

REFERÊNCIAS BIBLIOGRÁFICAS

1. Organização Mundial da Saúde. Classificação de Transtornos Mentais e de Comportamento da CID-10. Porto Alegre: Artes Médicas; 1993.
2. American Psychiatric Association. Manual diagnóstico e estatístico de transtornos mentais: DSM--5. Porto Alegre: Artmed; 2014.
3. Minkowski E. Le Temps vécu. Paris: Presse Universitaires de France; 1995.
4. Minkowski E. Vers une cosmologie. Paris: Éditions Payot & Rivages; 1999.
5. Ceron-Litvoc D. Análise fenomenológica da distração infantil. Psicopatologia Fenomenológica Contemporânea. 2012;1(1).
6. Holmberg MS. The development of sociaal interchange patterns from 12 to 42 months: cross--sectional and short-term longitudinal analyses. Apud. Connor. 1977.
7. Goodenough FL. Anger in young children. Minneapolis: University of Minnesota Press; 1931.
8. Rule BG. The hostile and instrumental functions of human agression. In: de Wit J, Hartup WW, editores. Determinants and origins of agressive behavior. The Haue: Mouton; 1974.
9. Hartup WW. Agression in childhood: developmental perspectives. American Psychologist. 1974; 29:336-41.

10. Parke RD, Slaby RG. The development of aggression. In: Mussen PH, Hetherington EM, editors. Handbook of Child Psychology. 4. ed. v. 4. Socialization, personality, and social development. New York: Wiley; 1983.
11. Izard TE, et al. The ontogeny of infants' facial expressions in ten first nine months of life. Developmental Psychology. 1995;31:997-1013.
12. Holodynski M, Oerter R. Motivation, emotion und Handlungsregulation. In: Oerter R, Montada L. Entwicklungspsychologie 5. Berlin: AuflageWeinheim; 2002. p. 551-89.
13. Marmorato PG. Percursos da ira na psicopatologia infantojuvenil. Psicopatologia Fenomenológica Contemporânea. 2016;5(1).
14. Bíblia Sagrada. 2. ed. São Paulo: Sociedade Bíblica do Brasil; 1993.
15. Fraschetti A. O mundo romano. In: Levi G, Schmitt, JC, organizadores. História dos jovens – da antiguidade à era moderna. São Paulo: Companhia das Letras; 1996.
16. Kernberg PF, Weiner AS, Bardenstein KK. Transtornos da personalidade em crianças e adolescentes. Artmed. Porto Alegre; 2003.
17. Moffit TE. Adolescence-limited and life course-persistent antisocial behavior: a developmental view. Psychological Review. 1993;100(24):674-701.
18. Marmorato PG. Transtornos de conduta e comportamentos externalizantes. In: Miguel EC, Gentil V, Gattaz WF, editores. Clínica psiquiátrica. Barueri: Manole; 2011.
19. Scott S. Oppositional and conduct disorders. In: Thapar A, et al., editores. Rutter's Child and Adolescent Psychiatry. 6. ed. Oxford: John Wiley & Sons; 2015.
20. Marmorato PG. A hiperatividade no tempo de Minkowski. Psicopatologia Fenomenológica Contemporânea. 2012;1(1).

SEÇÃO III

VARIANTES PSICOTERAPÊUTICAS

21

Da compreensão dialética do psíquico à psicanálise existencial

Daniela Ribeiro Schneider
Fabíola Langaro

A psicanálise existencial como formulada pelo filósofo francês Jean-Paul Sartre (1905-1980) fornece uma teoria e uma metodologia fundamentais para redimensionar a clínica psicológica em novos moldes, ao buscar superar a perspectiva liberal que historicamente a definiu, assim como a concepção de ser humano que lhe subjaz, por fundamentar-se em abordagens individualistas, a-históricas e associais, em função do predomínio, por um lado, de uma perspectiva organicista na definição da concepção do psicopatológico e, por outro, de um subjetivismo na definição do psíquico e sua dinâmica[1].

Dessa forma, para a proposição de uma nova clínica, foi preciso que o filósofo reescrevesse os fundamentos ontológicos daquela disciplina, o que realizou em sua obra *O ser e o nada*[2], assim como redimensionasse seus fundamentos antropológicos, o que desenvolveu no livro *A crítica da razão dialética*[3]. Tais elaborações teórico-metodológicas forjaram a propositura de uma psicanálise de espectro existencialista[2], aplicada por ele em estudos biográficos, sendo o mais completo o que se intitula de *O idiota da família*, no qual descreve a trajetória psicossocial de Gustave Flaubert, pai do realismo literário, tendo como foco a ambiguidade de suas vivências: sua genialidade artística, e em simultâneo seus padecimentos histéricos[4].

Com Sartre a ontologia fenomenológica se desenha definitivamente como dialética, na justa medida em que a realidade se explica pela contradição insuperável da relação entre a dimensão da objetividade e da subjetividade. Para tanto, é preciso compreender que o absoluto de subjetividade deve ser compreendido em uma lógica não cartesiana e, portanto, como uma dimensão não substancial da realidade, na medida em que não se sustenta em si mesmo, posto que é pura "relação à", já que "a consciência é sempre consciência de alguma coisa" e necessita, assim, das coisas transcendentes para existir, as quais definem que a consciência é o que ela não-é[2]. A subjetividade é, portanto, o nada. Por isso, a subjetividade é um para-si, já que é movimento em direção ao mundo. Eis que o outro absoluto, o de objetividade, se impõe como indescartável para a compreensão da realidade. A materialidade existe independente da consciência, posto que é um ser em-si, porém, por ser o que é não tem alteridade e, assim, só pode aparecer, ser reconhecido, ser organizado, ser nominado e conhecido por uma consciência que o visa e apreende[2]. Portanto, as duas regiões ontológicas que compõem a realidade, o ser e o nada, as coisas e a consciência, ou ainda, o em-si e o para-si, são dois absolutos, porém, são relativos um ao outro. Relativos porque o primeiro (em-si) existe independente do segundo (consciência), mas só se organiza, só ganha sentido, pela presença deste. O segundo (para-si) para ser, depende da relação estabelecida com aquele (com o objeto), apesar de ser distinto dele. Sendo assim, a realidade se dá através da tensão dialética entre objetividade-subjetividade[1].

A concepção dialética traça um fio epistêmico que realiza a tessitura da obra sartriana em suas várias dimensões, tornando-a uma rede articulada de diferentes contribuições e dimensões teórico-metodológicas, iniciando pelos fundamentos ontológicos, passando pela antropologia estrutural e histórica, pela psicologia existencialista e psicanálise existencial, acabando por aplicar-se como práxis compreensiva em seus ensaios biográficos.

Sendo assim, a concepção do sujeito a partir de sua história singular, que é, ao mesmo tempo, a história dos seres humanos em seu tempo histórico, colocam a condição de estabelecer a antropologia dialética, na qual se afirma que a especificidade do ato humano, singular, atravessa o meio social e seus coletivos, ao mesmo tempo, conservando-o e superando-o em suas determinações. O sujeito caracteriza-se, então, pela "superação de uma situação, por aquilo que consegue fazer do que foi feito dele, embora nunca se reconheça em sua objetivação" (p. 77)[3]. Sendo assim, a alienação, ou seja, a vivência do sujeito de que seu ser escapa a todo instante de seu controle e passa pelo olhar penetrante do outro, é uma condição humana. Na dialética da relação eu-tu pode-se objetificar o outro ou se tornar objeto para o outro, mas a tensão interpessoal é insuperável. Portanto, nunca se é plenamente senhor de seu ser; sempre se está, em uma certa medida, em poder dos outros e, portanto, a alienação nunca pode ser revogada em absoluto.

Afirmar sobre o sujeito e seu projeto de ser é dizer, ao mesmo tempo, de sua relação com seu campo de possíveis (horizonte futuro) e das condições materiais de sua existência, que delineiam essas possibilidades com as quais ele se debate, se projeta, transcende e se aliena. Por isso, afirma o filósofo, que a subjetividade é um momento necessário do processo objetivo, sendo a práxis uma "passagem do objetivo para o objetivo pela interiorização" (p. 80)[3]. É preciso, assim, para encontrar o ser humano ir ao seu contexto concreto.

Para tanto, faz-se necessário utilizar o que a psicopatologia fenomenológica vai definir como o movimento sintético da "compreensão", enquanto uma dialética "que explica o ato pela sua significação terminal, a partir das condições de partida" (p. 115)[3]. Entra-se, através desse movimento, na constituição do psíquico, no qual se compreende que a "personalização nada mais é, no indivíduo, que a superação e a conservação (assunção e negação íntima), no seio de um projeto totalizador, daquilo que o mundo fez – e continua a fazer – dele" (p. 657)[4]. Sendo assim, o sujeito concreto, em sua situação vivida, unifica-se, em movimentos de totalização com os meios materiais, sociais e culturais que estiverem à sua disposição, constituindo-se em projeto de ser. Por isso mesmo,

> "a pessoa, na verdade, não é totalmente sofrida, nem totalmente construída: de resto, ela não é ou, se preferirmos, ela nada mais é, a cada instante, que o resultado superado do conjunto dos procedimentos totalizadores por meio dos quais tentamos continuamente assimilar o inassimilável, isto é, essencialmente, nossa infância: o que significa que ela representa o produto abstrato e sempre retocado da personalização, única atividade real – isto é, *vivida* – da vida." (p. 656)[4]

Nessa direção, Beauvoir[5] assinala que a marca constitutiva do humano é a ambiguidade de ser e a moral que daí decorre, tendo o sujeito, para viver de forma autêntica, que enfrentar o paradoxo de sua condição existencial. Por isso mesmo, o existencialismo é uma filosofia da ambiguidade, ou se preferir, uma ontologia e uma psicologia dialéticas.

Essa perspectiva desdobra-se em desafios para a compreensão das vivências do sofrimento psíquico e concretiza-se na abordagem de uma psicopatologia existencialista, que se instaura na ruptura, por um lado, com o subjetivismo e o mentalismo subjacentes aos modelos psicopatológicos clássicos e que, por outro, busque superar a concepção de "doença mental" como patologia individual, isto é, como um mal produzido na "mente" de quem a sofre, desconectada das suas relações sociais. Estabelece, com isso, a crítica do determinismo organicista, que reduz a psicopatologia a distúrbios de ordem neuroquímica, ou ainda às predisposições genéticas, pois, apesar de Sartre considerar a importância da dimensão corporal, portanto, considerar a dimensão neurofisiológica presente fortemente nas emoções e nas psicopatologias, não a coloca na ordem de determinantes[6].

A psicopatologia existencialista, para ser coerente com seus pressupostos fenomenológicos, não deve utilizar o termo "doença mental", posto que ele é demarcado pela lógica cartesiana de um dualismo corpo-mente, refém da dicotomia entre a lógica organicista, neurofisiológica (contida na palavra doença) e a lógica mentalista, racionalista trazida pela perspectiva psicodinâmica (contida na palavra mental), conforme se pode acompanhar na crítica de Szasz. É preferível utilizar os termos "sofrimento psíquico" e "sofrimento psíquico grave", que melhor caracterizam o que se passa em termos vivenciais com os pacientes.

A psicopatologia implica, nessa concepção, o enredamento de uma personalidade, da totalização do ser do sujeito, em um processo de rupturas e/ou impasses psicológicos, fruto da dialética entre condições objetivas e possibilidades subjetivas de se colocar no mundo. Está intimamente ligada à condição de apropriação de um sujeito sobre a trama das relações materiais e sociológicas que concretamente vivencia. Passa pela condição de esse sujeito se reconhecer quem ele é por dentro de experiências afetivas, emocionais, vinculares, advindas do enfrentamento de situações concretas. Por exemplo, as experiências dentro de famílias serializadas, que não conseguem estabelecer laços reais entre seus membros; ou ainda situações de opressão material, social, trabalhista, que limitam o campo de possibilidades do projeto de ser e constroem trajetórias marcadas por experiências de inviabilização e estigma. Tais situações servem de lastro psicossocial para os processos de sofrimento psíquico e psíquico grave[6].

Sem dúvida, todo esse processo de constituição do sofrimento não é uma simples determinação exterior, pois é ativamente apropriado pelo sujeito, que mergulha na vivência e atribui significados e contornos singulares à situação[6]. "Não há, aqui, categorias que, de fora, se apliquem ao vivido, pois é o próprio vivido que se unifica, em um movimento de circularidade, com os meios à disposição, isto é, com as afeições e as noções que a interiorização das estruturas objetivas gera dentro dele" (Sartre, 1971, p. 654).

A DEMANDA PELA PSICOTERAPIA

Há diversas razões que podem fazer com que alguém procure pela psicoterapia, sendo grande parte delas relacionada ao que se definiu anteriormente como sofrimento psíquico. Com frequência, ouve-se do cliente a queixa de sentir-se acometido pelo sofrimento, tomado por ele, ou seja, contaminado pela ideia de que a complicação que experimenta é "interna" e consequência de um "problema mental". Por vezes, há uma sensação de que esse sofrimento surge "de repente", ou "surge do nada", estando aparentemente desconectado da realidade concreta de relações. Essas experiências são reforçadas pela ideia hegemônica na sociedade de que esse sujeito "adoeceu" sozinho, de que é ele quem não consegue lidar com "suas questões".

A seguir, a queixa de uma cliente, em uma primeira sessão, a quem se chamará com o pseudônimo de Catarina:

> "Eu me sinto como se fosse uma pessoa desequilibrada, o que me deixa muito assustada. Tenho ideias, lembranças, que passam pela minha cabeça o tempo todo, o que me deixa muito insegura. Essas lembranças são cenas de minha infância, que voltam forte, parece que ainda estou lá. Essa experiência é muito frequente: aparece muito à noite, quando vou dormir, tenho muitos pesadelos. Mas também aparece quando estou sem fazer nada, por exemplo, quando estou no ônibus, escutando música em meu walkman, quando estou em sala de aula e esta não me interessa. Por isso tenho muita dificuldade de me concentrar: nos estudos, nas leituras. Esse mal-estar toma conta de mim: fico muito nervosa, meus ombros e braços ficam doídos de tão tensos; sinto uma inquietação por dentro, por isso, prefiro me isolar das pessoas. Quando estou sozinha choro sempre, pois fico pensando em como minha vida poderia ser diferente. Aparece uma vontade de não ter nascido. Não parece que estou enlouquecendo?"

Catarina vive essas experimentações psicofísicas desde que tem 11 ou 12 anos, sendo que no momento desse relato conta com 18 anos. Depois de algum tempo de psicoterapia, com a construção de uma relação de confiança, ela consegue contar o que lhe aconteceu naquela idade dos 11 anos: foi o momento em que seu pai cessou os abusos sexuais que lhe violavam desde os 4 anos de idade, pois ela tinha ficado "mocinha". Antes, ele vinha quase todas as noites em seu quarto, sempre tarde da noite; ela já estava dormindo. Lembra como se fosse hoje do quarto no escuro, a porta se abrindo, acordava de susto e ele se aproximava. Era horrível. Ele tocava nela, dizia ser um segredo e a ameaçava. Depois de um tempo já não conseguia mais dormir quando ia se deitar, pois antecipava a vinda dele. Acha impossível sua mãe não saber o que se passava, mas esse assunto nunca foi tratado em casa; é como se nada se passasse e ela vivia à espreita dessa revelação que nunca veio e com muito medo e solidão.

A família de seu pai era católica e muito fervorosa na religião, e ele foi ficando cada vez mais fanático, saindo para fazer pregações pelas ruas. Sendo assim, alguns meses depois de cessar os abusos, seu pai começa a apresentar surtos psicóticos. Seu início ocorreu depois que ele confessou para um padre sobre os abusos que fazia com a filha. Volta desse encontro e conta para ela que agora estava "limpo, pois o padre o havia perdoado", mas que ele havia obrigado-o a contar para os avós de Catarina. O que mais espanta a ela é que os avós também fingiram não saber de nada e nunca conversaram com ela sobre o assunto. É como se seu mundo tivesse se acabado, pois eram os avós as pessoas em que mais confiava e agora já não podia contar com mais ninguém.

A família de Catarina é uma típica representante dessa lógica social hegemônica, em que as pessoas são tomadas como indivíduos isolados, mônadas, e cada um deve se autossustentar, sem que as relações concretas sejam trabalhadas em suas contradições reais em contextos psicossociais. A moral é colocada com um "a priori", acima das relações concretas, e deixa as pessoas flutuando as raízes do seu ser no insustentável paradoxo entre ser si mesmo e submeter-se às exigências sociais. Assim, o sofrimento é tomado como fruto de um *Eu* que se fecha em si e que se caracteriza por sua estrutura interna, constitui-se afastado do mundo concreto. Eis aqui a condição de possibilidade para os processos de sofrimento psíquico e para a sensação de se estar enlouquecendo.

Conforme relata Beauvoir (p. 4)[5]:

> "Desde que existem homens e que eles vivem, todos experimentaram esta trágica ambiguidade de sua condição; mas desde que existem filósofos e que eles pensam, a maior parte tentou mascará-la, esforçando-se por reduzir o espírito à matéria, ou por integrar a matéria no espírito, ou por confundi-los no seio de uma substância única. Aqueles que aceitaram o dualismo estabeleceram entre o corpo e a alma uma hierarquia que permitia considerar como desprezível a parte de si mesmo que não se podia salvar. [...] E a moral que propunham a seus discípulos visava sempre ao mesmo fim: tratava-se de suprimir a ambiguidade tornando-a pura interioridade ou pura exterioridade, evadindo-se do mundo sensível ou mergulhando nele, elevando-se à eternidade ou fechando-se no instante puro."

A sociedade é, de maneira geral, opressora e excludente: absorve os que se encaixam em seu sistema, seja por sua condição socioeconômica ou por sua condição existencial, e exclui os inadaptados, os desajustados, aqueles que dela se rebelam. Impõe-se, dessa forma, uma moral "*a priori*", que só faz por manter os sujeitos na alienação. As pessoas, quando submetidas, assim, a relações sociais opressivas, a mediações inviabilizadoras, a famílias serializadas, fruto dessa racionalidade moralista e com foco na individualidade, acabam por compreender sua história, seu modo de ser, suas dificuldades e impasses psicológicos não como questões da ordem das relações, resultantes da forma como se apropriaram das condições sociais, familiares em que estavam inseridos, mas como questões individuais, da ordem dos "distúrbios internos". Essa racionalidade racionalista e moralizadora lança as pessoas no isolamento e na solidão, pois traduz impasses concretos em suas vidas, envolvendo a materialidade, os outros, o sociológico, implicando diferentes possibilidades de ser, simplesmente como sendo contradições de ideias, conflitos morais. Tomam, assim, como individuais e subjetivas situações que são sociais, relacionais. Lançam-se, assim, as pessoas em um processo radical de solidão. Este é exatamente o processo pelo qual Catarina passa: foi lançada, desde a mais tenra idade, em uma absoluta solidão, e seu sofrimento psíquico, advindo das contradições mal resolvidas de seu círculo familiar e dos processos de sofrimento de cada um de seus membros, é vivido por ela como um desequilíbrio pessoal, culpabilizando-se pelas situações ocorridas consigo e com os seus próximos e sem mediações concretas para sair do abismo existencial onde foi jogada. Como diz Van den Berg (p. 64)[7]: "as relações com outras pessoas são de importância tão primordial neste contexto que a Psicopatologia pode ser chamada a ciência da solidão e do isolamento".

Afirma Sartre na conclusão da biografia sobre Saint Genet: "durante muito tempo acreditamos no atomismo social que o século XVIII nos legou, e parecia que o homem fosse, por nascimento, uma entidade solitária que entrasse, posteriormente, em relação com seus semelhantes. Assim, a solidão parecia ser o nosso estado original. [...] Agora sabemos que esses eram contos de fadas" (p. 551)[3].

A antropologia, a sociologia e a psicologia social mostram, em tempos contemporâneos, que, na verdade, o ser humano só se constitui como sujeito a partir de sua relação com a 'sociedade', consolidando a máxima fenomenológica: "o homem é um ser-no-mundo".

FUNDAMENTOS ONTOLÓGICOS DA CLÍNICA EXISTENCIALISTA

Em sua ontologia, ao colocar a questão sobre o ser e a realidade em relevo, Sartre propõe um rompimento definitivo com os dualismos que a filosofia moderna até então defendia: destaca que "o ser do existente é exatamente o que o existente aparenta", ou seja, que a "aparência não esconde a essência, mas a revela: ela é a essência" (p. 16)[2]. Dessa forma, dirá que "a ontologia será a descrição do fenômeno de ser tal como se manifesta" (p. 19)[2] e que "alguma coisa só existe enquanto se revela – e que, em consequência, ultrapassa e fundamenta o conhecimento que dele se tem" (p. 20)[2].

A partir dessas proposições, Sartre destaca, como visto acima, que a realidade é composta por dois absolutos relativos, que só existem um em relação ao outro. De um lado, está o polo absoluto da objetividade, das coisas, da materialidade – que chamou de em-si –; do outro, a consciência, o para-si o absoluto da subjetividade. Portanto, sua ontologia é dialética.

No polo da subjetividade, põe destaque à questão filosófica do fluxo das consciências no tempo, que é fundamental para o processo identitário do sujeito, indicando que não se tem a necessidade de um eu unificador e individualizante "a priori", como queria a filosofia racionalista, pois, na verdade, sua unificação é realizada pelo objeto, na medida em que se deve radicalizar a compreensão do princípio da intencionalidade de Husserl, ao colocar a consciência sempre como sendo consciência de algum objeto transcendente. Sendo assim, como explica Sartre (p. 52)[8], "estou mergulhado no mundo dos objetos, são eles que constituem a unidade de minhas consciências, que se apresentam com valores, qualidades atrativas ou repulsivas". O Eu é que, na verdade, resulta desse movimento da consciência em direção aos objetos, ao mundo, quando a consciência viabiliza a unidade das várias experiências em um Eu. Sendo assim, o Eu não é um "a priori", mas sim um produto, objeto do mundo como outro qualquer, e não uma condição a priori, resultante das relações e vivências que se tem. Como esclarece o filósofo, deve-se conceber

> "o Eu (Moi) como um existente rigorosamente contemporâneo com o mundo e cuja existência tem as mesmas características essenciais que o mundo. [...] Não é, com efeito, necessário que o objeto preceda o sujeito para que os pseudovalores espirituais se dissipem e para que a moral reencontre as suas bases na realidade. Basta que o Eu (Moi) seja contemporâneo do mundo e que a dualidade sujeito-objeto, que é puramente lógica, desapareça definitivamente das preocupações filosóficas" (p. 82)[8].

Só assim compreende-se definitivamente o sentido profundo da máxima existencialista: "a existência precede a essência".

Diante do exposto, depara-se com a primeira tarefa do psicólogo para o exercício da psicoterapia: a de pensar no modo de ser do ser humano, enquanto possibilidade concreta de seu existir no mundo. É necessário, assim, que tanto a constituição da personalidade quanto a experiência de sofrimento humano sejam compreendidas enquanto modos de relação do sujeito com o mundo e não mais como algo que se passa "internamente", em um "eu" destacado do mundo, pois a consequência desse velho modo de conceber o sujeito seria de que o psicólogo buscasse alterar o modo de o sujeito pensar sobre si mesmo (conhecer-se, alterar suas crenças, mudar seus pensamentos, acessar o que está inconsciente), mas não mediar a mudança de sua relação com o seu contexto de vida.

Nessa perspectiva, a angústia aparece ao sujeito sempre que se toma consciência da gratuidade do existir, pois o sentido do ser não está dado, deve ser permanentemente forjado. Sendo assim, a experiência de ser contingente é, portanto, a base para pensar o modo de ser do sujeito em Sartre, já que esse modo de ser não adquire mais o modelo identitário, mas, sim, a característica da falta de fundamento. Em outras palavras, a existência é um fato, sem razões ou explicações prontas, mas o sujeito busca, através do olhar do outro, o reconhecimento de sua existência[9,10]. É, portanto, o modo de ser de cada um que deverá ser elucidado na psicoterapia, forjado na dialética com o outro. É a saída que o sujeito inventa para se fazer ser em meio a uma situação que deverá ser compreendida e explicitada.

A PSICANÁLISE EXISTENCIAL

O método proposto por Sartre[2] para uma psicologia clínica existencialista foi denominado por ele de psicanálise existencial. Conforme descreve Pretto (p. 629)[11], este é o termo escolhido a partir da análise que Sartre realiza dos escritos da psicanálise freudiana apresentada no *O ser e o nada* em que, "por um lado, reconhece a importância do método clínico proposto por aquela psicanálise, bem como concorda com alguns aspectos dela, porém, por outro lado, marca as discordâncias e as oposições entre ambas". Assim, o termo "psicanálise" é mantido pela referência ao método clínico e a palavra "existencial" é acrescida, para marcar diferenças.

A psicanálise existencial de Sartre[2] propõe, portanto, uma forma objetiva de investigar a dimensão de ser do sujeito humano, compreendido enquanto ser-em-situação, ou seja, como uma totalidade corpo/consciência circunscrita no mundo concreto, com suas especificidades e na contingência singular em que cada sujeito se constata sendo e onde elege seu ser sem possibilidade de não fazê-lo[6,12]. Trata-se da inseparabilidade entre liberdade e contingência e do esclarecimento que o sujeito somente existe diante da adversidade do mundo objetivo[12]. Conforme descreve Sartre (2015, p. 40), "o ponto em que eu melhor reconheço a subjetividade é nos resultados do trabalho e da práxis, em resposta a uma situação. Se posso descobrir a subjetividade será por uma diferença existente entre o que a situação costuma exigir e a resposta que lhe dou".

Em decorrência dessa condição da escolha enquanto liberdade situada e renúncia às possibilidades, as complicações psicológicas ocorrem quando o sujeito experimenta uma intercorrência na trajetória que tinha estabelecido em direção à concretização do projeto de ser. Vivencia então um impasse, enquanto contradição não dialetizável e uma experimentação cúmplice de situações experienciadas no passado[13]. Seu sofrimento é, então, consequência da expressão das dúvidas referentes às implicações que suas escolhas terão para o seu projeto de ser. Assim, a complicação psicológica passa pela insegurança na realização do projeto, ou, ainda, pela inviabilização do projeto e do desejo de ser[1].

> "À luz da compreensão desse conjunto de fenômenos, torna-se possível levantar as variáveis que contribuíram para o surgimento das complicações psicológicas. De posse desses dados, um clínico terá condições de elaborar uma compreensão minuciosa da dimensão psicológica do paciente, o que vai permitir uma interven-

ção realizada com rigor e segurança, já que o terapeuta contará com os elementos necessários para definir as variáveis envolvidas na problemática do cliente e, desta maneira, a ordem das intervenções a serem realizadas, para poder, igualmente, prever as suas consequências. Esses procedimentos científicos possibilitam, inclusive, a avaliação do processo interventivo, ao viabilizar uma crítica de resultados. Eis o horizonte epistemológico de uma psicologia clínica que pretenda seguir as acepções sartrianas." (p. 54)[1]

Eis aqui o objetivo principal da psicanálise existencial: decifrar o nexo existente entre ações, gestos, emoções, pensamentos do sujeito concreto, ao extrair o significado que unifica de cada um desses aspectos em direção a um fim. Conforme descreve Schneider[14], é esse nexo que define o sentido da vida de alguém, o que quer dizer que o psicoterapeuta deve decifrar o projeto de ser de cada sujeito, pois é ele que define o que são e para onde se encaminham os diferentes movimentos de uma pessoa no mundo. Por isso, a ação humana está sempre direcionada ao futuro, para aquilo que o indivíduo ainda não é, pois "o homem, antes de mais nada, é o que se lança para um futuro, e o que é consciente de se projetar no futuro. O homem é, antes de mais nada, um projeto que se vive subjetivamente" (p. 12)[15].

Destarte, para compreender o sujeito que sofre e a condição de impasse em que se encontra, será preciso interrogar e evidenciar seu ser "por dentro"*, a partir de seu movimento histórico de totalização, destotalização e retotalização em curso, considerando que o sujeito nunca cessa de buscar constituir-se[1]. Para tanto, no método utilizado na psicanálise existencial, será preciso realizar um movimento dialético, partindo das contradições, negações e superações que surgem na reconstituição da história do sujeito, para não perder a complexidade do real na busca por apreendê-lo em suas múltiplas perspectivas. Além disso, será preciso comparar o sujeito consigo mesmo, em seus diferentes perfis, unificados em função do projeto de ser, para que se possa, por fim, compreender de modo contextualizado sua situação histórica de onde retira os elementos para a constituição de sua personalidade[1].

Descrevendo seu método para uma psicologia, Sartre aponta a necessidade de realizar um movimento progressivo-regressivo na compreensão da história do sujeito, visto que deve situar os aspectos objetivos (época, sociedade, cultura, história, nível social, estrutura familiar) que definem os contornos do

---

* Jaspers[16], em seu compêndio de psicopatologia geral, descreve que é preciso mais do que descrever sintomas, é necessário compreender o sofrimento, indicando que o entendimento do psíquico deve ser adquirido por dentro da história do sujeito, rompendo com a visão explicativa realizada "por fora" e com base em conexões causais propostas pela psiquiatria até então.

ser concreto, reenviando-os à sua subjetividade, a fim de se compreender a apropriação singular desses aspectos universais[1,2]. Além disso, apreendendo o sujeito como singular/universal, individual/coletivo, compreende também que ele se constrói em um movimento de relação com a temporalidade, ou seja, que o sujeito se apresenta uma síntese dialética das experiências passadas, presentes e futuras. Assim, diferenciando a psicanálise existencial da psiquiatria, por exemplo, Sartre descreve que esta última se satisfaz logo que encontra as estruturas gerais das psicopatologias, o que não ocorre em uma clínica sartriana, que busca então compreender o conteúdo singular e concreto delas[2].

Há aqui pontos fundamentais que diferenciam a psicoterapia existencialista de outras abordagens: um deles é a necessidade de que não somente o psicoterapeuta, mas também o próprio sujeito se localize em sua situação, ou seja, nas condições em que constituiu seu ser e vivencia seu impasse, visto que "objetiva evidenciar a eleição do ser do sujeito, da qual ele nunca deixou de ter consciência em cada um de seus atos e perante a qual ele passará a tomar conhecimento" (p. 41)[12]; o outro é o ponto de partida da descrição das situações, que deve privilegiar o vivido pelo sujeito, vivido este que é realizado pelo/no corpo, de modo espontâneo (consciência de primeiro grau), e que depois poderá ser tomado como objeto de uma consciência crítica (consciência de segundo grau)[1].

Conforme descreve Sartre (p. 111)[17] o vivido é "a vida em compreensão consigo mesma, mas sem que seja indicado um conhecimento, uma consciência tética"[†], o imediato do vivido é, assim, a característica da consciência não tética. Assim, "toda consciência irrefletida, sendo consciência não tética dela mesma, deixa uma recordação não tética que é possível consultar. Basta para isso procurar reconstituir o momento completo em que apareceu essa consciência irrefletida (o que é, por definição, sempre possível)" (p. 27)[8]. Esta é a dimensão da experimentação psicofísica, na qual o sujeito vive a intensidade de sua história e de seu projeto de ser, defrontando-se com "seus suores e suas dores", resultando na compreensão de ser esse ser que é[1].

A experiência do sofrimento psíquico é, portanto, da ordem do vivido, constituída na espontaneidade e no plano irrefletido. Segundo Alt et al. (p. 203)[18], "Sartre denominou de cogito pré-reflexivo, uma relação primeira da consciência consigo mesma, que se escolhe anteriormente e independentemente de qualquer reflexão". Nesse modo de relação com o mundo, o sujeito tem dificuldade de estabelecer uma distância reflexiva em relação ao que lhe ocorre, não conseguindo tomar-se como objeto de sua consciência, sendo levado pelos acontecimentos, ficando aprisionado em um saber de ser cons-

† Tradução livre.

tituído no passado. Esse movimento pode ser visto na paciente Catarina, descrita anteriormente, que tinha dificuldade de elaborar reflexivamente todas as vivências contraditórias que teve ao longo de sua vida de relações. Sendo assim, esse saber de ser é construído pela apropriação singular que o sujeito faz dos acontecimentos que lhe ocorrem, dos valores, crenças e diferentes racionalidades existentes no contexto social, antropológico em que está inserido, mediatizados pelas pessoas que o cercam. A partir de vivências irrefletidas, o sujeito apropria-se da situação de uma forma particular, geralmente cúmplice do saber e/ou da emoção, entendida aqui como modo de relação do sujeito com o mundo[1].

O PROCESSO PSICOTERAPÊUTICO

Desse modo, no início da psicoterapia, há dois aspectos que estão presentes e que devem aparecer também ao longo de todo o processo: o primeiro, do acolhimento a esse sujeito que sofre, realizando-se uma escuta atenta e empática, visando à constituição de vínculo com aquele que busca por psicoterapia e em que se coloque em suspenso valores e juízos, em uma atitude de redução fenomenológica ou *epoché*, que permita o acesso aos objetos, explicitando o ser em si mesmo, buscando a essência do vivido[8]; segundo, momentos em que o psicoterapeuta compartilhará com o sujeito a compreensão de como uma personalidade se constitui e de como, portanto, o sofrimento tem condições de possibilidade de ocorrer na vida humana.

Nesse sentido, será preciso que o cliente tenha claro que o sofrimento psíquico se estabelece gradativamente, a partir de suas experiências concretas, enquanto modos de o sujeito relacionar-se com sua própria existência, pois se é no mundo que o sujeito se constitui, é somente nesse mesmo mundo que ele pode complicar-se[1,10]. Assim, o sofrimento "não se instala, o sujeito não é portador do sofrimento. Ele padece em meio a uma determinada conjuntura material, cultural, social e sociológica que se impõe a ele" (Spohr, 2011, p. 565).

Na medida, portanto, em que o psicoterapeuta inicia um processo de investigação da história de vida do sujeito, tendo como ponto de partida suas queixas, compartilha com ele aspectos teóricos que o instrumentalizem a compreender como alguém se torna sujeito e como uma complicação psicológica pode ocorrer enquanto fenômeno humano. É importante, então, que o cliente saia, desde a primeira sessão, localizado de que as dificuldades ocorrem na realidade concreta e que seu sofrimento deriva dessas ocorrências, pois é esse entendimento que abrirá possibilidades de superar impasses e alterar sua condição.

O processo de investigação em psicoterapia parte, portanto, dos aspectos da vida concreta do cliente, iniciando com a demarcação de fenômenos, que são ocorrências das quais o sujeito faz uma inteligibilidade. A partir da identificação dos fenômenos, será possível passar ao trabalho de estabelecer as variáveis que compõem esses fenômenos e como elas se relacionam entre si, para que o psicoterapeuta consiga estabelecer a compreensão da personalidade do sujeito e do sofrimento decorrente da inviabilização do seu projeto de ser[15].

Para que esse processo se efetive, desde o início o cliente é incentivado a descrever as situações vinculadas às suas queixas – desde ações aparentemente banais até significativos acessos emocionais, como de raiva, angústia, pânico. Para Sartre[8], descrever significa rastrear e demarcar os fenômenos, considerando aspectos antropológicos, sociológicos e psicológicos que o constituem (onde estava, como estava, com quem estava, o que disse, como disse, como as pessoas reagiram à sua ação). Por meio dessa descrição, o psicoterapeuta terá acesso ao modo como o sujeito se experimenta sendo quem é e que define suas ações, impulsionando-o para o futuro.

A descrição dessas ocorrências possibilitará o acesso à personalidade do sujeito, visto que cada uma de suas ações articula-se ao conjunto mais amplo que é seu projeto de ser, ou seja, "ele [sujeito] se exprime inteiro na mais insignificante e na mais superficial de suas condutas" (p. 653)[2], sendo cada ato humano revelador de quem o sujeito é. Assim, para compreender como o sujeito tem elaborado seu entendimento do mundo e de si mesmo, tem-se que "cada ocorrência descrita pelo cliente é uma totalização, ou seja, uma conclusão lógica de uma série de fatos ou dados vivenciados, aos quais o cliente deu uma inteligibilidade (se deu razões) para incluí-los na sua existência" (p. 11)[19].

No processo psicoterápico, portanto, é fundamental que o psicoterapeuta vá além do discurso ou da elaboração reflexiva trazida pelo cliente. Isto porque a elaboração que o sujeito faz é segunda ontologicamente, visto que o ser é anterior a qualquer conhecimento que dele se tenha, embora somente seja captável enquanto se faz fenômeno, quando é apanhado por uma consciência.

Assim, ao descrever os acontecimentos, deve-se inventariar o modo como o sujeito se experimentou neles, bem como a maneira como se apropria desses eventos, possibilitando a saída da espontaneidade/irrefletido, tomando distância psicológica das situações vividas mediante consciência reflexiva crítica. Dessa forma, o sujeito poderá conhecer aquilo que já vive e compreende espontaneamente[2].

A clínica sartriana é, portanto, uma clínica de situações concretas, visto que as ações do sujeito – suas escolhas, que visam sempre à realização do seu projeto de ser – acontecem em meio à sua situação no mundo. Movendo-se em direção ao seu projeto, fazendo escolhas cotidianas, o sujeito é condenado a ser livre, ou seja, ele é responsável pela sua existência na medida em que lhe é atribuída a responsabilidade por escolher e agir, lançando-se no mundo[15]. Sua liberdade, no entanto, é situacional, tendo em vista que as escolhas acontecem sempre em meio a uma condição para fazê-las.

Condenado à liberdade, então, o sujeito é obrigado a fazer escolhas na realidade antropológica e sociológica em que estiver inserido. O tecido sociológico implica uma rede de mediações que fornece os parâmetros para a construção da singularidade do sujeito, resultando em sua dimensão psicológica[2,20]. Por essa razão, em uma perspectiva da clínica sartriana, é fundamental verificar a inteligibilidade que a rede de relações sociológicas do sujeito, que compõem as mediações fundamentais para o seu ser, faz do seu sofrimento.

Especialmente em casos de sofrimentos psíquicos graves, que comprometam o cliente significativamente em sua vida de relações, há que se planejar intervenções também com sua rede familiar/social, a partir da avaliação criteriosa sobre quem incluir e de que modo, sempre em concordância com o sujeito, para quem esse chamado deve fazer sentido e ser planejada conjuntamente. À medida que uma compreensão mais viabilizadora do ser do sujeito for vivenciada não somente por ele, mas compartilhada por outros significativos, seu processo pode ser vivido como verdade não somente para si, mas também para outros e como verdade de seu ser para o outro[13]: "a localização a ser feita em comum, permite, portanto, que a verdade seja comum, ou seja, que haja um reconhecimento recíproco daquilo que foi vivido, bem como que exista uma busca conjunta pelos novos possíveis" (p. 156).

Dessa forma, o cliente se dá conta de sua condição de liberdade, ou seja, percebe-se livre para fazer escolhas e que cada escolha que fizer terá implicações para o seu futuro e para aquilo que ele deseja ser em meio aos outros, que são mediadores de seu ser e de seu projeto. Aqui, se tornará capaz de tomar sua história e seu próprio eu como objeto de reflexão e poderá estar preparado para encarar as consequências que suas escolhas têm para a sua vida e também para a vida dos demais.

O propósito da psicoterapia deve, então, "ser a criação da possibilidade de que a própria pessoa consiga se reconhecer na sua angustiante liberdade" (p. 721)[21]. O espaço da clínica não se revela como um lugar de busca de fundamento ou explicações últimas, mas o inverso, como um lugar de acolhimento do devir, que legitima o que não é bem-fundado, ou seja, o ser enquanto contingência e o existir em sua gratuidade, pois "precisamente porque sou gratuito, posso me assumir, isto é, não fundar esta gratuidade que continuará a ser sempre o que é, mas retomá-la por minha própria conta" (p. 7)[9].

Portanto, por fim, pode-se dizer que é objetivo da psicoterapia existencialista sartriana colocar o ser da pessoa em suas próprias mãos, viabilizando-a como sujeito e possibilitando que se torne sujeito de sua própria história e de seu ser. A psicoterapia existencialista sartriana só faz sentido se possibilitar ao ser humano seu estatuto de sujeito, se realizá-lo enquanto liberdade[1]. Conforme descreve Ehrlich[12] (p. 41), o trabalho do clínico consiste, portanto, "em colocar em evidência o movimento concreto do sujeito no mundo, de tornar conhecido aquilo que o sujeito era espontaneamente consciência".

Se for possível instituir uma alta do processo, conduzida e planejada em conjunto com o cliente, ela ocorrerá quando o sujeito puder ter reorganizado e redefinido seu projeto rumo a uma nova história (singular e coletiva), tendo superado a problemática que o fez procurar pela psicoterapia, experimentando-se viabilizado em seu ser. Esse novo vivido terá sido produzido a partir da reflexão crítica, mas igualmente pelo plano irrefletido e é nele que deverá ser, novamente, saboreado. Distanciado do passado e vivendo mudanças na relação com o futuro, não mais fechado em suas possibilidades, mas aberto ao vir a ser, haverá uma nova práxis instituída – ainda que sempre provisória e fadada à necessidade de existir para, então, ser.

REFERÊNCIAS BIBLIOGRÁFICAS

1. Schneider DR. Sartre e a Psicologia Clínica. Florianópolis: Ed. da UFSC; 2011.
2. Sartre JP. O ser e o nada. 12. ed. Petrópolis: Vozes; 1997.
3. Sartre JP. Crítica da razão dialética. Rio de Janeiro: DP&A; 2002.
4. Sartre JP. O idiota da família, v. 1. Porto Alegre: L&PM; 2013.
5. Beauvoir S. Moral da ambiguidade. Rio de Janeiro: Paz e Terra; 1970.
6. Schneider DR. Existe uma psicopatologia existencialista? In: Angerami VAC. Psicoterapia fenomenológico-existencial. Belo Horizonte: Artesã; 2017. 420 p.
7. Van den Berg J. O paciente psiquiátrico: esboço de psicopatologia fenomenológica. São Paulo: Mestre Jou; 1981.
8. Sartre JP. A transcendência do ego. Lisboa: Colibri; 1994.
9. Alt F. Contingência e legitimidade no espaço clínico. Trabalho apresentado no II Congresso Luso-Brasileiro de Psicologia Existencial: Casos Clínicos e Aplicabilidade em Contextos Profissionais. Lisboa; 2014.
10. Dhein CFA. A noção de projeto fundamental em Sartre e os (des)caminhos da clínica psicológica. Fenomenologia e Psicologia. 2013;1(1):3-18.
11. Pretto Z. A infância como acontecimento singular na complexidade dialética da história. Psicologia & Sociedade. 2013;25(3):623-30.
12. Ehrlich IF. A psicanálise existencial sartriana: definições, aproveitamentos e demarcações frente à psicanálise freudiana. In: Castro FG. Estudos de psicanálise existencial. v. 1. Curitiba: CRV; 2012. Capítulo 1. p. 11-48.
13. Castro FG. Projeto existencial, alienação do ser livre e surto psicótico: o caso de Hugo. In: Castro FG. Estudos de psicanálise existencial. v. 1. Curitiba: CRV; 2012. Capítulo 4. p. 131-56.
14. Schneider DR. A náusea e a psicologia clínica: interações entre literatura e filosofia em Sartre. Estudos e Pesquisas em Psicologia. 2006;2:51-61.
15. Sartre JP. Questão de método. Coleção Os Pensadores. São Paulo: Abril Cultural; 1978.

16. Jaspers K. Psicopatologia geral: psicologia compreensiva, explicativa e fenomenologia. 2. ed. Rio de Janeiro/São Paulo: Atheneu; 1987. v. 1.
17. Sartre JP. Situations, X. Paris: Gallimard; 1976.
18. Alt F, Campos CM, Barata A. Dificuldades, desafios e possibilidades para uma clínica sartreana. Revista da Abordagem Gestáltica. 2011;17(2):198-204.
19. Trafani MARR. Método fenomenológico existencialista. Florianópolis: Nuca Ed. Independentes; 1992.
20. Schneider DR. Liberdade e dinâmica psicológica em Sartre. Natureza Humana. 2006;8(2):283-314.
21. Nascimento AB, Campos CM, Alt F. Psicologia fenomenológica, Psicanálise existencial e possibilidades clínicas a partir de Sartre. Estudos e Pesquisas em Psicologia. 2012;12(3):706-23.
22. Alt F. The case of Julia: a sartrean existential-phenomenological model of psychotherapy. Trabalho apresentado no II Congresso della Società Italiana di Psicoterapia: La Psicoterapia in Evoluzione, modelli Storici e Nuove Sfide. L'Evoluzione dei Modelli Esistenziali. Paestum, 2013.
23. Descartes R. Discurso do método. (Os Pensadores). São Paulo: Abril Cultural; 1983.
24. Maheirie K, Pretto Z. O movimento progressivo-regressivo na dialética universal e singular. Rev Departamento de Psicologia. UFF. 2007;19(2):455-62
25. Sartre JP. Saint Genet: ator e mártir. Petrópolis: Vozes, 2002.

22

Daseinsanalyse clínica e Medard Boss

Ida Elizabeth Cardinalli

> O ser humano necessita de ajuda por estar sempre em perigo de se perder, de não conseguir lidar consigo.
>
> *(Heidegger, 1987/2009, p. 197)*

INTRODUÇÃO

O capítulo visa à apresentação de uma das proposições da psicoterapia de orientação fenomenológica existencial, mais especificamente, a psicoterapia que é intitulada daseinsanalítica por estar baseada no pensamento do filósofo Martin Heidegger.

A palavra Daseinsanalyse surge primeiramente na explicitação exposta em *Ser e tempo*[1]. Nesse livro, o pensador desenvolve a *analítica do Dasein* (*Daseinsanalitik*) e a *Daseinsanalyse*, tendo em vista responder a questão do Ser. Posteriormente, nos *Seminários de Zollikon*[*2], Heidegger sugere dois outros sentidos para a palavra Daseinsanalyse. A primeira, denominada Daseinsanalyse Clínica[†], refere-se ao trabalho clínico terapêutico que será o tema principal nesse trabalho. A segunda, intitulada Antropologia Daseinsanalítica, que se subdivide ainda em Antropologia Normal e Patologia Daseinsanalítica, contempla o estudo dos fenômenos humanos situados em seu contexto histórico-social.

---

* Os Seminários de Zollikon foram realizados pelo filósofo Martin Heidegger a convite de Medard Boss entre 1959 a 1969 para um grupo de médicos psiquiatras e psicanalistas em Zollikon (Zurique, Suíça). Esses seminários foram editados e publicados por Medard Boss, em 1987. No Brasil, a primeira publicação do livro em português ocorreu em 2001.

† Cf. Cardinalli IE, Daseinsanalyse e esquizofrenia, p. 60-1[3].

Heidegger salienta que, tanto na Daseinsanalyse Clínica quanto na Antropologia Daseinsanalítica, é preciso focalizar a experiência de cada paciente, que será compreendida com base na explicitação do existir humano descrita na *analítica do Dasein,* e também contextualizada no âmbito histórico-social específico do mundo contemporâneo.

No campo da psiquiatria e psicologia, o primeiro estudioso a utilizar o termo *Daseinsanalyse* foi o psiquiatra suíço Ludwig Binswanger (1884-1966), para o estudo da experiência sadia e patológica. Ele pertence a uma geração de psiquiatras que, grosso modo, se denomina movimento da psiquiatria fenomenológica, que questionava os fundamentos das teorias psiquiátricas da época uma vez que elas estavam apoiadas nos pressupostos da ciência natural, que foram estabelecidos para o estudo dos fenômenos da natureza. Desse modo, Binswanger buscou, primeiramente, no pensamento de Husserl e, posteriormente, no de Heidegger novos fundamentos considerados mais adequados para o estudo do existir humano, seja dos modos sadios ou patológicos.

Medard Boss (1903-1990), instigado pelos estudos binswangerianos, estabelece contato com Heidegger para aprofundar o estudo do pensamento do filósofo que deu origem aos Seminários de Zollikon. No decorrer dos seminários, Boss teve a oportunidade de conhecer as ideias de Heidegger desenvolvidas em *Ser e tempo* e as dos textos mais tardios, além de poder discutir e refletir com o pensador sobre temas e questões relativos a psicoterapia, psicopatologia, etc.

Nos *Seminários de Zollikon*[‡2], Heidegger fez questionamentos rigorosos sobre o modo como Binswanger transpôs a explicitação ontológica da *analítica do Dasein* para a compreensão dos fenômenos ônticos dos comportamentos sadios e patológicos. Após essas críticas, o psiquiatra deixou de denominar "as suas pesquisas de daseinsanalítica, intitulando-as fenomenologia antropológica" (p. 25)[4].

Medard Boss fez uma trajetória particular, estabelecendo contato pessoal com Martin Heidegger com o objetivo de aprofundar a compreensão do pensamento do filósofo. Ele compartilhou as inquietações dos psiquiatras fenomenólogos, tanto ao assumir o desafio de revisão dos modelos teóricos da psicanálise e psiquiatria clássica quanto ao pensar novas formas de abordar o fenômeno patológico e a situação terapêutica. Ao mesmo tempo, teve a oportunidade de ser acompanhado pelo filósofo na construção de sua obra e no seu esforço de repensar as patologias e a psicoterapia em uma posição fenomenológica existencial, visando à superação da visão metafísica do ser humano e à elaboração de uma compreensão mais humana do indivíduo.

---

‡ Cf. Heidegger M, Seminários de Zollikon, diálogos de 8 de março de1965, p. 226-8[2].

Considerando essa aproximação entre esse psiquiatra e Heidegger, optou-se por apresentar a terapia daseinsanalítica elaborada por Medard Boss. Assim, nesse trabalho, inicialmente, serão brevemente apontados alguns esclarecimentos do pensamento heideggeriano que possibilitam situar a Daseinsanalyse no âmbito filosófico e no contexto clínico. Em seguida, será apresentada sua trajetória profissional para depois descrever os pontos principais da terapia daseinsanalítica.

O PENSAMENTO DE MARTIN HEIDEGGER

Martin Heidegger (1889-1976), filósofo alemão, foi discípulo de Edmund Husserl (1859-1938), que é considerado o pai da fenomenologia. Ele relata no texto "Meu caminho para a fenomenologia"[5] que, inicialmente, teve dificuldade em entender as proposições da fenomenologia e efetivamente pode apreendê-las ao exercitar o ver fenomenológico com seu mestre. Heidegger, no entanto, diferentemente de Husserl, não estava preocupado com o estabelecimento de novas bases para o conhecer e o conhecimento, pois, desde 1907, a indagação que orientou seu trabalho reporta-se ao esclarecimento do significado da palavra Ser[5]. Desse modo, o caminho de seu pensar revela que a questão que o filósofo perseguiu foi o sentido de Ser, apesar de desenvolvê-la de diversos modos no decorrer da trajetória de seu pensamento.

Em seu livro *Ser e tempo*[1], o pensador esclarece que a sua análise precisará focalizar primeiramente o *ser* do existir humano, que ele denomina *Dasein*[§] (ser-aí), uma vez que é ele quem poderá responder a pergunta do que é Ser. Assim, Heidegger elabora a analítica do *Dasein* (*Daseinsanalitik*) por meio de uma interpretação fenomenológica hermenêutica do ser do *Dasein*, mostrando que ser no mundo, ser com o outro, a abertura, a espacialidade (ser em), a temporalidade, o ser mortal, a historicidade, etc. são inerentes a sua constituição. Essas características fundamentais do ser humano são denominadas existenciais e são compreendidas como modos em que é possível ser. Dessa maneira, o pensador mostra que a explicitação ontológica desvela uma estrutura de realização, isto é, aquilo que possibilita as várias maneiras de algo tornar-se manifesto. Nesse livro, desenvolve também a *Daseinsanalyse*, que ainda pertence à analítica do *Dasein*, na medida em que ela é o desdobramento

§ Em trabalho anterior[3], esclarece-se que "a denominação heideggeriana de *Dasein* para o ser do existir humano assinala que o ser humano é um acontecer (*sein*), que ocorre no aí (*Da*), lançado já no mundo e, assim, *ek-sistere*, isto é, existe neste movimento para fora" (p. 54).

dos temas indicados na analítica, ou seja, é o desenvolvimento da interpretação hermenêutica do *Dasein*.

Ao compreender o ser da existência humana como *Dasein*, Heidegger apresenta uma mudança paradigmática do entendimento do ser humano, do mundo e da relação sujeito-mundo, considerando os concebidos pela ciência natural moderna. A "sua compreensão do homem como *Dasein* significa o rompimento com as teorias e os modelos conceituais mais habituais da psicologia e da medicina, que estão apoiados nas noções de ser vivo, de sujeito, de razão, de vontade ou de impulso" (p. 254)[6].

O filósofo considera que a ciência natural propiciou grande desenvolvimento das pesquisas dos fenômenos da natureza desde o início da época moderna, mas que seus fundamentos não são os mais adequados, quando transpostos para o estudo do ser humano, porque nesse caso seria necessário presumir que a natureza humana é igual à dos fenômenos naturais e dos objetos. Nesse sentido, afirma que "o tema da física é a natureza inanimada. O tema da psiquiatria e da psicoterapia é o homem" (p. 176)[2]. Desse modo, ele considera que a sua explicitação ontológica oferece bases mais pertinentes para o estudo da experiência humana.

Nos *Seminários de Zollikon*[2], ao mesmo tempo, o filósofo destaca a importância de que os participantes fiquem atentos sobre como utilizar seu pensamento para a compreensão de seus pacientes, pois a ontologia fundamental apenas orienta como compreender os fenômenos humanos, e sempre devem ser consideradas a singularidade e a especificidade da experiência de cada paciente. Portanto, a Daseinsanalyse clínica é baseada na compreensão do existir humano como *Dasein*, mas visa à compreensão da experiência concreta e específica de cada paciente.

Nesse sentido, o filósofo apresenta indicações nos *Seminários de Zollikon*[2] sobre como articular seu pensamento filosófico e a compreensão do ser humano concreto, permitindo o desenvolvimento de um novo modo de compreensão do paciente, quando afirma:

> "Daseinsanalyse no sentido da comprovação e descrição de fenômenos que se mostram factualmente, em cada caso, a um determinado Dasein existente. Esta análise, por ser dirigida sempre a um existente em cada caso, é orientada necessariamente pelas determinações fundamentais do ser do ente, isto é, por aquilo que a analítica destaca como existenciais." (p. 164)[2]

Pode-se perceber ainda a preocupação de Heidegger em orientar claramente a maneira de ver, perceber, aproximar ou compreender a experiência do paciente **concreto**[¶], esclarecendo que a tarefa do terapeuta não é desenvolver o pensamento ontológico, e sim buscar o entendimento da pessoa específica que está à sua frente, dizendo assim:

> "É decisivo que cada fenômeno que surge na relação de analisando e analista seja discutido em sua pertinência ao paciente concreto em questão a partir de si em seu conteúdo fenomenal, e não seja simples e genericamente subordinado a um existencial." (Heidegger, 1987/2009, p. 163).

A TRAJETÓRIA DE MEDARD BOSS

Medard Boss estudou Medicina em Zurique, especializando-se, inicialmente, em Psiquiatria e Psicanálise. Diz que, desde estudante, já se perguntava se os estudos científicos orientados pelo pensamento da Ciência Natural poderiam captar as características específicas do ser humano. Ele esclarece que essa preocupação foi despertada já durante seus estudos com Eugen Bleuler, o qual "abrira-me os olhos para o fato de que as pesquisas científico-naturais não podem ter acesso justamente ao propriamente humano de nossos doentes." (p. 348)[2].

Para ele, as doenças e o adoecimento devem ser pensados como maneiras de existir, quando orientadas pela explicitação da existência humana como *Dasein*. Seguindo as indicações de Heidegger[**], o médico compreende as doenças como **privação**[††] na liberdade de realização de seu existir. Logo, a doença e a saúde são compreendidas pelo poder realizar e pelo **ser livre**[‡‡]. Desse modo, "ele inova a compreensão habitual das doenças ao pensá-las como modalizações do existir. Não há simplesmente uma doença compreendida como entidade isolada em si mesmo" (p. 100)[3].

Boss destaca também que o mais importante para a medicina e a psicologia, além da condição da abertura e da liberdade, são os existenciais: espacialidade, temporalidade, afinação e corporeidade.

Em seus atendimentos psicoterápicos, o psiquiatra constata a necessidade de rever as interpretações teóricas da psicanálise e da psiquiatria clássica

---

¶ Grifo nosso.

** Nos *Seminários de Zollikon*, o filosofo diz: "o notável que toda a profissão médica dos senhores se move no âmbito de uma negação, no sentido da privação" (p. 79)[2], esclarecendo assim que, quando o médico ou psicólogo se deparam com a doença de alguém, lidam com a privação da saúde, ou seja, a saúde que falta e precisa ser recuperada.

†† Grifo nosso.

‡‡ Grifo nosso.

a respeito das dificuldades, dos sintomas e dos sonhos de seus pacientes, pois percebia que os conceitos dessas teorias não lhe permitiam compreender a experiência de seus pacientes (p. 7)[4].

Entende-se, portanto, que a Daseinsanalyse de Boss, tanto na reflexão da psicoterapia quanto na da psicopatologia, é uma elaboração que decorre do projeto daseinsanalítico explicitado por Heidegger nos *Seminários de Zollikon*, e também nos diálogos e nas cartas dos dois estudiosos.

A PSICOTERAPIA DASEINSANALÍTICA DESENVOLVIDA POR MEDARD BOSS

Como já mencionado anteriormente, a psicanálise foi a formação inicial de Medard Boss na área da psicoterapia ou da análise. Ele também foi influenciado pelas questões e reflexões elaboradas pelos psiquiatras fenomenológicos, em especial Binswanger. Assim, ele busca estabelecer contato direto com o filósofo ao enviar uma carta, em 1947, solicitando ajuda para aprofundar o estudo do pensamento heideggeriano.

As meditações e elaborações de Heidegger ofereceram elementos fortes para sua discussão crítica dos fundamentos da psiquiatria clássica e da psicanálise, o que permitiu que, em muitos textos, Boss se dedicasse à discussão dos fundamentos das teorias científicas e psicanalíticas, mostrando, por exemplo, que essas teorias mostram um entendimento do ser humano como um sujeito separado de seu mundo ou questionam o uso da noção da determinação causal para explicar os comportamentos ou doenças humanos.

No livro *Psychoanalysis & Daseinsanalysis*[7], o estudioso apresenta as diferenças e as aproximações entre a psicanálise e a clínica daseinsanalítica. Nessa apresentação, se, de um lado, Boss desenvolve questionamentos dos fundamentos da teoria metapsicológica freudiana, de outro, destaca a importância de certos aspectos da teoria da prática psicanalítica, como a relação transferencial, a resistência, a livre associação. No entanto, o psiquiatra, ao considerar esses fenômenos, reinterpreta-os baseado na compreensão heideggeriana do existir humano como *Dasein*.

No decorrer de sua numerosa obra, Boss[§§] expõe paulatinamente sua proposição da terapia daseinsanalítica, em especial nos livros *Psychoanalysis & Daseinsanalysis*[7] e *Existential foundations of medicine and psychology*[8], que não foram publicados no Brasil, a qual será mais detalhada a seguir.

---

§§ Boss escreveu mais de cem artigos e publicou mais de 10 livros (p.105)[9].

A compreensão do paciente

É necessário relembrar novamente que, como a psicoterapia daseinsanalítica é orientada pelas explicitações do existir humano como *Dasein*, o paciente é compreendido pelo terapeuta com base nas maneiras como ele realiza seu existir que sempre é ser-no-mundo, junto aos outros em um mundo compartilhado. Assim, o foco do terapeuta daseinsanalítico é a compreensão da experiência do paciente. Essa compreensão é baseada na explicitação ontológica do ser do *Dasein*, ou seja, no existir humano entendido como ser no mundo, abertura, espacialidade, temporalidade, ser-com, afinação, historicidade e mortalidade. Assim, o terapeuta procurará compreender a experiência do paciente sempre situada em contextos de significações, ou seja, na totalidade de relações referentes e significativas que constituem o mundo de uma determinada pessoa.

Nesse sentido, Boss[7] salienta que, quando a psicoterapia é entendida como Daseinsanalyse, a palavra análise não é pensada como uma análise química que implica a decomposição em pequenas partes, pois na análise existencial busca-se na experiência do paciente o esclarecimento da articulação do todo e não a decomposição de partes isoladas (p. 280).

O psicoterapeuta, nessa perspectiva, não prioriza esclarecer apenas o que o paciente vive, detendo-se no relato dos acontecimentos ou nos fatos descritos de sua vida. O daseinsanalista fica atento particularmente à maneira como o paciente se conduz e se relaciona com o que se apresenta em seu mundo, procurando assim esclarecer o significado e o sentido dessa experiência, e observando também se o paciente mantém maior ou menor proximidade com sua própria experiência.

Tendo em vista a compreensão da maneira como cada um realiza seu existir e a noção de privação, Boss[8] explicita três questões que favorecem esclarecer a experiência de um paciente, em um momento específico: 1. Como se apresenta a liberdade de realização, considerando os diversos âmbitos do seu viver? 2. Qual é a especificidade de restrições e em quais contextos de sua vida elas se apresentam? E, finalmente, 3. Como cada pessoa vive essas limitações? (p. 200).

O objetivo da psicoterapia

Quando a psicoterapia está comprometida com modelos teóricos, sejam psicológicos ou médicos, cujo objetivo terapêutico está referido ao ajustamento do paciente ao padrão vigente, definido como normalidade, ou a eliminação dos sintomas do paciente, expor o objetivo da terapia é mais simples, pois essas proposições têm um objetivo claro e específico que pretende atingir em seu tratamento.

É bem mais complexo esclarecer o objetivo da psicoterapia daseinsanalítica, uma vez que ela não postula aprioristicamente os comportamentos e/ou sentimentos que devem ser eliminados ou que precisam ser atingidos pelo paciente. Além disso, ela não visa também à explicação dos comportamentos e das experiências do paciente segundo a noção de determinação causal, seja a determinação do passado, seja das relações parentais.

Nesse aspecto, é importante esclarecer que Boss não nega a influência das experiências do passado no modo de viver de alguém. O que ele destaca é que qualquer influência, seja do passado ou do futuro, não se apresenta como uma determinação mecânica e independente do significado dessa experiência para uma pessoa específica, se se pretende atingir uma compreensão que diz respeito ao ser humano e não a uma máquina. Assim, ele questiona o uso da pergunta *por que*¶¶ no decorrer do trabalho psicoterápico, uma vez que em geral ela interroga pelas causas de um determinado comportamento e não prioriza que se dedique ao esclarecimento do que está sendo vivido e o sentido do que está sendo vivido pelo paciente.

Nessa perspectiva, Boss[8] afirma que o objetivo da psicoterapia é favorecer que o paciente se libere de seus modos restritos de se relacionar com as pessoas e as coisas de seu mundo, mas enfatiza veementemente que não cabe ao terapeuta definir aonde o paciente deve chegar, ao dizer que "é óbvio que não compete ao psicoterapeuta determinar o modo singular do processo (terapêutico)" (p. 13)[4], pois "há doentes cuja cura desponta do íntimo próprio, sob a forma de uma experiência profunda [...]. A maior parte talvez alcance aquela velha meta freudiana de reabilitação no trabalho e no prazer" (p.14)[4].

Considera-se que a afirmação muito frequente de que a terapia daseinsanalítica visa ao desvelamento das possibilidades próprias do paciente precisa ser considerada com cautela porque as possibilidades próprias dizem respeito aos modos possíveis de ser que se reportam as possibilidades do existir do ser humano. Isto é, elas se referem à maneira como determinada pessoa se relaciona consigo e com o mundo.

Critelli[10] esclarece que "a busca do ser si próprio requer a reconquista da possibilidade da intimidade e proximidade com o mundo" e com o próprio existir (p. 59). Entende-se, desse modo, que é mais pertinente dizer que o objetivo da psicoterapia daseinsanalítica é favorecer a aproximação e a compreensão do paciente de si mesmo e de sua própria experiência que estão situadas na totalidade de relações significativas que diz respeito a como o mundo se apresenta a ele.

¶¶ Grifo nosso.

A relação terapêutica

Boss[8] diz que percebeu com Freud a importância do relacionamento médico e paciente como a base genuína de todas as formas de tratamento médico e psicológico. Destaca igualmente que a relação terapêutica é o âmbito central do trabalho psicoterápico, pois é junto ao terapeuta que o paciente poderá mostrar, perceber, desvelar e des-envolver seus modos de existir.

O psiquiatra elucida que a maneira como o paciente se coloca e se comporta na terapia refere-se à maneira de viver possível para o paciente naquele momento; isto é, o modo como o paciente está podendo ser revela-se também na maneira como ele se relaciona com o terapeuta. Assim, Boss não interpreta a relação terapêutica ou os sentimentos do paciente em relação ao terapeuta como sendo uma relação transferencial no sentido de ser transferência das experiências infantis. Ele compreende que, na situação psicoterápica, o paciente efetivamente experiencia de acordo com o modo como ele pode ser nesse momento da sua vida.

Boss[11] afirma que a natureza fundamental da relação terapêutica pode ser mais bem esclarecida com base na explicitação heideggeriana do ser-com-o--outro. Heidegger denomina solicitude o modo de relacionar-se com o outro que "revela consideração com o outro e ter paciência com o outro" (p.19)[12]. O filósofo descreve dois modos extremos possíveis da relação com o outro: o primeiro, denomina solicitude substitutiva (*Einspringende Fürsorge*), que considera o modo de relacionamento com o outro que substitui o outro no cuidado de si mesmo, e o segundo, solicitude antecipativa (*Vorspringende Fürsorge*), que é o modo de se relacionar que possibilita ao outro cuidar de seu existir, isto é, "assumir seus próprios caminhos, crescer, amadurecer, encontrar-se consigo mesmo" (Sólon, 1981, p. 20). Portanto, Boss diz que "a solicitude que antecipa deveria ser aplicada pelo analista com frequência", pois, nesse modo de solicitude, "o analista não substitui o outro; ao contrário, ele se coloca à frente da existência do outro, não para cuidar do outro, mas para rigorosamente devolvê-la a este" (p. 8)[11].

É preciso lembrar que, de modo geral, o pensamento ocidental entende que no enfrentamento dos problemas e dos conflitos é necessário estabelecer uma estratégia de luta ou de guerra. No entanto, segundo a proposta da Daseinsanalyse, o terapeuta e o paciente desenvolvem um trabalho juntos e o terapeuta não precisa se armar para enfrentar as dificuldades do paciente. Nessa proposição, o terapeuta depende do paciente, pois, se este não ajudar, o terapeuta não consegue fazer nada. Portanto, o termo paciente não é compreendido como passivo ou resignado.

A seguir, será apresentado um relato clínico*** que permitirá ilustrar a psicoterapia daseinsanalítica, em especial, o entendimento da relação terapêutica.

A. é um rapaz de 26 anos, alto, forte e que se veste de forma esportiva. Apesar da aparência de garoto crescido, ele é sério e formal em suas relações. Compareceu semanalmente aos encontros terapêuticos, sempre pontual e muito interessado em suas questões.

O rapaz perdeu sua mãe quando tinha 12 anos, tendo vivido na casa de tios por 1 ano e 3 meses após a sua morte. A família era composta pelo pai e duas irmãs mais jovens, que também foram viver com outras famílias e parentes. Após a morte da mãe, seu pai trocou de companheira várias vezes, indo morar com elas ou trazendo-as para morar com eles. A relação com o seu pai e suas companheiras foi sempre muito conturbada, pois seu pai era bruto e muito rígido, e o surrava com certa constância.

Aos 18 anos, A. saiu de casa e foi morar sozinho, iniciando um romance com a atual namorada no ano seguinte. Conta que essa garota gostava muito dele e sempre o ajudava, chegando a recebê-lo como morador na casa de seus pais. Suas queixas principais estavam relacionadas ao seu desejo de terminar esse namoro de 7 anos e ao fato de se sentir imaturo diante das dificuldades da vida. Ele pede ajuda para crescer!

A primeira percepção e dificuldade diante do paciente foram vê-lo transformar as palavras do terapeuta em regras a serem seguidas. Ele parecia ouvi-las com muita atenção, buscando um único e certo caminho a seguir. Também parecia querer agradar sempre, elogiando o terapeuta e agradando-o por atendê-lo. Procurava mostrar que entendia e seguia as "regras" que interpretava nas palavras do terapeuta, sempre procurando ser o "bom rapaz".

Por seu modo de agir com o terapeuta, percebeu-se que talvez ele não conseguisse terminar com a atual namorada por sentir-se muito agradecido pelo ambiente acolhedor que ela e sua família sempre lhe proporcionaram. Ele também se sentia muito agradecido pelo acolhimento dado pela terapia. A. não se sentia merecedor dessa atenção e, portanto, sentia-se em dívida com todos que o acolheram. Era-lhe muito difícil receber, buscando retribuir rapidamente qualquer ato de amor e atenção.

O rapaz buscava corresponder sempre ao outro para poder ser querido. Ele tentava ser o bom menino, corresponder aos desejos do outro, ser o que imagi-

*** Esse atendimento foi realizado na Clínica Psicológica da PUC/SP por um estagiário do Núcleo Abordagem Fenomenológica existencial em atendimento clínico e supervisionado pela autora. Posteriormente, o relato do atendimento foi publicado no artigo "Algumas formas de atendimento psicoterápico na abordagem fenomenológica-existencial". Boletim Clínico – Clínica Psicológica "Ana Maria Poppovic", em 2003 (p. 26-7).

nava que o outro gostaria que fosse; precisava ser confirmado pelo outro para poder ser. Buscava a perfeição, idealizando-se e também idealizando o outro. Buscava regras, queria seguir o caminho certo, resumindo sua existência em apenas uma única possibilidade de ser.

Por meio desse aprisionamento, o paciente perdeu o contato consigo mesmo, com sua realidade e também com a realidade do outro. Dessa forma, esvaziava-se. Idealizando a si próprio e ao outro, o rapaz seguia fazendo tentativas frustradas de acertar sempre, imaginando que isso pudesse lhe assegurar o amor e a compreensão do mundo. Sentia-se frustrado e triste com frequência, pois percebia que, quanto mais tentava moldar-se para agradar ao mundo, mais longe de si estava.

CONSIDERAÇÕES FINAIS

Como já indicado, a explicitação heideggeriana do *Dasein* se mostra como um círculo hermenêutico, ou seja, para compreender uma parte é necessário ter alguma compreensão do todo e para a compreensão do todo é necessário compreender as partes. Nesse mesmo sentido, percebe-se que na explicitação da terapia daseinsanalítica, que contempla pelo menos a compreensão do paciente, o esclarecimento de seus objetivos e da relação terapêutica, também se mostra a inter-relação entre as partes e das partes com o todo. Portanto, serão retomados os pontos abordados anteriormente, procurando mostrar essas relações

No relato apresentado acima, destaca-se que o paciente apresentava na situação psicoterápica as mesmas dificuldades que encontrava em seus outros relacionamentos e, também, que a sua maneira de se relacionar com o terapeuta revelava o mesmo sentido e significado dos outros relacionamentos. Desse modo, procura-se mostrar que, na perspectiva daseinsanalítica, como a relação terapêutica não é pensada como uma relação transferencial, ela é compreendida como a maneira de ser do paciente, isto é, como ele está podendo realizar seu existir nesse momento da sua vida, seja nas suas relações pessoais, seja na psicoterapia.

Quando no trabalho clínico daseinsanalítico é priorizada a compreensão da experiência do paciente, atenta-se ao modo como ele está sendo nesse momento específico de sua vida. Assim, o ponto de partida da terapia são as possibilidades específicas de cada paciente, e cabe ao terapeuta acolher o modo como esse está podendo ser, imaturo, dependente ou distanciado de si mesmo. Ou seja, o foco do trabalho é o paciente concreto, pois a palavra concreta é usada para marcar a diferença do caráter genérico das teorias.

Como a psicoterapia daseinsanalítica é baseada na fenomenologia hermenêutica, procura-se no contexto terapêutico favorecer o esclarecimento do significado e o sentido da experiência do paciente. Desse modo, o terapeuta busca compreender a experiência do paciente tal como ela se mostra e, ao mesmo tempo, sua atenção considera que o relato do paciente tem como pano de fundo a totalidade significativa, que corresponde a como o mundo se apresenta para ele. Destaca-se assim que, quando o paciente fala de si, de sua vida ou de suas dificuldades, sua fala sempre está referida a essa totalidade significativa que precisa também ser aproximada e compreendida.

REFERÊNCIAS BIBLIOGRÁFICAS

1. Heidegger M. Ser e tempo. Campinas: Ed. Unicamp; Petrópolis: Vozes; 2012.
2. Heidegger M, Boss M, editores. Seminários de Zollikon. Petrópolis: Vozes; Bragança Paulista: Ed. Universitária São Francisco; 2009.
3. Cardinalli IE. Daseinsanalyse e esquizofrenia. São Paulo: Escuta; 2012.
4. Boss M, Condrau G. Análise existencial – Daseinsanalyse. Rev Assoc Bras Daseinsanalyse. 1997;1, 2 e 4.
5. Heidegger M. Meu caminho para a fenomenologia. In: Heidegger, M. Os Pensadores. São Paulo: Abril Cultural; 1983. p. 295-302.
6. Cardinalli IE. Heidegger: os estudos dos fenômenos humanos baseados na existência humana como ser-aí (Dasein). Psicologia USP. 2015; 26(2 I):249-58.
7. Boss M. Psychoanalysis & Daseinsanalysis. New York: Basic Books; 1963.
8. Boss M. Existential foundations of medicine and psychology. New York: Jason Aronson; 1979.
9. Cabestan P, Dastur F. Daseinsanálise: fenomenologia e psicanálise. Rio de Janeiro: Via Verita; 2015.
10. Critelli DM. Analítica do sentido. Petrópolis: Brasiliense; 1996.
11. Boss M. A natureza da singularidade da psicanálise. Rev Assoc Bras Dasensanalyse. 2000;9:4-10.
12. Spanoudis S. Apresentação. In: Heidegger M. Todos nós... Ninguém. São Paulo: Moraes; 1981.
13. Cardinalli IE, Pires CB, Abrantes J, Almeida RM. Algumas formas de atendimento psicoterápico na abordagem fenomenológica existencial. Boletim Clínico – Clínica Psicológica "Ana Maria Poppovic". São Paulo: Faculdade de Psicologia da PUC/SP; 2003.
14. Cardinalli IE. Breve história da psiquiatria fenomenológica. Rev Assoc Bras Daseinsanalyse. 2002;11.
15. Cardinalli IE. A contribuição das noções de ser-no-mundo e temporalidade para a psicoterapia daseinsanalítica. Rev Assoc Bras Daseinsanalyse. 2003;14:55-63.

23

Delineação particular de tratamentos em transtornos do existir: a experiência sensível e a descrição fenomenal como métodos

Fabíola Pozuto Josgrilberg
Josefina Daniel Piccino

Ocasiões importantes de nossa vida profissional nos levaram à tentativa de constituição de uma terapia fenomenológica hermenêutica do existir. A prática clínica foi uma dessas ocasiões, ou melhor, a primeira delas, uma vez que escancarou para nós o fato de que psicopatologias são privações significativas da estrutura existencial/existenciária[*] dos pacientes. Em paralelo, nossos estudos e análises de trabalhos de autores da psicopatologia fenomenológica revelaram o valor da revolução que geraram na psiquiatria e psicopatologia "clássicas"[†], tornando indispensável, para este texto, a utilização de uma de suas contribuições, as descrições fenomenológicas de experiências de pacientes psiquiátricos.

A literatura da psiquiatria e da psicopatologia clássicas é repleta de descrições empíricas. No entanto, nas três primeiras décadas do século passado, aparecem as psiquiatrias e psicopatologias antropológicas[‡] que, entre outros *insights* consideráveis, desenvolvem formas fenomenológicas de descrever as experiências dos pacientes. As descrições fenomenológicas, como veremos adiante, revolucionam as empíricas porque nascem para resolver uma problemática difícil e complexa da psiquiatria e psicopatologia, a da insuficiência do

---

* Mais adiante, esclarecemos o termo.

† Empregamos a palavra "clássicas" entre aspas para indicar a primeira fase da psiquiatria e da psicopatologia em que, completamente influenciadas pelo naturalismo positivista, produziam conhecimentos de ordem somático-organicista para explicar a estrutura, o funcionamento e a patologias da psique.

‡ Ver, dentre outros, Karl Jaspers[1], Ludwig Binswanger[2], Alonso-Fernández[3], López-Ibor[4], Nobre de Melo[5] e May, Angel & Ellenberger[6]. O livro *Psiquiatria* de Nobre de Melo[5] contém um histórico e análise importantes das contribuições destes psicopatólogos.

modelo paradigmático de diagnóstico por análise de "sintomas", descrições das doenças e não das experiências dos pacientes. Consideramos que as descrições fenomenológicas das experiências singulares dos pacientes consistem em um primeiro momento de vários outros que se sucedem no desenrolar de um processo de terapia do existir que se ocupa com o desvelar (ver) dos fenômenos sendo, por isso mesmo, fenomenológica. Além de fenomenológica, tal terapia tem a existência cotidiana como a temática do trabalho.

Nossos estudos e análises também levaram à constatação de que essa forma de tratamento ainda não está totalmente discutida ou estruturada com suficiência em termos paradigmáticos, quanto a vários aspectos como o tipo de tarefas que lhe são específicas, por exemplo[§]. Por isso mesmo e, em acordo com os objetivos deste capítulo, tentaremos dar passos adiante quanto à terapia fenomenológica do existir.

Compreendemos a terapia existencial como a "arte" de confeccionar, em parceria com aquele que sofre, um caminho que efetivamente o ajude a apropriar-se de seus sofrimentos e transtornos, priorizando sempre o modo como o outro se apresenta e experiencia seus dramas. Ou seja, a preocupação reside em saber como o outro encaminha seu existir e não o que é a doença em si, nem a diagnose.

Para além do modo fenomenológico de atuar, a "arte" de tecer com o paciente um tratamento, orienta-se pelos modos como ele lida com o mundo. Além das doenças, sintomas e até mesmo das descrições fenomenológicas de experiências realizadas pela psicopatologia antropológica, esta "arte" procura compreender a estrutura do modo de ser (relacionar-se) dos pacientes com o "mundo", conforme veremos adiante.

Assim, confeccionar caminhos terapêuticos específicos em parceria com o paciente é sempre uma tarefa delicadíssima. Ademais, quando se trata de psicopatologias graves e psicoses (tratáveis ou não, também pela psiquiatria médica), a tarefa exige recursos que a atitude de desvelar as evidências, possibilitada pela redução fenomenológica e eidética, é *si ne qua non*[¶].

---

§ Vários autores, inclusive brasileiros, percebem a carência da terapia de base fenomenológica. Sá[7], por exemplo, ao contrário de um conjunto de técnicas já instituídas, propõe a psicoterapia como "cuidado pela vida", (no sentido heideggeriano do termo) como ocupação junto aos entes intramundanos e preocupação com outros *Daseins*. Esta última "funda-se na constituição essencial do ser-aí enquanto 'ser-com-o-outro'" (p. 58), e os encontros terapêuticos podem consistir na explicitação da experiência de ser-no-mundo. Mais informações sobre a carência da terapia de base fenomenológica, ver as obras de Ludwig Binswanger[2], Karl Jaspers[1], López-Ibor[4], Nobre de Melo[5], May, Angel e Ellenberger[6], Blankenburg[8], Alonso-Fernández[3], entre outros.

¶ Este trabalho não exclui a importância da terapia medicamentosa mas, uma vez que esta tarefa não cabe ao psicólogo, não trataremos deste tema neste texto. O trabalho do terapeuta se

Esta breve introdução esclarece os objetivos do capítulo que, aliás, desenham o trajeto a ser realizado: 1) estabelecer a distinção entre sintoma e fenômeno; 2) mostrar como listar sintomas, diagnosticar, dentre outras, são procedimentos auxiliares** para o problema da terapia fenomenológica existencial, esclarecendo o sentido de psicopatologia e patologias em geral como privações relativas à estrutura existenciária†† dos pacientes, ao elucidar a diferença entre diagnosticar e descrever fenomenologicamente o existir patológico; 3) citar momentos históricos e trabalhos de autores da psicopatologia antropológica fenomenológica que desconstruíram conceitos e métodos da psicopatologia e psiquiatria clássicas e abriram caminhos tanto para os psiquiatras e psicólogos atuais quanto para a terapia fenomenológica do existir; 4) mostrar como as experiências, além de permitirem a compreensão do que se passa com o paciente, são, não só facilitadoras, como perfeitos pontos de partida e acesso ao modo de ser de suas privações essenciais. Neste momento, utilizaremos a história de Roberto e seu tratamento, já apresentados anteriormente na íntegra[11], para explicitar a confecção do ato terapêutico realizado naquele estudo. Faremos, desta forma, uma análise mais detalhada do que julgamos ser uma proposta original do agir clínico a partir de experiências sensíveis, da "arte" terapêutica, que suscitou, efetivamente, melhoras inesperadas e consideráveis na vida do paciente‡‡. Desse modo, a tentativa de proposta original, aqui apresentada, consiste em outro tipo de construção e utilização da descrição fenomenológica.

---

constitui, como veremos mais adiante, pela utilização do método fenomenológico e analítica do existir, em outra forma de concepção do humano e, consequentemente, terapia. Por isso, a denominação "terapia existencial".

** Obviamente, tais procedimentos são importantíssimos para outros problemas da clínica psiquiátrica, como estabelecer prognósticos, necessidade ou não de prescrição de medicamentos e medidas, como o afastamento do trabalho etc. Mas, para a terapia existencial, apenas a tarefa de listar sintomas não esclarece, de forma alguma, a visualização dos possíveis modos de ser do existir.

†† Em Inwood[9], ontologia é definida como estudo dos entes enquanto tais. Em *Ser e tempo*[10], há uma ontologia fundamental que "analisa o ser do ser-aí como uma preparação para a 'questão fundamental' sobre o (sentido ou significado do) ser" (p. 131)[9], tarefa empunhada apenas pela filosofia. Cabe às ciências operarem nas áreas ônticas. A história de Roberto, a ser apresentada a seguir, define a necessidade de alternar discussões entre os âmbitos ôntico e ontológico. Ainda que sejam respeitados os devidos limites entre cada uma das áreas, ora será trazida a analítica heideggeriana, ora situações cotidianas. O termo "existenciário" é relativo às conjunturas ônticas e "existencial" às condições ontológicas. No entanto, não nos ocuparemos dos desdobramentos do âmbito ontológico na área ôntica.

‡‡ Quando mencionamos as melhorias do paciente há, para nós autoras, o sentido de reconhecer no outro a transformação e capacidade de começar a encaminhar o existir próprio, por inter-

O entendimento das psicopatologias e de todas as outras patologias como privações§§ significativas da estrutura existencial/existenciária dos pacientes (quanto a si mesmo, espaço, tempo e mundo), será apresentado por meio da grave situação existencial do jovem Roberto. Em situação terapêutica, de pronto¶¶ saltou aos olhos uma privação da experiência do espaço tão diferenciada a ponto de ser avaliada como "psiquicamente patológica". Mas, também de pronto, se mostraram tanto o transtorno estrutural do existir total quanto a pertinência de uma atuação clínica fenomenológica a partir da analítica do *Dasein*.

Desta forma, a história terapêutica de Roberto, muito mais que um exemplo, é a amálgama que reúne todas as tarefas do trajeto expostos acima.

SINTOMA E FENÔMENO

Segundo o modelo tradicional de compreensão das "patologias mentais", doenças tais como psicoses, fazem parte do espectro da esquizofrenia. No *Manual diagnóstico e estatístico de transtornos mentais* – 5a edição (DSM-5), encontramos categorias essenciais que definem os transtornos psicóticos, como delírios e alucinações, descrevendo grupos de sintomas negativos e avolia***. Os delírios, por exemplo, são marcados por crenças fixas que podem variar entre persecutórias, religiosas, de grandeza, dentre outras, mas com uma característica fundamental de desorganização do pensamento (de início, em psiquiatria, foram definidos como graves, os transtornos do pensamento).

A psicopatologia, obviamente, ampliou o conceito de delírio como pensamentos descarrilhados para outros processos psíquicos como percepções, cognições, representações, juízos e humor. Mas nem mesmo tal expansão, associada à tentativa de inter-relacionar vários "departamentos" da psique envolvidos com o pensamento delirante, alcançou a compreensão do delírio como fenômeno[1,3,4,12].

Tamelini e Messas[13] reúnem outros modos de compreensão dos delírios trazidos pela psicopatologia fenomenológica. Para os autores, não basta dizer

---

médio da criação de um tratamento efetivo. Levando em conta a complexidade do transtorno do paciente[11], tal trabalho terapêutico não é comum na literatura fenomenológica.

§§ O termo privação será esclarecido mais adiante.

¶¶ Ao utilizarmos o termo "de pronto", não queremos dizer necessariamente que no início da terapia já havia ocorrido toda a análise da situação existencial de Roberto. "De pronto" mais se aproxima à ideia de urgência ou iminência àquilo que se mostra na hora do desvelamento das estruturas envasadas.

*** No DSM-5, avolia significa redução em atividades motivadas, autoiniciadas e com uma finalidade.

que há, por exemplo, apenas uma falha de processos dos pensamentos ou percepções. Conforme mostram, a perda da crítica nas situações de delírio está vinculada a uma distorção fundamental da evidência natural. E as características como despersonalização, hiper-reflexividade e baixa autoafeição, muito peculiares ao modo de ser esquizofrênico, tem como base "a perda de confiança implícita na continuidade e identidade do mundo - a chamada perda de evidência natural ou senso comum" (p. 10)[13], como citado em Sass e Parnas[14], Stanghellini[15] e Blankenburg[8]). Termos como "falta de contato vital"[16], "inconsistência da experiência natural"[17] e "perda da evidência natural"[8] são, para Tamelini e Messas[13], alguns dos mais importantes termos da psicopatologia fenomenológica, porque referem-se à inter-relação do paciente com o mundo. As falhas de contato vital, já indicadas pelo delírio, são modificações fundamentais de "unidade e continuidade do campo experiencial, bem como a emancipação de seus elementos constitutivos" (p. 9)[8†††].

Segundo a concepção fenomenal[‡‡‡] e existencial, o delirar mostra os delírios não como distúrbios específicos do pensamento (ou da psique), mas como modos de vinculação não partilháveis com ninguém. O paciente estrutura "arranjos de relações" especiais[§§§] (estrutura dos delírios) relativos ao que, do mundo, vem a seu encontro, e torna seu entendimento do mundo absurdo aos olhos dos outros.

A retirada do significado específico de cada ente, somada às compreensões e afetos, mostram o delirar como uma questão de todo o existir, ou seja, a existência cotidiana fica em jogo. As relações cotidianas dos pacientes ficam, então, transtornadas porque, certamente, a alteração se dá no modo de ser do ser-no-mundo (*Dasein*). Os objetos, as coisas e os acontecimentos perdem os significados que lhes são inerentes, no mesmo tempo em que as ações, afetos e pensamentos das outras pessoas adquirem sentidos especiais e peculiares.

Para nós, em termos fenomenológicos e existenciais, o horizonte mais fundamental do delírio está em não poder compartilhar as experiências em função de seu caráter inusitado. Em contrapartida, o que o delirante sente, pensa e faz não está em conformidade com a mundanidade do mundo[¶¶¶], não contém métricas e lógicas reconhecíveis pelos outros e, por isso, não há compartilhamento das experiências.

---

††† Ver Análise Existencial de Binswanger[18].

‡‡‡ A palavra fenomenal diz respeito ao ôntico.

§§§ Termo utilizado por Jaspers, em *Psicopatologia geral*[1].

¶¶¶ Mundanidade do mundo é um termo heideggeriano relativo à realização da análise do mundo como fenômeno entendido fenomenologicamente e não empiricamente. Ver Heidegger, *Ser e tempo*[10] § 14.

A pessoa que delira estrutura inter-relações muito peculiares entre as novas significações atribuídas aos objetos e acontecimentos. Perde a capacidade de criticar as próprias experiências, quer dizer, o que experimenta tem o caráter de certeza absoluta, é impenetrável à análise e não "influenciável"[1].

O paciente, então, vive a terrível ausência do mundo compartilhado e os enlouquecedores estranhamentos, isolamentos e solidão (aspectos fundamentais da forma psicótica de ser-no-mundo). A pessoa está em um mundo não compartilhável e suas formas de ser junto aos objetos e com outros *Daseins*, de sentir as coisas da vida e agir, são muito incompreensíveis para ela e para aqueles que a rodeiam. Assim, esta breve descrição fenomenológica[****] do delírio mostra a doença como modo da privação estrutural vinculada à questão da liberdade no sentido heideggeriano (termos que serão esclarecidos mais adiante).

A PATOLOGIA COMO PRIVAÇÃO

Os procedimentos como listar sintomas, diagnosticar, dentre outros, embora sejam auxílios importantes, são insuficientes para o problema da terapia fenomenológica do existir.

Agrupar sintomas não permite compreender mais próxima e exatamente o sofrimento do paciente, como ele constitui sua cotidianidade (existência), como experimenta as interpelações do mundo que o encontra e responde a elas, a cada vez. Até hoje em dia, nenhum quadro nosológico de classificação das "doenças mentais" do DSM apresentou condições de acolher todas as possibilidades do existir humano, pois não necessariamente a singularidade se encontra em alguma classificação. Talvez, por isso, Dörr[19] também tenha afirmado que os manuais de critérios diagnósticos possuem dois erros fundamentais, a saber, a incompletude das listas de sintomas e a negligência dos sintomas particulares.

O psiquiatra chileno aponta a obra heideggeriana *Ser e tempo* como aporte fundamental para o desenvolvimento da psiquiatria antropológica-fenomenológica, porque ela contempla a distinção entre sintoma e fenômeno (embora nosso âmbito seja o das psicoterapias e terapia existencial).

**** Manteremos o termo "descrição fenomenológica" apesar da diferença que Heidegger estabelece em *Ser e Tempo* entre fenomenológico (referente ao ontológico) e fenomenal (referente ao ôntico), por ser um termo já cunhado a partir do pensamento de Husserl. Delimitamos no texto a utilização do termo "descrição fenomenal" para a arte de construir com o paciente, a cada vez, a confecção do tratamento, conforme veremos adiante.

A estrutura de estabelecimento de diagnóstico envolve sempre: a) algo que precede e é concomitante ao ato de constatar sintomas; b) o próprio conjunto de sintoma; c) a doença de que o sintoma é decorrente e algum tipo de consequência como a terapêutica, por exemplo (há alguma perturbação, o que está perturbado e por quê? Há causa ou motivo?). Como estrutura da conduta diagnóstica em geral, o movimento médico de diagnose consiste em voltar dos sintomas a suas causas biológicas[††††].

Mas tal funcionamento pode ocorrer de outra maneira, a saber, voltar para os modos de constituição das relações "junto aos entes" em geral e com outros *Daseins* (sempre afinadas de alguma maneira) e perscrutar suas origens e não causas. Neste caso, estas relações do ser-aí-no-mundo são a primazia. Com isto, a atitude de observar sintomas e retornar a possíveis causas é substituída pela atitude de desvelar fenomenalmente os existenciários que, além de se mostrarem em si mesmos e por si mesmos, mostram os existenciais do *Dasein*. É fundamental voltar para a estrutura dos modos de ser no mundo porque "A relação, com algo ou alguém, na qual eu estou, sou eu" (p. 202)[20].

A possibilidade da doença é copertencente à constituição ontológica do homem como privação, falha de ser[20]. A privação inclui uma negação no sentido de faltar.

> "O ser sadio, estar bem, o encontrar-se não estão simplesmente ausentes, estão perturbados. [...] A doença é um fenômeno de privação. Em toda privação está a co-pertinência essencial, aquilo a quem falta algo, de que algo foi suprimido [...] Na medida em que os senhores lidam com a doença, na verdade os senhores lidam com a saúde, no sentido de saúde que falta e deve ser novamente recuperada." (p. 73)[20]

Ou seja, compreender a privação como falha significa agir terapeuticamente a partir da copertinência essencial e interrogar pelo que falta ao paciente e como tratar o existir transtornado, transformado pela privação, vendo e definindo de maneira fenomenal-hermenêutica[‡‡‡‡].

†††† Esta é uma leitura e descrição fenomenológica de elaboração de diagnósticos.

‡‡‡‡ Fenomenal diz respeito às ações ônticas. Preferimos diferenciar as palavras fenomenal e fenomenológica para distinção tanto das áreas ônticas e da ontológica, quanto da descrição fenomenológica com relação a descrição fenomenal, conforme será mostrado mais adiante. Hermenêutica significa perseguir três momentos metodológicos: visão prévia, posição prévia e conceituação prévia, designando "o ofício de interpretar" (p. 68)[10]. Para maior aprofundamento dos termos fenomenal, fenomenologia e hermenêutica, ver páginas 68 a 79 de *Ser e tempo*[10].

Para Gadamer[21], a ciência médica, conhecimento da doença que é comandada pela patologia e medicação, teve um progresso tal que sua intervenção tornou-se excessiva e, no mesmo tempo, retrocedeu quanto ao "cuidado geral da saúde e prevenção de doenças" (p. 111)[21]. Para o filósofo, "habita (...) na essência da saúde manter-se dentro de suas próprias medidas. A saúde não permite que valores e padrões transferidos ao caso singular com base em experiências médias, se imponham, porque isto seria algo inadequado" (p. 113)[21]. Saúde diz respeito ao encaminhar e realizar as tarefas próprias da vida, a estar com pessoas prazerosamente e em atividade e não a um conceito contrário a doença.

Quer dizer, existir, dentre outros existenciais, é ser relação[§§§§] com o que vem ao nosso encontro e nos solicita, é o próprio experimentar a condição de ser formador de significações e de responder comportando-nos com o que nos interpela[10]. É por isso mesmo, que a tarefa da terapia consiste em lidar "com as configurações concretas particulares de cada um de nós sermos com o que vem ao nosso encontro – fenômenos existenciários, ônticos do *Dasein*" que se referem à constituição ontológica (p. 277)[22].

Doença e saúde são existenciários que têm a temporalidade como seu leito fundamental. Então, tempo e essência do homem, doença e saúde são copertencentes. Esta forma de entender o humano nos faz concluir que privações não são circunscritas a um ou outro processo psíquico, mas espraiadas na existência como um todo. Talvez, este aspecto seja uma base para entender por que as deficiências do DSM estejam em não agregar ou a paradigmática fenomenológica existencial ou o método compreensivo ou mesmo o método hermenêutico. Mas, é preciso considerar que este caminho não tem sido parte de seu projeto.

Sintoma, afirma Heidegger, é apenas a manifestação de algo, somente anuncia que há alguma perturbação. Já o fenômeno é um "mostrar-se em si mesmo, [e] significa um modo privilegiado de encontro" (p. 61)[10]. Em outras palavras, diferenciar sintomas de fenômenos implica a impossibilidade de falar em aspectos sintomáticos sem dar importância à teia, rede, direção e sentido que todo fenômeno contém e mostra. Nessa direção, quando a tentativa é esclarecer as experiências de privações e falhas nas estruturas de modos de ser daqueles que sofrem, o simples agrupamento de sintomas torna-se pouco sólido e rigoroso. Em contrapartida, os fenômenos revelam o modo de encontro, ser-com (*Mitsein*), ser-junto[¶¶¶¶] dos entes em geral do mundo circundante (*Unwelt*) e

---

§§§§ Relação quer dizer tanto "ser junto" a objetos, situações, etc. quanto "ser-com" outros *Daseins*. Heidegger utiliza o termo "ser-com" (*Mitsein*) para designar a relação do *Dasein* com outros *Daseins*. Já o termo "ser junto" refere-se à lida do *Dasein* com todos os outros entes do mundo.

¶¶¶¶ A diferenciação desses termos é fundamental para compreensão das estruturas de modos patológicos de ser, pois envolvem a mundanidade do mundo. Não há primazia em relação a

consigo mesmo (*Eigenwelt*) do ser-no-mundo podendo tornar evidentes os constitutivos fundamentais do *Dasein*. Ou melhor, os sintomas podem anunciar uma doença e, em contrapartida, os fenômenos trazem as "características do ser do *Dasein* (...) [em que ela] se manifesta" (p. 78)[23]. Da mesma maneira, aquilo que, no olhar das categorias sintomáticas, pode parecer mera alteração de uma função isolada, "se apresenta à intuição fenomenológica como expressão de uma profunda modificação das ordens estruturais do ser e em relação essencial com o estilo de vida e o curso da biografia" (p. 49)[19].

Para Stanghellini[15], o DSM não realiza uma definição confiável quanto às dificuldades sociais, misturando conceitos não homogêneos na mesma expressão, como disfunção interpessoal, disfunção ocupacional e falhas no cuidado do si mesmo. Aproximar domínios não inter-relacionados aponta uma abordagem estritamente funcionalista que avalia apenas resultados de comportamentos anormais e não suas razões. O italiano ainda critica as repetidas falhas na clareza do DSM quanto a seus paradigmas fundamentais, falhas que, uma vez que não definem com rigor os significados implicados nos termos, geram inúmeras interpretações. "Disfunção social" é um exemplo claro disso.

Toda avaliação diagnóstica em psiquiatria implica alguma forma implícita de valor ou julgamento do grupo avaliador. Para receberem o rótulo de "normais", as pessoas devem estar conforme as expectativas desse grupo. Caso contrário, por falta de ajustamento ao comportamento esperado, são encaixadas em uma das patologias da rede do DSM[15].

Stanghellini traz, com suas considerações sobre o modelo de diagnose psiquiátrica, uma questão complexa que a fenomenologia, por lidar com a evidência ou por suspender para obter evidências, pode contribuir no sentido de aperfeiçoar o rigor do avaliador quanto a seus diagnósticos. Deficiências do DSM remetem à problemática da formação da estrutura do pensamento clínico de profissionais quando sua função requer considerações detalhadas, reflexões críticas etc. No mesmo tempo que psiquiatras e psicólogos se formam cientificamente, mantém um pensamento "ingênuo" que os leva a crer e aderir às categorias formais prontas dos manuais, sem nada questionar.

Agir possuindo as sistematizações como fontes prévias e únicas sem ter como fundamento e orientação o existir, consiste em atitude de filiação ao pensamento separatista da mentalidade ocidental na qual vale mais observar e teorizar a respeito de (hipótese, dedução e representação), do que conduzir-se

---

esses termos, todos são co-originários e igualmente importantes para a estrutura ontológica do *Dasein*[24].

pela facticidade mesma[10]. A primeira, a mentalidade separatista, claramente, não dialoga com a segunda, o ver e fazer fenomenais.

Todavia, desvelar o fenômeno[*****] como se mostra, tal como se mostra a partir de si mesmo, *aletheia*[†††††], transcende o ato de elencar sintomas e estabelecer inter-relações funcionalistas entre eles, possibilitando, através do rigor[‡‡‡‡‡] metodológico, ver fenômenos e descrevê-los. Nesta direção, ao invés de classificarmos os psicóticos, podemos descrever o delírio, por exemplo, ou as psicoses, como "modos-de-ser-na-solidão-absoluta", que são modos de encontro com o mundo.

Os modos de ser das patologias denominadas pela nosologia como psicoses, são sempre experienciadas de maneira tão solitária, que corroem a possibilidade de encaminhamento do existir. Assim, os "modos-de-ser-na-solidão-absoluta" carregam a forte experiência de isolamento, são ao mesmo tempo experiências desesperadoras, literalmente enlouquecedoras, que geram a incapacidade quase total de compartilhamento com os outros. Mas podem ser que carreguem, ainda, a impossibilidade de escolher sair ou não, da solidão.

DESCRIÇÃO FENOMENOLÓGICA DE EXPERIÊNCIAS PRIVADAS: O DESCOMPASSO COM O MUNDO

O ato de deixar o fenômeno se mostrar através da *aletheia,* amplia a compreensão do que se passa com ele de tal forma que permite encontrar as privações estruturais de seus modos de "ser junto" e "ser-com". *Aletheia*, termo grego muito utilizado no pensamento heideggeriano[§§§§§], significa desvelamento, vir à presença, emergir da escuridão na região da clareira[25].

Diante da tarefa do terapeuta existencial de orientar-se pela cotidianidade mesma do paciente, ela desvela o modo de existir, encontra possíveis privações e torna viável tanto o compreender (como ocorre o "existir"), quanto esclarece

---

***** Ver fenômeno significa metodologicamente "visão fenomenológica", ou seja, consiste na atitude de "ver" que suspende todos os conhecimentos prévios para retornar à coisa mesma.

††††† Mais adiante, esclarecemos o termo.

‡‡‡‡‡ Entendemos o "rigor" metodológico como atitude clínica fenomenológica não para indicar uma lista engessada de procedimentos, mas para elucidar a importância do terapeuta em manter-se fiel ao que se mostra do paciente (fenômenos), seguindo os fenômenos que eclodem em sua rede de sentidos, compreendendo-os como orientadores para a construção do tratamento. Mais adiante, detalhamos o rigor fenomenológico enquanto descrição fenomenal como parte do processo terapêutico.

§§§§§ Heidegger usualmente faz um retrocesso da representação moderna das palavras em direção ao modo como os gregos as viviam e, em seguida, avançar no sentido de suas essências. Sobre este tema, ver Zarader[25].

as teias históricas singulares de sua situação patológica. Quer dizer, a tarefa do terapeuta consiste em lidar com privações, seguindo um âmbito completamente diferente do âmbito dos protocolos e inter-relações entre sintomas. Por intermédio do rigor metodológico, para desvelar fenômenos e descrições das experiências alteradas do paciente, a ação terapêutica amplia a compreensão das possíveis privações estruturais de seus modos de "ser junto" e "ser-com".

Assim, ver fenômeno não reduz a existência a uma "psique autoefervescente"[20], mas, sim, alcança a singularidade da existência cotidiana que está em jogo.

Então, para permanecermos aderidos especificamente aos fenômenos psicopatológicos, manteremos distância da atitude de observar sintomas e usaremos algumas descrições de experiências transtornadas de espaço presentes no vasto material realizado por autores da psicopatologia fenomenológica[❡❡❡❡❡]. Boss[26], por exemplo, descreveu a experiência de um paciente que sentia o espaço se fechar, como se fosse bidimensional: a paisagem que avistava da janela se encolhia e as montanhas ao fundo, aumentavam, se aproximando da rua. Outro paciente via o mundo através de um vidro espesso ou de teia de aranha, mostrando dessa forma, segundo Boss, que vivia distante do mundo e dos outros humanos. Um terceiro paciente havia perdido a capacidade para lidar com os sinais de semáforo e, com isso, a condição de reconhecer um dos contextos de referência do mundo. Então, tratando-se do modo-de-ser-esquizofrênico, "a acessibilidade para as significações do que [o] defronta, na qual essencialmente a existência humana consiste, pode fechar-se muito..." e de várias maneiras (p. 18)[26].

Binswanger[2], ao detalhar a história do pai de uma jovem muito doente que escolheu um caixão para dar a filha como presente de Natal, ou de um idoso que coloca um pedaço de língua de boi na cabeça para aliviar o calor, descreve estas situações como falhas relativas à mundanidade do mundo. Para ele, são deformidades do modo de utilidade dos utensílios ou das situações por elas apresentadas. Os pacientes vivem certa desconexão com a estrutura dos objetos ou das circunstâncias.

Tellenbach[23] nos estudos de seus casos descreve pacientes melancólicos que se encontram extremamente alheios às coisas. Além do encolhimento do espaço que habita, ocorre falha na percepção de objetos no espaço. Como exemplo, cita um paciente que, distante alguns metros, somente consegue visualizar os detalhes de um objeto após muito esforço. Nesse caso, geralmente, os objetos

❡❡❡❡❡ Neste estudo, citaremos algumas descrições de alterações da experiência do espaço já descritas em psicopatologia fenomenológica, tendo como guia a história de Roberto.

ficam tão longe que são acompanhados de uma nebulosidade cinzenta. Além dos espaços reduzidos, também há o encolhimento de si no grande espaço universal, conforme a história do paciente que se sente uma pedra isolada e perdida:

> "[...] no cinza sem fim de uma paisagem que se dissolve [...] não [...] [sendo] mais uma pessoa de carne e osso, com coração, força e ânimo para suportar a solidão (...) [percebia-se como] um ponto no universo sem sentido e apoio, perdido nas distâncias infinitas ou no inferno das auto incriminações."(p. 81)[23]

Stanghellini e Rosfort[27] descrevem amplas mudanças da experiência espacial quando o "aqui" e o "lá" não são distintos. Seus pacientes relatam experimentarem o mundo como um grande deserto, sem horizonte, como uma paisagem lunar ou como um mundo congelado, como o Polo Norte. Também relatam a experiência de achatamento de perspectiva quando os pacientes vivem no mundo como se ele fosse um palco, um cenário ou até mesmo um desenho animado. Tudo ocorria como se fosse numa tela de cinema. Ou seja, uma superfície meramente homogênea caracterizava as experiências espaciais e permeava, em igual proporção, as inter-relações pessoais.

Dessa maneira, podemos dizer que em todos estes exemplos, estão apresentadas as desconexões de ser-no-mundo como formas de privação fundamental.

DESCRIÇÃO FENOMENAL E ATITUDE TERAPÊUTICA: ACESSO ÀS PRIVAÇÕES FUNDAMENTAIS E CONSTRUÇÃO DO TRATAMENTO

Dispomos, agora, do âmbito para apresentar a história do tratamento de Roberto[******]. O aspecto da terapia e situação existencial focado para este estudo são as experiências alteradas de espaço[††††††]. A metodologia inclui duas formas de descrições[‡‡‡‡‡‡]. A primeira, amplamente desenvolvida pela psicopatologia fenomenológica, já explicitada acima, serve para o profissional compreender

****** O nome do paciente foi alterado para preservação de sua identidade. Conforme solicitado por ele, não foram permitidas informações sobre sua família, ainda que tenha assinado termo de consentimento para publicação de sua história terapêutica.

†††††† A expressão "experiências alteradas" significa dificuldade em compartilhar experiências de privação de mundo, sem conotação de anormalidade.

‡‡‡‡‡‡ Utilizaremos a descrição fenomenológica de fenômenos: ver aquilo que se mostra, em si mesmo, a partir do que se mostra, respeitando a metodologia da fenomenologia de Heidegger (p. 56)[10].

como acontece o existir do paciente e a segunda, sugerida neste trabalho, utiliza outra forma de descrição enquanto recurso direto e específico para o próprio paciente, a "descrição fenomenal"[§§§§§§].

O termo "descrição fenomenal" foi desenvolvido a partir do tratamento já realizado anteriormente, com o propósito de evidenciar a tarefa clínica do terapeuta da existência[¶¶¶¶¶¶]. Ou seja, não apresentamos o termo para expor uma teoria já pré-determinada aplicável aos pacientes. Pelo contrário, partimos da experiência terapêutica para, então, desenvolvermos análises, no sentido de explicitação da prática.

Denominamos "descrição fenomenal" a descrição ôntica que diz respeito ao existir concreto do paciente. Seu valor está em ter um objetivo diferente da descrição fenomenológica: esclarecer diretamente ao paciente a privação estrutural de seu modo de ser como construção específica e especial do momento terapêutico, a partir da experiência sensível, quando necessária[*******]. Ou seja, propomos neste estudo que as descrições fenomenais sejam utilizadas para levar o próprio paciente a tomar conhecimento de suas privações, momento construído de forma peculiar, único, sui generis, sem teorizações, tendo as experiências sensíveis como fio condutor.

O campo construído de atuação clínica situou-se nas experiências básicas, pertinentes aos fundamentos filosóficos tanto no sentido da mundanidade de mundo heideggeriana, quanto do mundo sensível de Husserl, como veremos a seguir.

Como os pacientes citados acima[2,23,26], Roberto também sofria de um tipo de transtorno espacial. Quando andava pelo bairro onde morava, não conseguia reconhecer ruas, locais, edifícios, etc. Seu problema consistia na falha em identificar os lugares pelos quais passava por centenas de vezes. Não reconhecer nenhum local pertinente ao caminho de casa, nem qualquer outro lugar que visitava, indicou claramente que todo seu existir se descompassava com o mundo.

Por onde Roberto caminhava, sempre era acompanhado pelo desespero de um estrangeirismo culminante, sem conseguir reconhecer lugar algum e, também por isso, a experiência do tempo de sua vida era paralisada, trancando-se em casa praticamente por quatro anos ininterruptos: os bairros, as ruas e a cidade não eram os lugares de sua morada.

---

§§§§§§ Heidegger[10] atribui a atitude fenomenológica como ontológica. O filósofo resguarda o termo "fenomenal" para as atitudes situadas no âmbito ôntico.

¶¶¶¶¶¶ Ver tratamento na íntegra em Josgrilberg[11].

******* Acreditamos que em situações de transtornos graves, necessitam de uma terapêutica originada do campo da experiência sensível. A descrição explícita desta terapêutica será apresentada, em suma, mais adiante.

Por vezes, o paciente experimentava o pânico infernal. Via-se, de repente, sozinho sem saber onde estava, num lugar que era já conhecido por ele, como um supermercado que frequentava. Sem condições de localizar-se nem mesmo de sair do local, entrava num estado de ansiedade e começava a passar mal. Estas situações o impediam, cada vez mais, de sair de casa.

Seu maior problema ultrapassa as formas de transtornos neurocognitivos ou do desenvolvimento. Não é que ele não os tinha – aliás, ele era assistido por um psiquiatra e neurologista - mas, sua principal dor estava na angústia de nunca conseguir se familiarizar com os lugares conforme os modos de estar junto (pertinentes a supermercados, prédios, ruas, ônibus etc.), como modos de estadia do estrangeirismo. Estrangeirismo é, neste sentido, isolamento e estranhamento.

Como já dito, a partir dos fenômenos, é possível voltar a correlações entre a experiência e o mundo[20]. Neste sentido, a tarefa terapêutica a ser demonstrada consiste em perscrutar as origens da patologia contemplando os existenciários, pois eles esclarecem a estrutura do *Dasein* e também do indivíduo. Assim, fenomenalmente "vendo" e pensando, podemos desentranhar como a situação de Roberto gera, além da privação espacial, formas falhas de tonalidades afetivas e de experiências do tempo (temporalização).

Além do tempo de estadia não ser suficiente para a familiaridade acontecer, seu tempo de ocupação cotidiana restringia-se ao espaço de sua casa. Ao não reconhecer em sua vida o movimento e desenvolvimento próprios de sua idade (como estudos, trabalhos, relações afetivas etc.), entrava num grande estado de depressão. Sentia-se inerte, condição que o motivava a tentativas de suicídios – como enforcar-se, pensar em pular de janela, autoagressões – como bater no próprio rosto, cortar ou riscar-se com uma tesoura. Conforme assinalado por Gadamer[21], na saúde há o segredo da vitalidade. Contudo, a ausência de vitalidade é a privação de saúde, a impossibilidade de encaminhar a cotidianidade.

Contemplar mundo no modo da privação, pela seriedade que apresenta, tornava o existir de Roberto incalculavelmente intolerável e descompassado, desdobrando-se em dois grandes e fundamentais sofrimentos: a impossibilidade de constituir e compartilhar seu modo de ser e a incompreensão em saber como o mundo "funciona". Ele não entendia, por exemplo, como as outras pessoas conseguiam lidar tranquilamente com as situações do cotidiano como andar, pagar contas, tomar ônibus etc. Também não conseguia compreender as situações novas, como ir ao banco, usar o cartão de crédito ou utilizar novos talheres em casa.

A falha estrutural de Roberto impossibilitava o compartilhar de sua insólita experiência, fato que aumentava seu sofrimento. Das outras pessoas que habitam o mundo familiarmente, vinham apenas incompreensões e intolerâncias perante o modo de ser daquele que é privado também de outra condição fundamental, a condição afetiva[†††††††].

Dadas as experiências de alteração do espaço, cabem as seguintes perguntas: como desenvolver uma terapia que consiga visualizar a privação fundamental, ou seja, a falha que sustenta o descompasso com o mundo? Qual a tarefa do Psicólogo frente ao grande desafio? O que fazer diante de tamanhas alterações de experiências de espaço (e também de tempo e afetos)? Teorizar sobre essas questões agora não ajuda a caminhar. Dessa maneira, como confeccionar esta terapia?

Preferimos, com Roberto, apresentar a arte de criar o tratamento a quatro mãos. "Arte" possui, no texto, tanto o sentido do conhecimento de um ofício como um tipo específico de abertura do terapeuta: uma disposição àquilo que eclode à sua vista, diante de seus olhos, e que necessita da criação de um manejo singular, pertinente ao que se mostra. Esta arte se inicia com o acolhimento daquilo que salta aos olhos (fenômeno) para então descerrar, com o paciente, outras possibilidades de encontro com o mundo, tendo como fundamento suas tonalidades afetivas.

Primeiramente, a atitude consiste em orientar-se exclusivamente a partir das experiências dos pacientes. Em concomitância, desenvolver as descrições fenomenais dos modos do paciente lidar com o que o encontra, momento mais importante desta terapia - uma maneira específica e própria de expor a ele sua singularidade.

Quanto a Roberto, após certo tempo de terapia fenomenológica existencial, a privação mais fundamental ficou completamente revelada por intermédio da falha da experiência do espaço: a falha na contemplação do mundo. O adolescente não conseguia se familiarizar com os lugares, perdia-se neles. Era preciso elucidar seu modo de constituição.

O recurso mais imediato do terapeuta foi escolher aleatoriamente uma pequena caixa da própria sala de terapia e pedir-lhe que passasse as mãos nela por várias vezes. Tal atitude se embasou na concepção heideggeriana de mundo[10]. Mundo é formado pela conjuntura dos objetos que dá sentido a um espaço, aquilo que nos rodeia, a vizinhança que vem a nosso encontro e participa da construção da vida cotidiana, ao contrário da concepção tradicional que enxerga no espaço vazio sua primeira constituição. Dessa maneira, "espaços" são formados por coisas e não o contrário. Por isso, não foi necessário sair com Roberto pela cidade e ver como ele se perdia nos espaços abertos, nas ruas, mas

††††††† Mais adiante, esclarecemos o termo "tonalidade afetiva".

tentar esclarecer como se constituía no modo de ser com as coisas (até porque, os espaços abertos das ruas são, necessariamente, formados por coisas).

Após passar por várias vezes as mãos na caixa, o jovem mostrou que tal solicitação era interessante porque esclareceu uma condição que sempre existira, mas nunca evidenciada com clareza. Ele havia se dado conta de que sempre sentia estranheza quando passava as mãos nas coisas, mas nunca havia se apercebido disto. Ou seja, manusear objetos novos trazia sempre uma sensação muito esquisita. Assim, como se perdia nos espaços, não "memorizando" os lugares, também não "memorizava" as sensações corporais da caixa.

A maneira como viveu esta experiência mostrou a estrutura de seu modo de "ser junto a". Por mais que visse tratar-se da mesma caixa e a segurasse nas mãos, mesmo assim, não conseguia identificá-la pelo toque: era sempre estranha. No entanto que, na sessão seguinte, ao receber novamente a caixa, o adolescente pergunta com um sorriso de canto, surpreendentemente, se a caixa era a mesma. A familiaridade não acontecia.

A experiência alterada de espaço visual foi bastante estudada pela psicopatologia fenomenológica, porém, a experiência alterada de espaço no que concerne ao tato (contato manual, por exemplo) [‡‡‡‡‡‡‡], carece de mais estudos.

Roberto sempre sentia uma enorme estranheza e não se dava conta, antes da terapia, da privação de contato manual, corporal (de fato não há como alguma experiência não ser corporal). Havia a privação relativa ao deixar-ser livremente das coisas[§§§§§§§]. Ser-no-mundo significa receber o quê, do mundo, vem ao encontro, deixando os entes serem livremente, isto é, tal como essencialmente são[10]. O modo de estranhamento de Roberto indicava a falha no demorar-se junto aos entes e descobri-los. Esta situação origina a privação fundamental de contemplação e falha quanto às referências de mundo.

O andamento da terapia esclareceu também a extensão da estranheza do adolescente: ela dizia respeito, inclusive, aos seus próprios objetos, como sua escrivaninha e seu edredom[¶¶¶¶¶¶¶]. Já os talheres de casa não eram estranhos desta forma, pois os usava todos os dias. Mas, caso fossem comprados novos talheres, demorava de uma a duas semanas para se habituar e, então, não mais percebê-los como objetos estranhos para suas mãos.

---

‡‡‡‡‡‡‡ Conforme vimos em Blankenburg[8], Tellenbach[23], Binswanger[2], Boss[26], Lopez-Ibor[28], a experiência de tato é pouco explorada na psicopatologia fenomenológica. Mesmo o EAWE[29] dedica apenas uma linha para tratar desta experiência.

§§§§§§§ Para maiores detalhes a respeito do "deixar-ser" das coisas, ver Heidegger[10,24].

¶¶¶¶¶¶¶ Roberto dizia estranhar o edredom porque não o utilizava todos os dias do ano, mas, apenas no inverno.

A estranheza de Roberto era seu modo mais fundamental de ser. Ele mesmo não percebia o quanto a experiência do tato era alterada até ser desvelada, pela terapia, o seu modo de experimentar sensorialmente a caixa. Tal experiência não pode ser meramente entendida como problema da percepção ou do órgão do sentido (o tato), mas dos afetos, da compreensão sobre o ser-no-mundo e com o mundo que, os humanos, estruturalmente são.

Utilizamos a palavra “afeto” no sentido heideggeriano de “tonalidade afetiva”******** que, no caso de Roberto, é a falta de familiaridade e estranhamento para com coisas e pessoas.

O modo de Roberto era o de contemplar mundo de maneira apartada. O feitio de sua patologia era o da separação do mundo, de forma que a familiarização não dependia apenas do tempo de estar com a caixa – estadia, mas ocorria como privação. Roberto sequer intuía o saber mais básico que permitiria compreender o significado “do contato vital” com o mundo††††††††. Entretanto, o modo de ser mais básico era quase inacessível à sua própria compreensão.

Após a clareza da compreensão da estranheza corporal para com os objetos, faltava ainda esclarecer mais detalhadamente como o modo da estranheza acontecia. Questionado sobre o que se passava com ele ao manusear a caixa, respondia que pensava sobre suas categorias como peso, dimensão etc. Esse foi um momento de extrema importância do desenrolar terapêutico pois desvelou, anda mais, a estrutura de encontro com o mundo: significou que Roberto não tinha condições de receber o objeto em todo seu sentido e nem em sua liberdade, enquanto um deixar-ser das coisas. Sem o conhecer mais fundamental ditado pelo objeto, segundo apreensão intuitivo-corporal, não ocorriam chances do jovem estruturar-se por intermédio do mundo-vida.

Mundo-vida (*Lebenswelt*) é um termo husserliano relativo àquilo que é primeiro e originário de todo conhecimento, é o mundo espaço-temporal que serve de base para todas as nossas vivências, um terreno do qual todas as abstrações possíveis derivam como reino das evidências originárias que, a partir do campo da intuição, surge todo o conhecimento, inclusive o científico[31]. Para Husserl, *Leib* (corpo vivo) é o local de onde se originam todas as sensações que irão constituir, dentre outras, o mundo-vida. Somente os campos sensoriais da visão e do tato doam as coisas como espaciais e, portanto, a essência da

******** Tonalidade afetiva em Heidegger é vinculada a todos os existenciais e especialmente à compreensão de ser. Para mais esclarecimentos a respeito do modo de ser no estranhamento com o mundo, ver Josgrilberg e Morato[30].

†††††††† Termo utilizado pela paciente de Blankenburg[8]. Assim como Roberto, não conseguia compreender como o mundo e as pessoas, em sua sociabilidade, “funcionavam”.

coisa material. Assim, para o filósofo, a matéria prima do esquema sensorial é apreendida pela visão e pelo tato[32‡‡‡‡‡‡‡‡].

As experiências do tato, esclarecidas como se davam a Roberto, revelaram tão profundamente seus modos de encontro com o mundo, que impuseram a construção de um caminho de tratamento. Então, dessa maneira apreendido o modo de encontro do jovem tal como se deu (fenômeno), foi-lhe exaustivamente explicitado em terapia como são os modos de ser que deixam as coisas se apresentarem às mãos (no caso). Ou seja, foi apresentado a Roberto como ele poderia permitir que "suas mãos" conhecessem o objeto, para além de sua capacidade hiper-reflexiva (pois muitas vezes, esta capacidade pode carecer de experiências básicas, condição que fundamenta o transtorno) e assim pôde experienciar aos poucos a liberdade, no sentido heideggeriano.

Este modo de relação tão primeiro que aprendeu e apreendeu conhecendo mundo através do contato manual, aos poucos, atingiu e abrangeu todo o existir de Roberto e o levou a constituir-se como é no mundo. Podemos afirmar, então, que a tarefa capital do tratamento envolveu dois momentos: a criação de um meio especial para descrever ao próprio paciente a sua privação fundamental e ajudá-lo a ser com o mundo em sua tratativa, mostrando-lhe as condições básicas do mundo-vida. Retomando Gadamer[21], saúde é encaminhar a vida na cotidianidade, é sentir-se bem junto ao mundo e com os outros humanos.

Ou seja, no momento de utilização da descrição fenomenal, que descreve a falha espacial do tato, abriu-se a oportunidade de mostrar ao paciente sua falha fundamental numa linguagem pertinente ao mundo-vida, a saber, o tato, desconstruindo seu modo de ser na hiper-reflexão e na falta de familiaridade. Neste sentido, compreendendo a linguagem enquanto modo de mostrar o que se revelou (p. 202)[20], é tarefa da terapia existencial, ao perseguir o fenômeno, revelar, por intermédio dele, a privação mais fundamental.

A privação do modo de ser de Roberto pertencia a uma área tão básica de constituição de relação de mundo que, por intermédio dela mesma, foi possível confeccionar e trilhar um tratamento. Seria ela uma condição primeira de vários outros transtornos que possuam a experiência espacial como privação evidente?

Visto que a essência fundamental da relação é "ser aproximado e deixar-se interessar" (p. 202)[20], Roberto "falhava" exatamente no modo de acolher e responder às coisas sem compreendê-las a partir de um conhecimento mais bá-

---

‡‡‡‡‡‡‡‡ Há muito mais a se dizer a respeito do *Leib*, mundo-vida, visão e tato em Husserl, bem como a problemática do corporar (*Leiben*) heideggeriano e a percepção em Merleau-Ponty. Não trataremos desta discussão, pois o foco é a atitude clínica de tecer a terapêutica a partir do fenômeno que se mostra.

sico (corporar)[§§§§§§§§]. Assim, a terapia prosseguiu a partir da privação mesma, tentado mostrar a Roberto que manipular objetos, de maneira que deixasse suas mãos os conhecerem, era uma forma de explicitar que as coisas poderiam se mostrar livremente em si mesmas, antes da hiper-reflexão ou qualquer "teorização" acontecer e que o contato, como maneira mais básica possível de experiência de mundo, poderia constituir o mundo-vida por meio do deixar-se conduzir pela experiência intuitiva[¶¶¶¶¶¶¶¶].

A descrição faz parte do tratamento fenomenológico, mas ter visto fenomenalmente o fenômeno[10] tal como se mostra, possibilitou descrever com clareza, através do recurso terapêutico da caixa, promovendo a Roberto a compreensão de como é seu modo de ser a partir da descrição da privação mais fundamental, constituindo a descrição fenomenal. Quer dizer, é inexorável encontrar a falha fundamental e criar descrições fenomenais suficientes, de justas medidas, de modo que desconstruam a impenetrabilidade inicial[********]. Deste ponto, pudemos dispor da efetividade terapêutica quanto a privação de Roberto.

Após um ano de tratamento, mostrando as diferenças entre conhecer "teórico" e "corporal-intuitivo", Roberto contou com melhorias consideráveis, como sair de casa após quase seis anos e ir ao cinema sem a angústia e pânico de se perder. Ainda percebeu grande "progresso de sua memória", lembrando-se de lugares visitados, como conhecer o novo apartamento de uma pessoa (não se perdeu dentro dele, como acontecia antes) e caminhar no parque, mesmo na companhia de outras pessoas, lembrando-se de árvores e objetos do caminho – experiências para ele surpreendentes[††††††††]. No passeio ao parque, lembrou-se inusitadamente dos sabores dos alimentos que não comia frequentemente.

Dessa forma, o tratamento abriu a perspectiva para Roberto sair da solidão do estranhamento e de poder habitar mundo de maneira diferente. Ousamos dizer que sua condição "solitária-absoluta" de ser transformou-se, deixou de ser absoluta. Tal transformação se originou da experiência de alteração de tato e desconstrução do modo hiper-reflexivo, constituindo terapeuticamente o "deixar-ser" daquilo que vem ao encontro, ou seja, a liberdade que respeita os

---

§§§§§§§§ Corporar é um termo entendido como modo de ser-no-mundo, sempre afinado num determinado horizonte disposto. Para mais detalhes, ver Josgrilberg[33], tese de doutorado.

¶¶¶¶¶¶¶¶ Intuição, nos ensina Husserl, consiste em apreensão imediata, quer dizer, sem a intermediação de processos psíquicos[34].

******** Como vimos acima, pessoas com transtornos graves perdem a capacidade de criticar as próprias experiências, pois o que experimentam tem o caráter de certeza absoluta, é impenetrável à análise, não influenciável[1]. Por isso, uma atitude clínica que tenha por mérito a desconstrução da impenetrabilidade, pode ser considerada como efetiva.

†††††††† Outras melhorias apresentadas por Roberto estão descritas em Josgrilberg[11].

entes no modo como são[10,20,24]. Além do mais, reduziu substancialmente também, a possibilidade de desenvolver "surtos psicóticos".

Entendida enquanto "arte", da terapia fenomenológica, de pronto não se pode falar de um modelo. Mas, após desconstruções teóricas de visão de homem, podemos, sim, falar da constituição dos momentos da descrição fenomenal: ver o fenômeno fenomenologicamente; esclarecer o modo de ser do paciente no encontro com o mundo; compartilhar e tecer com ele um novo e singular caminho de tratamento através da descrição da privação de seu mundo-vida. Todos estes momentos, que não possuem uma ordem necessária, quando se referem aos transtornos do existir, podem estar ligados à experiência sensível e implicar a utilização da linguagem enquanto meio de mostrar o que se revelou[20], clareando (*aletheia*) certas maneiras de o paciente se defrontar com as principais falhas fundamentais dos modos de seu existir se darem, compreender e constituir o mundo-vida.

A "arte" terapêutica de construir o tratamento orientado especificamente pela situação existencial/existenciária do paciente pode contribuir para o assunto mais carente da literatura da psicopatologia fenomenológica. Pois esta psicopatologia nem explicita o tratamento nem apresenta claramente a terapêutica utilizada na prática com o paciente[‡‡‡‡‡‡‡‡‡].

Assim, a terapia existencial como foi apresentada é construída a cada vez por intermédio do modo de ser da privação própria de cada paciente em sua específica particularidade. Precisamos desenvolver a prática de compor, com cada paciente, a cadência que faz parte fundamental de seu modo de ser.

REFERÊNCIAS BIBLIOGRÁFICAS

1. Jaspers K. Psicopatologia geral. Rio de Janeiro: Atheneu; 1973.
2. Binswanger L. Três formas da existência malograda: extravagância, excentricidade, amaneiramento. Rio de Janeiro: Zahar; 1977.
3. Alonso-Fernández F. Fundamentos de la Psiquiatría Actual, Tomo I, Psiquiatría General. Madrid: Paz Montalvo; 1972.
4. López-Ibor JJ. La angustia vital. Madrid: Paz Montalvo; 1950.
5. Nobre de Melo AL. Psiquiatria. Rio de Janeiro: Guanabara Koogan; 1979.
6. May R, Angel E, Ellenberger H. Existencia: nueva dimensión en psiquiatría y psicología. Madrid: Editorial Gredos; 1958.
7. Sá RN. Para além da técnica: ensaios fenomenológicos sobre psicoterapia, atenção e cuidado. Rio de Janeiro: Via Veritá; 2017.

‡‡‡‡‡‡‡‡‡ Conforme visto em Alonso-Fernandez (1972), Blankenburg (2013), Binswanger (1973, 1977), Boss (1977), Lopez-Ibor (1950, 1970), Rollo May (1958), Tellenbach (2014), Ellenberger (1954), dentre outros.

8. Blankenburg W. La pérdida de la evidencia natural. Una contribución a la psicopatología de la esquizofrenia. Santiago: Universidad Diego Portales; 2013.
9. Inwood M. Dicionário Heidegger. Trad.: Luísa Buarque. Rio de Janeiro: Jorge Zahar; 2002.
10. Heidegger M. Ser e tempo. Petrópolis: Vozes; 1998.
11. Josgrilberg FP. Possibilidades de tratamento a pacientes com experiências alteradas de espaço. Psicopatologia Fenomenológica Contemporânea. 2019;8(2):53-70.
12. Messas GP. O sentido da fenomenologia na Psicopatologia Geral de Jaspers. Psicopatologia Fenomenológica Contemporânea. 2014;3(1):23-47.
13. Tamelini M, Messas G. On the phenomenology of delusion: the revelation of its aprioristic structures and the consequences for clinical practice. Psicopatologia Fenomenológica Contemporânea. 2016;5(1):1-21.
14. Sass L, Parnas J. Phenomenology of self-disturbances in schizophrenia: some research findings and directions. Philosophy, Psychiatry & Psychology. 2001;8(4):347-56.
15. Stanghellini G. Disemboided spirits and desanimated bodies: the psychopatology of commom sense. New York, United States: Oxford University Press; 2004.
16. Minkowski E. La esquizofrenia: psicopatologia de los esquizóides y los esquizofrénicos. México: Fondo de Cultura Económica; 2000.
17. Binswanger L. Being-in-the-world: selected papers of Ludwig Binswanger. (Edited and translated by J. Needleman.) New York: Basic Books; 1963.
18. Binswanger L. Artículos y conferencias Escogid.3Qas. Madrid: Gredos; 1973.
19. Dörr O. Psiquiatría Antropológica: contribuciones a uma psiquiatría de orientación fenomenológico-antropológica. Santiago: Editorial Universitária; 1995.
20. Heidegger M. Seminários de Zollikon. Petrópolis: Vozes; 2001.
21. Gadamer H. O caráter oculto da saúde. Petrópolis: Vozes; 2006.
22. Piccino JD. Horizonte fenomenológico-existencial da questão do corpo como orientação para a prática clínica. In: Castro DSP, Piccino JD, Josgrilberg RS, Goto TA (orgs). Corpo e existência. São Bernardo do Campo: UMESP; 2003.
23. Tellenbach H. A espacialidade do melancólico. Psicopatologia Fenomenológica Contemporânea. 2014;3(2):73-108.
24. Heidegger M. Os conceitos fundamentais da metafísica: mundo – finitude – solidão. Rio de Janeiro: Forense Universitária; 2006.
25. Zarader M. Heidegger e as palavras de origem. Lisboa: Instituto Piaget; 1990.
26. Boss M. O modo-de-ser-esquizofrênico à luz de uma fenomenologia daseinsanalítica. Rev Assoc Bras Daseinsanalyse. 1977;3:5-27.
27. Satnghellini G, Rosfort R. Emotions and personhood exploring fragility: making sense of vulnerability. Oxford: Oxford University Press; 2013.
28. López-Ibor JJ. Lecciones de psicología médica. Madrid: Paz Montalvo; 1970.
29. Sass L, Pienkos E, Skodlar B, Stanghellini G, Fuchs T, Parnas J, Jones N. EAWE: Examination of Anomalous World Experience. Psychopathology. 2017;50:10-54.
30. Josgrilberg FP, Morato HPT. Por entre sombras e porões: uma reflexão acerca da tonalidade afetiva como explicitação fundamental dos modos de ser do humano. In: Morato HTP. Evangelista PERA, Milanesi PVB (orgs). Fenomenologia existencial e prática em psicologia: alguns estudos. Rio de Janeiro: Via Veritá; 2016.
31. Husserl E. La crisis de las ciencias europeas y la fenomenología transcendental. Buenos Aires: Prometeo Libros; 2008.
32. Husserl E. Thing and space: Lectures of 1907. Dordrecht: Kluwer; 1997.
33. Josgrilberg FP. Possibilidades de compreensão do corporar, a partir da analítica do Dasein: outra leitura para a atenção psicológica. Tese de doutorado, Instituto de Psicologia, Universidade de São Paulo, São Paulo; 2013.

34. Husserl E. Problemas fundamentales de la fenomenología. Madrid: Alianza Editorial; 1994.
35. Boss M. Existential foundations of medicine and psychology. New York: Jason Aronson; 1979.
36. Castro DSP, Ázar FP, Piccino JD, Josgrilberg RS. Fenomenologia e análise do existir. São Bernardo do Campo: UMESP; 2000.
37. Castro DSP, Piccino JD, Josgrilberg RS, Goto TA. Corpo e existência. São Bernardo do Campo: UMESP; 2003.
38. Morato HTP, Evangelista PERA, Milanesi PVB. Fenomenologia existencial e prática em psicologia: alguns estudos. Rio de Janeiro: Via Veritá; 2016.
39. Tatossian A. A fenomenologia das psicoses. São Paulo: Escuta; 2006.

24

Da psicopatologia fenomenológica à recuperação antropológica do encontro interpessoal

José Tomás Ossa Acharán
Andrés Eduardo Aguirre Antúnez

Para compreender o sofrimento humano de pessoas portadoras de transtorno mental em um processo clínico, é preciso se aproximar de uma visão antropológica da psicopatologia, visão esta que implica a compreensão de modalidades existenciais dos pacientes, no intuito de elucidar como vivenciam a doença que os afeta. Essa perspectiva busca se aproximar do fenômeno biográfico, passível de interpretação "fenomenológico-antropológica"[1]. Essa interpretação ocorre em função da própria história e do contexto individual da pessoa que está sendo acompanhada e tem o intuito de desenvolver a relação terapêutica e desvelar sentido às tensões e conflitos como fonte de sofrimento e limitações relacionais.

Entende-se a psicopatologia enquanto fenômeno de manifestação humana, representativa dos "modos-de-ser" de determinada pessoa. Como refere Holanda[2], a psicopatologia transcende as relações conceituais, tornando-se um modo de apreensão do humano, somente compreensível se for abrangido na sua composição histórica. Uma visão antropológica da psicopatologia implica a compreensão das modalidades existenciais dos pacientes, no intuito de auxiliar a pessoa para que possa elucidar o sentido dos seus sintomas durante o processo psicoterapêutico.

De acordo com Messas et al.[3], em decorrência da impossibilidade de fornecer um diagnóstico neutro e universal, independente do observador, a psicopatologia é posicionada como ciência autônoma, dependente de métodos originários das ciências humanas e naturais, como definido e defendido por Jaspers na sua obra *Psicopatologia geral*[4]. Entretanto, em nível pessoal, o diagnóstico de saúde mental depende criticamente do contato interpessoal entre o clínico e o paciente, e deve ser apoiado pela empatia e outros recursos para a criação de relacionamentos derivados das ciências humanas[4].

O reconhecimento da psicopatologia como uma disciplina distinta e fundamental para a psiquiatria clínica requer o reconhecimento correspondente de uma concepção distinta da objetividade científica, diferente e complementar das especialidades médicas. A objetividade psicopatológica deve levar em consideração experiências subjetivas. Subjetividade e intersubjetividade não são experiências inacessíveis ao conhecimento científico objetivo, mas fazem parte de uma objetividade de tipo distinto e mais complexo. A psicopatologia, como a disciplina que avalia e faz sentido à subjetividade e à intersubjetividade humana anormal, deve estar no centro da psiquiatria[3].

De acordo com Ales Bello (p. 15)[5], "as ciências humanas não podem se constituir efetivamente sem a apreensão adequada do que vem a ser a dimensão espiritual em sua relação com a psique e com a corporeidade. Assim, também a Psicologia não poderá, adequadamente, se constituir como psicologia humana sem considerar a dimensão psicológica em suas conexões com a dimensão espiritual". Essa dimensão espiritual é a dimensão humana e nela a psicologia clínica poderá exercer um trabalho clínico fundamentado na estrutura da pessoa humana[6].

De acordo com tal estrutura da pessoa humana, o ser humano é um ser complexo e estratificado em três dimensões: corporal, psíquica e espiritual. A primeira refere-se às condições corporais que fazem os indivíduos semelhantes uns aos outros, bem como aos animais e à natureza; a segunda dimensão é aquela que não se controla, que se manifesta em forma de atração e repulsão, simpatia e antipatia, amor e ódio, também presentes no mundo animal; no entanto, é a terceira dimensão que diferencia os indivíduos dos animais, é a dimensão espiritual ou humana, aquela que pode avaliar uma situação e, por meio do uso da liberdade, tomar uma decisão[5].

A estrutura da pessoa humana é universal, ou seja, é um fato observável em qualquer pessoa, independentemente de sua cultura. No entanto, a estrutura da pessoa humana foi desenvolvida fenomenologicamente por Edith Stein[6], a partir dos ensinamentos de Edmund Husserl. Segundo Ales Bello (p.52)[5]: "Para Husserl, ainda que nem sempre e nem todos ativem a dimensão espiritual, todos têm condição de ativá-la. É uma visão de homem na qual há uma dimensão espiritual que pode intervir com controle e sentido". Porém, quando se está diante de situações conhecidas como psicopatológicas, nem sempre esse controle da dimensão espiritual, "fundamento da vida moral, que implica responsabilidade e liberdade" (p. 52)[5], ocorre em determinadas pessoas cuidadas no campo psiquiátrico[7].

Será apresentada a seguir uma parte importante da psiquiatria europeia, desenvolvida pelo suíço Ludwig Binswanger e em seguida pelo italiano Bruno Callieri e como ela é elaborada no trabalho psicoterapêutico no Brasil.

Binswanger[8] refere que o método fenomenológico facilita, de modo original, a reconstrução e compreensão do mundo dos significados do paciente, bem diferente da psiquiatria que se baseia em evidências comportamentais. Para Manganaro[9], colocar entre parênteses o naturalismo psiquiátrico implica atribuir um grau inferior às classificações e aos juízos diagnósticos, evidenciando que tais juízos dependem dos critérios culturais. Nesse sentido, segundo Binswanger, a orientação fenomenológica significa abordar o transtorno mental não como uma disfunção da consciência, mas como um diverso modo de manifestar-se, em determinados indivíduos, daquelas características universais do humano, como as vivências do espaço, do tempo, a coexistência, em suma, o mundo em que todos habitamos segundo os cânones compartilhados que, em seu conjunto, constituem o que se chama de cultura. É no corpo vivo da cultura, antes que no organismo da natureza, que são descobertas as raízes da alienação que fazem do alienado não um doente, mas um alheio, um estranho, um estrangeiro no interior da comunidade que o hospeda como seu outro[10].

Os acontecimentos psicopatológicos podem levar imediatamente à essência da pessoa e a como ela se apresenta para o outro e para o mundo. Observa-se a pessoa que vivencia a experiência como fenômeno concreto em seu conteúdo essencial e em sua história interior, para aproximar-se ao aspecto pessoal, à sua essência. Na biografia exibe-se e configura-se a essência interior da pessoa e na biografia interior aprende-se a conhecer a autenticidade daquela pessoa[8].

A exposição psicológica da pessoa, no seu fundamento, abarca uma esfera bem determinada da sua pessoalidade, uma unidade definida por sentido que se fomenta interiormente, como a configuração da sua motivação interna. Essa esfera especial do ser é o domínio das relações essenciais puras da motivação psicológica, cuja exploração se realiza pela atitude fenomenológica ou pela pura investigação do ser. Segundo Binswanger[8], os transtornos mentais não são doenças do cérebro; isso continua sendo a visão naturalista desde o ponto de vista biológico, senão que se apresentam modificações das estruturas fundamentais ou essenciais e dos componentes da estrutura do *ser* como transcendência.

O transcender pertence, por parte, aquilo do que se transcende e, por outra, o que é transcendido; no primeiro, aquilo a que se transcende é denominado mundo, aquilo que em cada ocasião é transcendido é o ente mesmo e precisamente aquele ente que *existe* como existência mesma. Em outras palavras, como transcendência se constitui não apenas *o* mundo, como conhecimento objetivante, senão também o eu-mesmo. Assim, para Binswanger[8], em vez da divisão do *ser* em um sujeito (pessoa) e objeto (mundo, ambiente), aparece aqui a unidade de existência e mundo comprovada na transcendência. Quando se fala de mundo no sentido antropológico da existência, significa aquilo sobre o qual se eleva a existência.

A pesquisa de diferentes mundos-da-vida leva à análise dos mundos-da-vida que revelam diversos estilos existenciais e fornece uma nova luz sobre as modalidades de experiências, inclusive algumas tradicionalmente psicopatológicas, como a fobia e as modalidades esquizofrênicas e maníacas, entre outras. No campo psiquiátrico italiano, Bruno Callieri traz novos aportes, que começam a ser explorados no Brasil.

O trabalho de Bruno Callieri é considerado por muitos[11] o ápice do discurso psicopatológico, antropológico e filosófico do horizonte fenomenológico-existencial. Acompanhado de outros psiquiatras (Borgna, Cargnello e Basaglia), introduziu a ideia da psicopatologia fenomenológica na Itália, foi uma figura emblemática, dado seus conhecimentos em medicina e em filosofia na encruzilhada entre a formação naturalista e a vocação humanista. A posição de Callieri sobre a psicopatologia fenomenológica e antropológica aborda a problemática individual, em um sentido específico, que é aquele de colocar à disposição dos clínicos mais jovens e mais críticos um *corpus* de conhecimento atemporal capaz de reviver a maravilha de um encontro sempre mais autêntico e recíproco[12].

Callieri nasce em Roma no dia 17 de julho de 1923, em 1948 termina a graduação em medicina e cirurgia na Universidade de Roma. Em 1954 defende sua livre docência em psiquiatria e em 1956, a segunda livre docência em clínica do transtorno nervoso e mental. Em 1957 trabalha um ano na Clínica Psiquiátrica de Heidelberg como assistente do professor e psiquiatra Kurt Schneider (1887-1967). Ao retornar à Itália em 1958, trabalha no departamento neurológico e de neurobioquímica da Clínica Umberto I de Roma. A partir da década de 1960, Bruno Callieri confronta as grandes figuras da psiquiatria e da psicanálise no contexto italiano, orientando de forma decisiva sua pesquisa em direção à psicopatologia e à antropologia para uma reflexão sobre os limites entres questões clínicas e existenciais. Entre 1972 e 1978 é diretor do Hospital Psiquiátrico Santa Maria Imaculada de Guidona de Roma. Em julho de 1994 Callieri é nomeado Presidente Honorário da Sociedade Italiana de Psicopatologia.

Di Petta[11] refere que o horizonte formativo que se observa no trabalho de Callieri é extremamente complexo nas áreas da filosofia, literatura, história e epistemologia das ciências humanas em geral. A psicopatologia antropofenomenológica ressalta o fenômeno clínico nas dimensões da fenomenologia antropológica do corpo, da existência e do mundo. Longe de recorrer aos eixos teóricos abstratos, é no concretismo encarnado e vivo que a noção de empirismo dá lugar ao da experiência. No âmbito da psiquiatria contemporânea, através das suas obras, Callieri contribuiu para validar uma das linhas fundamentais dos discursos de Jaspers e Binswanger: o fundamento da psicopatologia como ciência autônoma, propedêutica essencial para clínica, para a nosografia e terapia.

Em relação à terapia, a obra de Callieri permite refletir sobre a presença no processo terapêutico, de modo que a minha presença no mundo é uma copresença, o meu encontro com o outro é nosso encontro, o meu mundo é o nosso mundo. Isso é fundamental na visão fenomenológico-existencial da interpessoalidade desenvolvida por Callieri[13], que afirma:

> "O meu encontro com o outro como pessoa, é possível porque o seu corpo é encarnação da sua subjetividade, acontece porque o corpo do outro é intermediário no encontro. Aqui, a tarefa fenomenológica é complexa e pode ser atendida em diferentes níveis. Contudo, o interesse do fenomenólogo pela constituição da interpessoalidade é evidente. Como é de conhecimento, na fenomenologia transcendental se parte da base de que o Eu transcendental vem da constituição de um mundo intersubjetivo." (p. 127)[13]

A psicopatologia fenomenológica não faz uma análise teórica do transtorno psíquico, mas focaliza a relação inter-humana, que se dá por meio do encontro com o singular sofrimento humano da pessoa em determinada situação, da sua experiência de vida contida na sua biografia[14]. Assim, o clínico orientado pela fenomenologia continuamente se atualiza com aquilo que a palavra tem como significado; volta-se, não apenas à forma e ao significado da palavra dita pela pessoa, mas principalmente para a vivência que o significado da palavra indica. O clínico pode também atentar para o sentimento que surge na relação e por ele ser guiado a conhecer o peculiar modo de ser do outro. Isso quer dizer, em termos relacionais, estar próximo do outro, compenetrar-se com ele, em vez de observar suas características ou particularidades racionais isoladas.

A fenomenologia auxilia a alcançar a essência do outro. O essencial na observação fenomenológica dos fenômenos psicopatológicos, de acordo com Binswanger[8], reside no fato de os fenômenos que se apresentam nunca serem fenômenos isolados, senão que refletem o fundo do *eu* de uma pessoa. Além disso, todo fenômeno que se apresenta durante um atendimento pode ter um significado essencial para a pessoa, estando intimamente ligado ao sofrimento e à limitação que o transtorno mental pode acarretar.

Dessa forma, a antropologia fenomenológica constitui uma indispensável premissa para toda forma de tratamento clínico que se interesse pelo ser humano e seu sofrimento, como referem Callieri e Maldonato[15]:

> "A psiquiatria é, na raiz, ciência do homem, da existência humana: existência que não é somente natureza, mas também cultura e história, em uma palavra, 'pessoa'. Aberturas à relação intersubjetiva, à corporeidade, ao encontro, à necessidade de 'intencionar' e de apreender, sempre husserlianamente, o outro-eu e o seu ser-mundano, mesmo no caso clínico mais inequívoco." (p. 22)[15]

Bruno Callieri entende a psicopatologia como ciência autônoma, compreendendo-a na sua antropologia e interpessoalidade. Seu valor mantém-se ancorado na especificidade do clínico que utiliza os instrumentos da psicopatologia e da fenomenologia para colher os dados observados em uma perspectiva diferente, depois de compreender a singularidade e a individualidade de qualquer experiência humana, decifrar seu íntimo projeto de mundo, para recordar o sentido, mesmo nas formas mais extremas e desviantes de sofrimento e alienação. Na perspectiva de Callieri é inevitável a presença fenomenológica da interpessoalidade em cada trabalho da psiquiatria ou psicologia que deseja ser propriamente antropológica. Nesse sentido, a tarefa do clínico é recuperar a singularidade e a irredutibilidade da pessoa com transtorno, recuperando sua alteridade e seu coexistir no mundo.

Revisitar a psicopatologia em termos da experiência inter-humana, de acordo com Callieri[16], permite chegar não mais ao "caso de esquizofrenia" como objeto através de sintomas e mecanismos de defesa, descritos e tomados como fenômeno natural, mas à presença psicótica como eventualidade ou modalidade pessoal, como ameaça imanente do ser-humano, que paira sobre cada um. Evitar os reducionismos significa aproximar-se do estudo da psicopatologia com um novo espírito, que faz dela uma autêntica ciência do ser humano. Ales Bello[14] ressalta que a psicopatologia fenomenológica desenvolvida por Bruno Callieri entrega uma forma que se manifesta no particular, mas contém substância que é da ordem da universalidade. Callieri dirige-se à essência do fenômeno, e não só se preocupa com casos patológicos, mas chega a eles através de um processo que resguarda a constituição de mundo de cada um.

A importância das declinações de presença tem sido investigada por Callieri[13] nos caminhos do amor, da amizade, da agressividade, do encontro interpessoal, com as várias presenças: desde as psicóticas, do distímico ao *borderline*, do esquizofrênico ao paranoide, do melancólico ao maníaco. Assim, o encontro interpessoal ganha valor e importância como ponto fundamental do processo terapêutico, para olhar os aspectos não apenas teóricos, mas lúdicos e difíceis do encontro. Assim tem-se a possibilidade de um aprofundamento da história interior da vida, no sentido de Binswanger, acentuando uma pesquisa do "como" ao invés do "para quê".

A abordagem antropológica dos fenômenos psicopatológicos pode ser considerada empírica, mas é um empirismo que não é redutivo, uma vez que não é traçada por fórmulas predeterminadas. Ela permite redescobrir aquilo que sempre esteve ofuscado, encoberto com as teorias rígidas da mente e do cérebro. Callieri[13] afirma que:

> "Desta forma, temos uma psicopatologia como a ciência que estuda não apenas o homem natural, mas que indaga o ser humano na sua capacidade e incapacidade de se constituir no nós, de declinar-se em reciprocidade, e o estuda nas suas instâncias vividas do nós, nas suas múltiplas formas de declínios no anonimato e no coletivo, onde há um desaparecimento real do parceiro, em benefício de sua copresença." (p. 146)[13]

Em vez de ter a intenção de apenas categorizar os diferentes transtornos mentais, pode-se considerar que existe uma série polivalente e potencialmente infinita de concepções subjetivas, individuais, fundadas sobre uma atitude comum: a tensão faz emergir e realçar a irredutibilidade da realização dos sentidos e dos significados de cada singular experiência clínica. Para Callieri[17], deve-se considerar a psicopatologia fenomenológica como o estudo não apenas dos distúrbios da comunicação intersubjetiva, mas também, e acima de tudo, da distorção antropológica do encontro interpessoal. A psicopatologia indaga o ser humano na sua primaria capacidade e incapacidade de constituir-se, de declinar-se em pertença e reciprocidade. Será nessa concepção de transtorno ou desordem mental que se fundamenta a psicoterapia fenomenológica.

O desenvolvimento da psicopatologia antropológica é aberto à dimensão psicológica do processo clínico. Isso envolve a perspectiva de um compromisso coexistencial genuíno, fundada na reciprocidade, em um novo tipo de relação clínico/paciente, mais integrada à reedificação dos opostos. Nessa perspectiva centrada sobre uma visão pática e não ôntica da existência humana, o encontro assume o sentido de um *a priori*: ocorrência originária e que em um segundo momento ganha expressão nas esferas linguísticas, sensoriais, motoras, emocionais e lógicas. O eu não se dá mais sozinho, mas faz experiência de si no encontro com o tu. O mesmo vale para o tu que me encontra. A modalidade pática constitutiva de cada dimensão pessoal é essencialmente não ôntica. Retém-se que na prática da psicoterapia o dar e o receber constituem uma ação unitária, que pode validamente ser indicada como relação de totalidade[13].

A base da interpessoalidade no terapeuta é seu próprio corpo intermediário, corpo como transcendendo-o ao mundo, corpo como encarnação do meu ser-mundano[13]. Assim, com esse corpo sendo compreendido como intermediário do encontro, a dimensão interpessoal encontra nele tanto sua premissa lógica como sua justificativa ética. É nesse contexto, de convivência, que a psicopatologia pode ser compreendida como proponente da prática clínica nos seus aspectos constituintes: o "nós existimos" me revela "o outro" não apenas como um objeto, mas como uma existência, isto é, como uma fonte não só de significado, mas de sentido. Segundo Callieri[13]:

> "Essa inconfundível singularidade única, que é precisamente a pessoa, incorpora o fenômeno essencialmente humano, já que a pessoa que os expressa não é redutível a um simples fato natural: há uma transcendência, que está sempre presente, está sempre lá, sendo sempre mundana. A psicopatologia existencial prescinde de julgamentos e prognósticos clínicos, categoricamente formulados e da funcionalidade operacional puramente pragmática. Porque o singular é inseparável do seu mundo-de-vida (*Lebenswelt* husserliano), o fenômeno dá-se como a verídica expressão do mundo-de-vida daquela presença e do seu desenvolvimento "mundano", o ser em situação. A situação na qual eu me projeto (*Entwurf*) ou sou jogado (*Geworffenheit*, de Heidegger) é a minha concretude, a minha configuração, a minha encarnação (G. Marcel)." (p. 136-7)[13]

O nó essencial da interpessoalidade, sua articulação sobre um registro propriamente humano, torna-se pela psiquiatria naturalista o ponto de impasse, onde não consegue progredir sobre o tratamento, limitando-se à redução de danos[17]. Um nó que, enquanto na psicanálise constitui-se como sendo o núcleo central da cura e da recuperação do paciente, para a perspectiva antropológica-existencial fundamenta-se, essencialmente, na singularidade da pessoa, em um trânsito "ontológico" da intersubjetividade à interpessoalidade. Assim, se a consciência é essencialmente intencionalidade, nessa perspectiva o *eu* configura-se sempre, em primeiro lugar, como relação. Para Callieri, a constituição do *nós*, inevitavelmente, antecede a constituição do *eu*. Esclarece-se que o *meu mundo* ainda deve ser o *nosso mundo*, sendo a convivência o aspecto estrutural da existência humana.

Dessa forma compreende-se o processo clínico, em que o paciente se reencontra com o fruir da vida, em um vai-e-vem entre sofrimento e prazer no encontro com o outro. Callieri mostra possibilidades profundas de encontrar na relação o sentir afetivo e vivo do encontro entre corpos/pessoas, através do campo interpessoal gerador de transformação do sofrimento humano, das limitações das diversas apreensões da vida, em uma relação dinâmica e viva do fruir do *pathos*, sendo precisamente no *pathos* que se desenvolve todo o processo psicoterapêutico, onde o *eu* ganha força pelo sentir da presença genuína e compreensiva do *outro*.

Entende-se que a psicoterapia, a partir da visão antropológica da pessoa, será sempre um acompanhamento, um estar-com e junto naquilo que se apresenta nos encontros terapêuticos. Esse estar-com é por si terapêutico, como o brincar das crianças em sua atividade séria e fundamental. Parte-se do pressuposto fenomenológico de que tudo o que a pessoa apresenta durante os encontros pode ter um sentido único e importância individual daquela pessoa naquela relação. Estar junto na forma ampliada e compreensiva do encontro faz com que o outro possa se sentir "tocado" pela presença e disponibilidade do terapeuta. Essa presença entende-se como uma oportunidade diferenciada de encontro humano, promovendo na dupla, no *nós*, o desvelar dos sentidos que o paciente contém encarnados em seu corpo, aparecendo através das diversas formas de comunicação relacional, sendo elas tanto verbais quanto sensações corpóreas, pelos afetos e emoções, e também por aquilo que o próprio terapeuta sente, pensa e no qual intervém de modo encarnado durante o encontro clínico.

É nesse ponto que o terapeuta valoriza o aspecto fundamental da psicoterapia, a interpessoalidade. A interpessoalidade que se cria em cada encontro e que se sente através do corpo. Será na sintonia relacional e também em suas dissonâncias de cada encontro que o trabalho psicoterapêutico ganha ou perde força. Na relação obter-se-ão os elementos que possibilitam o processo de transformação, aceitação ou rejeição daquilo que não tem controle deliberado até a possibilidade de avaliar e tomar decisões via liberdade. Uma vez que o paciente se sinta compreendido por um outro, ele poderá se experienciar em uma dimensão ampliada de si mesmo, possibilitando outra, talvez inédita, compreensão de si.

Para que a relação terapêutica alcance essa sintonia, é indispensável que o clínico assuma uma atitude que promova a magnitude do *ser* do paciente. Essa atitude relacional é representada pelos conceitos de amor e amizade antropológica de Binswanger[8], que explica que o *ser* se compreende através da sua forma dual, tendo duas expressões fundamentais: o amor e a amizade. A maneira de ser a dois no mundo dual deve ser compreendida a partir do fato de que uma pessoa não está simplesmente ao lado de outra, mas deve existir uma relação entre elas. Essa relação deve ser de reciprocidade, tanto de um em relação ao outro quanto do outro em relação ao primeiro. É por isso que Binswanger usa a expressão alemã *Miteinandersein* para denominar essa relação, cujo significado próximo seria ser-em-relação-de-reciprocidade.

A compreensão do ser-em-relação-de-reciprocidade, tanto nas formas de amizade quanto nas de amor, não pode ser apreciada em uma concepção categorial, mas somente nas suas expressões antropológicas. Para apontar essa perspectiva, Binswanger[8] refere que tanto o amor quanto a amizade são relações originárias primárias. Essas manifestações de modalidade dual são os modos da presença em que se exprime o autêntico encontro interpessoal, ou seja, em que, de uma forma total ou parcial, a relação entre o *Eu* e o *Tu* atinge sua plenitude. Assim, a disponibilidade do clínico em desenvolver um encontro humanizado, comprometido e implicado às necessidades relacionais do paciente faz com que sejam realçados a individualidade e os aspectos essenciais que devem ser tratados durante o processo psicoterapêutico.

Esse tipo de encontro tem diversos desdobramentos no paciente, abrindo campos de sentidos pessoais que estão intimamente conectados à sua história de vida, estando na base de muitos conflitos e tensões na maneira de se relacionar com o outro, como ele se vê através do olhar do outro. O essencial nesse processo é o reconhecimento do saber que surge no encontro com o paciente. É fundamental reconhecer essa dimensão relacional porque faz com que o terapeuta abrace a importância de se colocar de forma humilde para cada encontro, uma vez que será o paciente quem mostrará sua história de vida, com seu sofrimento mais íntimo, com seus projetos e frustrações, no momento em que ele se sinta à vontade e com coragem para fazê-lo. Nesse momento, o paciente não fala do que passou, mas do que ainda está presente. O terapeuta sente, capta, pensa e convida o paciente a ir além, ultrapassando fronteiras, muros e dificuldades.

Em todo processo terapêutico há riscos, por exemplo, de o paciente atacar esses elos e disponibilidade do terapeuta, o que gera outros complicadores, que deverão ser considerados pela dupla. De acordo com Holanda[18], há uma complexidade do sentido da loucura que necessita ser resgatada, daquilo que é demasiadamente humano, para que assim não nos esqueçamos de nós. O terapeuta precisa lidar com momentos de impasse e conflito que possam surgir durante o processo terapêutico, pois podem estar relacionados com a forma que o paciente tem de se relacionar, devido a suas experiências de sofrimento e expectativas frustradas em suas relações durante sua vida.

Uma vez que o terapeuta possibilita uma relação diferente daquela à qual o paciente está acostumado, pode surgir a esperança como elemento estrutural da reformulação de sentidos, através dessa nova possibilidade de encontro com o outro. A esperança aparece como conteúdo encarnado em contexto terapêutico, como fenômeno que representa uma determinação fundamental da pessoa, uma atitude existencial básica, uma característica fundamental da historicidade do ser humano. De acordo com Callieri[13], na esperança há uma tendência a superar-se, inseparavelmente ligada a um relaxamento temporal, a uma projeção futura da sua própria existência. A esperança não está relacionada às experiências criadas e catalogadas, com base nos quais os julgamentos são formados, mas se enquadra na trama de uma experiência de formação da própria pessoa. Callieri[13] entende que:

> "A esperança se coloca em seguida, como memória do futuro, como um contínuo em si em perspectiva de acontecimentos. O estreitamento da categoria temporal, que é própria da desesperação, é, portanto, ser considerado o oposto dessa abertura que coincide a esperança com a nossa própria existencialidade. Nos parece que, se a esperança é buscar plena confiança, constitui-se como uma característica da existência histórica do ser humano, torna-se a experiência da capacidade para ir além do passado e do presente, abordando um futuro significativo. Na sua historicidade, a esperança é um fenômeno especificamente humano. É um sentimento que se refere ao futuro como promessa de realização de valores. É a forma ativa da atitude prometeica, comparável ao amor do futuro." (p. 226)[13]

De certa forma, assumir essa postura de disponibilidade e humildade por parte do terapeuta é dar voz ativa ao paciente, fazendo com que se sinta não apenas ouvido e compreendido, mas, acima de tudo, intérprete e responsável sobre si mesmo, apropriando-se das suas escolhas e desenvolvendo autonomia própria, reencontrando-se com a esperança pela vida e o amor com os outros e consigo, podendo criar novos sentidos ou reviver aqueles que já existiam, em um futuro integrado na sua comunidade. Esse tipo de atitude por parte do terapeuta requer muita atenção e disponibilidade genuína e interessada em relação ao outro, podendo dar espaço e uma temporalidade peculiar para campos relacionais em que o paciente talvez nunca tenha estado, sentido e pensado.

O impacto que o encontro tem no paciente e no clínico é extremamente profundo e significativo, muitas vezes difícil de mensurar, mas passível de ser acolhido como testemunha do mistério e encanto que ocorre em cada encontro inter-humano. É assim que se refletem as contribuições psicopatológicas de Binswanger e Callieri, na prática clínica, que acolhe a psicopatologia fenomenológica que permite recuperar e recriar a dimensão antropológica do encontro interpessoal.

REFERÊNCIAS BIBLIOGRÁFICAS

1. Binswanger L. Três formas de existência malograda. Rio de Janeiro: Zahar; 1977.
2. Holanda AF. Psicopatologia, exotismo e diversidade: ensaio de antropologia da psicopatologia. Psicologia em Estudo. 2001;6(2):29-38.
3. Messas G, Fulford KW, Stanghellini G. The contribution of human sciences to the challenges of contemporary psychiatry. Trends Psychiatry Psychother. 2017;39(4):229-31.
4. Jaspers K. Psicopatologia geral. 2 v. Rio de Janeiro: Atheneu; 1987.

5. Ales Bello A. Introdução à fenomenologia. Belo Horizonte: Spes; 2017.
6. Stein E. La estrutura de la persona humana. Madrid: BAC; 2003.
7. Antúnez AEA. Compreensão fenomenológica da vivência de pânico e fobia humana. In: Payá R, organizadora. Intercâmbio das psicoterapias: como cada abordagem psicoterapêutica compreende os transtornos psiquiátricos. 2. ed. Rio de Janeiro: Roca; 2017. v. 1. p. 167-75.
8. Binswanger L. Articulos y conferencias escogidas. Madrid: Gredos; 1973.
9. Manganaro P. A psiquiatria fenomenológica-existencial na Itália. Memorandum. 2006;10:85-92.
10. Galimberti U. Alterità e alienità. Milão: Feltrenelli; 1998.
11. Di Petta G. Un clinico sulla via dela vita. In: Callieri B. Corpo Esistenze Mondi – Per una psicopatologia antropologica. Roma: EUR; 2007.
12. Di Petta G. Bruno Callieri: La "via d'uscita" dal Novecento. In: Ales Bello A, et al. Io e tu – Fenomenologia dell'incontro – Omaggio al Prof. Bruno Callieri per il suo ottantacinquesimo anno – A cura di Gilberto Di Petta. Roma: Edizioni Universitarie Romane; 2008.
13. Callieri B. Corpo Esistenze Mondi – Per una psicopatologia antropologica. Roma: Eur; 2007.
14. Ales Bello A. Il senso dell'umano – tra fenomenologia, psicologia psicopatologia. Roma: Lit Edizioni Srl; 2016.
15. Callieri B, Maldonato M. Fenomenologia dell'incontro. In: Callieri B, Maldonato M. Ciò che non so dire a parole: fenomenologia dell'incontro. Napoli: Guida; 1998. p. 19-49.
16. Callieri B. Quando vince l'ombra: problemi di psicopatologia clínica. Roma: Eur; 2001.
17. Callieri B. L'antropologia dell'incontro interpersonale. Ambiguità e ambivalenza in psicopatologia. In: Baccarini E, D'Ambra M, Manganaro P, Pezzella AM, editores. Persona, logos, relazione – Una fenomenologia plurale – scritti in onore di Angela Ales Bello. Roma: Città Nuova Editrice; 2011.
18. Holanda AF. Loucura, exotismo e diversidade: revisitando um olhar antropo-fenomenológico. In: Faria NJ, Holanda AF, organizadores. Saúde mental, sofrimento e cuidado. Fenomenologia do adoecer e do cuidar. Curitiba: Juruá; 2017.

SEÇÃO IV

INTERFACES DA PSICOPATOLOGIA E DA FENOMENOLOGIA

25
Psicopatologia e nosografia

Claudio E. M. Banzato
Rafaela T. Zorzanelli

Eu não estou interessado
Em nenhuma teoria
Em nenhuma fantasia
Nem no algo mais...
(*Alucinação*, Belchior)

Nas últimas décadas, por razões históricas bem conhecidas e estudadas, as classificações diagnósticas (tanto a internacional CID quanto o norte-americano DSM) ocuparam um lugar de muito destaque na psiquiatria, com consequências das mais diversas, tanto positivas quanto negativas. O que interessa aqui é o que se considera um dos efeitos colaterais mais notáveis da proeminência dos debates sobre as categorias diagnósticas em psiquiatria (seus nomes, critérios de inclusão e exclusão, limites entre si e também com a normalidade), a saber, certa perda da discriminação entre alguns termos técnicos bastante distintos, mas relacionados entre si. São eles: nosografia, nosologia e psicopatologia. O objetivo principal do presente capítulo, portanto, é explorar as diferenças entre os termos citados, mapear o território conceitual em que tais distinções se justificam e apontar eventuais riscos advindos de confusões conceituais e terminológicas nesse campo. Por fim, serão examinados os diferentes sentidos atribuídos ao último deles e será apresentada a concepção de psicopatologia dos autores.

Parece prudente começar definindo os termos mais simples e menos controversos. Nosografia diz respeito basicamente à nomeação de doenças e condições mórbidas[1]. Já o conjunto articulado de conceitos e teorias que permitem apreender e delimitar as doenças e suas formas de manifestação corresponde ao que se chama de nosologia. Assim, as diferenciações e relações recíprocas entre sintomas, sinais, síndromes e doenças são estabelecidas e organizadas no interior de um sistema nosológico. As diferentes doenças (ou transtornos, como se convencionou – por cautela ontológica – denominar as afecções psiquiátricas) são dispostas e ordenadas, com base em suas características compartilhadas e diferenciais, em classificações ou sistemas classificatórios. Uma classificação científica nada mais é do que "ordenação ou arranjo de objetos em grupos com base em suas relações"[2], que serviria aos seguintes propósitos: "economia de memória, facilidade de manipulação, recuperação de informação e geração de hipóteses"[2]. Tal processo comparativo entre as diversas doenças (ou transtornos) gera o grupo de categorias diagnósticas que compõem uma classificação. As categorias diagnósticas, por sua vez, representam hipóteses de trabalho, que são passíveis, portanto, de reformulação à luz dos dados empíricos acumulados de acordo com aquele enquadramento específico, dados esses que reforçam ou enfraquecem determinadas conexões.

A construção de sistemas classificatórios envolve combinações de escolhas relativas à estratégica taxonômica organizadora, à operação cognitiva privilegiada e ao tipo de produto final desejado. Jablensky[1] propõe uma didática "classificação de classificações", com base nos parâmetros citados:

Segundo a estratégia taxonômica adotada:

- Essencialista (*phyletic*, naturalista, ênfase na ideia de espécie).
- Numérica (*phenetic*, ênfase na descrição meticulosa das aparências e no estudo das correlações).

Segundo o tipo de operação cognitiva envolvida:

- Empírica (restrita ao observável).
- Inferencial (utiliza supostas causas e processos subjacentes).

Segundo o produto final:

- Monotética (um único princípio organizador).
- Politética (membros de uma classe compartilham larga proporção de suas propriedades, mas não há concordância obrigatória sobre uma delas).

Pode-se acrescentar ainda outro parâmetro. Segundo o ideal de precisão envolvido na categorização[3]:

- Divisora (*splitter*, categorias definidas de forma estrita).
- Agrupadora (*lumper*, categorias definidas de forma ampla).

As classificações constituem uma parte importante da infraestrutura de informações operativa do mundo que habitamos[4]. Em outras palavras, muitas das interações humanas se apoiam em classificações[5]. Não é diferente no caso da prática médica, em geral, e da clínica psiquiátrica, em particular. As classificações diagnósticas ou nosografias funcionam como padrões que conferem certo grau de inteligibilidade e previsibilidade a determinados fenômenos e que também facilitam a comunicação sobre eles. E se a lógica de uma classificação diagnóstica é explícita, assim como seus pressupostos, um ganho adicional de sua utilização seria a desmistificação (isto é, maior compreensibilidade) do raciocínio profissional, o que é sempre bem-vindo na psiquiatria.

É importante salientar que toda classificação é uma forma de ver o mundo[6]. E cada padrão e cada categoria valorizam um ponto de vista em detrimento de outro, que assim fica silenciado[4]. Isso significa que a escolha dos padrões e categorias tem sempre implicações éticas[4]. Logo, eles não devem ser tomados como algo dado, natural e garantido, mas, sim, adotado e usado *cum grano salis*. As classificações são vivas e mutáveis, variam ao longo do tempo de acordo com sua conformidade ao conhecimento acumulado, com a percepção de sua utilidade e, não menos decisivo, com as mudanças dos interesses envolvidos. Como cartas de navegação (que no fundo são), sua existência depende da estipulação de onde se quer chegar com elas. Em suma, o que se está sugerindo é que, "na condição de instrumento a serviço do clínico e, em última instância, do paciente, as classificações ajudam a operar sobre a realidade. São ficções úteis que – com maior ou menor sucesso – conferem coerência aos fatos observados, de modo a permitir intervenções médicas eficazes"[7]. Elas não substituem, de modo algum, a habilidade clínica para analisar e julgar as situações.

As nosografias atuais, DSM-5 e CID-11, podem ser consideradas, segundo os critérios expostos acima, como sendo preferencialmente (pois há certa variação no interior de cada classificação, isto é, elas não são completamente consistentes): numéricas, empíricas, politéticas e divisoras. Sadler[8], em seu livro seminal *Values and Psychiatric Diagnosis*, depois de realizar exaustivas análises, conclui que os atuais sistemas classificatórios privilegiariam os seguintes valores: o empirismo, a hiponarratividade, o individualismo, o naturalismo, o pragmatismo e o tradicionalismo. A análise dos valores implicados nessas escolhas é de grande importância, pois a regra é que o papel dos valores na formatação das classificações seja sub-reconhecido ou mesmo negado. Não raramente, tudo se passa como se cada nova versão de uma classificação fosse um espelho um pouco mais acurado da realidade do que a anterior. Seria algo como a ilusão (sempre renovada) de que se está diante da penúltima versão da realidade[9].

É importante ressaltar que tais nosografias classificam doenças ou transtornos (*nosos*) não pessoas. São formas de se recortar fenômenos em torno da ideia norteadora de "doença como entidade", algo que guardaria certa independência ontológica das concepções e preferências humanas e cujos contornos e limites (inscritos na natureza) seriam passíveis de descoberta pela investigação científica. Assim, as inúmeras manifestações mentais e comportamentais associadas a sofrimento ou indesejáveis pelos riscos dela advindos seriam concebidas como sinais e sintomas, portadores de valor diagnóstico na medida em que se combinariam de forma única na constituição de cada transtorno específico. Na base de uma nosografia, haveria, portanto, uma semiologia. Os padecimentos mentais, traduzidos na linguagem de sinais e sintomas e definidores dos transtornos, seriam entendidos como consequências desses transtornos. Por exemplo, tristeza, desesperança e anedonia seriam, simultaneamente, sintomas indicativos de depressão, critérios diagnósticos para esse mesmo transtorno e consequências causais dessa afecção.

Nesse campo, é fácil perder de vista o que está em jogo e reduzir a riqueza do quadro apresentado à sua aparente simplicidade – em um nível superficial de análise, sintomas relatados, critérios diagnósticos e desdobramentos de um possível transtorno depressivo se assemelham e, quiçá, possam ser entendidos por alguns como subsumíveis. Esse é um caso que ilustra quão frequente e equívoca pode ser a tentação de equacionar uma psicopatologia a uma nosografia, ou seja, de reduzir um projeto amplo e complexo de compreensão do sofrimento psíquico à sua mera nomeação descritiva. Não é sem motivo que, para Jaspers, o diagnóstico é o último ponto a se chegar no processo de compreensão psiquiátrica, porque o caos e a incerteza intermediária não são fatos a serem eliminados, mas levados em conta. Se o diagnóstico se transforma no centro do processo psicopatológico, corre-se o risco de perder a pletora de manifestações do processo de adoecimento, ou de tirá-la do campo de visão em nome da satisfação precoce com a nomeação de um quadro clínico. Aliás, o próprio postulado da "doença como entidade" – largamente adotado no interior da medicina em virtude de seus reiterados êxitos e prolificidade – talvez encontre na psiquiatria seu maior desafio. E as razões para isso devem ficar claras ao se passar ao exame do terceiro termo de interesse, muito mais complexo do que os dois anteriores (nosografia e nosologia), a psicopatologia.

A palavra "psicopatologia" tem múltiplas acepções e elas se relacionam entre si produzindo um campo semântico repleto de imbricações. Dá-se prosseguimento, de novo partindo do mais simples para chegar ao mais elaborado. Um sentido bastante trivial do termo, presente sobretudo na tradição de língua inglesa, é o de sintomatologia. Nessa acepção mais do que questionável, ela significaria simplesmente o estudo dos sintomas isolados para se determinar seu eventual valor semiológico para o diagnóstico, assim como suas possíveis implicações etiológicas[10]. É necessário lembrar que o termo "sintomatologia" ainda é usado para designar o conjunto de sintomas apresentado por um paciente. Outro sentido corrente de psicopatologia, também derivado de uma conflação inadvertida, é o de sinônimo de nosografia. Como no caso anterior, a ênfase recai em última instância sobre a identificação dos transtornos, mirando os agrupamentos sintomatológicos típicos (síndromes) e as convenções que regem as categorizações diagnósticas (os critérios de inclusão e de exclusão estipulados e suas regras de aplicação) nos sistemas classificatórios. As duas acepções de psicopatologia expostas neste parágrafo nos parecem limitadas, senão imprecisas e algo equívocas, e é da opinião dos autores opinião que podem (e devem) ser substituídas, sem perdas e com vantagens, respectivamente, por sintomatologia e nosografia.

Realizadas essas distinções preliminares, pode-se passar para os sentidos mais fortes e potentes de psicopatologia. E o início desse percurso é com a *Psicopatologia geral* de Karl Jaspers[11], cuja primeira edição data de 1913. Para Jaspers, a psicopatologia é a ciência básica que dá sustentação à psiquiatria. Em suas próprias palavras, que abrem o livro mencionado:

> "Psiquiatria como profissão prática e psicopatologia como ciência. A prática da profissão psiquiátrica se ocupa sempre do indivíduo todo. [...] Aqui todo o trabalho se relaciona com um caso particular. Não obstante, para satisfazer as exigências decorrentes dos casos particulares, o psiquiatra lança mão, como psicopatologista, de conceitos e princípios gerais. Na profissão é uma pessoa viva que compreende e atua. Para ele a ciência é apenas um dos meios de auxílio. Enquanto para o psicopatologista a ciência é um fim em si mesmo. Ele quer apenas conhecer e reconhecer, caracterizar a analisar, mas não o indivíduo e sim o homem. [...] O que o preocupa é o conhecimento, a verdade, o que pode ser provado com rigor ou demonstrado com clareza."[11]

O diálogo entre todo e particular é um tema insistente nos interesses do autor e não é de menor importância na compreensão mais ampla de seus conceitos. A relação entre esse par é difícil se pensada separadamente, porque o todo é de onde se separa o particular, no qual subsiste o todo, ao qual só se tem acesso pelo particular que constitui o todo. Jaspers propõe o jogo entre essas dimensões como um círculo hermenêutico: "pelos fatos particulares é que se tem de compreender o todo, que, por sua vez, constitui a pressuposição para se compreenderem os fatos particulares"[11]. Quando se refere à "totalidade do ser do homem", o autor indica uma multidão de funções psíquicas, um processo infinito que não se poderia conhecer em sua totalidade. Portanto, é importante notar que o todo, em Jaspers, é menos uma ilusão de completude da experiência humana do que uma certeza dos limites de sua compreensão. Disso decorre a interessante advertência, ligada ao conceito de preconceito teórico, sobre casos clínicos que não podem refutar a teoria; teorias e métodos que transformam conhecimentos parciais e transitórios em afirmações absolutas sobre fenômenos. São nessas generalizações, para o autor, que nasceriam os preconceitos. Como observa Jaspers: "Da infinitude, que tudo explica e por isso mesmo não explica nada". No caso específico da psicopatologia, também ocorre processo similar, em que teorias e métodos de observação e compreensão dos fenômenos pretendem oferecer uma forma de compreensão do todo, que pode adquirir muitas facetas: saber de antemão os resultados daquilo que se vai buscar sobre a experiência do outro; ter explicações preestabelecidas para tais fenômenos, calcadas em conceitos e teorias supostamente partilhados universalmente; ter uma única forma de explicação (ainda que com suas devidas variações) que se aplicam a variados fenômenos de origens culturais, históricas e temporais diversas, independentemente de quão excêntrico seja um fenômeno aos pressupostos de uma dada teoria. "O caráter amorfo do entusiasmo pela unidade provoca engarrafamento onde domina a cegueira em lugar da amplidão de um conhecimento seguro de seus recursos" (Jaspers, 1913/1987). Acompanhando a proposição do autor, uma teoria pode servir para "iluminar a escuridão infinita"[11], mas não deve prender em uma dogmática do ser, que se tornaria um obstáculo ao pensamento indagador.

Na condição de ciência, a psicopatologia buscaria aquilo que é invariante e passível de generalização: "Pretende o que se pode exprimir em conceitos, o que se pode comunicar, o que é suscetível de transformar-se em princípio e se pode reconhecer em quaisquer circunstâncias"[11]. Mas, se por um lado, privilegia-se nas vivências investigadas o que pode ser capturado e expresso por conceitos, por outro, Jaspers, com sua notável lucidez epistemológica e metodológica, reconhece que "seus limites consistem em jamais poder reduzir o indivíduo humano a conceitos psicopatológicos"[11]. Ainda que atento a qualificar os pressupostos que poderiam fazer da psicopatologia uma ciência, a perspectiva de Jaspers é audaz naquilo que pretende; "por isso a atitude científica fundamental é estar aberto para todas as possibilidades de investigação empírica. É resistir a toda tentativa de reduzir o homem, por dizê-lo assim, a um denominador comum"[11].

Sobre a natureza do projeto jasperiano e sua ambição propulsora, entende-se que esse livro seminal apresenta o espaço onde se move o conhecimento psicopatológico. Não se trata de estabelecer os fundamentos do edifício psicopatológico, mas antes de promover uma consciência metodológica, um esclarecimento sobre o alcance e os limites dos métodos. Haveria, por assim dizer, um exame da condição de possibilidade da ciência "psicopatologia". A preocupação epistemológica sobre a apreensão dos conceitos perpassa sua *Psicopato-*

logia geral, na medida em que a pergunta chave para Jaspers é "como?". Como algo é vivenciado? Como é possível conhecer? E o empreendimento psicopatológico seria ciência na medida em que tematiza seus modos de apreensão, formas de observação, caminhos de investigação e atitude básica de conhecimento. E também que delimita seu objeto de forma clara:

> "O objeto da psicopatologia é o fenômeno psíquico realmente consciente. Queremos saber o que os homens vivenciam e como o fazem. Pretendemos conhecer a envergadura das realidades psíquicas. E não queremos investigar apenas as vivências humanas em si, mas também as condições e causas de que dependem os nexos em que se estruturam, as relações em que se encontram, e os modos em que, de alguma maneira, se exteriorizam objetivamente. Mas nem todos os fenômenos psíquicos constituem nosso objeto. Apenas os 'patológicos'."[11]

A relevância e a atualidade desse livro centenário decorrem menos de sua ambição científica e de suas realizações e mais da atitude crítica promovida. A análise que se encontra na introdução acerca dos pressupostos e preconceitos é preciosa. Ela mostra o que seria o "valor negativo" do estudo da filosofia para a psicopatologia: "quem se esforçou por pensar a fundo a filosofia crítica acha-se protegido contra inúmeros questionamentos falsos, contra discussões supérfluas e preconceitos obsedantes que não raro na psicopatologia desempenham um papel em mentes não filosóficas"[11].

Ele adverte que a realidade percebida nunca é a realidade em si, nem de forma alguma toda a realidade. Para Jaspers, é fundamental reconhecer os pressupostos, identificar aquilo que em todo dado empírico já é teoria e que favorece e possibilita a compreensão. Não há uma forma neutra de olhar o fenômeno que se apresenta ao psicopatologista, sendo o patológico sempre mediado por teorias e conceitos que orientam – com maior ou menor clareza para o clínico – seu olhar sobre o paciente. O problema para Jaspers, no entanto, não é a necessidade de estar livre de conceitos para poder atuar, mas estar livre de críticas sobre os próprios conceitos. Por sua vez, o preconceito teórico (reduzir a vida psíquica a alguns axiomas) indica o que seria o efeito deformador da adesão irrefletida e incondicional a uma teoria e leva a utilizar esquemas lógicos que são tomados, de antemão, como evidentes e aplicáveis a situações diversas: "vê-se a realidade com os olhos da teoria"[11]. "Só interessa o que tem valor para ela e a confirma. Não se percebe o que não se relacionar com a teoria"[11]. Assim, longe de ser apenas uma lente epistemológica, a teoria também constituiria uma viseira epistemológica, que limita a apreensão da realidade.

Jaspers condena ainda o preconceito representativo, que consistiria em tomar a imagem (ou representação) pela coisa mesma. Jaspers afirma que se trata "de uma tendência que se satisfaz com ideias básicas simples e conclusivas, gerando com isso a inclinação para absolutizar pontos de vista, métodos e categorias particulares, bem como a confusão entre possibilidades do saber e convicção de fé"[11]. E, o que não poderia ser mais pertinente nos tempos atuais, ele repudia o preconceito somático, formulado da seguinte maneira: "conhece-se o homem apenas quando se o conhece somaticamente"[11]. Daí a "ideia de que falar do psíquico é apenas um recurso provisório, um sucedâneo sem valor do conhecimento"[11], o que engendraria uma verdadeira 'mitologia do cérebro'. Com isso, Jaspers constrói uma imagem muito pertinente do que ainda se conserva deveras similar um século depois de seus escritos: "é como se um continente desconhecido fosse investigado por dois lados, mas as expedições nunca se encontrassem, uma vez que haveria sempre entre elas uma larga faixa de areia impenetrável. Das cadeias causais entre o psíquico e o somático sempre só conhecemos os elos finais"[11]. Descrições somáticas – sejam elas genéticas, cerebrais, hormonais – são frequentemente mais dotadas de poder de convencimento social e legitimidade do que explicações psicossociais, como se a essas últimas faltasse algo. Não é raro, tampouco, notar que esses dois grandes grupos de interesses de pesquisa, dado o fosso hierárquico que se estabelece entre seus métodos, produzem, no que se refere à compreensão de fenômenos psicopatológicos, uma psiquiatria sem sujeito e uma psicologia sem corpo.

A posição do pensamento de Jaspers é clara no sentido da soberania do que é vivido pelos pacientes, em detrimento das teorias e métodos de acesso à experiência dos psiquiatras. Não se trata de uma postura obscurantista ou anticientífica, mas, ao contrário, de um reconhecimento de que a ciência é apenas um dos meios de auxílio, sem dúvida importante, dos quais o psiquiatra lança mão, para satisfazer as exigências dos casos particulares que, muitas vezes, forçam as teorias aos seus limites conceituais e obrigam os clínicos a lançarem mão de hipóteses fora do previsto dentro de suas conceitualizações. Os fenômenos patológicos, no entanto, não se esgotariam nem poderiam ser explicados – tampouco compreendidos – pela investigação científica *tout court*.

Qual o lugar do psicopatólogo diante dessas proposições de Jaspers? Alguém que se pergunta sobre seus pressupostos e seus preconceitos, estando aberto para criticar seus pontos de fixidez, quando a clínica assim se lhe impuser. "Representar o que acontece realmente no paciente, suas vivências reais, como algo lhe está na consciência, seu estado de ânimo, é o começo do qual se devem abstrair, em primeiro lugar, os contextos, a vivência como um todo, e muito mais ainda o que se acrescenta e se pensa como fundamento, as ideias teóricas"[11].

Apontados os riscos inerentes aos preconceitos, pode-se tentar sumarizar a atitude jasperiana na *Psicopatologia geral* como sendo: perspectivista (recusa de um projeto de totalidade), antirreducionista (recusa de uma psicologia sem psiquismo), antidogmática, com plena consciência metodológica ["fato e método dependem intimamente um do outro. Só temos o fato através do método"[11]] e, por último, empirista (foco na experiência real, concreta), mas se está diante de um empirismo que não ignora seus pressupostos e limites ("o que acontece no homem produzido por uma doença mental não se esgota com as categorias da investigação científica")[11].

Embora Jaspers evidentemente não represente o alfa e o ômega da psicopatologia, ele é de fato seja um autor incontornável nesse campo. Com ele, a psicopatologia adquire o estatuto de uma disciplina autônoma, de pleno direito. Daí a apresentação de sua posição com algum detalhe. Autores contemporâneos seguem esposando, com nuances, sua definição de psicopatologia. Assim, Stanghellini e Broome[10] afirmam: "A psicopatologia é a disciplina que fornece aos psiquiatras conhecimentos básicos sobre os fenômenos anormais que afetam a mente humana e um método válido e confiável para avaliá-los". O ponto do editorial em questão é defender o sentido forte de psicopatologia (em oposição às acepções simplistas e equivocadas já citadas) e, sobretudo, mostrar a íntima relação de dependência que uma psiquiatria digna desse nome necessariamente possui em relação à psicopatologia: "Argumentamos que a psicopatologia, como a disciplina que avalia e dá sentido à subjetividade humana anormal, deve estar no cerne da psiquiatria"[10]. Uma psiquiatria descolada de uma psicopatologia capaz de apreender as experiências subjetivas consideradas patológicas seria nada além de um arremedo de psiquiatria.

Mas pode-se e deve-se perguntar: a psicopatologia se diz no singular ou no plural? Haveria uma psicopatologia única, geral, que seria pré-teórica e antepredicativa? Tal posição conta com defensores, como Stanghellini e Broome[10] que assim se pronunciam:

> "A psicopatologia não é uma das inúmeras abordagens que visam conceituar os transtornos mentais ou iluminar sua patogênese. É anterior a qualquer explicação causal que trate de mecanismos subpessoais. O conhecimento psicopatológico essencial é pressuposto para atingir ambições explicativas. A psicopatologia é 'fenomenológica' não no sentido de que abraça uma dada abordagem filosófica: em vez disso, é metodológica. Embora a ênfase na subjetividade e na forma possa parecer um compromisso teórico, esse compromisso é o produto de uma postura que busca respeitar o fenômeno ao invés de impor-lhe."

Em contrapartida, muitos outros autores entendem que não há psicopatologia, mas somente psicopatologias na medida em que todo recorte psicopatológico já embute inúmeros pressupostos. Por exemplo, Ionescu, em seu livro intitulado *Quatorze abordagens de psicopatologia*, recusa qualquer discussão geral ou definição prévia de psicopatologia, apostando antes na complementaridade das quatorze abordagens, dentro de um futuro projeto integrativo. A virtude de tal proposta seria, nas palavras que ele pega emprestadas de Wildlöcher, a de proteger "de comodidades do pensamento que às vezes obliteram a reflexão psicopatológica" (apud Ionescu, 1997).

Sims (2001) adota uma posição intermediária e conciliadora, por assim dizer. Ele parte de uma definição geral: "A psicopatologia é o estudo sistemático do comportamento, da cognição e da experiência anormais; o estudo dos produtos de uma mente com um transtorno mental". Mas propõe uma divisão de tipos no interior da psicopatologia: "Isso inclui as psicopatologias explicativas, nas quais existem supostas explicações de acordo com conceitos teóricos [...], e a psicopatologia descritiva, que consiste da descrição e da categorização precisas de experiências anormais, como informadas pelo paciente e observadas em seu comportamento" (Sims, 2001). A psicopatologia descritiva (PD) corresponderia, grosso modo, à semiologia. Berrios[12] define a PD "como uma linguagem estável, que contém premissas, gramática, vocabulário e regras de aplicação". Linguagem essa que requereria uma recalibração periódica, dada a natureza histórica e social dos constructos psiquiátricos[13]. E se esse é o caso, tampouco a PD poderia pleitear possuir um caráter geral e definitivo.

Uma concepção muito interessante e mais abrangente de psicopatologia, em que seu caráter histórico e o laço indissociável com a clínica aparecem em primeiro plano, ainda que mantenha a pretensão de que ela constitua uma ciência, é apresentada por Dalgalarrondo[14]:

> "A psicopatologia é uma tradição clínica. É apenas no interior dessa tradição, no contato com o mestre, no ensino do aluno e, sobretudo, na vivência daquilo que, decorrente do contato com pacientes enigmáticos (quase todos), desafia nosso conhecimento e desencadeia a 'angústia da clínica' ou, mais precisamente, a 'angústia da dúvida clínica', que esta ciência pode se realizar de forma plena."

> "A psicopatologia, em acepção mais ampla, pode ser definida como o conjunto de conhecimentos referentes ao adoecimento mental do ser humano. É um conhecimento que se esforça por ser sistemático, elucidativo e desmistificante."

Dalgalarrondo[14] conserva a marca crítica da psicopatologia de Jaspers e defende a autonomia dessa ciência, que seria nutrida por diferentes tradições (filosofia, literatura, artes, psicologia, psicanálise, neurologia), sem com elas, no entanto, se confundir. Esse autor a define antes como tradição clínica do que pela ambição científica que a propulsiona. E essa ciência que ela poderia se tornar seria uma ciência viva, pautada pela clínica e atravessada pela dúvida, em que o desafio colocado pela apreensão da subjetividade dos pacientes nunca arrefece.

Em outra vertente, autores com *background* psicanalítico como Berlinck[15] e Pereira[16,17], enfatizam o *pathos* na formulação de uma proposta de psicopatologia fundamental. Retraçando a etimologia do termo, eis a definição a que Berlinck[15] chega:

> "Psicopatologia deriva-se de três palavras gregas: *psychê*, que produziu psique, psiquismo, psíquico; *pathos*, que resultou em paixão, excesso, passagem, passividade, sofrimento e assujeitamento, e *logos*, que resultou em lógica, discurso, narrativa. A psicopatologia seria, então, um discurso sobre o *pathos*, a paixão que se manifesta no psiquismo, ou seja, um discurso sobre o sofrimento psíquico."

A tentativa de contraponto da psicopatologia fundamental à psicopatologia geral de Jaspers se mostra de forma mais clara pela proposta clínica de tornar o sintoma de sofrimento um campo de elaboração de sentido:

> "A psicopatologia fundamental, não dispensando os saberes adquiridos nem pela psicopatologia geral, nem por outros saberes que contribuem para a compreensão do sofrimento psíquico – a filosofia, a psicologia, a psicanálise, a literatura, as artes, o jornalismo etc. –, não está tão interessada na descrição e classificação da doença mental como no que é vivido e expressado pelo paciente, pois baseia-se no pressuposto de que o *pathos* manifesta uma subjetividade que é capaz, através da narrativa, do relato, do discurso, da expressão em palavras, de transformar a paixão e o assujeitamento numa experiência servindo para a existência do próprio sujeito e, quem sabe, à medida que for compartilhada, para outros sujeitos."[15]

Pereira[16] inicia sua análise da psicopatologia contemporânea com a seguinte observação, prenhe de consequências: "Na apresentação do primeiro número da *Revue Internationale de Psychopathologie* 1, Pierre Fédida e Daniel Widlöcher assinalam que o termo 'psicopatologia' refere-se atualmente a uma grande encruzilhada epistemológica na qual entrecruzam-se disciplinas científicas heterogêneas, que têm em comum a preocupação com o sofrimento psíquico". Essa imagem de uma 'encruzilhada epistemológica' parece muito feliz e acertada pois, de um lado, admite a pluralidade de disciplinas que legitimamente lidam com o sofrimento psíquico, sem que uma delas reivindique hegemonia de direito, e, de outro, estabelece uma salutar dinâmica de interpelação recíproca entre elas.

Ainda segundo Pereira[17], a naturalização do padecimento mental, que ocorreu na esteira do sucesso das nosografias contemporâneas, impõe novos desafios à reflexão psicopatológica: esta precisaria dar conta da tripla exigência de incorporar os avanços científicos propiciados pela abordagem pragmática do sofrimento psíquico, de recusar o reducionismo naturalista que frequentemente vem a reboque dessa abordagem e de impedir a cristalização de discursos. Como adverte Pereira[17], é indispensável evitar a redução (ou assimilação) do *pathos* ao *nosos*, "numa perspectiva propriamente psicopatológica [...] considere o sofrimento a partir de suas expressões singulares em cada sujeito e não apenas como caso particular de uma categoria nosotáxica geral". Do contrário, a psicopatologia seria "confundida com uma psiconosologia, restringindo assim seu âmbito teórico ao de uma disciplina interessada na descrição, classificação e nos mecanismos subjacentes às doenças mentais. Correlativamente a isso, o sujeito fica excluído de implicação em seu sofrimento"[16].

O breve sobrevoo realizado sobre algumas concepções selecionadas de psicopatologia fornece os elementos necessários para explicitar a posição dos autores. Defende-se que psicopatologia se diz no plural. Mas diversos requisitos devem ser cumpridos para que se possa considerar determinado esforço como sendo uma psicopatologia. Em primeiro lugar, na raiz de toda psicopatologia está uma "tomada de posição ética diante do padecer humano"[17]. E é fundamental que cada psicopatologia revele claramente a sua. Em segundo, cada psicopatologia precisa explicitar a visão de ser humano e de mundo da qual é tributária. Em terceiro, qualquer psicopatologia digna desse nome deve ser crítica, o que significa que o aparato conceitual construído e/ou adotado requer constante exame, no sentido de indicar tanto seu alcance e potência como seus limites. Em quarto, a delimitação de uma psicopatologia não se dá somente no interior de cada projeto singular, em virtude das escolhas feitas, mas também na confrontação com outros projetos forjados em moldes diversos (a tal 'encruzilhada epistemológica', mencionada antes), e na tensão com o que outros saberes e a clínica trazem aos limites das teorias de preferência. Em quinto, é necessário que cada psicopatologia defina sua posição em relação a duas questões espinhosas e renitentes, de um lado, a relação entre normal e patológico e, de outro, a relação entre *pathos* e *nosos*.

Um século depois, a atitude jasperiana (que combina antidogmatismo, antirreducionismo, perspectivismo e empirismo) afigura-se como a melhor opção para se atingir a metade constituir uma psicopatologia. Meta essa que só poderia ser alcançada de forma precária e provisória. Assim, se não for impossível, a formulação de uma psicopatologia seria, no mínimo, uma tarefa interminável.

REFERÊNCIAS BIBLIOGRÁFICAS

1. Jablensky A. Methodological issues in psychiatric classification. Br J Psychiatry. 1988;152(suppl. 1):15-20.
2. Sokal RR. Classification: purposes, principles, progress, prospects. Science. 1974;185(4157):1115--23.
3. First MB. Mutually exclusive versus co-occurring diagnostic categories: the challenge of diagnostic comorbidity. Psychopathology. 2005;38(4):206-10.
4. Bowker GC, Star SL. Sorting things out: Classifications and its consequences. Cambridge, MA: MIT Press; 1999.
5. Banzato CEM. Deflating psychiatric classification. Philosophy, Psychiatry & Psychology. 2009;16(1):23-7.
6. Sartorius N. International perspectives in psychiatric classification. Br J Psychiatry. 1988;152(suppl. 1):9-14.
7. Banzato CEM, Pereira MEC. O lugar do diagnóstico na clínica psiquiátrica. In: Zorzanelli R, Bezerra Jr. B, Costa JF, organizadores. A criação de diagnósticos na psiquiatria contemporânea. Rio de Janeiro: Garamond; 2014. p. 35-54.
8. Sadler JZ. Values and Psychiatric Diagnosis. Oxford: Oxford University Press; 2005.
9. Banzato CEM. Nosografia psiquiátrica: classificação interminável ou a penúltima versão da realidade? Temas. 2009;36:1-11.
10. Stanghellini G, Broome MR. Psychopathology as the basic science of psychiatry. Br J Psychiatry. 2014;205(3):169-70.
11. Jaspers K. Psicopatologia geral. Rio de Janeiro/São Paulo: Atheneu; 1913/1987.
12. Berrios GE. Rumo a uma nova epistemologia da psiquiatria. São Paulo: Escuta; 2015.
13. Zorzanelli R, Banzato CEM. Epistemologia, história e a linguagem da psicopatologia. Rev Latinoam Psicopatol Fundamental. 2017;20(2): 399-402.
14. Dalgalarrondo P. Psicopatologia e semiologia dos transtornos mentais. 3. ed. Porto Alegre: Artmed; 2018.
15. Berlinck M. O que é Psicopatologia Fundamental [acesso em 05 mar 2018]. Disponível em: http://www.psicopatologiafundamental.org/uploads/files/artigos_e_livros/o_que_e_psicopatologia_fundamental.pdf.
16. Pereira MEC. Formulando uma psicopatologia fundamental. Rev Latinoam Psicopatol Fundamental. 1998;1(1):60-76.
17. Pereira MEC. A paixão nos tempos do DSM: sobre o recorte operacional do campo da Psicopatologia. In: Pacheco Filho RA, Coelho Junior N, Rosa MD, organizadores. Ciência, Pesquisa, Representação e Realidade em Psicanálise. São Paulo: Casa do Psicólogo; 2000. p. 119-52.

26
Examination of Anomalous World Experience (EAWE)

Adrian Nicholas Spremberg
João Rema
Tânia Cavaco

INTRODUÇÃO

Após a apresentação, em 2005, da *Examination of Anomalous Self Experiences* (EASE), uma entrevista de exploração fenomenológica das alterações subjetivas da experiência correspondentes a perturbações da ipseidade, em 2017 surge seu complemento, a *Examination of Anomalous World Experience* (EAWE), relativa às alterações da experiência do mundo vivido. Trata-se também de uma entrevista semiestruturada e de orientação fenomenológica, baseada em relatos na primeira pessoa e descrições clínicas de doentes com perturbações do espectro da esquizofrenia. Apesar disso, pode, tal como a EASE, ser usada para investigar alterações vivenciais em outras populações. É importante ressaltar que não se trata de um instrumento diagnóstico, mas que enfatiza experiências e sintomas periféricos e ausentes dos sistemas de classificação diagnóstica atuais.

Em termos práticos é recomendada a leitura integral do artigo correspondente à sua publicação[1] e, para sua aplicabilidade, principalmente em termos investigacionais, os autores recomendam a realização de um curso (para mais informações consultar http://easenet.dk/).

A EAWE está dividida seis dimensões da subjetividade apresentadas a seguir.

ESPAÇOS E OBJETOS

Nesta seção será apresentado o subdomínio da EAWE referente às experiências anômalas presentes, em sua maioria, no domínio do sentido da visão, ou seja, às vivências alteradas no campo da percepção. Em contraste às experiências presentes nos outros domínios, os fenômenos alterados aqui se dão de maneira mais "estática", por estarem relacionados, de fato, à percepção de objetos concretos encontrados no mundo. Estes se encontram distribuídos nos espaços vividos do sujeito e podem apresentar características tanto físicas, por exemplo, forma e cor, como também qualitativas, diversas. Porém, é importante ressaltar, aqui, que a percepção nem sempre se dá como um fenômeno puramente estático. Dada a ligação que a percepção tem com os outros sentidos, e, por consequência, com o corpo físico e vivido, esse processo também depende, como argumentariam, por exemplo, O'Regan e Noe[2], de nossas capacidades sensoriomotoras no espaço vivido, em si. Essas capacidades dão ao sujeito a possibilidade de se movimentar ao redor de um objeto para então percebê-lo, de outras perspectivas. Ou seja, a percepção não deveria assim ser entendida como um fenômeno proveniente de ocorrências neurofisiológicas específicas, mas como uma função e/ou processo inserido em um contexto vivido no qual o sujeito, com as suas capacidades sensoriomotoras, percebe o mundo ao seu redor. A percepção do mundo e de outros depende de uma afinação corporal entre o sujeito e o mundo. Sendo assim, a percepção também pode ser entendida como um fenômeno ativo, não somente passivo. O importante é ressaltar que as vivências referentes às alterações no espaço e objetos também ocorrem de maneira bastante heterogênea. O aspecto da intensidade, assim como outros aspectos de cunho mais qualitativo, precisa ser considerado e também investigado mais a fundo. Durante a entrevista, é fundamental que o investigador se atente às diversas características e nuances de como essas alterações poderão vir a surgir. Porém, dado que o espaço deste capítulo é restrito, focar-se-á, aqui, nas alterações perceptuais (e de objetos), presentes na esquizofrenia. Tendo como guia o artigo suplementar de Silverstein et al.[3], na edição especial da revista *Psychopathology*, dedicada à EAWE, este breve esboço terá como foco alguns aspectos inter-relacionados, tais como descrito pelos autores, de experiências anômalas do espaço e objetos.

Primeiramente, pessoas com esquizofrenia apresentam uma importante alteração na intencionalidade da percepção em si, ou seja, o ato imediato de percepção de algum objeto ou outra pessoa, no mundo, encontra-se fragmentado. Pessoas com esquizofrenia muitas vezes percebem objetos quaisquer de maneira completamente desagregada, as coisas perdem sua integridade gestáltica, unitária. Assim, objetos comuns como um vaso perdem suas características mais intrínsecas, que dizem respeito tanto à sua utilidade quanto a outros aspectos qualitativos, como cor, forma, etc. Além dessa alteração mais imediata da natureza perceptiva, o próprio espaço vivido do esquizofrênico também se altera, de diversas maneiras. Para Ulhaas e Silverstein[4], as alterações relacionadas à fragmentação e à desorganização da percepção ocorrem de maneira bastante heterogênea, dependendo, por exemplo, da severidade dos sintomas presentes, assim como da fase da doença na qual a pessoa se encontra.

Os autores também embasam seus argumentos utilizando-se do arcabouço teórico-clínico desenvolvido por uma série de autores dentro da tradição fenomenológica. Para Chamond[5], baseando-se no influente psiquiatra suíço Ludwig Binswanger, a existência se faz por meio do encontro do sujeito com seu espaço, e das direções pelas quais o sujeito vai de encontro ao mundo. Quando nos encontramos direcionados a alguma coisa, esse direcionamento já dá ao sujeito uma ideia do significado daquilo, da postura de ação adequada que precisa ser tomada para que o plano se concretize, etc. Para Binswanger, então, o espaço vivido se cria conforme novas possibilidades do existir forem surgindo. É a interação entre sujeito e mundo que constantemente abre e/ou fecha novos espaços criadores O problema ocorre quando desponta o que o autor cunhou de desproporção antropológica: o sujeito foca demasiadamente em uma direção de seu espaço vivido, sem considerar as outras possibilidades da existência que se dão tanto verticalmente quanto horizontalmente. Um tipo de desproporção que ocorre em transtornos psiquiátricos mais severos, assim como a depressão ou, neste caso, a psicose, se dá no fenômeno do que o psiquiatra chamou de presunção: o esquizofrênico se "desenraíza" do mundo social e intersubjetivo vivido, desenvolvendo assim uma dissociação do "eu" com a realidade e o mundo vivido. Ou seja, o esquizofrênico muitas vezes não consegue mais se relacionar com os outros de maneira espontânea, perdendo-se em um automatismo que também influencia outros âmbitos experienciais importantes, como o do agir, perceber, sentir, etc. Portanto, o fenômeno da percepção também perde suas qualidades imediatas: torna-se cada vez mais difícil fazer, por exemplo, a distinção entre o que é real e outros fenômenos de ordem alucinatória/delirante.

Um segundo tipo de modificação importante relacionado a alterações do espaço e objeto em vivências psicóticas se dá nos ditos sintomas positivos, nomenclatura concedida a um grupo de sintomas a que a psicopatologia tradicional e os manuais contemporâneos de classificações de transtornos mentais (CID-10 e DSM-IV) dão para as assim chamadas alucinações e/ou delírios. Esses fenômenos não ocorrem exclusivamente nas psicoses, mas a presença desses fenômenos ocorre de maneira bastante proeminente nas esquizofrenias. Tanto as alucinações quanto os delírios apresentam-se de maneira muito heterogênea, na esquizofrenia. É possível que a pessoa, nesse estágio, presencie uma alteração da realidade e do mundo vivido em geral: tudo ao redor parece se modificar, as coisas não fazem mais sentido, os objetos perdem suas características originais, etc. A percepção de si mesmo e do mundo passa por modificações diversas nessa fase inicial da doença. Após o primeiro surto psicótico, então, alucinações e delírios já podem ocorrer, de maneira muito mais ressaltada. Existem diversas explicações teóricas acerca desses fenômenos, que se estendem desde concepções sobre alterações neurológicas que podem trazê-los à tona até premissas que propõem a entender alucinações e delírios a partir de alterações na subjetividade e no mundo social.

Tendo em vista que o principal arcabouço deste capítulo e do livro que o integra é a psicopatologia fenomenológica, será destacado aqui o trabalho de Fuchs[6]. Para o autor, a pessoa com esquizofrenia muitas vezes não é mais capaz de se posicionar intersubjetivamente, ou seja, de perceber o mundo e as pessoas ao seu redor de maneira intencional. O sujeito psicótico sofre de um desequilíbrio e uma fragmentação perceptual bastante significativa, na qual o mundo não aparece mais como um lugar de possibilidades, mas como um espaço muitas vezes ameaçador e inconstante, por conta da fragmentação da sensação de "si mesmo", entre outros. Alguns podem perder a sensação de serem agentes próprios de seus movimentos, pensamentos e sensações. Pensamentos estes, por exemplo, que por vezes parecem ter sido gerados fora do sujeito, sem que estejam assim integrados à sensação habitual de ipseidade básica que nos faz perceber, minimamente, de que nós mesmos somos sujeitos dotados de uma identidade singular. Na vivência esquizofrênica, a percepção pode então até se inverter: como o sujeito não consegue mais transcender a si mesmo, significando e percebendo assim o mundo exterior, os objetos em si podem se tornar ameaçadores, e as características inatas dos objetos, como já apontado acima, podem se desconfigurar e fragmentar por completo.

TEMPO E EVENTOS

O segundo domínio da EAWE refere-se aos diferentes jeitos em como as ações e os eventos, incluindo em suas sequências, podem ser experienciados de maneira alterada, levando a novas concepções do fluxo temporal. A temporalidade assume um papel de destaque no estudo compreensivo da esquizofrenia, evidenciando o surgimento de psicopatologia em relação com as alterações na experiência subjetiva do tempo.

As dificuldades apresentadas pelos doentes com esquizofrenia na coadunação com a temporalidade foram magistralmente elaboradas por Kretschmer e Bleuler[7] nos construtos de esquizoidia. Kretschmer esclareceu a constância temporal da esquizoidia, enquanto introversão com uma tendência persistente de desapego emocional e solitude, distinguindo-a da ciclotimia. Já Bleuler[7] redefine o conceito de esquizoidia – a quem se atribui a utilização moderna – como uma viragem para o mundo interno, com perda, em sua vez, da sintonia:

a capacidade de abertura para o mundo com participação e partilha do seu ritmo.

Minkowski[8] teoriza a "perda de contato com a realidade" que ocorre nesses doentes como uma dessincronização da temporalidade: é perdida a ressonância rítmica com os outros, o doente não se integra no ambiente e passa a existir em um domínio de esquizoidia, afastando-se progressivamente do ambiente comum. Esse afastamento separa a progressão da pessoa com a progressão temporal, causando uma separação entre a experiência pessoal de tempo e a sucessão real de eventos.

A abordagem fenomenológica de Kimura nas orientações temporais ante, intra e pós-festum atribuíram à esquizofrenia essa característica de antecipação do futuro (ante-festum). Segundo Kimura, a esquizofrenia acontece como um desvio de um ambiente e atmosferas comuns (*ki-chagai*) que partilham a temporalidade. A ligação das descrições de Kimura ao trema de Conrad (temporal e atmosférico) e ao humor delirante de Jaspers[9] é inevitável. Todas partilham essa antecipação ansiosa com um sentimento de estranheza ou perplexidade, que, por sua vez, chega a alterar a sensação do tempo, torna o futuro assustador pela possível perda da estabilidade do *self* e pela posição potencialmente ameaçadora que o outro passa a ocupar.

Contudo, Jaspers descreve em sua obra várias alterações temporais que implicam uma fixação, uma paralisia do tempo ou perda de continuidade entre passado, presente e futuro. Um paciente relatou, por exemplo, que "não existe mais presente, só uma orientação para o passado. O futuro se encolheu". As descrições que analisa dos pacientes revelam ainda uma sensação de que quer o futuro quer o passado podem ser subitamente alterados ou até obliterados.

As alterações do tempo em termos psicopatológicos não são exclusivas da esquizofrenia. No exemplo clássico da depressão e melancolia, Tellenbach (1980) e Tatossian (1976) descrevem a estagnação do tempo vivido, do tempo propriamente humano e interno a que Tatossian chama tempo imanente ao vivido (ou tempo do eu) e que distingue do tempo transitivo ou transcendente ao vivido. No paciente melancólico o tempo interno e o tempo transitivo encontram-se dessincronizados segundo diz Tatossian, e pode-se ver na EAWE a tradução dessa dessincronia na temporalidade esquizofrênica.

Decorrendo dessas concepções sobre as modalidades de tempo, torna-se importante distinguir dois conceitos fundamentais explorados por Martin Wyllie enquanto fenômenos de temporalidade e por Fuchs enquanto modos que se encontram espelhados na EAWE: o tempo implícito e o tempo explícito.

O tempo implícito, descrito comumente por Fuchs como o tempo vivido/em vivência, é pré-reflectivo e consiste em uma sincronização ótima entre a percepção do tempo e sua ocorrência concreta. É implícito na nossa experiência de estarmos envolvidos no mundo e orientados em nossos objetivos imediatos. A sincronia tácita do nosso corpo flui nesse tempo, sem nos apercebermos: um exemplo facilitador da compreensão poderá imaginar alguém a desenhar, absorvido nessa atividade, enquanto o fluxo de tempo corre em perfeita harmonia com a atividade e o corpo, sem a necessidade de refletir sobre o tempo e sua passagem, sobre o passado ou o futuro. Para existir, necessita de duas condições:

- Uma consciência interna do tempo: que organiza a nossa ação cuja síntese constitutiva e transcendental das nossas experiências se baseia na sua continuidade. Como Fuchs descreve, "as nossas experiências estão apenas unificadas pela síntese dos componentes de avanço e recuo temporal ilustrando a retenção, apresentação e protenção husserlianas em que a integração de uma sequência de momentos culmina no arco intencional de Minkowski – que fornece sentido e orientação dirigida aos nossos objetivos. Importa ainda acrescentar que, durante esse processo, mantemos ainda uma autoconsciência do tempo, uma forma pré-reflexiva do *self* que efetua a ação".
- Um componente conativo-afetivo: que se refere à vontade, impulso, *drive* ou desejo que está presente nas nossas experiências temporais.

O templo explícito, por sua vez, representa o polo da consciência explícita do tempo, não pré-reflectiva, em que nos apercebemos da passagem do tempo, da sua proximidade ou distância do passado/futuro e que pode ocorrer com uma dissincronia, deixando de ser a temporalidade tácita ou de ser apenas um médium para a experiência. No modo explícito, nos podemos confrontar com o poder do tempo, que é independente de nós. O tempo continua mantendo o seu passado, presente e futuro, mas eles deixam de ser agregados e sintetizados de uma maneira passiva pelo sujeito. O processo da temporalidade passa então a ser ativo e narrativo: podemos nos imaginar no futuro, descrever-nos no passado. O templo explícito ganha um construto interpessoal e social, quando incorporamos os outros nas nossas narrativas e o partilhamos também através de datas, aniversários, memórias. A dissincronia já descrita se torna visível nas discrepâncias entre a nossa experiência temporal e a das outras pessoas, recordando que o tempo é autônomo e indomável.

Na perspectiva de autores como Fuchs, a temporalidade está diretamente interligada com a psicopatologia: as perturbações do pensamento e experiências de passividade relacionam-se com a perturbação da temporalidade implícita; e as ideias delirantes, trema e sintomatologia negativa da esquizofrenia da temporalidade explícita alterada.

Em suma, as alterações do tempo implícito e explícito que são pesquisadas na EAWE constituem a base da exploração psicopatológica da temporalidade com elevado valor de correlação aos sintomas clássicos da esquizofrenia. Sobre as várias teorizações que conectam as duas modalidades de temporalidade aos sintomas psicopatológicos clássicos sugere-se a consulta do artigo auxiliar do domínio em questão. Em uma nota final, a EAWE fornece desse modo uma ferramenta muito interessante para a investigação da experiência de temporalidade nos pacientes, com esquizofrenia ou outros transtornos, que pode trazer luz às principais alterações e disfunções observadas na clínica.

OUTRAS PESSOAS

As relações interpessoais que desenvolvemos nos permitem uma experiência imersiva no mundo. O terceiro domínio da EAWE foca-se nas alterações na experiência interpessoal, no universo da intersubjetividade (IS). O modo como partilhamos o mundo com os outros é o ponto focal de interesse desse domínio, explorando a orientação social que todos adquirimos e que modulam a nossa vivência.

Em uma fase inicial, é importante clarificar a noção de IS e sua interação com o *self*. Essas interações interpessoais estão agrupadas na habilidade de compreender o outro e seus estados mentais, com transições sociais significativas e ações compostas e interligadas, funcionando sinergicamente para providenciar uma sincronia social conjunta, intuitiva, que transforma o mundo externo em um mundo social – essa IS permite dar significado social às experiências e pessoas no mundo. Essa sincronia é, habitualmente, inata e resulta da correta interpretação e desempenho dos papéis sociais e das sutilezas que lhe são próprias. A IS fornece ainda um pano de fundo para uma narrativa e para domínios mais reflexivos do *self*. No seguimento do que Fuchs indica, "as perturbações mentais não estão localizadas no paciente individual, muito menos no cérebro deste, mas no mundo intersubjetivo como perturbações específicas da corporalização no contato com o outro e na sincronia social". Desse modo, as relações interpessoais e a IS são, como mostrado por vários autores[10-12], simultaneamente enativa e corporalizada: só assim é construída uma sensação geral de estar/pertencer no mundo (a atitude natural) e para o desenvolvimento de um conhecimento fluido e implícito de "senso comum".

Um distúrbio dessa capacidade de sincronização imediata se encontra na esquizofrenia e nos transtornos associados. As relações sociais encontram-se modificadas, constituindo um critério de diagnóstico frequente com perda dessa atitude natural de estar no mundo, por vezes, com prejuízo do senso comum. A EAWE interessa-se pela experiência do indivíduo como um ser social, no seu todo: na empatia, nos limites e barreiras do ego, na influência das outras pessoas e nas experiências de encontro e comunicação social. Da falha nessa capacidade pode decorrer uma demarcação da realidade, sensações de invasão pelo outro, a já referida perda do senso comum e progressivamente uma convergência com o conceito de autismo.

Para a construção da EAWE, as descrições da experiência intersubjetiva que foram sendo apontadas pelos vários psicopatologistas, quer de orientação mais descritivas/clássica, quer mais fenomenológica, integram um contínuo de conhecimento. Partindo dos relatos clássicos, nomeadamente dos de Kraeplin, em seus registos clínicos são mostradas três componentes importantes da IS com uma disrupção das ligações afetivas prévias após início da doença, com descrições clássicas de perda de empatia e decoro e, por fim, a incompreensibilidade ou imprevisibilidade que o comportamento social desses doentes apresentava. Bleuler[7], com seus sintomas fundamentais e acessórios da esquizofrenia, alerta ainda para achados importantes na dimensão social de um paciente esquizofrênico. De seus contributos, destacam-se no terreno da IS:

- A perturbação na modulação afetiva: em particular com uma dificuldade na conexão afetiva em que a rigidez e a impressão não natural que transmitem ao clínico tornam o afeto desregulado de uma maneira específica.
- Alterações transitivísticas: as barreiras tornam-se permeáveis, tanto as pessoais quanto as corporais. O transitivismo de Bleuler é equiparado ao *engulfment* de Laing (1965) e à empatia patológica de Georgieff – um sentimento de ser inevitavelmente influenciado e alterado pelos pensamentos e ações do outro.
- O autismo esquizofrênico: como uma perda da realidade pela viragem para o mundo interno fantasioso, frequentemente delirante. O doente experiencia sua realidade delirante como separada da realidade partilhada intersubjetiva, mas com a mesma concretude.
- Alterações na linguagem: em que os neologismos e o mutismo são percebidos como uma tentativa de expressar a experiência psicótica, embora permitam inferir que a base da comunicação se encontra perturbada.

Em Jaspers[9] despertou o interesse sobre a experiência fenomenológica desses achados previamente descritos, em sua visão da esquizofrenia como uma perturbação da consciência do ego. Jaspers acreditava, contudo, que essa quebra de comunicação não se devia à perda de uma aptidão para comunicar, mas à inexistência de um outro que vive essas experiências e com quem as pode partilhar. Esse último achado remete para o *praecox feeling* de Rumke (1960) nas suas dimensões subjetiva (que reflete a falência do esforço empático do clínico por uma alteração fundamental no espaço intersubjetivo e ligada ao autismo esquizofrênico) e objetiva/gestáltica (baseada em um processo de tipificação implícito do clínico como uma consequência das observações clínicas recorrentes coletadas ao longo de sua experiência profissional e pessoal).

A perda de contato vital de Minkowski[8] pode ser resumida como uma perturbação da realidade partilhada e das regras implícitas comuns (sociais) e relaciona-se com a perda de evidência natural de Blankenburg[13], que se constitui em uma crise do senso comum, em que o contato com o outro influencia a constituição individual da experiência, com perda dos axiomas da vida quotidiana. Essa crise do senso comum como perda de um corpo de conhecimento social herdado socialmente fornece um ponto de ligação ao conceito de dissocialidade de Stanghellini[14] que será descrito a seguir.

Essas narrativas da IS em descrições de psicopatologistas clássicos são importantíssimas para a compreensão desse domínio da EAWE. No seguimento contemporâneo dessas descrições passadas, no artigo auxiliar ao domínio 3, Stanghellini atenta no conceito de dissocialidade presente na EAWE e que se refere ao núcleo psicopatológico vital que caracteriza a qualidade anormal da IS na pessoa com esquizofrenia e que abrange várias dimensões. A dissocialidade possui múltiplas dimensões, incluindo elementos perceptivos-intuitivos e cognitivo-computacionais da IS que se encontram alterados. Como diz o autor, parece surgir um jeito pouco natural ou mesmo uma inexistência dessa capacidade afetiva-conativa de se sincronizar com o outro.

Esse domínio representa, em sua unidade, cinco dimensões da dissocialidade em que se espelham os itens que o compõem. Em uma análise sumária,

- Hipossincronia: como sentimento imediato de sincronia diminuída, ou seja, do contato social com os outros.
- Invasividade: como o sentimento de se sentir invadido ou oprimido pelo outro, pelo contato.
- *Flooding* emocional: um sentimento de opressão e submersão, de origem interna, pelos paroxismos das emoções e sentimentos corporais do próprio que são evocados no contato interpessoal.
- Uma concepção algorítmica da socialidade: uma perspectiva refletiva, analista, racionalista, hipercognitiva, conceptual e analítica face à socialidade.
- Antagonomia: uma atitude antitética em relação à socialidade.
- Idionomia: a exaltação dos princípios e da perspectiva do próprio.

O conceito de dissocialidade pinta o quadro da atmosfera intersubjetiva do doente, da partilha do mundo com os outros, na esperança de entender suas mudanças, ainda que possam ser sutis. Em suma, as palavras de Stanghellini et al.[15] sintetizam a esfera de experiências relativas à IS que pretende ser explorada com esse domínio quando afirmam que "se trata de uma espécie de transtorno do domínio imediato e pré-cognitivo do modo pré-reflexivo de habitar ou da capacidade de sintonização no mundo humano e, portanto, da habilidade tácita que nos permite ver outras pessoas de maneira relevante contextual e intersubjetivamente.

LINGUAGEM

Além da função de comunicação, indispensável e prontamente atribuída à linguagem, deve-se considerá-la uma parte integrante da subjetividade. Ela reflete e modela a nossa relação conosco próprios, com os outros e com o mundo.

O acesso não só à utilização, mas à vivência da linguagem, tem o potencial de permitir um melhor entendimento de diversas entidades nosológicas ao não descartar o papel do indivíduo, suas necessidades, desejos e valores, nas suas manifestações. Até porque suas alterações encontradas nas perturbações mentais são diversas e variáveis. Fatores como as capacidades cognitivas, estados emocionais, nível de consciência, atitudes e valores sociais, bem como preocupações e crenças, podem atuar nessa heterogeneidade.

Estão descritas alterações da linguagem em várias perturbações mentais, sendo a esquizofrenia o paradigma da importância da linguagem na psicopatologia. Alguns autores destacam a importância das alterações do pensamento na base dessa perturbação, considerando a linguagem apenas como um meio pelo qual as alterações deste são veiculadas. No entanto, consideram-se essas alterações apenas como sinais comportamentais de alterações de um processo patológico subjacente ou indicadoras de déficits cognitivos e uma visão limitante e incompleta. Andreasen, com uma visão mais integradora, descreve as alterações formais do pensamento como um grupo heterogêneo de alterações ao nível do pensamento, mas também da linguagem e da comunicação. Outros autores, como Crow, consideram mesmo a esquizofrenia uma logopatia, uma perturbação linguística primária que afeta a produção e a compreensão, correspondente a uma falha na dominância hemisférica. É de ressalvar que atualmente, em manuais de diagnóstico, como o DSM-5, é contemplado o discurso desorganizado como um dos critérios da doença.

Na EAWE, o quarto dos seus seis domínios é atribuído à exploração das experiências da linguagem e do discurso alteradas. De acordo com as informações recolhidas com doentes do espectro da esquizofrenia, dividiram-se as experiências em quatro tipos, de acordo com as dificuldades subjacentes:

- Orientação interpessoal diminuída: atenção diminuída às necessidades do interlocutor, seja por rejeição ou falta de consciência delas. Isso pode acontecer por déficits sociais e dificuldades na pragmática (por dificuldades no significado prático da linguagem, no entendimento de metáforas, nuances emocionais, entre outras), desejo de comunicar de forma autêntica e pessoal, negligência das convenções necessárias para o entendimento e das normas sociais e pelo propósito de ser pouco claro (seja com a intenção de testar, afastar ou por estar chateado). O discurso críptico é, por exemplo, muitas vezes utilizado por esses doentes com o intuito de obscurecer seu significado ao interlocutor.

- Dissociação entre a linguagem e a experiência: surge pelo sentimento de que esta não é adequada para comunicar suas vivências, profundamente alteradas, aos outros. Os neologismos são muitas vezes utilizados para expressar experiências que não têm tradução nas formas de linguagem mais habituais, e, quando a linguagem é sentida como de todo inautêntica, o discurso pode deixar de ter entoação emocional, ser aprosódico.
- Mudanças na atenção e relevância do contexto: dificuldade em determinar o que é relevante e descartar o que não é. Assim, a linguagem pode deixar de ser um meio de transmissão de ideias, mas antes tornar-se o próprio objeto de atenção. Pode, por exemplo, ser dada uma maior importância ao som ou à aparência de certas palavras ao invés do seu significado, e palavras podem ser sentidas como sem significado. Por outro lado, pode surgir uma cascata de associações e significados a partir de uma palavra.
- Atitudes pouco usuais relativamente à linguagem: enquadra a alienação para com a própria linguagem, o assumir o controle da linguagem usando-a a seu propósito ou, pelo contrário, sua autonomização – como se ela tomasse vida por si mesma.

Apesar da típica caraterização negativa atribuída a essas alterações, elas podem também tornar a linguagem mais diversa e rica, sendo até algumas dessas posturas de retirada de atitude de uma realidade e IS habitual procuradas no modernismo, por diversos artistas. De qualquer forma, sua exploração parece determinante para uma melhor conceptualização da esquizofrenia e outras perturbações, e entendimento do mundo vivido desses doentes.

ATMOSFERAS

O quinto subdomínio da EAWE investiga as alterações dos humores e das qualidades afetivas, em geral. Aqui, não é importante somente se atentar à maneira como esses fenômenos se alteram, mas também de compreender as diferenças na estrutura desses importantes fenômenos experienciais, e como estas afetam outras alterações experienciais que podem vir a ocorrer, por exemplo, no espaço vivido, na sensação de "si mesmo" (*self*), etc. Como a maioria dos subitens da EAWE, as alterações presentes nessa dimensão também se realizam de forma bastante heterogênea. Os fenômenos aqui apresentados são, em geral, pouco tangíveis, mas muito onipresentes, no que diz respeito à suas características qualitativas. Não somente um jeito de sentir ou ser afetado por uma atmosfera. Elas podem, inclusive, variar muito em sua intensidade, estando assim intrinsecamente relacionadas ao mundo vivido da pessoa como um todo, ou a algum objeto específico, no mundo. No âmbito da psiquiatria, o filósofo e psiquiatra Karl Jaspers[9] foi um dos primeiros a estudar as alterações das atmosferas nas psicoses, cunhando o termo do que atualmente é chamado de atmosfera ou humor delirante. Esse fenômeno diz respeito a uma mudança nas qualidades subjetivas intra e interpsíquicas. Tanto experiências internas quanto percepções do mundo externo transformam-se, normalmente, antes do primeiro surto psicótico. A pessoa muitas vezes percebe que já não é mais a mesma, e tudo ao seu redor também parece modificar-se. É também importante salientar que essas alterações são bastante heterogêneas, no que diz respeito à sua intensidade e características qualitativas. Algumas pessoas sentem, por exemplo, que o mundo se tornou um lugar perigoso e ameaçador, por conta de objetos ou pessoas que muitas vezes apresentam essas características. As alterações de humor delirante são bastante singulares, pois dependem da organização subjetiva e inter-relacional da pessoa, de fatores neurofisiológicos, etc. Sass e Ratcliffe[16] descrevem esse fenômeno da seguinte maneira:

> "enquanto a desrealização obviamente se refere a um declínio no senso objetivo da presença ou da atualidade sentida, ela também é utilizada na literatura psiquiátrica para fazer alusão a outros tipos de experiência incomuns que fazem com que as coisas pareçam menos normais ou parte da realidade 'comum', incluindo então experiências alteradas de familiaridade, vitalidade, significância, ou relevância – estas experiências podem até levar a um tipo de 'hiper-realidade'". (p. 91)[16]

É importante pontuar, nesse trecho, que ainda que haja alterações experienciais significativas em uma ou mais das dimensões supracitadas, elas não devem ser compreendidas como independentes umas das outras. Modificações na esfera das atmosferas e da afetividade podem influenciar, de maneira mais ou menos intensa, as possibilidades de a pessoa manter, por exemplo, relações interpessoais significativas. Ou seja, alterações atmosféricas devem ser entendidas como características experienciais que envolvem todo o sujeito e seu mundo. Por exemplo, a própria ação, aqui entendida amplamente como possibilidade de exploração do mundo e dos outros, por meio da corporeidade vivida, também é afetiva. Sujeitos normalmente agem em prol de alguma coisa, de um objetivo. Ações têm significados afetivos. O próprio corpo vivido é imbuído de afeto, ele sente e percebe, por meio do movimento, do contato, de expressões, etc. Na esquizofrenia, esse corpo vivido afetivo muitas vezes é percebido de maneira fragmentada, como se houvesse uma separação na intencionalidade imediata, que diz respeito ao fato de que é realmente o próprio "eu" que sente experiências afetivas específicas ou se estas estão, de alguma maneira, relacionadas a algum acontecimento "exterior".

A divisão cartesiana mente/corpo ressurge, na esquizofrenia, com força, fazendo com que o indivíduo não consiga então se compreender como um alguém integrado. Os autores falam, também, de uma perda de familiaridade do mundo e dos outros, que pode ocorrer em alterações relacionadas à atmosfera e afetividade. Esse senso de familiaridade concerne sensações de uma certa continuidade de um fluxo de consciência de significância que normalmente se atribui ao mundo e de outros, em geral. Essa significância se encontra inerentemente "colada" ao ato de existir, em geral. Mas, na esquizofrenia, esse sentido antes intrinsecamente atribuído a tudo aquilo que sujeitos comumente já experienciam como significativo para si próprios muitas vezes se desfaz. Blankenburg[13] destaca a "perda do senso comum natural", no qual a pessoa muitas vezes se depara com situações mundanas (e pessoas) esvaziadas de um sentido primordial. Situações e ações podem assim parecer, aos olhos da pessoa com esquizofrenia, como sendo completamente irrelevantes, por terem perdido esse sentido comum. O mundo então perde sua familiaridade atmosférica e significativa inerente, fazendo com que o esquizofrênico não tenha mais, muitas vezes, o entendimento de situações e questões muito simples.

Uma última alteração importante a ser brevemente delineada refere-se a sensações de vitalidade e relevância diminuídas, em pessoas com esquizofrenia. Aqui, Sass e Ratcliffe[16] fazem alusão ao trabalho do psiquiatra francês Eugène Minkowski[8] que elaborou o conceito de "perda do contato vital", em esquizofrenia. O psiquiatra elucida esse fenômeno como uma perda (ou declínio) da conexão interior vital que relaciona o sujeito ao mundo. Essa vitalidade é a que também dá significado ao sujeito. O declínio ou alteração dessa capacidade faz com que ele perca a capacidade de relacionar-se dinamicamente com as coisas ao seu redor. Essa dinamicidade depende da utilização de processos corpóreo-mentais "ativos", por assim dizer, como a percepção, a atenção, etc. Portanto, a diminuição desse contato vital com o mundo levaria, consequentemente, a uma atenuação da subjetividade e IS, estruturas existenciais fundamentais necessárias para uma aproximação benéfica do mundo.

Em suma, as alterações relacionadas à atmosfera na esquizofrenia se dão de maneira bastante heterogênea. Elas podem, muitas vezes, estar relacionadas a modificações em outras estruturas como o senso de "si mesmo", a IS, corporeidade, entre outras. Ademais, as alterações das atmosferas também se dão qualitativamente: o senso de familiaridade, significação, vitalidade, entre outros, podem estar afetados, em níveis diversos. Portanto, é fundamental que essas alterações também sejam investigadas em seu contexto e em sua inter-relação com outros sintomas e aspectos presentes no quadro clínico.

ORIENTAÇÃO EXISTENCIAL

Antes de terminar este capítulo, falta refletir acerca da orientação existencial, o conjunto de valores, atitudes e visões de um indivíduo perante o mundo e sua relação com ele. Esse domínio, tal como os anteriores, tem muitas vezes características particulares em doentes com perturbações do espectro da esquizofrenia e, portanto, tem também um lugar no inventário das experiências anômalas do mundo da EAWE. Em particular esse domínio também tem sua representação na entrevista complementar, a EASE (*Examination of Anomalous Experiences of the Self*) no seu domínio 5, *Existential Reorientation.*

Essas formas idiossincráticas de estar no mundo são muito heterogêneas e não são necessariamente diferentes das de pessoas saudáveis. No entanto, mais frequentemente, pessoas com esquizofrenia têm uma postura perante o mundo particular, que podem ser notadas em uma das maneiras a seguir:

- Elas sentem-se muitas vezes compelidas a viver de acordo com normas mais idealísticas, intelectuais, autônomas e/ou abstratas, desconectadas da realidade social ou da vida prática.
- Ao invés de uma abordagem mais imediata ou espontânea, de acordo com o senso comum, tendem a adotar formas mais excêntricas de pensar e agir. Têm um sentimento radical de serem únicos, ao qual se mantêm fiéis (idionomia).
- Mostram-se mais questionadoras e mesmo rejeitantes das normas e convenções sociais (antagonomia). Muitas vezes opõem-se diretamente às regras e ao "tomado por garantido" com repugnância, ceticismo ou desdém.
- Mantêm-se retiradas em isolamento, evitando o contato social ou rejeitando-o. Na base pode estar uma discordância entre os valores da própria e a necessidade de serem verdadeiras para com isso, bem como aceitas pela sociedade. Assim, o isolamento parece surgir como protetor do "eu verdadeiro". No entanto, ele exacerba o risco de perda de contato com a realidade.

Não é clara a relação da orientação existencial com a doença em si. Mas, seja por fazer parte da estrutura de personalidade pré-mórbida, seja uma manifestação da própria doença, uma defesa ou proteção para emoções demasiado intensas ou sentimentos de influência dominante dos outros, um esforço intencional para reforçar certas transformações da experiência na doença, ou uma mistura desses fatores, muitas vezes ela acaba por se evidenciar pela sua natureza peculiar. Muitas vezes parece envolver interpretações ontológicas das experiências anômalas em uma busca de significância.

Entender os desejos e objetivos dessas pessoas parece essencial tanto para a criação de uma aliança terapêutica bem-sucedida, um tratamento eficaz, quanto para uma visão mais abrangente e entendida do que é a esquizofrenia e seu mundo vivido. Além disso, é necessário ressalvar que os valores em si mesmos não são patológicos, podendo até contribuir para melhor funcionamento e criatividade e que a existência dessas atitudes muitas vezes não é impedimento para que outras, como as de desejo de recuperação, de estabelecer relações ou ser compreendido, também se manifestem.

REFERÊNCIAS BIBLIOGRÁFICAS

1. Sass L, Pienkos E, Škodlar B, Stanghellini G, Fuchs T, Parnas J, et al. EAWE: Examination of Anomalous World Experience. Psychopathology. 2017;50(1):10-54.
2. O'Regan JK, Noë A. A sensorimotor account of vision and visual consciousness. Behavioral and Brain Sciences. 2001;24 (5):883-917.
3. Silverstein SM, Demmin D, Skodlar B. Space and objects: on the phenomenology and cognitive neuroscience of anomalous perception in schizophrenia (ancillary article to EAWE Domain 1). Psychopathology. 2017;50(1):60-7.
4. Uhlhaas PJ, Silverstein SM. Perceptual organization in schizophrenia spectrum disorders: empirical research and theoretical implications. Psychological Bulletin. 2005;131(4):618-32.
5. Chamond J. Fenomenologia e psicopatologia do espaço vivido segundo Ludwig Binswanger: uma introdução. Rev Abordagem Gestáltica. 2001;17(1):3-7.
6. Fuchs T. Delusion, reality and intersubjectivity: a phenomenological and enactive analysis. Philosophy, Psychiatry and Psychology. 2019.
7. Bleuler E. Dementia praecox oder Gruppe der Schizophrenien. Leipzig: Deuticke; 1911.
8. Minkowski E. La schizophrénie. Psychopathologie des schizoïdes et des schizophrénes. Paris: Payot; 1927.
9. Jaspers K. Allgemeine psychopathologie. 3. ed. Berlin: Springer; 1923.
10. Sass L, Pienkos E. Faces of intersubjectivity: a phenomenological study of interpersonal experience in melancholia, mania, and schizophrenia. J Phenom Psychol. 2015;46:1-32.
11. Fuchs T. Implicit and explicit temporality. Philosophy, Psychiatry, and Psychology. 2015;12(3):195-8.
12. Stanghellini G, Pienkos E, Castellini G, Sass L. Doing things with words: uses and misuses of language in psychopathology. J Psychopathology. 2016;22(1):1-3.
13. Blankenburg W. Der Verlust der natürlichen Selbstverständlichkeit. Ein Beitrag zur Psychopathologie symptomarmer Schizophrenien. 1971; Stuttgart: Enke. Neu hrsg. von M. Heinze. Berlin: Parodos; 2012.
14. Stanghellini G, Ballerini M. Dis-sociality: the phenomenological approach to social dysfunction in schizophrenia. World Psychiatry. 2002;1:102-6.
15. Stanghellini G, Ballerini M, Mancini M. Other persons: on the phenomenology of interpersonal experience in schizophrenia (ancillary article to EAWE Domain 3). Psychopathology. 2017;50: 75-82.

16. Sass L, Ratcliffe M. Atmosphere: on the phenomenology of "atmospheric" alterations in schizophrenia – Overall sense of reality, familiarity, vitality, meaning, or relevance (ancillary article to EAWE Domain 5). Psychopathology. 2017;50:90-7.
17. Fuchs T, Van Duppen Z. Time and events: on the phenomenology of temporal experience in schizophrenia (ancillary article to EAWE Domain 2). Psychopathology. 2017.
18. Pienkos E, Sass L. Existential orientation: on the phenomenology of values, attitudes, and worldviews in schizophrenia (ancillary article to EAWE Domain 6). Psychopathology. 2017;50(1):98-104.
19. Pienkos E, Sass L. Language: on the phenomenology of linguistic experience in schizophrenia (ancillary article to EAWE Domain 4). Psychopathology. 2017;50(1):83-9.

27

Crítica da apropriação da fenomenologia pelas clínicas psi: ou dos desafios da relação entre fenomenologia e clínica

Adriano Furtado Holanda
Mariana Cardoso Puchivailo

INTRODUÇÃO (OU DAS DEFINIÇÕES PRELIMINARES)

"Fenomenologia é uma palavra muito abusada na psiquiatria" (p. 532)[1]. Embora não seja adequado principiar uma frase – muito menos um texto – com uma citação, esta serve de excepcional ponto de partida para o debate que aqui se pretende enunciar.

Há certa "naturalização", e um tanto de simplificação, na apropriação da Fenomenologia por parte das clínicas "psi", o que acaba por delimitar um cenário excessivamente elástico e pouco fiel às suas reais contribuições. O propósito, pois, deste manuscrito é tecer uma preliminar crítica a esses modos "simplificados" e "naturalizados" de apropriação que as diversas clínicas "psi" fazem da Filosofia Fenomenológica*. Vale ressaltar que "crítica" – aqui – não significa desconstrução, desconstituição ou destituição de valor ou sentido, muito menos desconsideração ou desqualificação de todo o percurso (histórico, conceitual, ético, instrumental ou formal) que o leque de práticas "psi" nos legou, desde suas primeiras aproximações. Destaca-se que essa crítica não implica a desconsideração do papel da técnica, muito menos aponta para segmentações estritas entre os diversos modelos teóricos clínicos, dado que reconhecemos a

* Muito importante destacar que o "lugar" da filosofia fenomenológica não é o mesmo das diversas clínicas (psicopatológicas, psiquiátricas e psicológicas), fazendo com que esta discussão seja ainda mais necessária; ainda mais diante do conjunto de contribuições contemporâneas da chamada "psicopatologia informada fenomenologicamente"[4-9], que absorve e desenvolve aplicações derivadas da Fenomenologia, para o campo da psiquiatria.

presentificação do fenômeno humano como dado a partir de cada possibilidade de interpretação metateórica.

Crítica, aqui, busca significar aquilo que Glocênio (1547-1628) atribui como "tratado sobre o juízo" (p. 1.235)[2]. Evidente não se tratar de uma "criteriologia", mas de uma reflexão ou "investigação", acerca das possibilidades de determinado conhecimento, buscando refletir sobre suas próprias possibilidades. Trata-se, pois, de um *jugement d'appréciation*[3]. Aproxima-se de uma "crítica do conhecimento", de colocar em movimento, de um questionar, com respeito ao fundamento de determinado saber; aqui, no caso, como a "fenomenologia" é apropriada e de que modos. Portanto, é uma reflexão que busca ser "radical", que busca conhecer as fontes e alicerces desse saber, e como se estabelece.

Por *clínicas psi* intenciona-se designar os quatro campos privilegiados do prefixo "psi": Psiquiatria, Psicologia, Psicopatologia e Psicoterapia (aqui listadas de modo presuntivamente histórico[†]); considerando, a partir dessa formatação, a *Psiquiatria* como a disciplina mais antiga – derivação e especialização da Medicina –, normalmente associada aos desenvolvimentos de uma "medicina mental" dos séculos XV e XVI, gestada na França, com marco referencial a figura de Phillipe Pinel; em seguida, a *Psicologia*, como o projeto de ciência desenvolvido a partir da psicofísica e da psicofisiologia de fins do século XIX; a *Psicopatologia* como a ciência dos fundamentos da prática psiquiátrica (inaugurada por Karl Jaspers) e a *Psicoterapia* como a prática instrumental desenvolvida ao longo do século XX, notadamente a partir do impulso delimitado pela psicanálise freudiana. Todos esses campos compõem uma dimensão mais ampla – macro – nascida no seio da Medicina clássica, como o espaço do cuidado, do acolhimento, da compreensão e da estruturação do fenômeno humano, que lida com as relações de saúde e doença, e que será delimitada aqui simplesmente por "clínica".

Nessa delimitação, claramente as "clínicas psi" se confundem, mostrando-se, muitas vezes, como mesclas identitárias que nem sempre compartilham premissas e fundamentos. Essas distinções se mostram importantes, no mínimo, para discriminar ações históricas e fluxos de desenvolvimento de ideias, e para contextualizar atores e fontes de pensamento. Assim, é muito importante discriminar o fato que o campo da clínica psicoterápica se desenvolve, em grande parte, em paralelo e distanciada (muitas vezes em detrimento) da

† Optamos por não destacar a psicanálise, dado não a considerarmos significativamente distinta para ocupar um lugar, ou associada como uma "psicologia", ou como uma psicopatologia. Desta feita, a estamos considerando; todavia, intercalada com um desses quatro campos.

clínica psiquiátrica; enquanto o primeiro, paulatinamente, migra na direção de uma escuta e acolhimento de cenários mais "mundanos" e cotidianos do que aquele da "patologia mental". Esse cenário mostra como a clínica "terapêutica" nasce como alternativa a uma clínica médico-fisiológica tradicional.

Nessa direção, parece relevante pensar como se constituem aquelas clínicas que se autodenominam como "fenomenológicas" ou "fenomenológico-existenciais" – em que direções, a partir de quais referenciais e com quais objetivos e objetos, de modo a conceber sua crítica.

DA RELAÇÃO POLISSÊMICA ENTRE FENOMENOLOGIA E CLÍNICAS

Na direção de uma reflexão sobre determinados usos da Fenomenologia pelas clínicas "psi", existem alguns pontos que são entendidos como importantes nesta discussão. A expressão "psicologia fenomenológica" parece carregar uma polissemia. Aqui, o verbo "parecer" indica, na verdade, uma digressão. A rigor, ela indica um projeto husserliano que – pode-se colocar isso em discussão – não chegou a pleno termo, de fundamentação de uma disciplina que, por um lado, compartilharia com a Fenomenologia o estudo da consciência – "embora de modos diversos e em 'orientação' diversa, podendo dizer-se que à Psicologia interessa a 'consciência empírica', [...] algo existente na continuidade da natureza, ao passo que à Fenomenologia interessa a 'consciência pura'" (p. 19)[10]. Já a "psicologia fenomenológica" deveria ser entendida como a "ciência universal do ser psíquico" (p. 165)[11]; seria a ciência fundamental para a psicologia empírica[12], ou seja, seria uma propedêutica – um conjunto introdutório – à disciplina prática (a partir da fenomenologia transcendental), à psicologia propriamente dita, como ação no mundo concreto.

Mas a psicologia "atravessa" a fenomenologia: está presente desde as *Investigações lógicas* (de 1900-1901)[‡]; de modo mais formal, no famoso artigo de 1910, "Filosofia como ciência de rigor"[10]; mais claramente constituída nos seus cursos de 1925-1928, de "Psicologia fenomenológica"[13] e, ainda, no artigo da *Encyclopaedia Britannica*, nas *Conferências de Amsterdam*, e no artigo "Fenomenologia e antropologia"[14]. Esse atravessamento não pode ser destacado das contribuições e interlocuções – e, igualmente, de questionamentos – com os

‡ Em português, há a tradução do primeiro volume[15], que representa a "entrada" da filosofia fenomenológica husserliana no Brasil; no entanto, esse texto somente chega em 1976, por meio da sua sexta investigação. Esse recorte, associado à chegada tardia da sua obra como um todo, bem como de outras produções husserlianas, ajuda a compreender boa parte das interpretações equivocadas e das confusões conceituais com respeito ao "fenomenológico".

trabalhos de Brentano e de Dilthey, enquanto "psicologia descritiva", e que lançaram as bases para que Husserl propusesse a fenomenologia transcendental.

Essa relação – entre psicologia e fenomenologia – é facilmente percebida como complexa (mesmo entendida como "complicada") pela maioria dos que principiam na sua leitura, principalmente devido a suas diversas nuances e sutilezas; bem como pode ser entendida como ambígua, tanto naquilo que bebe e destoa da "psicologia descritiva", passando por uma necessária crítica à psicologia introspeccionista e experimental de época, até tornar-se o "campo de enraizamento da fenomenologia" (p. 20)[16], como o campo da análise descritiva das vivências da consciência. E é exatamente nos conceitos de "vivência" e de "consciência" que se estabelece a maior parte das confusões nas diversas apropriações da Fenomenologia para o campo "psi"[17-19§].

Nada mais natural que, a partir da complexidade do edifício conceitual da Fenomenologia husserliana, surgissem várias interpretações e entendimentos. Mas há ainda outros fatores que precisam ser lembrados: primeiro, muitos dos assistentes e colaboradores de Husserl desenvolveram pesquisas e leituras autônomas na direção de uma "psicologia fenomenológica"[20] – como foram os casos de Edith Stein e Max Scheler, ou de Merleau-Ponty ou Sartre –, e nem todos esses projetos estavam diretamente vinculados aos pressupostos conceituais propostos por Husserl[¶]; em segundo lugar, é preciso reconhecer o caráter metódico e provisório do pensamento husserliano, o que fazia com que seus escritos não viessem à luz com tanta frequência, e que julgasse que a maior parte de suas reflexões estivesse aquém do necessário, levando a maior parte de seus leitores – e mesmo dos poucos privilegiados que tinham acesso a seus escritos inéditos – ao recurso da "interpretação" de sua obra, de suas motivações, de suas reflexões; e, finalmente (e este é ponto central da discussão), nada mais natural que, igualmente, campos diversos de conhecimento se apropriassem da Fenomenologia, de modos igualmente distintos, a partir de "perspectivas", de perfis (de "figuras", desconectadas de seu fundo), como foram o caso das clínicas "psi". Afinal, cada um desses campos possui suas motivações, objetivos

§ Evidente a necessidade e a premência para se definir tais conceitos. Todavia, isso transcende a possibilidade do espaço destinado a este texto, demandando outro projeto. São indicadas – além dos textos husserlianos supracitados – algumas obras introdutórias a Husserl[21,22].

¶ É importante destacar que há mesmo projetos dissonantes, sob a mesma perspectiva do "fenomenológico", como as distintas concepções de "consciência" ou de "intencionalidade" (como em Sartre e Merleau-Ponty), ou as distinções de projetos de reflexão filosófica (como em Husserl e Heidegger).

e objetos, uma clara intenção de universalidade** – ou seja, uma perspectiva de interpretação e identificação da realidade com seus pressupostos internos – e, assim, tendendo a aglutinar as reflexões fenomenológicas a partir dessa ótica endógena.

Nesse sentido, podem-se observar algumas apropriações decorrentes desse cenário, nos demais campos "psi". No campo da psiquiatria – e, decorrência natural, no da Psicopatologia – a fenomenologia aparece sob três perspectivas: como alternativa (metodológica e epistemológica), como instrumento (em termos técnicos) e como fundamento para uma psicopatologia.

Como alternativa metodológica, confunde-se com a terceira via – a dos fundamentos –, mas refere a uma nova perspectiva, diante do modelo dominante, de cunho naturalista-fisiológico ou, nas palavras de Jaspers, um contraponto à *neuromythologie*. Em termos técnicos, remete à descrição objetiva dos sintomas e sinais de uma doença, pensamentos e emoções subjacentes, um sinônimo de psicopatologia clínica, em oposição a outros modelos de psicopatologia[1,23], como um recurso pragmático necessário para o olhar diagnóstico e de avaliação clínica cuidadosa.

Como fundamento, e mesmo como fundação de uma ciência psicopatológica††, a figura central é novamente a de Karl Jaspers, tanto na delimitação da psicopatologia como disciplina autônoma – a partir de sua *Psicopatologia geral*, de 1913 – quanto na interlocução da Psiquiatria com a Fenomenologia, a partir de seu artigo de 1912, "A direção da pesquisa fenomenológica na psiquiatria", quando introduz a fenomenologia como o "estudo objetivo da experiência subjetiva"[24].

O caminho fenomenológico de Jaspers passa pelo binômio compreensão-interpretação – introduzido por Wilhelm Dilthey, em 1894, em um texto fundamental para o desenvolvimento de uma psicologia e psicopatologia fenome-

---

** A discussão sobre "universais" é histórica na filosofia ocidental. O pensamento husserliano não foge a esta regra, e muito menos diverge desta. Há, sim, "universais" na Fenomenologia. Se não houvesse, perderíamos o sentido de "ciência" da mesma. Todavia, a Fenomenologia não se pauta por universalismos dos universais, ou seja, não os trata como condições alheias à sua historicidade, por exemplo (aliás, 'historicidade" é outro "universal", dado que indica a posição fluida na qual se constitui a existência, por exemplo).

†† O termo "psicopatologia" já teria sido utilizado por Emminghaus, nos anos 1870, para designar uma psiquiatria clínica[1], mas foi Jaspers quem realizou uma nítida distinção, designando a psicopatologia como a expectativa de uma ciência, a despeito dos problemas filosóficos relacionados, com o objetivo de construir conhecimento: a psiquiatria seria a profissão prática, enquanto a psicopatologia seria a "ciência" em si[27].

nológica[20,25,26‡‡] –, quando propõe uma fundamentação epistemológica para as "ciências do espírito", as *Geisteswissenschaften*, em contraposição às "ciências naturais" ou *Naturwissenschaften*. O cerne dessa distinção é sua noção de "vivência", como "conexão viva", demandando uma nova ciência, uma psicologia descritivo-analítica, definida a partir dos "nexos que se apresentam uniformemente em toda a vida psíquica humana desenvolvida, entrelaçados numa única textura, que não é inferida ou interpolada pelo pensamento, mas simplesmente vivida" (p. 31-2)[33].

A noção de "vivência" é um nó nesta discussão, e precisa de todo um debate mais aprofundado que, contudo, escapa do escopo deste trabalho. Basta destacar que se trata de um conceito cuja complexidade não escapa a confusões e interpretações variadas. Por "vivência" – palavra usada por Ortega e Gasset, em 1913, para traduzir o termo alemão *Erlebnis* – ou "experiência vivida", acaba-se por associar uma série de outros conceitos que, a despeito da proximidade, delimitam muitos problemas. Assim é que se confunde, sucessivamente, seja no terreno das pesquisas empíricas, ou mesmo do da clínica usual, tanto no contexto da Psicologia quanto no da Psiquiatria, com outros conceitos tais como "sentido", "significado", ou "experiência" simplesmente, sensação ou percepção; quando, a rigor, designa o fluxo de acontecimentos que caracteriza o próprio fato humano subjetivo[§§].

É nesse roteiro de reflexões que Jaspers propõe a fenomenologia como fundamento para a ciência psicopatológica, como uma psicologia descritiva dos fatos objetivos e subjetivos, mesmo que sua relevância tenha sido minimizada no contexto da psiquiatria anglo-saxã, como se observa pela ausência da fenomenologia no DSM[1,34].

Já no terreno da psicologia, pode-se observar um leque mais ampliado de apropriações e perspectivas. Por um lado, a tradição da literatura (notadamente no Brasil, mas acompanhada por várias outras interpretações de autores diversos) "acolhe" a fenomenologia como "método", muitas vezes em uma interpretação limitada e superficial do que seria "método", confundindo-o com

‡‡ A relação entre Dilthey e a fenomenologia remonta ao diálogo entre ambos, acompanhado das críticas husserlianas, notadamente na *Filosofia como ciência de rigor*, passando pelo reconhecimento posterior da importância de Dilthey[13,28,29]. No Brasil, impacta diretamente a chegada da fenomenologia, em especial em suas relações com a psicologia (com Nilton Campos) e com a psiquiatria (com Elso Arruda)[30-32].

§§ A polissemia do termo "vivência", traz em seu bojo, várias consequências, tanto para o campo da pesquisa empírica (no que tange à delimitação do "objeto" de pesquisa); quanto à própria apropriação do fenômeno da existência.

"instrumental" ou "técnica", e mesmo enquadrando-o "naturalmente" em uma dimensão de "pesquisa qualitativa"¶¶.

Em um segundo contexto, a fenomenologia aparece como uma abertura e reflexão para a "existência", para o existir mundano, concreto, como "vida da consciência" e, terceiro, acaba por impactar um conjunto de cenários de clínicas que, se não nascem da psicologia propriamente dita, acabam por se associar a ela, como "clínicas psicoterapêuticas" ou "clínicas psicológicas" (inteiramente associadas a conjuntos metateóricos identitários***).

Por sua vez, entre as clínicas psicoterapêuticas, há dois grupos distintos: um cujos laços de identidade com a fenomenologia são diretos – por influência e por proximidade de discussão –, e o outro que toma o pensamento fenomenológico de modo extemporâneo. Normalmente, ambos aparecem aglutinados sob a alcunha genérica de clínicas "fenomenológico-existenciais".

A maior parte das clínicas nasce no seio da medicina ou psiquiatria†††. Nada mais natural, portanto, que haja algumas propostas nascidas nesse contexto. O primeiro grupo é representado por protagonistas que compartilham de uma dupla identidade: são psiquiatras com sólida reflexão (por vezes, mesmo, formação) filosófica, e o nome mais emblemático é o de Ludwig Binswanger, com sua proposição da *Daseinanalyse*, como uma "antropofenomenologia", cujo ponto de partida seriam as descrições clínico-psiquiátricas, na direção de compreensão das formas existenciais, suplantando o juízo médico (como um juízo de valor biológico) para um quadro mais amplo, apoiado na reflexão filosófica, de compreensão do ser-no-mundo[20,40]. Binswanger, mesmo não se propondo a constituir um novo modelo de psicoterapia, inaugura uma clínica – aqui já como uma compreensão mais ampla do ser-doente em relação ao ser-são – que terá vários desdobramentos, e vários outros interlocutores, como Minkowski, Erwin Straus, Roland Khun, Viktor Emil von Gebsattel[20,41,42].

O outro conjunto de clínicas não aponta para relações diretas com a filosofia fenomenológica, mas encontra ali reverberação – ou aproximação temática (por vezes, até mesmo conceitual) para muitas de suas posições e intuições,

---

¶¶ Aqui, há uma certa identidade entre as apropriações da fenomenologia pelas psicologias estadunidense e brasileira, como um "modelo" de pesquisa qualitativa[35-39].

*** Reporta-se às chamadas "linhas" teóricas ou psicoterapias que, a partir da psicanálise freudiana (e, muito provavelmente, graças a esta e contra esta), se proliferaram a partir do século passado, e que se caracterizam por arvorarem-se uma unidade teórica e técnica, e uma proposta libertária ou emancipatória do sujeito humano.

††† A esmagadora maioria dos proponentes de métodos clínicos ou psicoterapêuticos vem dessas áreas ou correlatas (fisiologia, neurologia, etc.), exceção feita à proposição de uma das vertentes da chamada "psicologia humanista" estadunidense, mais particularmente, a abordagem centrada na pessoa de Carl Rogers, que fez sua formação em psicologia.

notadamente de caráter antropológico (como um olhar sobre o humano) ou existencial, como é o caso dos demais modelos de psicoterapia. Esses modelos – que recebem o impacto da filosofia existencialista francesa e depois da psicologia humanista estadunidense – compartilham de uma oposição comum aos modelos dominantes de pensamento, e encontram na Fenomenologia uma pespectiva de vinculação epistemológica indireta, aquém de uma reflexão sobre sua própria viabilidade[43], como que para justificar um caráter de certo modo "sapiencial" – vinculado a uma linguagem de sabedoria, como uma certa "arte de viver", como destaca Prado Jr[44], ao analisar um desses modelos – que, associado a uma interpretação "existencialista" da fenomenologia, presente em vários autores (como Rollo May, Abraham Maslow ou mesmo Carl Rogers e Fritz Perls) constroem aquele conjunto de clínicas que acaba tendo grande repercussão no cenário brasileiro[45].

Tudo isso delimita um conjunto de desafios a serem enfrentados, que se tentará explicitar mais adiante.

DESAFIOS DA RELAÇÃO ENTRE FENOMENOLOGIA E CLÍNICA

Há um conjunto relativamente amplo de desafios a serem enfrentados nesta interlocução – ou possíveis entrelaçamentos – entre fenomenologia e clínica. Muitos desses desafios podem ser entendidos como obstáculos, outros tantos como possibilidades. Um primeiro desafio a se considerar é o das narrativas e seus campos de realização. A filosofia e a clínica desenvolvem-se em contextos e discursos próprios, com suas especificidades e distinções; desta feita, não podem ser sobrepostos ou substituídos, sob pena de simplificação. Em outras palavras, conceitos ou princípios da filosofia não são, literal e diretamente, aplicáveis à clínica; e questões ou posições da clínica não podem ser postas no lugar da filosofia. Isso não significa dizer que sejam incompatíveis ou que seja impossível um diálogo, mas que são necessários ajustes, reflexões e cuidados para que sejam respeitadas as devidas singularidades. Mesmo que a clínica seja caracterizada a partir do espaço e da linguagem[46], ela se desenrola fundamentalmente no terreno de um "fazer" – o que traz à baila questões como técnica, ação concreta e objetiva, funcionalidade, etc. –, enquanto a filosofia estaria mais vinculada a um saber racional e a uma "ciência"[3], o que convida a questões como subjetividade, reflexão, ontologia, etc. Certamente que essa reflexão – que coloca a clínica como um "fazer" – impõe outro questionamento, agora na direção de uma "ontologia" desse fazer, que impõe ajustes e cuidados, mas que igualmente demanda um espaço ainda mais amplo de debates.

Partindo para os desafios específicos dessa relação, há ainda a limitação do acesso do próprio discurso fenomenológico, o que levaria a um conjunto de simplificações ou apropriações inadequadas, chegando a criar uma transição linear e determinista, da teoria à prática. Há que se considerar, preliminarmente, a necessidade de um olhar mais abrangente para as contribuições dos filósofos e suas possibilidades no campo da clínica. Husserl, por exemplo, não deixou uma obra sistematizada; assim, o acesso a seus textos, além da dificuldade narrativa, também traz consigo uma dificuldade objetiva e hermenêutica: muitos inéditos, que estão surgindo, vêm clarificar ou mesmo modificar interpretações corriqueiras ou apressadas encontradas na literatura[‡‡‡]. Heidegger, por seu turno, a despeito do seu discurso hermético, traz uma discussão de ordem metafísica e ontológica, nem sempre compreendida ou relevada, e continuadamente transposta para uma dimensão ôntica da clínica e da terapia, fazendo com que muitos conceitos, que são similares em sua dimensão de significante, percam suas especificidades de significado[§§§]. E o que dizer de Merleau-Ponty (um dos autores mais próximos da psicologia), que usualmente aparece como uma referência uniforme, sem considerar a transitoriedade e desenvolvimento do discurso em sua obra?[¶¶¶]

Essa limitação de acesso justifica, de certo modo, a apreensão comum da Fenomenologia a partir de um discurso iminentemente existencial[****], o que gera confusões, principalmente quando se toma a questão do "método" fenomenológico, e ainda reduz o arcabouço conceitual e formal da fenomenologia a uma expectativa de compreensibilidade "existentiva", aproximando-se sobremaneira dos modelos explicativos e deterministas acerca da natureza humana.

---

‡‡‡ Afora a problemática da transposição simplificada de termos e conceitos husserlianos (muitos deles interpretados de forma apressada ou equivocada), para a dimensão objetiva da clínica: não é incomum, por exemplo, encontrar referências ao uso da *epoché* ou da "redução fenomenológica", retirados do campo da lógica ou do método reflexivo, sendo aplicados como "técnica".

§§§ O que dizer, por exemplo, da associação literal entre a ideia de *Sorge* heideggeriano e o conceito de "cuidado" na terapia?

¶¶¶ Os primeiros autores originais, associados à fenomenologia, traduzidos no Brasil, foram Sartre e Heidegger, seguido por Merleau-Ponty[31]. No caso desse último, suas obras ditas "tardias" – como *O olho e o espírito* (que é de 1960) ou *A prosa do mundo* (de 1969) – chegam antes ao cenário brasileiro, do que obras mais "fundantes", como *a Estrutura do comportamento* (de 1942), mesmo que juntas ao *Fenomenologia da percepção* (de 1945), o que ajuda a formalizar a interpretação da fenomenologia, no Brasil, como fundamentalmente uma "fenomenologia-existencial" (designação muito comum às clínicas psicológicas e psicoterápicas que aqui se desenvolveram).

**** Ou "existencialista", mesmo tal designação sendo rejeitada por autores como Heidegger ou mesmo não aplicáveis a outros, como Husserl. No caso de Heidegger, ainda mais relevante, dada a especificidade ontológica que dá à noção de "existência", distinguindo-a das posições correntes de existência concreta e empírica (e que nem sempre aparecem claramente nas produções associadas à clínica).

Com isso não se está negando a possibilidade de uma compreensão existencial ou mesmo um desenvolvimento nesse sentido, mas tão somente chama-se atenção para a necessidade de uma aproximação mais radical e um recurso mais cuidadoso, tanto à diversidade de propostas quanto às singularidades conceituais[††††].

Um terceiro desafio remete exatamente ao entendimento do que é o "fenomenológico". No cenário da psicologia brasileira, por exemplo, compreende-se o "fenomenológico" associado à psicologia, a partir de três considerações: como um método de pesquisa, como um conceito da filosofia fenomenológica e como uma abordagem clínica[51]. Tudo isso desvela certo desconhecimento ou incompreensibilidade da extensão do legado fenomenológico, bem como do seu caráter de reflexão lógica ou mesmo de sua posição como uma epistemologia. Assim, vários conceitos – que têm um lugar particular na filosofia fenomenológica – passam a ser compreendidos diferenciadamente na transposição para uma clínica. Tome-se, como ilustração, a ideia da *Einstellung* na obra husserliana, que foi traduzida por Paul Ricouer, para a versão francesa do primeiro volume das *Ideias*[‡‡‡‡], por "*attitude*" e que findou por se consagrar no português como "atitude fenomenológica", passando a ser identificada com uma ação prática, um ato concreto.

Decorre dessas problemáticas que se coloca a fenomenologia em uma posição empírica de tal modo que não se reconhece mesmo sua potência para a clínica. Surge aqui o quarto desafio, que é o da aproximação com a clínica. O desafio enfrentado nessa questão diz respeito a uma distância entre o potencial da fenomenologia para se "pensar a clínica" e o uso da fenomenologia na clínica de forma indiscriminada e negligente (ou meramente "operacional"). A partir desse cenário, pode-se ponderar a inviabilidade da articulação entre fenomenologia e clínica. Porém, nisso também se perde o reconhecimento de seu potencial para tal empreitada.

---

†††† Grande parte dessa associação se dá graças aos escritos de Sartre, e remonta à clássica anedota – contada por Simone de Beauvoir, em *La Force de l'âge* – do momento em que ambos, Sartre e Simone de Beauvoir, estavam bebendo coquetéis de damasco no Bec-de-Gaz, na virada do ano 1932-33, ouvindo o relato do terceiro amigo, Raymond Aron, que havia acabado de retornar de Berlim e lhes falava da nova "fenomenologia" e, ao cabo, diz: "se você é um fenomenólogo, pode falar sobre esse coquetel e fazer filosofia a partir dele" (p. 11)[47]. Essa pequena história explicita bem a possibilidade de interlocução entre as duas vertentes. Reconhece-se mesmo que a radicalização da reflexão fenomenológica impulsiona na direção de uma filosofia da existência e do próprio existir[48,49]; porém, que são duas construções distintas[50].

‡‡‡‡ Na versão francesa das *Ideias para uma fenomenologia pura e para uma filosofia fenomenológica*[52], e que, na versão brasileira, foi traduzida por "orientação"[53].

A fenomenologia é um excelente e privilegiado recurso para se "pensar a clínica", sua prática, campo, objeto e extensão, para além das retóricas ou narrativas metateóricas. Importante enfatizar aqui que o "pensar" a clínica não equivale a um "fazer técnico" na clínica (apesar de o "pensar" ter um impacto no "fazer"). Enfatiza-se isso porque se observa, como mencionado anteriormente, uma sobreposição desses dois aspectos como se fossem um mesmo. Husserl[11] aponta para a utilização da fenomenologia enquanto reflexão sobre as construções intencionais que constituem a ciência. A ciência enquanto construção humana corresponde às formas de interação e compreensão do ser humano com o mundo; obedecendo, assim, às leis da intencionalidade, aos horizontes intencionais que o constituem. Dessa forma, também se pode pensar a fenomenologia na reflexão sobre a construção das ciências "psi" e das clínicas "psi".

Pode-se, a partir da fenomenologia, refletir sobre as imutabilidades dos discursos clínicos – que muitas vezes se colocam em oposição a tecnicismos ou empiricismos, mas acabam por recair na mesma retórica –, ou mesmo para se pensar em temas centrais a clínica, como saúde, doença, diagnose, sintomas ou, ainda, o psíquico, o social, o mundano, etc.

Usualmente não se reflete sobre o mundo natural que se presume existente, sobre como se constroem e se utilizam os saberes, as teorias, que irão direcionar inevitavelmente os olhares e as ações práticas. Isso reverbera nas práticas clínicas de diversas formas. Em estudo sobre os diferentes modelos de compreensão dos transtornos mentais presentes em equipes interdisciplinares de saúde mental, verificou-se que esses modelos, que se encontram implícitos nas práticas dos trabalhadores são, por vezes, contrários à suas falas; que usam conceitos complexos sem que consigam defini-los[54]. Conclui-se que é usual que o aprendizado dos significados de conceitos se dê primariamente no uso comum dos termos no contexto social e não por suas definições, gerando desencontros nas comunicações dos profissionais e influenciando também na atenção ofertada. Além disso, todo posicionamento epistemológico reverbera em questões éticas ligadas a essas clínicas. Basaglia[55], por exemplo, realiza críticas aos modelos manicomiais no contexto da saúde mental, e aponta que eles se dão enquanto consequência de um tipo de compreensão que considera o sujeito como um objeto, como alguém que não possui autoridade ou voz para falar de si.

Husserl[56] aponta para o uso da fenomenologia na ciência não apenas em relação às convicções teóricas, mas também de modo técnico-prático, pontuando que a técnica reporta a uma ética: a ética e a ciência da razão prática seriam então equivalentes; a vida ética sendo considerada uma vida de renovação continuada por meio de uma reflexão universal, tendo um alcance não apenas individual, mas na vida em comunidade. O conhecimento produzido a partir de uma ponderação racional intelectiva, que justifique uma ação, cria uma consciência de responsabilidade da razão, ou, pode-se dizer, uma consciência ética. O ser humano entende, a partir disso, ser responsável pelo que é justo ou injusto em relação a suas atividades, sejam elas de conhecimento ou ações de eficácia real[56].

Um quinto desafio também aponta para a importância da diferenciação entre os usos da fenomenologia em áreas distintas. Por exemplo, na Psicologia enquanto ciência teórica do estudo dos processos psicológicos básicos, sem necessária aplicação clínica, pode-se perceber uma relação aproximada com a proposta husserliana[14]. Outra aproximação – como já assinalado – refere a seu uso na psicopatologia, como proposta de estudo da consciência, ao se discutir a ideia de normalidade e anormalidade, por exemplo[57]. Já quando se refere à "prática" clínica, percebe-se um distanciamento maior da proposta husserliana, dado que não há, em sua obra, menção a um uso clínico ou de proposta terapêutica da fenomenologia. Essa relação só pode ser construída posteriormente, o que demanda ainda mais cautela nas aproximações, já que elas não são tão óbvias quanto as anteriores[§§§§].

A articulação da fenomenologia com a psicopatologia parece ser mais rigorosa e aprofundada do que em relação à psicologia e às clínicas psicoterapêuticas. Novamente, é importante relembrar a proposta filosófica de Husserl, como uma análise rigorosa da consciência transcendental. San Martin[58] aponta para uma redefinição da relação entre fenomenologia e psicologia por Husserl, a partir da conferência "Fenomenologia e Antropologia" e o § 72 da *Crise*, em que ele realiza uma distinção entre o humano que é fenomenológico, o humano como objeto do mundo e o humano como sujeito do mundo (o aspecto transcendental da vida humana), pontuando a importância de compreender essa duplicidade do estatuto da consciência apresentado por Husserl, do ser como uma entidade determinada pelo mundo – analisado pela psicologia – e ao mesmo tempo como uma entidade que opera como foco central da experiência do mundo – este estudado pela fenomenologia transcendental.

Mas é importante enfatizar que não se está falando aqui de qualquer psicologia. Husserl aponta, ao longo de toda sua obra, as ressalvas que possui em relação ao psicologismo, e aos perigos das relativizações das leis lógicas, das reduções das operações da consciência às configurações do ser humano fisiológico, psicológico ou cultural – típicas de qualquer naturalismo ingênuo. Dessa

---

§§§§ O que não implica em invibializações de diálogos ou aproximações, bastando, para tal, recordar as leituras da obra husserliana de Binswanger ou Szilazi, a título de exemplo; ou mesmo seus impactos em outras proposições clínico-políticas como temos na Antipsiquiatria ou em Basaglia.

forma, qualquer clínica que recaia em leis que regulam os comportamentos intelectivos do ser humano enquanto exclusivamente atividades psíquicas ou físicas entrará em conflito com a proposta husserliana[¶¶¶¶]. Ao relativizar ou reduzir as operações da consciência a qualquer causalidade ôntica, volta-se à atitude ingênua-natural. A construção do conhecimento é dada a partir de um mundo pré-dado, considerar a si mesmo ou seu objeto de estudo como um ser humano já é pressupor o mundo natural[14].

É importante para qualquer uma das clínicas "psi", ao se reportarem à fenomenologia husserliana, compreender que a proposta filosófica busca leis *a priori*, absolutas ou transcendentais, que têm validade para a consciência "em absoluto", a consciência pura, uma validade universal ao racional em geral, dessa forma nega inclusive a "representação" de que somos seres humanos. Para isso, é necessária a redução fenomenológica, uma abstenção deliberadamente persistente. É através desta que se torna possível a reflexão sobre a experiência e sobre o julgar teórico "que abre um campo fundamentalmente novo de experiência e de conhecimento, precisamente o campo transcendental" (p. 658)[14]. Essa é a radicalidade da proposta husserliana. Será que as clínicas "psi" que intitulam suas pesquisas ou práticas enquanto fenomenológicas compreendem essa radicalidade?

O conhecimento empírico, descritivo-classificador-indutivo, segundo Husserl, fornece verdades relativas, situacionais; enquanto a proposta fenomenológica oferece verdades absolutas, que transcendem relatividades. Para conhecer o mundo dado, é necessário um conhecimento *a priori* universal do mundo, ou seja "[...] o conhecimento do mundo factual é precedido pelo conhecimento universal das possibilidades essenciais, sem as quais o único mundo em geral, que é também o mundo factual, não poderia ser imaginado como existente" (p. 654)[14].

Isso não impossibilita o acesso ou aplicação da fenomenologia às clínicas "psi". Os elementos constituintes do ser consciente são partes do sujeito do mundo[58], e a necessidade da *epoché* não inviabiliza que a proposta fenomenológica chegue ao mundo concreto[14]. "O princípio não é o fim. Em todo caso, está claro o que temos que fazer para transformá-la em compreensibilidade e assim chegar a um conhecimento do mundo realmente concreto e radicalmente fundamentado. [...] Como filósofo, não quero ficar parado na vaga empiria transcendental" (p. 663)[14]. A base de estudos da fenomenologia, deveria ser a própria base da psicologia – e aqui podem-se pensar nas clínicas "psi" – e, pois,

---

¶¶¶¶ As críticas à Escola de Berlim ou à *Gestaltpsychologie* são ilustrativas disso.

é onde se assentam os constructos que serão utilizados por essa ciência, tais como ideia de ser humano, a crença em um mundo, o real e o irreal[58].

A rigor, a tarefa da fenomenologia caminha na direção de um "aprender a pensar", de uma reflexão contínua sobre a própria tarefa do pensar. Pode-se, ainda, sugerir a tarefa da fenomenologia como similar aos diversos ensaios de um artista – vêm imediatamente à mente os célebres ensaios de Monet sobre a Catedral de Rouen – como possibilidades de reconhecimento da realidade a partir de suas múltiplas perspectivas. Nesse sentido, a fenomenologia é especialmente potente para se pensar temas e questões centrais para a clínica.

À GUISA DE SUGESTÃO: POSSIBILIDADES DE UMA CLÍNICA FENOMENOLÓGICA

Pontuam-se alguns desafios diante da polissemia das relações estabelecidas entre fenomenologia e as práticas "psi". Dentre eles estão a importância de compreensão das particularidades específicas ao campo da filosofia e da clínica, assim como as filosofias existenciais, que não devem ser confundidas em sua diversidade de propostas e singularidades conceituais. Dessa forma, é importante o cuidado na articulação de conceitos filosóficos dentro de uma proposição clínica. Para isso, é necessária a busca pelo acesso direto ao discurso fenomenológico, por seus principais expoentes, entendendo seus contextos e propostas filosóficas, evitando confusões em relação ao uso de conceitos, e uma definição e uso da fenomenologia de forma mais coerente com a proposta do filósofo escolhido. Para discutir as reais possibilidades da fenomenologia, é necessário primeiramente ter uma compreensão rigorosa sobre a proposta filosófica em questão. Além disso, também é necessário discutir os limites do uso da fenomenologia.

Porém, esses desafios não dizem da inviabilidade dessa relação. Muito pelo contrário, entende-se que a fenomenologia tem muito a contribuir com as clínicas "psi". A fenomenologia pode auxiliar as clínicas "psi" a pensar de forma clara e persistente sobre temáticas que a envolvem. Segundo Fulford, Stanghellini & Broome[59], a psiquiatria é vulnerável ao abuso de poder que se dá através do controle social, especialmente quando falham em manter um equilíbrio de diferentes perspectivas, sobrepondo uma lógica hegemônica a outras possíveis. A filosofia poderia então trazer esse pensamento reflexivo e crítico tão necessário para que essa vulnerabilidade seja prevenida[59].

Há diversos autores buscando traçar pontes entre a fenomenologia e a clínica. Sass[60], por exemplo, discorre sobre como a fenomenologia pode auxiliar nas atitudes e práticas da psicoterapia no atendimento a pessoas com psicose, apontando que é comum ao campo das psicoterapias a ênfase no conteúdo apresentado; enquanto o horizonte ontológico, a compreensão sobre a experiência alterada dessas pessoas, é negligenciado. A possibilidade de diferença no modo de experiência do sujeito não é levada em conta. Há um enfoque no conteúdo e não na forma, uma tendência em enfocar o ôntico em vez do ontológico, e perde-se boa parte da experiência do sujeito. Outro ponto levantado pelo autor é que muitas vezes se defende a importância da interação interpessoal para esse público; porém, frequentemente não se leva em conta a condição dessa vivência, que muitas vezes é atravessada por um desconforto nas interações pessoais. Confunde-se interpessoalidade com intersubjetividade. A validade da percepção do mundo necessita de confirmação do outro. Husserl discorre sobre a complexidade do atravessamento do outro na construção da subjetividade. A relação intencional tem um caráter público. A compreensão dessa dimensão reverbera em uma prática adequada a essa necessidade.

Ademais, um dos perigos das ações psicoterapêuticas é o excesso de confiança em relação à habilidade do terapeuta em alcançar a subjetividade do outro, posição que aponta para uma tendência de objetificação da pessoa atendida, sendo importante reconhecer a incognoscibilidade e a imprevisibilidade do outro[60]. A crença nessa apreensão da "totalidade" do outro pode ocorrer de duas formas: uma enfatiza a diferença, deslocando a atenção do terapeuta; e a outra enfatiza a *mesmidade*, assume que as questões da pessoa atendida são iguais para todos, esquecendo assim das possíveis diferenças ontológicas.

A proposta de Sass[60] ajuda a vislumbrar possíveis articulações da fenomenologia com as clínicas "psi", que não se encerram em sua proposição, mas que apontam para possibilidades. No cenário brasileiro, percebe-se, por vezes, certa negligência, uma falta de rigor nessa associação, o que redunda igualmente em posicionamentos radicais com respeito à impossibilidade da contribuição da fenomenologia ao cenário clínico. Entende-se que essa relação não tenha ainda sido construída de forma consistente; ainda há um longo percurso a trilhar, eventualmente retomando o caminho dos processos psicológicos básicos, mais próxima da proposta husserliana. Espera-se, a partir deste trabalho, ter chamado a atenção para alguns desafios e cuidados necessários nessa imprescindível empreitada.

REFERÊNCIAS BIBLIOGRÁFICAS

1. Beumont PJ. Phenomenology and the history of Psychiatry. Aust N Z J Psychiatry. 1992;26(4):532-45.
2. Bacelar e Oliveira J. Crítica. In: Logos. Enciclopédia Luso-Brasileira de Filosofia. Lisboa: Verbo; 1990. p. 1235-8.
3. Lalande A. Vocabulaire technique et critique de la Philosophie. Paris: PUF; 1956.

4. Basso E. Philosophy and psychopathology: phenomenological perspectives. Phainomenon. 2018;28:5-11.
5. Carel H. Phenomenology and its application in medicine. Theoretical Medicine and Bioethics. 2011;32(1):33-46.
6. Fuchs T. Phenomenology and psychopathology. In: Schmicking D, Gallagher S (eds). Handbook of phenomenology and cognitive science. Philadelphia: Springer; 2010. pp. 547-73.
7. Parnas J, Sass LA, Zahavi D. Rediscovering psychopathology: the epistemology and phenomenology of the psychiatric object. Schizophrenia Bulletin. 2013;39(2):270-7.
8. Tamelini MG, Messas GP. Phenomenological psychopathology in contemporary psychiatry: interfaces and perspectives. Rev Latinoam Psicopatol Fundamental. 2017;20(1):165-80.
9. Tamelini MG, Messas GP. A step beyond psychopathology: a new frontier of phenomenology in psychiatry. Philosophy, Psychiatry, & Psychology. 2019;26(2):151-4.
10. Husserl E. A Filosofia como ciência de rigor. Coimbra: Atlântida; 1965.
11. Husserl E. A crise das ciências europeias e a fenomenologia transcendental. Rio de Janeiro: Forense-Universitária; 2012.
12. Husserl E. El articulo de la Encyclopaedia Britannica. México, DF: UNAM; 1990.
13. Husserl E. Psychologie phénoménologique. Paris: Librarie Philosophique J. Vrin; 2001.
14. Husserl E. Fenomenologia e antropologia (1931). Revista de Filosofia Aurora. 2019;31(53):639-67.
15. Husserl E. Investigações lógicas. Prolegómenos à lógica pura. Primeiro Volume. Lisboa: Phainomenon/Centro de Filosofia da Universidade de Lisboa; 2005.
16. Depraz N. Compreender Husserl. Petrópolis: Vozes; 2007.
17. Goto TA, Holanda AF, Costa II. Fenomenologia transcendental e a psicologia fenomenológica de Edmund Husserl. Revista do NUFEN. 2018;10(3):38-54.
18. Medeiros GA, Goto TA, Holanda AF, Costa II. Da constituição das psicoterapias ditas fenomenológicas e existenciais. In: Angerami VA, organizador. Atualidades em psicoterapia fenomenológico-existencial. Belo Horizonte: Artesã; 2020. p. 13-36.
19. Orengo FV, Holanda AF, Goto TA. Phenomenology and phenomenological psychology for Brazilian psychologists: an empirical understanding. Psicologia em Estudo. 2020;25:e45065.
20. Spiegelberg H. Phenomenology in psychology and psychiatry: a historical introduction. Evanston: Northwestern University Press; 1972.
21. Drummond JJ. Historical dictionary of Husserl's philosophy. New York: Hardcover; 2007.
22. Zahavi D. Fenomenologia para principiantes. Rio de Janeiro: Via Verita; 2019.
23. Ionescu S. Quatorze enfoques de psicopatologia. Porto Alegre: Artes Médicas; 1997.
24. Jaspers K. A direção de pesquisa fenomenológica na psicopatologia. Revista da Abordagem Gestáltica. 2015;21(1):97-105.
25. Nobre de Melo AL. Psiquiatria. Psicologia geral e psicopatologia. v. I. São Paulo: Civilização Brasileira/Fename; 1979.
26. Van den Berg JH. O paciente psiquiátrico. Esboço de psicopatologia fenomenológica. São Paulo: Mestre Jou; 1966.
27. Jaspers K. Psicopatologia geral. Rio de Janeiro: Atheneu; 1987.
28. Milleo LFM. A filosofia da vida de Wilhelm Dilthey: uma possibilidade de fundamentação epistemológica da Psicologia [dissertação]. Curitiba: Universidade Federal do Paraná; 2020.
29. Peres SP. Husserl e o projeto de psicologia descritiva e analítica em Dilthey. Memorandum: Memória e História em Psicologia. 2014;27:12-28.
30. Holanda AF. O método fenomenológico em psicologia: uma leitura de Nilton Campos. Estudos e Pesquisas em Psicologia. 2012;12(3):833-51.
31. Holanda AF. Fenomenologia e psicologia no Brasil: aspectos históricos. Estudos de Psicologia. 2016;33(3):383-94.

32. Mendonça DN. A ciência psicológica e seus fundamentos: um estudo da vida e obra de Nilton Campos [dissertação]. Curitiba: Universidade Federal do Paraná; 2018.
33. Dilthey W. Psicologia e compreensão. Idéias para uma Psicologia descritiva e analítica. Lisboa: Edições 70; 2002.
34. Andreasen NC. DSM and the death of phenomenology in america: an example of unintended consequences. Schizophr Bull. 2007;33(1):108-12.
35. Amatuzzi MM. Apontamentos acerca da pesquisa fenomenológica. Estudos de Psicologia. 1996;13(1):5-10.
36. Castro TG, Gomes WB. Movimento fenomenológico: controvérsias e perspectivas na pesquisa psicológica. Psicologia: Teoria e Pesquisa. 2011;27(2):233-40.
37. Forghieri YC. Psicologia fenomenológica. Fundamentos, método e pesquisas. São Paulo: Pioneira; 1993.
38. Giorgi A, editor. Phenomenology and psychological research. Pittsburgh: Duquesne University Press; 1985.
39. Van Kaam AL. Análise fenomenal: exemplificada por um estudo da experiência de "realmente se sentir compreendido". Revista da Abordagem Gestáltica. 2018;24(2):260-4.
40. Binswanger L. Introduction à l'analyse existentielle. Paris: Les Éditions du Minuit; 1971.
41. Jaspers K. Esencia y critica de la psicoterapia. Buenos Aires: Fabril; 1959.
42. May R, Angel E, Ellenberger H.F, editores. Existencia. Madrid: Gredos; 1967.
43. Verissimo DS. Apontamentos acerca das articulações entre a fenomenologia, a psicologia e a psiquiatria. ECOS – Estudos Contemporâneos da Subjetividade. 2018;8(2):209-20.
44. Prado Jr B. O neopsicologismo humanista. Discurso. Rev Dep Filosofia FFLCH USP. 1980;13:87--94.
45. Castelo Branco PC, Cirino SD. Fenomenologia nas obras de Carl Rogers: apontamentos para o cenário brasileiro. Revista de Psicologia. 2017;8(2):44-52.
46. Foucault M. O nascimento da clínica. Rio de Janeiro: Forense-Universitária; 1987.
47. Bakewell S. No café existencialista. Rio de Janeiro: Objetiva; 2017.
48. Thévenaz P. O que é a fenomenologia? Parte I. A fenomenologia de Husserl. Revista da Abordagem Gestáltica. 2017;23(2):246-56.
49. Ricouer P. Sobre a Fenomenologia. In: Ricoeur P. Na Escola da Fenomenologia. Petrópolis: Vozes; 2010. p. 149-74.
50. Penna AG. Sobre os fundamentos históricos e conceptuais da psicologia existencial: acerca das contribuições de Kierkegaard. Arq Bras Psicol. 1985;37(2):8-15.
51. Portugal VLC, Holanda AF. A Psicologia fenomenológica no Brasil: concepções e pluralidade. ECOS – Estudos Contemporâneos da Subjetividade. 2018;8(2):178-93.
52. Husserl E. Idées directrices pour une phénoménologie et une philosophie phénoménologie pures. Paris: Gallimard; 1985.
53. Husserl E. Ideias para uma fenomenologia pura e uma filosofia fenomenológica. Aparecida: Ideias & Letras; 2006.
54. Fulford KWM, Colombo A. Six models of mental disorder: a study combining linguistic-analytic and empirical methods. Philosophy, Psychiatry & Psychology. 2004;11(2):129-44.
55. Basaglia F. Escritos selecionados em saúde mental e reforma psiquiátrica. Rio de Janeiro: Garamond; 2005.
56. Husserl E. Europa: crise e renovação. São Paulo: Forense Universitária; 2014.
57. Morujão C. Reflexões sobre a normalidade e a anormalidade em Edmund Husserl. Phenomenology, Humanities and Sciences. 2020;1(1):10-30.
58. San Martín J. La relación de la fenomenología y la psicología como un motor de la fenomenología trascendental. Phenomenology, Humanities and Sciences. 2020;1(2):206-31.

59. Fulford KWM, Stanghellini G, Broome M. What can philosophy do for psychiatry? World Psychiatry. 2004;3(3):130-5.
60. Sass L. Three dangers: phenomenological reflections on the psychotherapy of psychosis. Psychopathology. 2019;52(2):126-34.
61. Goto TA. Introdução à psicologia fenomenológica: a nova psicologia de Edmund Husserl. São Paulo: Paulus; 2015.
62. Rodrigues ACT. Karl Jaspers e a abordagem fenomenológica em psicopatologia. Rev Latinoam Psicopatol Fundam. 2005;8(4):754-68.

Índice remissivo